主动脉疾病诊断及精准治疗

名誉主编　韩雅玲

主　　编　曾和松　王效增　陆清声

副 主 编　马　翔　晋　军　罗建方
　　　　　杨本强　曹军英　黄连军

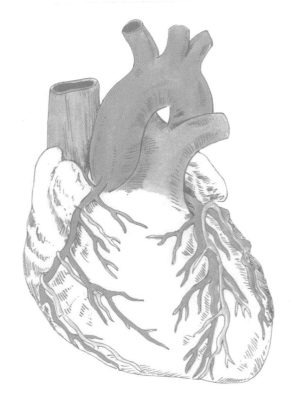

人民卫生出版社
·北京·

图书在版编目（CIP）数据

主动脉疾病诊断及精准治疗 / 曾和松，王效增，陆清声主编 . —北京：人民卫生出版社，2023.9
ISBN 978-7-117-35248-2

Ⅰ. ①主… Ⅱ. ①曾…②王…③陆… Ⅲ. ①主动脉疾病－诊疗 Ⅳ. ①R543.1

中国国家版本馆 CIP 数据核字（2023）第 172355 号

人卫智网	www.ipmph.com	医学教育、学术、考试、健康，购书智慧智能综合服务平台
人卫官网	www.pmph.com	人卫官方资讯发布平台

主动脉疾病诊断及精准治疗
Zhudongmai Jibing Zhenduan ji Jingzhun Zhiliao

主　　编：曾和松　王效增　陆清声
出版发行：人民卫生出版社（中继线 010-59780011）
地　　址：北京市朝阳区潘家园南里 19 号
邮　　编：100021
E - mail：pmph @ pmph.com
购书热线：010-59787592　010-59787584　010-65264830
印　　刷：三河市宏达印刷有限公司
经　　销：新华书店
开　　本：889×1194　1/16　　印张：19
字　　数：602 千字
版　　次：2023 年 9 月第 1 版
印　　次：2023 年 10 月第 1 次印刷
标准书号：ISBN 978-7-117-35248-2
定　　价：159.00 元

打击盗版举报电话：010-59787491　E-mail：WQ @ pmph.com
质量问题联系电话：010-59787234　E-mail：zhiliang @ pmph.com
数字融合服务电话：4001118166　E-mail：zengzhi @ pmph.com

编者（按姓氏笔画排序）

丁焕宇	香港中文大学生物医学学院	张 磊	中国人民解放军北部战区总医院
于 岩	中国人民解放军北部战区总医院	张权宇	中国人民解放军北部战区总医院
于 馨	中国人民解放军北部战区总医院	陆方林	中国人民解放军海军军医大学
马 红	新疆医科大学基础医学院		第一附属医院（上海长海医院）
马 翔	新疆医科大学第一附属医院	陆清声	中国人民解放军海军军医大学
王 君	大连市第五人民医院		第一附属医院（上海长海医院）
王亚松	中国人民解放军北部战区总医院	陈 军	华中科技大学同济医学院附属同济医院
王效增	中国人民解放军北部战区总医院	范晶薇	中国人民解放军北部战区总医院
乔 帆	中国人民解放军海军军医大学	罗建方	广东省人民医院血管病诊疗中心
	第一附属医院（上海长海医院）	周铁楠	中国人民解放军北部战区总医院
刘 畅	中国医科大学附属盛京医院	钟 宇	中国人民解放军北部战区总医院
刘 媛	广东省人民医院血管病诊疗中心	侯丽婷	中国人民解放军 96605 部队医院
刘亚莉	中国人民解放军空军军医大学基础医学院	贺行巍	华中科技大学同济医学院附属同济医院
孙 玉	中国人民解放军北部战区总医院	秦 练	新疆医科大学第一附属医院
李 晶	中国人民解放军北部战区总医院	晋 军	中国人民解放军陆军军医大学
李 磊	大连医科大学附属第二医院		第二附属医院（新桥医院）
李宗哲	华中科技大学同济医学院附属同济医院	高智春	中国人民解放军陆军军医大学
杨本强	中国人民解放军北部战区总医院		第二附属医院（新桥医院）
杨向红	中国医科大学附属盛京医院	黄连军	上海德达医院
肖俊睿	中国人民解放军北部战区总医院	曹军英	中国人民解放军北部战区总医院
邹明宇	中国人民解放军北部战区总医院	崔广林	华中科技大学同济医学院附属同济医院
宋 超	中国人民解放军海军军医大学	隋洪刚	中国人民解放军北部战区总医院
	第一附属医院（上海长海医院）	曾和松	华中科技大学同济医学院附属同济医院
张 昊	中国人民解放军海军军医大学	裴建民	中国人民解放军空军军医大学基础医学院
	第一附属医院（上海长海医院）	薛玉国	上海德达医院
张 雷	中国人民解放军海军军医大学	魏 翔	华中科技大学同济医学院附属同济医院
	第一附属医院（上海长海医院）		

学术秘书　王亚松　侯丽婷

图片绘制　范晶薇

名誉主编简介

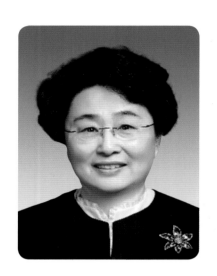

韩雅玲 中国工程院院士,主任医师,博士研究生导师。现任中国人民解放军北部战区总医院全军心血管病研究所所长兼心血管内科主任,全军心血管急重症救治重点实验室主任。兼任中华医学会心血管病学分会主任委员,中国医师协会全科医师心血管诊疗能力提升工作委员会主任委员,《中华心血管病杂志》、*Cardiology Discovery* 总编辑,以及 *Circulation*、*European Heart Journal* 编委等学术职务。从事复杂危重冠心病的临床、教学、研究等一线工作近 50 年,在复杂危重冠心病介入治疗及抗血栓治疗等方面具有丰富的临床经验,完成了大量开创性研究,显著降低了危重冠心病的病死率。作为 10 余所国内医学院校的联合培养研究生导师,培养博士 / 硕士研究生及博士后共 200 余人。主持国家自然科学重点基金、国家"重大新药创制"创新药物研究课题、国家科技部"十二五""十三五"及"十四五"慢性病重点专项、军委科技委项目等 30 余项科研项目。以第一作者 / 通讯作者在 *Lancet*、*Journal of the American Medical Association*、*Journal of the American College of Cardiology*、*Circulation* 等 SCI 收录期刊发表论文 240 余篇。获授权国际(美国)发明专利 3 项,国家发明专利 19 项。曾牵头发表 49 篇专业指南 / 共识 / 建议。2020—2022 年连续三年被评为爱思唯尔"中国高被引学者"。以第一完成人获国家科学技术进步奖二等奖 2 项、军队及省级科学技术进步奖一等奖 2 项以及何梁何利基金科学与技术进步奖、全国创新争先奖及辽宁省科学技术最高奖。曾获全国优秀科技工作者、全国三八红旗手、全军杰出专业技术人才奖、军队干部保健工作突出贡献者及高层次科技创新领军人才、"发明创业奖·人物奖"特等奖并被授予"当代发明家"、中国医师奖、"白求恩式好医生"等荣誉。荣立一等功、二等功各 1 次,是中共十六大代表和第十一、十二、十三届全国政协委员。所领导的学科曾获军队科技创新群体奖、全国三八红旗集体、全国巾帼文明岗等荣誉,荣立集体二等功 1 次、集体三等功 6 次。

主编简介

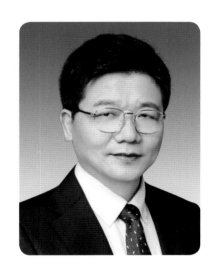

曾和松 主任医师、二级教授、博士研究生导师,现任华中科技大学同济医学院附属同济医院心血管内科主任、心导管室主任。从医30余年,长期专注于心血管内科医疗、教学及科研工作,先后承担并完成多项国家自然科学基金项目、863计划等课题,以通讯作者或第一作者发表学术论文百余篇。兼任中华医学会心血管病学分会委员兼大血管学组组长,中国医师协会心血管内科医师分会委员,中国医师协会湖北省心血管内科医师分会主任委员,湖北省医学会心血管病学分会副主任委员,中国医疗保健国际交流促进会心血管疾病预防与治疗分会副主任委员,白求恩精神研究会心血管分会常务理事;美国心脏病学会专家会员,美国心血管造影和介入协会专家会员(FSCAI),亚太介入心脏学会理事会理事;《中华心血管病杂志》《中国介入心脏病学杂志》等6种杂志编委。

主编简介

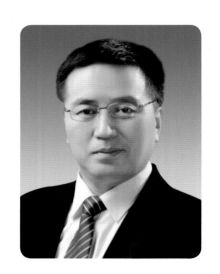

王效增　主任医师、博士研究生导师,现任中国人民解放军北部战区总医院心血管内科副主任,辽宁省"兴辽英才计划"高水平创新创业团队负责人。主要从事冠状动脉及主动脉疾病介入诊疗技术,在危重、复杂冠状动脉及主动脉扩张性疾病介入治疗及冠状动脉抗栓策略方面积累了丰富经验。率先开展主动脉弓部扩张性疾病覆膜支架"体外双开窗+分支支架"及经颈动脉入路植入 Castor 一体式分支型覆膜支架,联合"体内开窗"桥接左锁骨下动脉覆膜支架治疗主动脉弓部假性动脉瘤等技术。兼任中国医疗保健国际交流促进会精准心血管病分会副主任委员,辽宁省医学会第九届心血管病学分会候任主任委员,中国医师协会腔内隔绝委员会常务委员,辽宁省医师协会内科医师分会副会长,中华医学会心血管病分会大血管学组副组长等;美国心脏学会专家会员(FACC);《中华心血管病杂志》《中华高血压杂志》等 6 种杂志编委。承担国家科技部"十三五"及"十四五"重大课题及省部级课题 8 项。以第一作者获华夏医学科技进步奖一等奖及辽宁省科学技术进步奖二等奖各 1 项,军队医疗成果奖三等奖 3 项,作为主要完成人获国家级、省级科学技术进步奖等 10 项。发表论著 140 余篇,SCI 收录40 余篇。主编及参编专著 10 余部。

主编简介

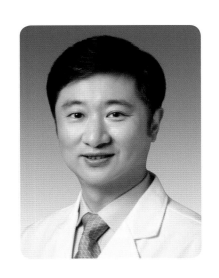

陆清声　医学博士、教授、主任医师、博士研究生导师，现任中国人民解放军海军军医大学第一附属医院（上海长海医院）血管外科主任。创新提出"空间反转法"体外预开窗腔内治疗主动脉弓疾病、"Oversize 0~5%"移植物选择标准腔内治疗主动脉夹层及"瘤腔蛋白胶填充"方法腔内治疗腹主动脉瘤。发明"Castor 分支支架"，发明"血管腔内介入手术机器人"，提出"血管疾病诊治精准微创腔内时代"理念，创办"新血管大会"。兼任中国医师协会腔内血管学专业委员会总干事、常务委员，中国医师协会血管外科分会青年委员会副主任委员，国家心血管病专家委员会血管外科专业委员会全国委员；国际血管联盟青年委员会主席，国际血管联盟中国分部血管转化医学专家委员会主任委员；《中国外科年鉴·血管外科分册（2013）》主编，《介入放射学杂志（英文）》副主编，《中国血管外科杂志》常务编委；美国克利夫兰医院访问学者。上海市医学领军人才。获首届"国之名医·优秀风范"称号，获"庆祝中华人民共和国成立 70 周年"纪念章。以第一申请人承担国家自然科学基金 5 项，国家重点研发计划科技创新重大项目 1 项，负责实施国家"863""十一五"专题项目 1 项。获国家科学技术进步奖二等奖，中华医学科技奖一等奖，中华外科青年学者奖，吴孟超医学青年基金奖，中国国际专利与名牌博览会金奖、教育部科学技术进步奖一等奖，全军医疗成果奖一等奖，上海市科学技术进步奖一等奖。以第一作者或通讯作者发表 SCI 论著 50 余篇，总影响因子为 195.5 分。发表中文论著 268 篇。主编专著 10 部，参编专著 16 部。

副主编简介

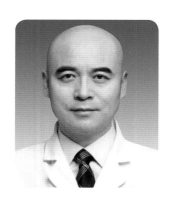

马　翔　主任医师、教授、博士研究生导师,现任新疆医科大学第一附属医院心脏中心主任、心血管疾病中心常务副主任。兼任亚洲心脏病学会理事会理事、中华医学会心血管病学分会大血管学组副组长、中国医师协会心血管内科医师分会委员、中华医学会内科学分会委员。主持国家自然科学基金 3 项,主持省级重点研发专项,入选天山英才、天山雪松等人才工程。主编、参编著作 9 部。以第一作者或通讯作者发表学术论文 100 余篇。

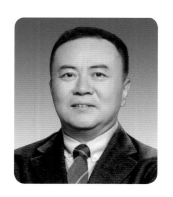

晋　军　主任医师、教授、博士研究生导师,现任中国人民解放军陆军军医大学第二附属医院(新桥医院)心血管内科主任。重庆市首批医学领军人才,重庆市学术技术带头人,重庆市创新创业领军人才。兼任中华医学会内科学分会委员,中国医师协会腔内血管学分会委员,重庆市医学会内科学分会主任委员等。牵头国家重点研发项目等科研课题 20 余项。发表 SCI论文 40 余篇。荣获国家科学技术进步奖二等奖 1 项,省部级科学技术进步奖一等奖 3 项、二等奖 3 项,国家一流本科课程 1 项,军队教学成果奖一等奖 1 项。

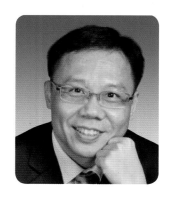

罗建方　主任医师、医学博士、博士研究生导师,"国之名医·优秀风范"称号获得者。现任广东省人民医院南海医院院长,广东省人民医院血管病诊疗中心主任,广东省冠心病防治研究重点实验室副主任。兼任中华医学会心血管病学分会大血管学组副组长,中国医师协会心血管内科医师分会结构性心脏病学组副组长,广东省介入性心脏病学会周围血管介入分会主任委员,广东省医学会心血管病分会结构性心脏病学组副组长,血管疾病多学科协作论坛执行主席;亚太 CTO 俱乐部广州峰会共同执行主席,亚洲心脏病学会总干事;美国心脏病学会专家会员(FACC),美国心血管造影和介入协会专家会员(FSCAI),欧洲心脏学院院士(FESC)。

副主编简介

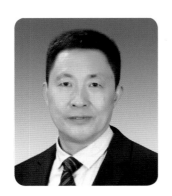

杨本强　主任医师、医学博士、博士研究生导师,国务院政府特殊津贴获得者。现任中国人民解放军北部战区总医院放射诊断科主任,辽宁省心血管病影像医学重点实验室主任。兼任中华医学会放射医学与防护学分会全国委员,中国医师协会放射医师分会全国委员,国际心血管CT协会中国区委员,中国医学装备协会放射影像装备分会常委,辽宁省细胞生物学会放射影像专委会主任委员。承担国家级、军队和省部级重点课题10余项。以第一完成人获得省部级(含军队)科学技术进步奖二等奖4项。以第一作者或通讯作者(含共同)发表SCI论文30余篇。

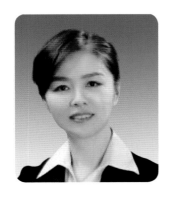

曹军英　主任医师、医学博士后、博士研究生导师,现任中国人民解放军北部战区总医院超声科主任。兼任中国研究型医院学会肌骨及浅表超声专业委员会副主任委员,中华医学会超声医学分会及介入学组委员,中国医师协会超声医师分会委员,辽宁省医学会理事,辽宁省医学会超声医学分会前任主任委员,全军健康管理专业委员会副主任委员,全军超声医学专业委员会常务委员;《中华超声医学杂志》《中国医学影像学杂志》等5种杂志编委。主持科技部重点课题、全军重点课题、辽宁省科技计划项目等10余项。以第一完成人获得辽宁省/全军科学技术进步奖二等奖3项。发表SCI及中文核心期刊论著90余篇。

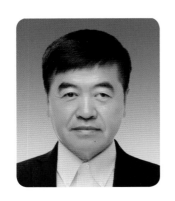

黄连军　博士研究生导师,现任上海德达医院副院长、影像与介入治疗科主任,青浦区专家工作室——黄连军影像与介入工作室负责人。兼任中国研究型医院学会心血管影像分会主任委员,北京睡眠与健康促进会常务候任会长,亚太血管联盟出血防治专业委员会名誉主任委员,中国医师协会介入分会常务委员,上海医师协会理事,国家科技成果奖及国家自然科学基金评审专家;《中国介入心脏病学杂志》《介入放射学杂志》等多种杂志编委。获得国家科学技术进步奖二等奖2项,省部级奖4项。获国家发明专利17项,获国家实用新型专利13项,主编著作2部,发表论著260篇。

序

  主动脉疾病包括先天性主动脉疾病(如主动脉缩窄)和获得性主动脉疾病(如主动脉瘤、主动脉夹层),随着人口老龄化其发病率逐年增长,发病凶险,无预兆性,已成为威胁国民健康的"隐形杀手",且治疗难度大、费用高、预后差,因此对主动脉疾病要做到预防发生,早期发现,快速诊断,精准治疗。

  过去十年主动脉疾病诊断和治疗进入"高速路"蓬勃发展的重要阶段。广大学者深入探究该病的发生机制及发病危险因素,渴望筛选出生物学防治靶点,从生物学角度精准防治主动脉疾病。随着国内胸痛中心的建立,基层医生、急诊医生及胸痛中心医生对于主动脉疾病的认知和快速诊治水平不断提高,漏诊、误诊率正在逐年降低。计算机断层扫描血管造影(CTA)技术的发展和普及,对主动脉疾病病理形态学诊断的敏感性、特异性以及对不同主动脉疾病鉴别诊断的准确性显著提高。近年来,介入、外科器械及材料的研发以及国内大血管专家的广泛交流,使治疗技术不断提高,适应证及证据积累不断拓宽,无论是微创介入治疗还是外科主动脉置换治疗的例数及水平均处于全球先进,改善了患者预后,降低了其死亡率。

  曾和松、王效增和陆清声教授等国内数十位同道共同编写了这本主动脉疾病诊断和精准治疗的专著。本书图文并茂,内容丰富,具有4个鲜明特点:①理论与实战结合,既有每种疾病发病原因及影响特点的概述,又有相应的诊断及治疗方法剖析,有助于读者深刻掌握每种疾病的防治要点;②覆盖全面,内容涵盖了主动脉疾病的所有领域;③内容新颖,包括了对最新的防治策略、技术以及器械的介绍;④受众广泛,适合从基层到大型医院各类医疗单位的医生学习,尤其适合不同学习阶段的术者阅读。

  希望本书的出版能够帮助更多医生正确掌握主动脉疾病的诊断和精准治疗方法,在诊疗技术上能够不断有所创新和发展,并使每一位主动脉疾病的患者都能够通过此书的出版实现最大获益。故作此序。

中国工程院院士

2023 年 4 月 20 日于沈阳

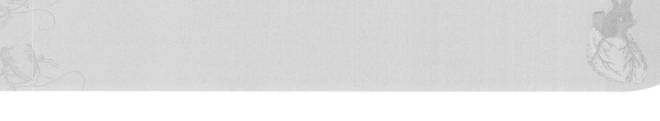

前　言

　　主动脉疾病是一种严重威胁人类生命健康的心血管疾病。近年来,随着医学影像技术的发展,主动脉疾病的诊出率及鉴别诊断的准确性已经有了明显提高,主动脉疾病患者越来越多,已不是少见病。但各地区、各级医院间诊治主动脉疾病水平存在较大差异,主动脉疾病的误诊和漏诊时有发生,没有达到及时、有效的治疗。亟需普及和提高广大从事心血管疾病诊治医生的诊疗水平。编写本书的意图在于让广大读者能够通过一本书籍全面地了解主动脉疾病,培养对于主动脉疾病的诊疗兴趣及实践,从而提高全社会主动脉疾病的诊疗水平。

　　本书从正常主动脉解剖、生理及功能到各种影像学检查手段,以及各种急性或慢性主动脉疾病都做了分章详细介绍,特别是在治疗上分层评估,内外科结合,提供了合理、精准的治疗方案及新进展。本书是基层全科医生、心血管专科及急诊科医生加深对主动脉疾病理解和在临床实践中及时准确诊断、精准治疗主动脉疾病,最为实用的参考书。

　　本书为华中科技大学同济医学院附属同济医院心血管内科、中国人民解放军北部战区总医院心血管内科和中国人民解放军海军军医大学第一附属医院(上海长海医院)血管外科三家心血管疾病诊疗中心共同主编,邀请数十位国内同道共同编写了这本《主动脉疾病诊断及精准治疗》。在编写过程中大家积极努力,严谨求实,力求新颖。在此我们感谢各位编者的热心参与和辛勤付出,正是有了你们夜以继日的工作,才能如期把这本书呈现给广大读者。

　　由于组稿和统稿时间紧张,书中难免会存在疏漏和不完善之处,真诚地期待各位专家、同道和热心的读者朋友们针对内容和版面设计提出宝贵的意见和建议,您的箴谏之言,必当激励我们更加努力回馈热心的读者。

　　最后我们还要感谢出版社的大力支持,正是他们不辞辛苦的无私奉献,才确保了本书能够如期面世。

曾和松　王效增　陆清声

2023 年 4 月 20 日

目　录

第一章

主动脉解剖及组织学

第一节 主动脉解剖

主动脉（aorta）起自左心室，向右前上方达右侧第 2 胸肋关节高度，再弓形弯向左后方至第 4 胸椎体左侧，沿脊柱下降，穿膈肌主动脉裂孔入腹腔，下行至第 4 腰椎体下缘前方分为左、右髂总动脉。主动脉分为升主动脉、主动脉弓和降主动脉，其中降主动脉又分为主动脉胸部与主动脉腹部。

一、主动脉

升主动脉于胸骨左缘后方平对第 3 肋间处，起自左心室的主动脉口，然后斜向右上至右侧第 2 胸肋关节处移行为主动脉弓，在其起始部主动脉左、右冠窦分别发出左、右冠状动脉（图 1-1-1，图 1-1-2）。

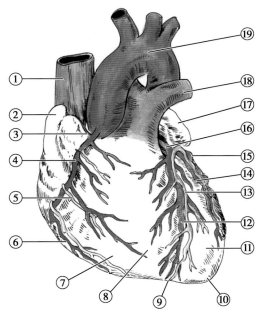

图 1-1-1 心的外形和血管（前面观）
①上腔静脉；②右心耳；③窦房结支；④右冠状动脉；⑤心前静脉；⑥右缘支；⑦右心室；⑧胸肋面；⑨心尖切迹；⑩心尖；⑪左心室；⑫前室间支；⑬心大静脉；⑭左缘支；⑮旋支；⑯左冠状动脉；⑰左心耳；⑱左肺动脉；⑲主动脉弓。

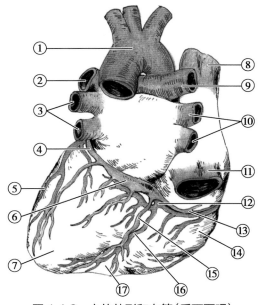

图 1-1-2 心的外形和血管（后下面观）
①主动脉弓；②左肺动脉；③左肺静脉；④心大静脉；⑤左缘支；⑥冠状窦；⑦左心室；⑧上腔静脉；⑨右肺动脉；⑩右肺静脉；⑪下腔静脉；⑫房室结支；⑬心小静脉；⑭右心室；⑮心中静脉；⑯后室间支；⑰膈面。

1

主动脉弓是升主动脉的延续,弓形弯向左后方跨过左肺根,达第4胸椎体左侧,移行为胸主动脉,其最高处相当胸骨柄中部,整个主动脉弓位于上纵隔内。主动脉弓的前方为胸骨柄,后方有气管、食管等。主动脉弓壁的外膜有压力感受器,其下方靠近动脉韧带处有2~3个粟粒状小体,称主动脉小球,是化学感受器,可感受血液中二氧化碳分压、氧分压和氢离子浓度的变化。

主动脉弓的分支:主动脉弓的凸面发出3大分支,即头臂干、左颈总动脉和左锁骨下动脉。头臂干也称无名动脉,上行至右侧胸锁关节后分为右颈总动脉和右锁骨下动脉。

二、头颈部的动脉

1. 颈总动脉 是头颈部的主要动脉干,左侧起自主动脉弓,右侧起自头臂干。两侧颈总动脉经胸锁关节后方上行于胸锁乳突肌深面,走行于气管、喉和食管外侧,与其外侧的颈内静脉、后方的迷走神经共同包在一个纤维鞘(颈动脉鞘)内,行至胸锁乳突肌前缘时其位置浅表可触及搏动,可向后内方施压至第6颈椎横突以达头颈部外伤止血之目的。约行至甲状软骨上缘水平,颈总动脉分为颈内和颈外动脉(图1-1-3),在分叉处有两个重要结构。

颈动脉窦为颈总动脉末端及颈内动脉起始部的膨大,窦壁外膜较厚,其中有感受压力的神经末梢称压力感受器。当动脉压升高时,反射性引起心跳减慢,末梢血管扩张使血压下降。颈动脉小球是一个扁卵圆形小体,借结缔组织连于颈总动脉分叉处后方,属化学感受器,感受血液中二氧化碳分压、氧分压和氢离子浓度变化。当血二氧化碳分压升高或氧分压降低时,反射性地促使呼吸加深加快。

自胸锁关节向上至下颌角与乳突尖中点画一连线,以甲状软骨上缘为界,上段为颈外动脉,下段为颈总动脉的体表投影。

2. 颈外动脉 自分叉处先在颈内动脉前内侧,后经颈内动脉前方再转至外侧,经二腹肌后腹和茎突舌骨肌深面上行,穿腮腺至下颌颈分为颞浅动脉和上颌动脉两终支。其主要分支有以下几支。

(1)甲状腺上动脉起自颈外动脉起始部或偶尔由颈总动脉发出,行向前下,分布于喉和甲状腺上部。

(2)舌动脉平舌骨大角处起于颈外动脉,行向前内,经舌骨舌肌深面,分布于舌、舌下腺和腭扁桃体等。

(3)面动脉在舌骨大角稍上方约平下颌角,起于颈外动脉,向前经下颌下腺深面至咬肌前缘,绕下颌骨下缘达面部,沿口角和鼻翼外侧至内眦,易名为内眦动脉。它分布于下颌下腺、面部和腭扁桃体等。

面动脉在咬肌前缘、下颌角前约3cm,其位置表浅,可触及搏动,当面部出血时,此处可作压迫止血点。

(4)颞浅动脉穿腮腺上行于外耳门前方及颧弓根部浅面至颞部皮下与耳颞神经伴行。其分支分布于腮腺和额、颞、顶部软组织等处。额、顶支可用作皮瓣移植时血管蒂。耳屏前方可触及该动脉搏动并可压迫它而达到止血目的。

(5)上颌动脉于下颌颈深面向前入颞下窝,在翼内、外肌间行至翼腭窝,沿途发支分布至外耳道、中耳、下颌关节、颊部、鼻腔、腭部、腭扁桃体、咀嚼肌、牙及牙龈、硬脑膜等。

在实施颈总动脉结扎手术中,须避免损伤其后方迷走神经及交感干。同侧颈外动脉分支间、两侧动脉分支间有丰富吻合,且与颈内动脉、锁骨下动脉之间亦有吻合,故一侧颈外动脉或其分支结扎,其分布区血供可通过侧支循环的建立来获得。

3. 颈内动脉 自颈总动脉发出后,垂直上升至颅底,经颞骨岩部的颈动脉管入颅,分布至脑、视器。该动脉颅外段无分支是其特征。

4. 锁骨下动脉 左侧起于主动脉弓,右侧起于头臂干,从胸锁关节后方斜向外上至颈根部,跨经胸膜顶前方,穿斜角肌间隙,行至第1肋外缘续为腋动脉。

该动脉以前斜角肌为标志,分3段。该肌内侧为第1段,肌覆盖部为第2段,肌外侧为第3段(图1-1-4)。

从胸锁关节到锁骨中点画一弓突向上的弧线(弓最高点距锁骨上缘约1.5cm),该线即为锁骨下动脉的投影。当上肢外伤出血时,在锁骨中点上方的锁骨上窝处向后下方压迫该动脉至第1肋上可止血。

锁骨下动脉主要分支多从第一段发出,分布于头、颈和胸、腹壁等处。主要分支有:

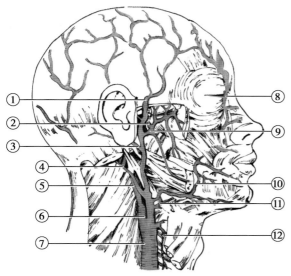

图 1-1-3　颈总动脉及其分支

①颞浅动脉;②脑膜中动脉;③耳后动脉;④枕动脉;
⑤颈内动脉;⑥颈动脉窦;⑦颈总动脉;⑧内眦动脉;
⑨上颌动脉;⑩面动脉;⑪舌动脉;⑫甲状腺上动脉。

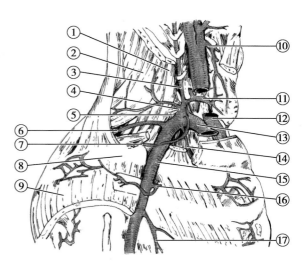

图 1-1-4　锁骨下动脉及其分支

①中斜角肌;②肩胛提肌;③椎动脉;④甲状颈干;
⑤肋颈干;⑥肩胛背动脉;⑦肩胛上动脉;⑧锁骨;
⑨三角肌;⑩甲状腺上动脉;⑪甲状腺下动脉;⑫颈
总动脉;⑬锁骨下动脉;⑭胸廓内动脉;⑮腋动脉;
⑯胸肩峰动脉;⑰胸外侧动脉。

(1)椎动脉在前斜角肌内侧起自锁骨下动脉,上行穿过上位 6 个($C_1 \sim C_6$)颈椎横突孔及枕骨大孔入颅后窝,左、右侧椎动脉汇合成基底动脉。分支主要供应脑和脊髓。

(2)胸廓内动脉在椎动脉起始处的相对侧发出,向下进入胸腔,沿第 1~6 肋软骨后方距胸骨侧缘约 1cm 处下行至第 6 肋间隙附近分为膈肌动脉和腹壁上动脉两终支。腹壁上动脉经胸肋三角穿膈入腹直肌鞘,下行于腹直肌后方,分布于腹直肌,其末端与腹壁下动脉吻合。膈肌动脉在肋弓后行至第 9 肋软骨处穿膈,分布于下位肋间、膈和腹壁肌。胸廓内动脉还发心包膈动脉与膈神经伴行,分布于心包、膈等处。此外,胸廓内动脉在行径中还发出 6 条肋间前支。

(3)甲状颈干为一短干,在前斜角肌内侧附近起始,其分支分布于颈部一些器官、肩颈部肌肉、脊髓及其被膜等处。主要分支有:甲状腺下动脉,向内上行至环状软骨水平,横过颈动脉鞘后方至甲状腺下极,分布于甲状腺、咽和食管、喉和气管等处;肩胛上动脉行向外下,跨前斜角肌及臂丛,经冈上窝至冈下窝,分布于冈上、下肌等处;颈横动脉向后外行,经前斜角肌前至肩胛提肌前缘,分布于项背部肌肉。

此外,锁骨下动脉还发出肋颈干,跨胸膜顶上方后行至第 1 肋颈处,分布于颈深肌和第 1、2 肋间隙。肩胛背动脉向后外行至肩胛提肌深面,分布于背部肌肉。

三、上肢的动脉

1. 腋动脉　为锁骨下动脉的延续,行于腋窝,至大圆肌下缘移行为肱动脉。借胸小肌分为肌上、肌后和肌下 3 段。上肢外展 90°,自锁骨中点至肘窝中点连线为腋动脉、肱动脉的体表投影。腋动脉的主要分支有胸肩峰动脉、胸外侧动脉、肩胛下动脉、旋肱后动脉、旋肱前动脉、胸上动脉(图 1-1-5)。

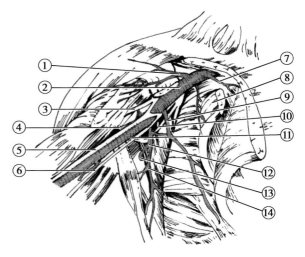

图 1-1-5　腋动脉及其分支

①胸肩峰动脉;②腋动脉;③肌皮神经;④旋肱前动脉;
⑤正中神经;⑥尺神经;⑦胸上动脉;⑧胸小肌;⑨胸
外侧动脉;⑩胸神经;⑪旋肱后动脉;⑫肩胛下动脉;
⑬旋肩胛动脉;⑭胸背动脉。

2. 肱动脉　沿肱二头肌内侧沟走行,达肘窝平桡骨颈处分为尺、桡动脉。肱动脉全程位置表浅,其搏动易触及,当前臂、手外伤出血时,可在臂中部将该动脉压向肱骨止血。肱动脉主要分支有肱深动脉,尺侧上、下副动脉,肱骨滋养动脉和肌支等(图 1-1-6)。

3. 桡动脉　先走在肱桡肌与旋前圆肌间,后在肱桡肌与桡侧腕屈肌腱间下行,绕桡骨茎突转向手背,穿第 1 掌骨间隙至手掌。其终支与尺动脉掌深支构成掌深弓。桡动脉在腕上部位置表浅,可触及搏动(图 1-1-7)。

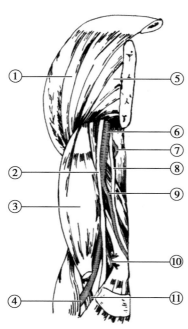

图 1-1-6　肱动脉及其分支
①三角肌;②正中神经;③肱二头肌;④桡动脉;⑤胸大肌;⑥肱动脉;⑦肱深动脉;⑧尺神经;⑨尺侧上副动脉;⑩尺侧下副动脉;⑪尺动脉。

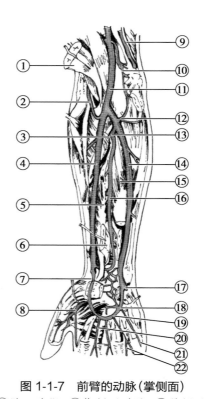

图 1-1-7　前臂的动脉(掌侧面)
①肱二头肌;②桡侧返动脉;③骨间后动脉;④桡动脉;⑤拇长屈肌;⑥旋前方肌;⑦掌浅支;⑧拇主要动脉;⑨尺神经;⑩尺侧下副动脉;⑪肱动脉;⑫尺侧返动脉;⑬骨间总动脉;⑭尺动脉;⑮指深屈肌;⑯骨间前动脉;⑰掌深支;⑱掌深弓;⑲掌浅弓;⑳指掌侧总动脉;㉑小指掌侧动脉;㉒指掌侧固有动脉。

4. 尺动脉　在旋前圆肌深面,尺侧腕屈肌与指浅屈肌间下行,经豌豆骨桡侧至手掌,其终支在掌腱膜深面与桡动脉掌浅支吻合成掌浅弓。

5. 掌浅弓　位于掌腱膜深面,在弓的凸缘发出 3 条指掌侧总动脉和一条小指尺掌侧动脉。前者每条再分为两支指掌侧固有动脉至第 2~5 指的相对缘。后者分布于小指掌面尺侧缘(图 1-1-8)。

6. 掌深弓　位于屈指肌腱深面,弓凸缘在掌浅弓近侧、平腕掌关节高度,由弓的凸缘发出 3 条掌心动脉,沿第 2~4 掌骨间隙至掌指关节附近,分别与相应的指掌侧总动脉吻合。

当手自然握拳时,中指尖所指为掌浅弓投影,稍近侧为掌深弓投影。

四、胸主动脉

胸主动脉(thoracic aorta)是胸部的动脉主干(图 1-1-9),于第 4 胸椎体下缘续于主动脉弓,先沿脊柱左侧走行,后渐转向其前方下行。其分支有壁支和脏支两类。

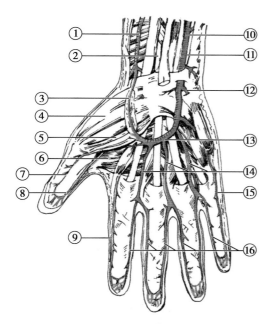

图 1-1-8 手的动脉（掌侧面浅层）
①桡动脉；②正中神经；③掌浅支；④拇短展肌；⑤拇短屈肌；⑥拇收肌；⑦拇指桡掌侧动脉；⑧拇指尺掌侧动脉；⑨示指桡掌侧动脉；⑩尺动脉；⑪尺神经；⑫掌深支；⑬掌浅弓；⑭指掌侧总动脉；⑮小指尺掌侧动脉；⑯指掌侧固有动脉。

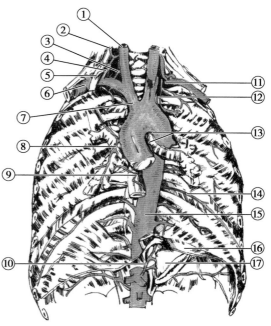

图 1-1-9 胸主动脉及其分支
①右颈总动脉；②甲状腺下动脉；③椎动脉；④甲状颈干；⑤肩胛上动脉；⑥右锁骨下动脉；⑦头臂干；⑧右支气管支；⑨食管支；⑩胃左动脉；⑪肋颈干；⑫肋间最上动脉；⑬左支气管支；⑭肋间后动脉；⑮胸主动脉；⑯膈；⑰胃。

（一）壁支

壁支有成对的第 3~11 肋间后动脉（第 1、2 肋间动脉来自锁骨下动脉肋颈干）和肋下动脉（沿第 12 肋下缘走行），它们由胸主动脉后壁发出后，在脊柱两侧各分为前、后两支，其中后支细小，分布于脊髓及其被膜、背部皮肤和肌肉；前支在相应肋沟内前行，分布于第 3 肋间以下胸壁和腹壁上部，并与胸廓内动脉的肋间支吻合。此外，胸主动脉的壁支还有 2~3 小支膈上动脉，分布于膈上面后部，小而不规则的纵隔支分布于纵隔及心包后面。

（二）脏支

脏支包括分布于气管、食管、心包等处的支气管支、食管支和心包支，均较细小。

五、腹主动脉

腹主动脉（abdominal aorta）是腹部的动脉主干（图 1-1-10），位于腹腔内，于腹后壁腹膜后方沿脊柱左前方下降，其上端在膈的主动脉裂孔处续于胸主动脉，下端在第 4 腰椎下缘处分为左、右髂总动脉。它的右侧有下腔静脉并行，前方有肝左叶、胰、十二指肠水平部和小肠系膜根横过。

腹主动脉的分支亦分壁支和脏支。

（一）壁支

1. 膈下动脉　左、右各一支，起于腹主动脉前壁，除

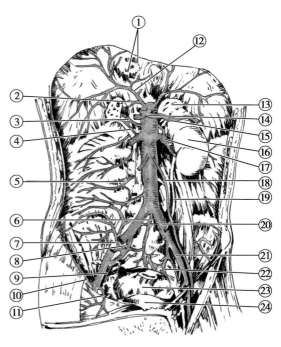

图 1-1-10 腹主动脉及其分支
①肝静脉；②肾上腺上动脉；③肾上腺中动脉；④肾上腺下动脉；⑤腰动脉；⑥骶正中动脉；⑦髂腰动脉；⑧髂内动脉；⑨闭孔动脉；⑩旋髂深动脉；⑪腹壁下动脉；⑫膈下动脉；⑬左肾上腺；⑭腹腔干；⑮脾动脉；⑯左肾；⑰左肾动脉；⑱左睾丸动脉；⑲左输尿管；⑳髂总动脉；㉑髂外动脉；㉒髂外侧动脉；㉓直肠；㉔膀胱。

分布于膈下面外,还发出肾上腺上动脉至肾上腺。

2. 腰动脉(lumbar artery) 共 4 对,自腹主动脉后壁发支,分布于腹后、侧壁肌肉及皮肤、脊髓及其被膜。

3. 骶正中动脉 为一细支,自腹主动脉分叉处后壁发出,沿骶骨前面下降,分布于盆腔后壁组织。

(二) 脏支

脏支多而粗,又可分为成对和不成对两类。

1. 不成对的脏支

(1)腹腔干(腹腔动脉):为一粗短动脉干,在膈的主动脉裂孔稍下方起自腹主动脉前壁,向前达胰上缘,分为 3 条较大的分支(图 1-1-11,图 1-1-12)。

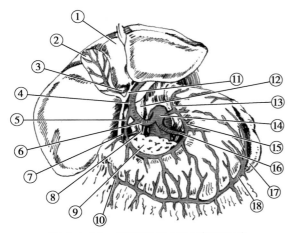

图 1-1-11 腹腔干及其分支(胃前面)
①肝;②胆囊;③胆囊动脉;④肝固有动脉;⑤胃右动脉;⑥肝总动脉;⑦胃十二指肠动脉;⑧肝门静脉;⑨胰;⑩胃网膜右动脉;⑪肝总管;⑫下腔静脉;⑬食管支;⑭腹腔干;⑮胃左动脉;⑯脾动脉;⑰脾;⑱胃网膜左动脉。

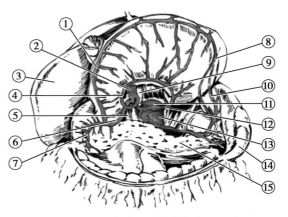

图 1-1-12 腹腔干及其分支(胃后面)
①胃网膜右动脉;②肝固有动脉;③肝;④胃右动脉;⑤肝门静脉;⑥胃十二指肠动脉;⑦胰十二指肠上前动脉;⑧胃网膜左动脉;⑨下腔静脉;⑩胃短动脉;⑪腹腔干;⑫胃左动脉;⑬脾动脉;⑭脾;⑮胰。

1)胃左动脉:先行向左上方,至贲门附近沿胃小弯向右下行于小网膜两层腹膜间与胃右动脉吻合,沿途发支至食管、贲门及小弯侧胃壁。

2)肝总动脉:自腹腔干发出后,在网膜囊后沿胰头上缘右行,至十二指肠上部的上方进入肝十二指肠韧带,分为两支。①肝固有动脉,在肝十二指肠韧带内,门静脉前方及胆总管左侧上行至肝门附近,分为左、右支入肝左、右叶,右支在入肝门前尚发出一支胆囊动脉经胆囊三角至胆囊,多数肝固有动脉发出胃右动脉,后者在小网膜内行至幽门上缘,沿胃小弯向左,与胃左动脉吻合,分支至十二指肠上部和胃小弯附近胃壁。②胃十二指肠动脉,沿十二指肠上部后方下行,经胃幽门后方至幽门下缘处分为胃网膜右动脉和胰十二指肠上动脉,前者沿胃大弯,在大网膜两层腹膜之间向左与胃网膜左动脉吻合,途中发支分布至胃和大网膜;后者又分前、后两支,在胰头与十二指肠降部间的前、后方下行,与胰十二指肠下动脉吻合,沿途发支分布至胰头和十二指肠。

3)脾动脉:沿胰的上缘左行至脾门,分数支入脾。它在途中发出数支胰支至胰体、胰尾;1~2 条胃后动脉(出现率 60%~80%)至胃体后壁上部;入脾门前发出 4~10 条胃短动脉至胃底;1 条胃网膜左动脉沿胃大弯在大网膜两层腹膜间右行与胃网膜右动脉吻合,途中发支分布至胃、大网膜。

(2)肠系膜上动脉:在腹腔干下约 1cm,于第 1 腰椎平面起自腹主动脉前壁,经胰头、胰体交界处后方下行,继经钩突和十二指肠水平部前面进入小肠系膜根,斜行至右髂窝,其分支有以下几支(图 1-1-13)。

1)胰十二指肠下动脉:在胰头和十二指肠间分前、后支上行与胰十二指肠上动脉前、后支吻合,分布于胰和十二指肠。

2)空肠动脉和回肠动脉：常有16~20支，由肠系膜上动脉左侧壁发出，行于小肠系膜内，分布于空、回肠。动脉分支间吻合成弓，弓上分支吻合后再分支并吻合形成3~5级动脉弓，这种动脉弓在空肠多为1~2级，在回肠多为3~5级。末级动脉弓发出直动脉至肠管系膜缘，直动脉再分支分别经肠前、后壁至肠管游离缘互相吻合。

3)中结肠动脉：通常在胰下缘起自肠系膜上动脉，向前稍偏右进入横结肠系膜，分支至横结肠，并与左、右结肠动脉吻合。如需在术中切开横结肠系膜，应从中线偏左为好，以免伤及该动脉。

4)右结肠动脉：在中结肠动脉起点稍下方自肠系膜上动脉发出，水平向右行于壁腹膜后方，近升结肠处分为升、降支至升结肠并与中结肠、回结肠动脉吻合。

5)回结肠动脉：为肠系膜上动脉终支，斜向右下行于壁腹膜后方达盲肠附近。分数支至回肠末端、盲肠、阑尾和升结肠。至阑尾的分支称阑尾动脉由回肠末端后部进入阑尾系膜至阑尾。

（3）肠系膜下动脉：约平第3腰椎处，起自腹主动脉前壁，沿壁腹膜后方行向左下达左髂窝，后入乙状结肠系膜，终于直肠上部。分支有以下几支（图1-1-14）。

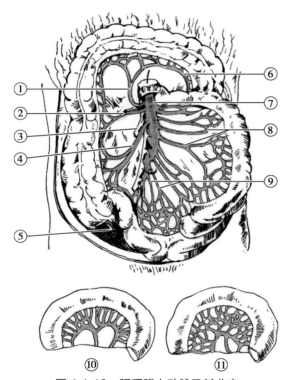

图1-1-13　肠系膜上动脉及其分支
①中结肠动脉；②右结肠动脉；③肠系膜上静脉；④回结肠动脉；⑤阑尾；⑥边缘动脉；⑦肠系膜上动脉；⑧空肠动脉；⑨回肠动脉；⑩空肠动脉弓；⑪回肠动脉弓。

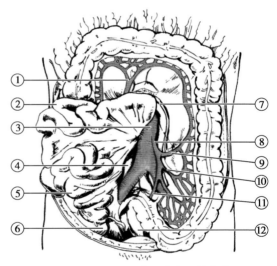

图1-1-14　肠系膜下动脉及其分支
①中结肠动脉；②空肠；③腹主动脉；④下腔静脉；⑤回肠；⑥盲肠；⑦肠系膜下静脉；⑧肠系膜下动脉；⑨左结肠动脉；⑩乙状结肠动脉；⑪直肠上动脉；⑫直肠。

1)左结肠动脉：常为1支，沿腹膜壁层后左行，跨左侧输尿管前方至降结肠附近，分为升支与降支，分布于降结肠，并与中结肠和乙状结肠动脉吻合。

2)乙状结肠动脉：常为1~4支，在腹膜壁层后起自肠系膜下动脉，斜向左下进入乙状结肠系膜，每一分支均分为升、降支彼此吻合，分布于乙状结肠。

3)直肠上动脉：为肠系膜下动脉的终支，在乙状结肠系膜内下降，平第3骶椎处分为左、右支，沿直肠两侧下行，分布于上部直肠壁。

一般认为肠系膜下动脉分支间吻合少于肠系膜上动脉，在此段结肠手术中须注意创伤后有伤口不愈的可能。

2. 成对的脏支

(1) 肾上腺中动脉：约平第1腰椎，起自腹主动脉，分布于肾上腺。

(2) 肾动脉：平第1~2腰椎椎间盘，起自腹主动脉，常左、右侧各为一支，横向外侧行至肾门附近分前、后干经肾门入肾，在肾内再分支为肾段动脉，分布于肾实质。在入肾门前还发出肾上腺下动脉至肾上腺，在腺内与肾上腺上、中动脉吻合。约有50%肾动脉在肾上、下端或前、后面入肾实质，称肾迷走动脉。

(3) 睾丸动脉：细小，在肾动脉起点稍下方由腹主动脉前壁发出，沿腰大肌前面行向外下，平第4腰椎高度跨输尿管前面，经腹股沟管深环入该管参与精索组成，分布于睾丸、附睾等处，故又名精索内动脉。

(4) 卵巢动脉：从腹主动脉发出，左卵巢动脉还可自左肾动脉发出，在腹膜后沿着腰大肌前行，经卵巢悬韧带入盆腔，分布于卵巢、输卵管。

六、盆部的动脉

髂总动脉(图1-1-15)左、右各一条，平第4腰椎下缘，由腹主动脉分出，然后沿腰大肌下行至骶髂关节处分为髂内、外动脉两大终支，分别至盆部和下肢。

髂内动脉是盆部动脉的主干，沿盆侧壁下行，发出壁支和脏支。

(一) 壁支

1. 闭孔动脉 常为1支，可能缺如。它沿骨盆侧壁向前下行，穿闭膜管至大腿内侧群肌和髋关节等处。

2. 臀上动脉和臀下动脉 分别经梨状肌上、下孔穿出至臀部和髋关节等处。

此外，髂内动脉沿盆壁还发出髂腰动脉和骶外侧动脉，分支分布于髂腰肌、盆后壁和骶管内结构。

(二) 脏支

1. 脐动脉 是胎儿时期的动脉干(经脐带至胎盘)，生后其远端闭锁形成脐内侧韧带(或称脐动脉索)，近段未闭与髂内动脉相通，发出数支膀胱上动脉分布于膀胱中、上部等。

2. 膀胱下动脉 男性分布于膀胱底、精囊腺、前列腺和输尿管末段。女性分布于膀胱底和阴道，它与膀胱上动脉分支有较多吻合。

3. 直肠下动脉 起点多，分布于直肠下部及邻近器官，如男性前列腺、女性阴道等处。另外，与直肠上动脉、肛动脉间有吻合。

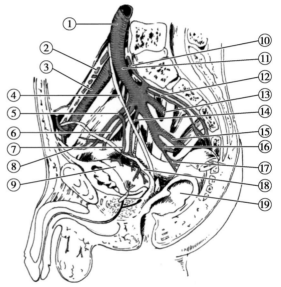

图1-1-15 盆腔的动脉，右侧，男性
①右髂总动脉；②睾丸动脉；③髂外动脉；④输尿管；⑤脐动脉；⑥闭孔动脉；⑦膀胱上动脉；⑧脐内侧韧带；⑨膀胱；⑩骶正中动脉；⑪髂内动脉；⑫骶外侧动脉；⑬臀上动脉；⑭膀胱下动脉；⑮臀下动脉；⑯阴部内动脉；⑰直肠下动脉；⑱输精管；⑲直肠。

4. 子宫动脉 沿盆腔侧壁下行，进入子宫阔韧带底部两层腹膜间，在子宫颈外侧约2cm处，跨输尿管前上方达子宫颈分为升、降两支，分布于子宫、阴道、输卵管和卵巢，且与卵巢动脉有吻合。

5. 阴部内动脉 沿梨状肌和骶丛前方下行，经梨状肌下孔穿出盆腔，又经坐骨小孔至坐骨肛门窝，在窝内发出肛动脉、会阴动脉、阴茎(蒂)动脉等分支，分布于肛门、会阴和外生殖器等处。

髂外动脉自髂总动脉在骶髂关节前方分出后，沿腰大肌内侧缘向外下行至腹股沟韧带中点，经其深面移行为股动脉至股前部(图1-1-16)。它在腹股沟韧带稍上方发出腹壁下动脉，经腹股沟管腹环内侧斜向内上，进腹直肌鞘，分布至腹直肌，并与腹壁上动脉吻合。腹壁下动脉是鉴别直、斜疝的标志，经该动脉内侧由海氏三角突出的脏器形成直疝，在动脉外侧，脏器经腹股沟管深环进入该管甚或进入阴囊形成突出物为斜疝。髂外动脉还在腹股韧带上方发出旋髂深动脉，沿腹股沟韧带后面斜向外上至髂前上棘，再沿髂棘内唇行向后，分布至髂嵴及附近肌肉等处。

七、下肢的动脉

1. **股动脉**(图 1-1-17)　续于髂外动脉,初行于股三角内,其外侧有股神经,内侧有股静脉伴行,后经股三角尖入收肌管,最后穿收肌腱裂孔至腘窝,在裂孔处移行为腘动脉。该动脉在股三角内段位置表浅,可触及搏动。当下肢外伤时,可压迫该动脉达止血目的。由于其内侧为股静脉,亦可以其搏动作为静脉穿刺的标志。其主要分支有以下几支。

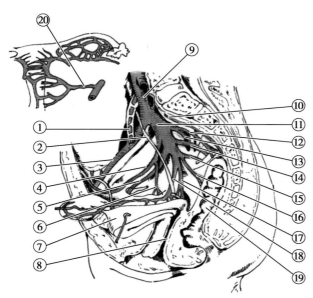

图 1-1-16　盆腔的动脉,右侧,女性

①卵巢动脉;②输尿管;③髂外动脉;④脐动脉;⑤闭孔动脉;⑥膀胱上动脉;⑦子宫;⑧阴道;⑨右髂总动脉;⑩骶正中动脉;⑪髂内动脉;⑫骶外侧动脉;⑬臀上动脉;⑭臀下动脉;⑮阴部内动脉;⑯直肠下动脉;⑰阴道动脉;⑱子宫动脉;⑲直肠;⑳子宫动脉。

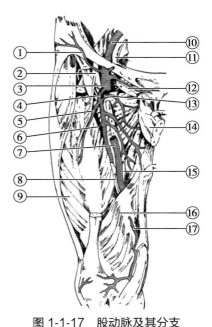

图 1-1-17　股动脉及其分支

①旋髂浅动脉;②股神经;③股动脉;④股深动脉;⑤旋股外侧动脉;⑥穿动脉;⑦股深动脉;⑧隐神经;⑨股外侧肌;⑩髂外动脉;⑪髂外静脉;⑫耻骨肌;⑬旋股内侧动脉;⑭短收肌;⑮股静脉;⑯股内侧肌;⑰膝降动脉。

(1)股深动脉:在腹股沟韧带下 2~5cm 处,起自股动脉外侧壁或后壁,行向后内下。沿途发出多个分支,其中旋股内侧动脉经髂腰肌与耻骨肌之间行至股骨颈后面,其分支分布于大腿内侧肌群及髋关节;旋股外侧动脉向外侧走行,其分支分布于大腿前群肌及髋关节、膝关节并有分支行至股骨后面与旋股内侧动脉等吻合;穿动脉(3~4 条)分别在不同高度,由股深动脉发出,穿大收肌止点至股后部,分布于大腿后、内侧肌群及股骨。

(2)腹壁浅动脉和旋髂浅动脉:分别至腹前壁下部和髂前上棘附近皮肤、浅筋膜等。在显微外科手术中,常以它们作带血管蒂皮瓣。

在臀大肌深面,大转子附近,存在"臀部十字吻合",由臀上、下动脉、股深动脉第 1 穿动脉和旋股内、外侧动脉构成。

2. **腘动脉**(图 1-1-18)　腘动脉在收肌腱裂孔处续于股动脉,至腘肌下缘分为胫前、后动脉。腘动脉在腘窝内分支至邻近肌及膝关节,并参与膝关节网构成。

3. **胫后动脉**　沿小腿后群肌浅、深两层之间下行至内踝与跟骨结节间转至足底,分为足底内、外侧动脉两终支。其主要分支有以下几支。

(1)腓动脉:由胫后动脉发出,沿腓骨内侧下行至外踝,分布于腓、胫骨及附近肌肉。临床上常取腓骨中段该动脉和腓骨滋养动脉为带血管游离骨移植。

（2）足底内侧和足底外侧动脉（图 1-1-19）：前者沿足底内侧前行至足趾内侧，分布于足底内侧。后者沿足底外侧前行至第 5 跖骨底，转向内达第 1 跖骨间隙与足背动脉的足底深支吻合，形成足底动脉弓。由弓发出 4 条足心动脉，接受穿支后向前至跖趾关节处，发出趾足底固有动脉分布于第 1~5 趾两侧。

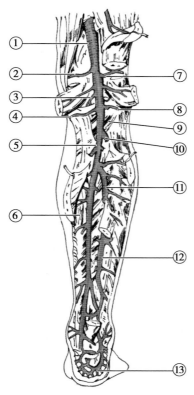

图 1-1-18 小腿的动脉，右侧，后面
①腘动脉；②膝上内侧动脉；③膝中动脉；④膝下内侧动脉；⑤胫后动脉；⑥趾长屈肌；⑦膝上外侧动脉；⑧膝下外侧动脉；⑨腘肌；⑩胫前动脉；⑪腓动脉；⑫腓动脉；⑬跟网。

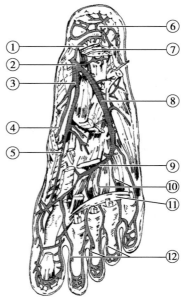

图 1-1-19 足底的动脉，右侧
①足底腱膜；②胫后动脉；③足底内侧动脉；④浅支；⑤深支；⑥跟网；⑦趾短屈肌；⑧足底外侧动脉；⑨足底弓；⑩跖足底总动脉；⑪姆收肌横头；⑫跖足底固有动脉。

4. 胫前动脉　是腘动脉另一终支。穿小腿骨间膜上部裂孔至小腿前群肌深面，经踝关节前方达足背移行为足背动脉。沿途发支至小腿前群肌，并发支参与膝关节网构成。

5. 足背动脉　在踝关节前方，内、外踝连线中点前下方，与胫前动脉延续，它前行至第 1 跖骨间隙处分为足底深支及第 1 跖背动脉两终支。前者穿第 1 跖骨间隙至足底，与足底外侧动脉吻合成弓。后者沿第 1 跖骨间隙前行，至趾背两侧缘及第 2 趾背内侧缘。

（马　翔　马　红　王效增）

第二节　主动脉解剖变异

一、主动脉的胚胎发生

在胚胎发育的最早期，全身的血管呈丛状。随着生长发育，血管逐渐融合，在早期不能通过内皮的细胞腺管区分动脉和静脉。在胎儿发育过程中，血管发育出可以辨认的导管特点。成人的主动脉及主动脉弓系统是由 6 对主动脉弓不同成分的退化和融合逐渐发展来的,由 6 对对称的主动脉弓发育成最终的不对称模式。

主动脉弓的发育是连续的,即第 1、2 弓先发育,然后第 3、4 弓,接下来第 5、6 弓发育。最初有 6 对主动脉弓及 2 对背主动脉。主动脉弓的最终演化结果如下:

1. 升主动脉近段与肺动脉近段均由动脉干发育而来。

2. 升主动脉远段、主动脉弓至左颈总动脉及无名动脉干由主动脉囊发育而来。

3. 右锁骨下动脉由第 4 对主动脉弓、右侧背主动脉和右侧节间动脉发育而来。

4. 颈总动脉由第 3 对主动脉弓发育而来。

5. 左颈总动脉到左锁骨下动脉之间的主动脉弓部即主动脉弓峡部来自第 4 对主动脉弓。

6. 左锁骨下动脉来源于左侧节间动脉。

7. 第 6 对主动脉弓发育成动脉导管。

8. 降主动脉由左侧背主动脉发育而来。

二、主动脉根部的解剖变异

1. 窦部的解剖变异　主动脉瓣的先天变异源于主动脉窦的数目不同。主动脉瓣二瓣化畸形可能会导致两个窦,它的位置和大小都与正常的三瓣不同,其发生率在男性为 1%~2%,女性低于 0.5%。四瓣畸形(发生率约 0.01%)导致四个窦,通常大小不同。二瓣化畸形由于有会导致功能异常的危险以及它通常与其他主动脉缺陷或病变及其他心脏异常并存,所以通常具有重要的临床意义。

与主动脉瓣二瓣化畸形及主动脉两个窦相关的主动脉异常包括主动脉发育异常(升主动脉瘤、主动脉弓缩窄)、主动脉夹层及其他血管(如动脉导管未闭)和心内畸形。在年龄小于 45 岁的人群中,主动脉瓣二瓣化畸形是主动脉夹层的主要原因之一(比马方综合征导致主动脉夹层的概率高 10 倍)。

主动脉窦大小存在先天变异,如窦的大小不相同。先天性瘘也可以发生,通常漏入右心系统。

2. 分支发育异常——冠状动脉发育异常　冠状动脉异常包括优势、数量、开口、走行及终点的异常。

(1)冠状动脉优势异常:冠状动脉优势是以后降支供血来源来确定的。80% 的个体(正常),后降支由右冠状动脉供血(右优势)。变异包括 10% 由左回旋支供血(左优势),以及 10% 由右冠状动脉和左回旋支共同供血(均衡型)。

(2)冠状动脉数量异常:正常情况下是两支独立的冠状动脉。变异包括左前降支及左回旋支单独开口,单冠状动脉亦可发生,或者第四副冠状动脉出现。

(3)冠状动脉开口异常:冠状动脉开口异常包括高位开口(窦管交界以上)及开口起源于相反的窦。

(4)冠状动脉走行异常:① A 型,走行于肺动脉前;② B 型,走行于肺动脉与主动脉间(动脉间);③ C 型,穿过间隔的室上嵴部分;④ D 型,走行于主动脉背侧(主动脉后)。

冠状动脉走行于心肌间(肌桥)很常见,尤其在左前降支。

(5)冠状动脉终点的异常:冠状动脉终点的异常包括冠状动脉瘘。

3. 主动脉根部解剖变异的临床意义　主动脉瓣二瓣化畸形很常见,并且可能与升主动脉瘤、主动脉弓缩窄等畸形有关。主动脉瓣二瓣及其合并情况可能会导致主动脉夹层,尤其是年轻患者。冠状动脉畸形可能会有临床症状,它的存在增加了冠状动脉造影或介入治疗的技术难度。

三、主动脉及其主要分支常见变异

主动脉正常变异最多的部位是主动脉弓及弓上血管分支。了解弓部解剖变异以及其他大血管的分支发育异常,对治疗方案的制定和病理生理研究有重要指导意义。

(一)主动脉弓解剖变异

接近 70% 的个体弓部分支血管的解剖是正常的(图 1-2-1),头臂血管(通常长 3~4cm)分出右锁骨下动脉(甲状颈干、椎动脉及右侧乳内动脉)和右颈总动脉(右侧颈内动脉和右侧颈外动脉)。左侧颈总动脉分成左侧颈内动脉及左侧颈外动脉。左侧锁骨下动脉分成左侧甲状颈干、左侧椎动脉及左侧乳内动脉。

主动脉弓部分支血管变异发生率大约为 1/3（30%~35%）（图 1-2-2）。

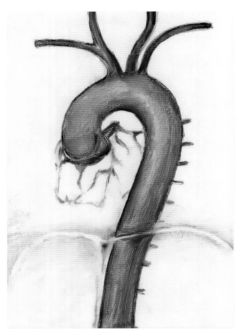

图 1-2-1　正常主动脉弓分支

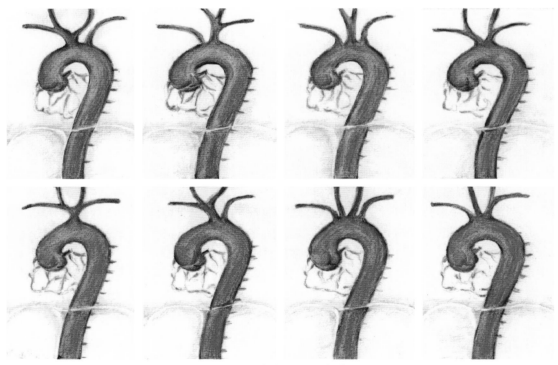

图 1-2-2　主动脉弓:解剖变异

　　最常见的弓部血管变异（20% 的个体）是头臂血管和左颈总动脉共同开口。其他变异不常见,包括左侧椎动脉单独起源于弓部（5% 的个体）,甲状腺动脉起源于乳内动脉（5% 的个体）。主动脉弓分型见表 1-2-1。

表 1-2-1　主动脉弓分型

正常左位主动脉弓	
左弓异常	锁骨下动脉走行于食管后方
	左弓,右位降主动脉
右弓异常	主动脉弓镜面右位
	右侧主动脉弓并食管后左锁骨下动脉
主动脉双弓	右弓优势
	双侧主动脉弓大小类似
	左弓优势
永存第五主动脉弓	

迷走右锁骨下动脉(图 1-2-3)发生率约 1%,它通常为单发畸形,但也可与其他病变联合存在。目前认为可能是由右侧第 4 弓退化和右侧背主动脉残留造成的。典型的走行位置是于食管后方(80%),变异包括走行于食管与气管间(15%)和走行于气管前(5%)。

左位主动脉弓的患者,迷走右锁骨下动脉起始部分的动脉瘤称为 Kommerell 憩室,这种情况也可以合并其他畸形(图 1-2-4)。

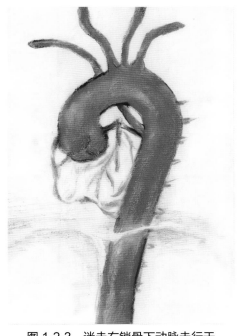

图 1-2-3　迷走右锁骨下动脉走行于
主动脉弓后方

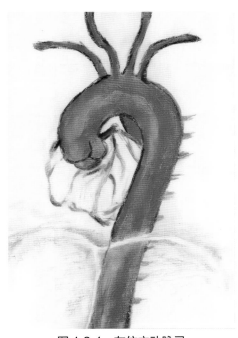

图 1-2-4　左位主动脉弓
迷走右锁骨下动脉起始部分的动脉瘤
称为 Kommerell 憩室。

头臂动脉起源异常:主动脉弓及头臂动脉的变异是胚胎时期弓动脉发育速度不平衡的结果。主动脉弓及头臂动脉变异复杂,分型标准不尽一致,国内外学者分型方式各有不同。

目前,国际上比较公认的是 McDonald 分型法,将主动脉弓及头臂动脉变异分为 4 型:① A 型,即标准的 3 分支血管主动脉弓(自右向左依次是头臂干、左颈总动脉、左锁骨下动脉);② B 型,2 分支血管主动脉弓(头臂干与左颈总动脉共干、左锁骨下动脉);③ C 型,即 4 分支血管主动脉弓(头臂干、左颈总动脉、左椎动脉、左锁骨下动脉);④ D 型,其他数目的分支血管类型。中国人群中,A 型主动脉弓者占 81.74%~91.10%。

已见报道的头臂动脉起源异常有 40 余种,发生率相对较高的有以下几种:头臂干与左颈总动脉共干(13%);左颈总动脉由头臂干发出(9%);左椎动脉作为第三分支由主动脉弓发出(<3%);左、右两条头臂干(<1%);左颈总动脉由头臂干发出,左椎动脉作为第二分支由主动脉弓发出(<1%);左椎动脉作为最后的分支直接由主动脉弓发出(<1%);左颈总动脉由头臂干发出,左椎动脉作为最后的分支直接由主动脉弓发出(<1%);共同头臂干,左椎动脉作为最后的分支直接由主动脉弓发出(<1%);左椎动脉在左锁骨下动脉之前发出,右锁骨下动脉为主动脉弓的最后分支(<1%);左椎动脉分别起自主动脉弓和左锁骨下动脉,并形成共干(<1%)。

（二）右位主动脉弓

右位主动脉弓为最常见的主动脉弓畸形,可单独存在或合并其他先天性心血管异常。

1. 镜面型右位主动脉弓　即头臂动脉分支呈镜面型,右弓跨越右主支气管后与右位降主动脉相连,常合并先天性心脏病。自主动脉升部及升弓部依次发出左无名动脉(于气管前方分成左颈总动脉和左锁骨下动脉)、右颈总动脉和右锁骨下动脉(图 1-2-5)。

2. 右位主动脉弓合并迷走左锁骨下动脉　自主动脉弓依次发出左颈总动脉、右颈总动脉和右锁骨下动脉。左锁骨下动脉于食管后方单独自降主动脉近端发出,降主动脉可为右位或左位(图 1-2-6)。

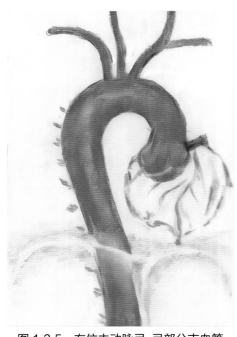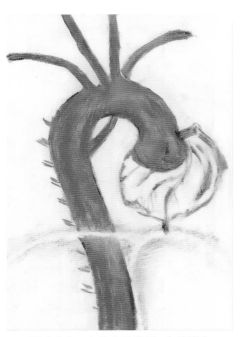

图 1-2-5　右位主动脉弓,弓部分支血管
呈镜面右位

图 1-2-6　右位主动脉弓,合并迷走
左锁骨下动脉

（三）主动脉双弓

对于主动脉双弓的患者,双主动脉弓通常大小不同,右弓通常较大。降主动脉通常位于左侧,也可位于右侧。颈总动脉及锁骨下动脉起自同侧的主动脉弓。动脉导管通常位于左侧。主动脉双弓被认为是源于右侧第 6 主动脉弓远段的缺失。

由于食管及气管位于双弓所形成的环中,如果有症状,则通常是呼吸系统的症状。

（四）颈部主动脉弓

颈部主动脉弓是一种罕见畸形,是由于原始第 4 对主动脉弓的闭锁,可以伴随弓部分支及颈部血管的异常。

其他主动脉弓畸形:如主动脉弓中断或缩窄等,详见第八章。

（王效增　周铁楠　范晶薇）

第三节 主动脉组织学

动脉从心脏的心室发出后,根据管腔的大小和管壁的结构特点,可以分为大动脉、中动脉、小动脉和微动脉。动脉随着心脏的收缩将血液运送至身体各处,由于管腔内压力较大,血流速度较快,动脉管壁通常较厚,弹力纤维较多,具有较强的舒缩性和弹性。

动脉管壁由内向外可分为内膜、中膜和外膜(图 1-3-1)。随着动脉反复分支,管壁的三层结构也发生变化,其中中膜的变化最为显著。

主动脉属于一种大动脉,是全身最粗大的动脉。其中膜富含弹性纤维和弹性膜,因而主动脉也是一种弹性动脉。

一、内膜(tunica intima)

厚度为 100~130μm,由内皮和内皮下层构成。内皮细胞是衬覆于管腔内的一层扁平上皮,细胞呈梭形附着于基膜上,为血液输送提供了光滑的管道。内皮细胞表面可向管腔内伸出指状胞质突起,突起可使近管腔面的血流形成涡流,减缓血流速度,其中含有质膜小泡,具有主动运输多种分子的作用。主动脉内皮中富含 W-P 小体(Weibel-Palade 小体),W-P 小体是内皮细胞特有的一种杆状细胞器,参与合成和储存第Ⅷ因子相关抗原。内皮细胞中含有微丝,具有收缩功能。同时,内皮细胞可以合成和分泌多种生物活性物质,起到维持血管张力、调节血压以及抗凝血等重要作用。

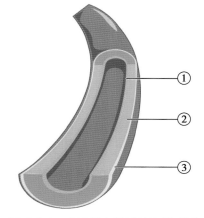

图 1-3-1 主动脉血管壁结构模式图
①内膜;②中膜;③外膜。

主动脉的内皮下层较厚,为疏松结缔组织,内含弹性纤维、胶原纤维和一些纵行的平滑肌细胞。在内皮下层的外侧有内弹力膜,其与中膜的弹性膜相连,故内膜与中膜之间无明显界限。

二、中膜(tunica media)

主动脉的三层结构中属中膜最厚,约为 500μm,主要由 40~70 层弹性膜构成,每层弹性膜厚 2~3μm,各层弹性膜之间相距 5~15μm,由弹性纤维相连。弹性膜之间有平滑肌,由胶原原纤维和胶原纤维将它们连到弹性膜上,增加了血管壁的韧性。中膜中的平滑肌在动脉硬化的发生中起到重要作用,其可产生结缔组织,使平滑肌细胞和基质聚集,导致管壁进行性增厚。中膜基质中含有较多的硫酸软骨素,HE 染色呈嗜碱性(图 1-3-2)。

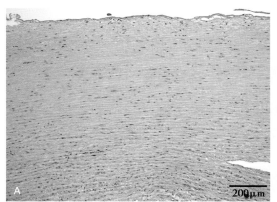
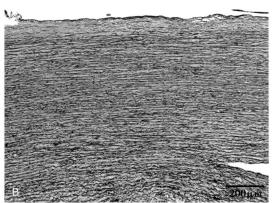

图 1-3-2 主动脉中膜横切面
A. 中膜 HE 染色;B. 中膜弹力纤维染色,示黑色波浪状。

三、外膜（tunica adventitia）

外膜较薄,由疏松结缔组织构成,含有纵向或螺旋状排列的胶原纤维和弹性纤维、成纤维细胞和少量纵行的平滑肌。外膜中有提供营养的小血管,称为营养血管,其分支也可伸入中膜外层,为中膜提供营养。外膜中也含有神经成分。向外逐渐移行为周围的结缔组织。

（刘　畅　杨向红）

第四节　主动脉生理

主动脉是人体中直接起始于心脏的两条动脉之一,自左心室发出,左心室收缩将富含氧气和营养物质的鲜红色动脉血泵入主动脉,经过各级动脉分支输送到全身各处组织。主动脉是体循环动脉的主干,全身各级动脉均直接或间接自主动脉发出,也是全身最大的动脉。成人主动脉的平均长度约为 1.2m,在不因为涡流和阻力造成能量损失情况下将血液从心脏输送到分支血管,起着输送血流的作用。主动脉因其结构特点决定其功能具有可扩张性和顺应性,属于弹性血管,因而具有容受、泵血和缓冲功能,参与动脉血压和脉搏的形成,血管壁上的内皮细胞和平滑肌细胞还具有内分泌功能,同时通过位于主动脉弓和主动脉体的感受器也参与了心血管活动的调节。

一、血管的可扩张性和顺应性

血管壁中的弹性纤维和胶原纤维使血管具有可扩张性和顺应性。血管的可扩张性是指血管跨壁压改变时血管容积可以发生相应的改变。当跨壁压增大时,血管的容积增加,血管的这种性质称为血管的可扩张性。血管容积的可扩张性是由血管壁结构的特性决定的,特别是血管壁中的弹性纤维和胶原纤维。弹性纤维赋予血管弹性,存在于除毛细血管、微静脉和动 - 静脉吻合支以外的所有血管,在一定的血管跨壁压下形成血管一定的张力。胶原纤维存在于除毛细血管以外的所有血管,其可伸展性比弹性纤维小得多。在正常情况下,血管壁中胶原纤维常处于松弛状态;在跨壁压升高时,胶原纤维才受到牵张而产生张力。

在生理学中,常用血管的顺应性来表示血管容积和跨壁压之间的关系。血管的顺应性是指单位跨壁压改变时引起的血管容积变化量,即血管的顺应性 = $\triangle V/ \triangle P$,由此可见,如果跨壁压发生很小变化时就能引起血管容积的明显改变,就表示该血管的顺应性高。血管的顺应性与血管的初始容积有关,血管的初始容积越大,则顺应性就越小。

主动脉和大动脉的管壁较厚,含有丰富的弹性纤维,具有可扩张性和弹性。在老年人中,血管壁的弹性发生改变,特别是主动脉表现为主动脉的口径增大。成年前主动脉的顺应性逐渐增大,但到老年主动脉的顺应性降低,并且动脉血压一般随年龄增大而增高,而在跨壁压较高的情况下动脉的顺应性相应降低,这也是老年人脉压增大的原因之一。

二、弹性贮器功能

主动脉是弹性贮器血管,血管富含弹性纤维,有明显的可扩张性和弹性。弹性贮器血管的作用是使心脏的间断射血变成血液在血管中的连续流动,并减小心动周期中动脉血压波动幅度。因而主动脉具有容受功能、缓冲功能和 Windkessel（弹性贮器）效应,这些功能均来源于主动脉近段的丰富的弹性蛋白成分。

左心室收缩射血时主动脉压升高,从心室射出的血液一部分向前流动进入外周,另一部分则储存在大动脉中使大动脉管壁扩张,同时也将心脏收缩所产生的部分能量以血管壁弹性势能的形式储存起来。当心脏进入舒张期时,主动脉瓣关闭,在主动脉瓣功能正常、不存在其他方式的反流情况下,大动脉管壁的弹性回缩又将这些弹性势能转变为动脉血向前流动的动能。血液在主动脉近段容受功能的推动下向远段流动,通过主动脉的容受功能和 Windkessel 效应,主动脉近段的波动性血流（心脏周期性射血入主动脉）在远段转变成连续性血流。

1. 容受功能　主动脉和大动脉的管壁较厚,含有丰富的弹性纤维,具有很大的弹性,因而管腔有很大的可扩张性。当心室收缩时,血液以一定的速度射入主动脉内,由于外周阻力的存在使主动脉管壁被扩张,接受心脏射入主动脉的血量并在生理状态下压力升高范围内容受这些血容量。在正常情况下,主动脉在收缩期扩张约 4% 以容纳心脏射血。在一般情况下,左心室在每次收缩时向主动脉内射出 60~80ml 血液,大约只有 1/3 在收缩期内流至外周,其余 2/3 被贮存在大动脉内,将大动脉膨胀。通过收缩期主动脉扩张,吸收收缩期容量负荷,储备主动脉收缩时所需能量(势能)。

2. 泵血功能　主动脉的泵血功能即 Windkessel 效应,术语 Windkessel 来源于 Stephen Hales 关于主动脉压力的专题论文中举例说明主动脉被动泵血功能的德语翻译。Windkessel 是手动消防车泵的一个组件(压力气囊),手动高压活塞将水泵入蓄水箱,蓄水箱通过在压力气囊中储存的势能(压力)将间断性的水流转变成连续水流。由于蓄水箱可以维持一定的压力,即使在活塞运动的间隙,仍然有压力(蓄水箱储备的势能转变成动能)推动水从蓄水箱流出以维持水流。心室收缩泵血时,在收缩期仅有一部分血液流向外周,另一部分贮存在主动脉内,这些弹性蛋白提供弹性、吸收收缩期容量负荷,引起动脉扩张。在心室舒张期主动脉瓣关闭后,主动脉管壁发生弹性回缩,释放收缩期储备的势能,推动贮存的血液向远端流动。

主动脉膨胀后的弹性回缩作用实际上代替了心脏的收缩,起到了心脏舒张期推动血液继续流动的动力作用,是形成舒张压的动力。因此,有些生理学家把它看作一个辅助泵(泵血功能),通过容受功能的弹性回缩释放储存在动脉壁内(由于收缩期扩张)的势能。主动脉的所有节段都是连接周围脉管系统的低阻力管道,使血液在没有涡流和能量损失的情况下流向远端血管,在主动脉内压力(平均压)的变化很小。

3. 缓冲功能　心脏收缩时产生的部分能量以势能的形式暂存于被牵张的主动脉血管壁内,这样血压就不会升得过高。当心室舒张时,主动脉管壁弹性回缩作用将所贮存的势能转变为动能,将在射血期多容纳的那部分血液继续向前推动,使舒张压仍能维持在一定水平。这样,由于主动脉的弹性贮器作用使心室间断的射血变为动脉内连续的血流,使得收缩压不致过高,舒张压不致过低,缓冲和减小血压的波动。

人到老年,大动脉管壁由于胶原纤维的增生逐渐代替平滑肌与弹性纤维,故血管弹性及可扩张性下降,大动脉的弹性贮器功能减弱,致使收缩压升高、舒张压降低、脉压增大。因此,老年人的脉压比青年人的大。

三、参与动脉血压和动脉脉搏的形成

(一)参与动脉血压的形成

动脉血压是指动脉内流动的血液对单位面积动脉管壁产生的侧压力,一般指主动脉的压力。由于大动脉中血压落差小,故通常将在上臂测得的肱动脉血压代表主动脉血压值。在一个心动周期中,动脉血压随着心室的收缩和舒张而发生规律性波动。心室收缩时动脉血压的最高值称为收缩压,心室舒张时动脉血压的最低值称为舒张压,收缩压与舒张压之差称为脉搏压或脉压。整个心动周期内动脉血压的平均值称为平均动脉压。由于心动周期中收缩期比舒张期短,所以平均动脉压较接近舒张压,约等于舒张压 + 脉压 /3。在实际应用中,血压测量的都是收缩期(最高)和舒张期(最低)血流压力。然而,用平均动脉压和平均动脉压的波动范围表示血压可能更符合生理学特点。由于主动脉具有良好的传导性能,从起始部到远端,主动脉的平均压基本没有变化。因为远端血管弹性减小、离反射波更近,血压波动越靠近主动脉远端就越明显。主动脉近段的平均压波动约为平均压的 30%,主动脉远端通常可达到平均压的 40%,平均压波动通常较近端增加 10~15mmHg,可以达到 25mmHg。不同的生理和病理因素都可影响平均压及平均压压力波动。平均压的变化取决于血流阻力、惯性和黏滞性,因为这些因素对主动脉的影响很小,所以平均压沿主动脉只有轻微的减少。压力波动是由血管的硬度决定的,动脉系统的远端弹性蛋白成分减少,远端血管管壁相对较硬,因此远端压力波动较大,对收缩压和舒张压都会产生影响。

1. 动脉血压的形成因素

(1)心血管系统有足够的血液充盈是形成动脉血压的前提条件。血液在循环系统中充盈的程度可用循环系统平均充盈压(mean circulatory filling pressure)来表示。循环系统平均充盈压的数值高低取决于血量和循环系统容积之间的相对关系。如果血量增多或循环系统容积变小,则循环系统平均充盈压就升高;反之,若血量减少或循环系统容积增大,循环系统平均充盈压就降低。

（2）心室收缩射血为血压的形成提供能量,心室收缩向主动脉内射血是形成动脉血压的必要条件。在心脏泵血前,动脉内已充盈具有一定压力的血液,它与外周阻力共同构成心室泵血的阻力。如前所述,心室在收缩期所释放的能量既包括血液的动能,也包括主动脉和大动脉扩张所储存的弹性势能。在心室舒张期,被扩张的主动脉发生弹性回缩,将储存的势能转化为推动血液继续流动的能量。由于心脏射血是间断的,故在心动周期中动脉血压也发生周期性波动。另外,血液从主动脉向外周血管流动的过程中不断消耗能量,故动脉血压逐渐降低。机体安静时,体循环中毛细血管前阻力血管部分血压降落的幅度最大。

（3）循环系统的外周阻力是影响动脉血压的重要因素。小动脉和微动脉对血流有较大的阻力,成为循环系统外周阻力的主要部分。由于外周阻力的存在,心室每次搏动射出的血液只有大约1/3在心室收缩期流到外周血管,其余的血液暂时蓄积在主动脉和大动脉中使大动脉扩张,并使动脉血压升高。如果仅有心室收缩而没有外周阻力,则心室收缩期射入主动脉的血液将会迅速全部地流到外周,因此不能使动脉血压升高。

（4）主动脉和大动脉的弹性贮器作用可减小动脉血压在一个心动周期中的波动幅度。大动脉的弹性贮器作用表现为在心室射血期主动脉和大动脉被扩张,可多容纳一部分血液。因此,动脉血压在射血期不致升得过高。在心室舒张期,被扩张的大动脉发生弹性回缩,将在射血期多容纳的血液继续向外周方向推动,这一方面可使心脏的间断射血变为动脉内持续的血流,另一方面又能使舒张压保持在一定水平,即使在舒张期,动脉血压也不致降得过低。因此,在一个心动周期中动脉血压的波动幅度远小于心室内压的变动幅度。

2. 主动脉压波形　主动脉压波形包括收缩波和舒张波,由四个部分组成:①上升支;②顶峰;③二重脉搏切迹;④舒张波(图1-4-1,图1-4-2)。主动脉压的大小和形态是多种效应累加的结果,并且因取样点而异。影响主动脉压大小和波形的因素有射入主动脉的血容量、血管顺应性(容受性和缓冲效应)、射血速率、反射波时相、反射波大小和周围阻力等。其中,射入主动脉的血容量和血管顺应性对主动脉压波形影响尤为明显。

（1）射入主动脉的血容量:主动脉压上升支是射入主动脉的血容量与主动脉相互作用的结果,血容量越大,上升支越陡,主动脉收缩压的高度峰值越高。

（2）血管顺应性:局部血管的硬度或弹性决定动脉压力上升的速率。血管越硬,顺应性越差,上升支越陡。在健康人中,越接近血管远端,血管越硬;病变时,周围血管硬化可以非常明显。同时,局部血管的硬度或弹性还决定是否发生反射波与收缩压的叠加,在健康人中,一般不会在主动脉的近端发生反射性压力波与收缩压的叠加,动脉硬度增加时可加快压力传播速度,导致反射波提前返回主动脉根部与收缩压叠加。因此,收缩性压力波的形状主要由升支决定,即射血容量和反射性压力波(如果反射波偶然在收缩期返回的话,就会和收缩压产生叠加)。

二重脉搏切迹是由于主动脉瓣的关闭形成的,只能在主动脉近段清晰见到。舒张性压力波的产生是由于周围阻力、远段或近段(如主动脉瓣关闭不全)的径流速率产生的;反射性压力波倘若在收缩期折回,也参加舒张性压力波的形成(图1-4-2)。

3. 动脉血压的影响因素　某种情况下动脉血压的变化往往是多种因素相互作用的综合结果,凡是参与动脉血压形成的因素,都可影响动脉血压。因此,动脉血压受每搏输出量、心率、外周阻力、大动脉弹性和循环血量等五大因素的影响,一旦其中一个因素发生了变化,其他因素也将随之发生变化。

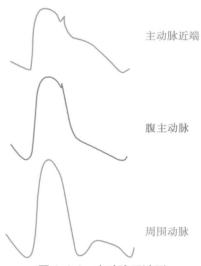

主动脉近端

腹主动脉

周围动脉

图 1-4-1　主动脉压波形

在主动脉近端,收缩波形呈圆顶状,可以见到由于主动脉瓣关闭形成的二重脉搏切迹;舒张性波形呈浅圆顶状或线性下降支,可以包括反射性压力波。在腹主动脉,收缩期波形较高,仍然呈圆形,但是较主动脉近端延迟,不出现二重脉搏切迹;舒张期波形呈小的、线性下降支。在周围动脉,收缩期波形更高、更直立,呈三角形而不是圆形,与近端主动脉相比更加延迟,反射波通常包含其内;舒张波呈一小的继发波。

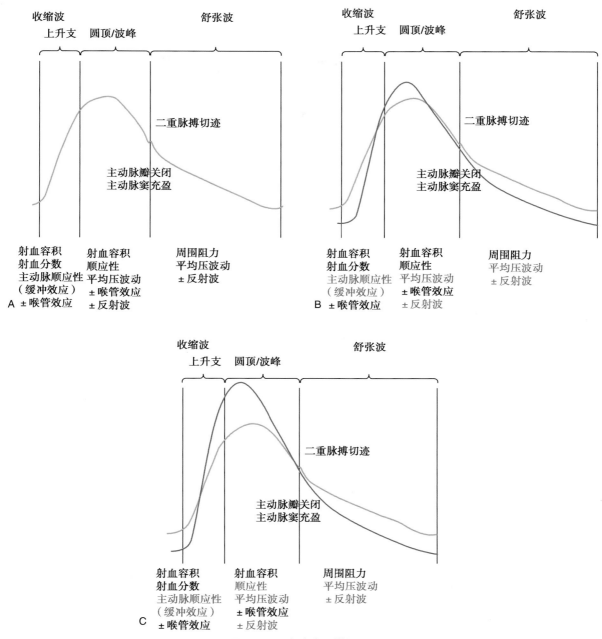

图 1-4-2 主动脉压描记图

A. 主动脉压描记。B. 外周主动脉压描记,特点如下:①上升支陡峭;②峰值压力高,由顺应性和缓冲作用轻微降低、收缩期压力波动增加和收缩期压力波叠加(距离反射波的出现较近,因此折回较早)所致,橙色曲线为正常主动脉压力波,蓝色曲线为外周动脉压力波,蓝色文字说明影响蓝色曲线变化的相关因素;③舒张压较低,由围绕平均压的血压波动较大和舒张期不出现反射波(在收缩期折回)所致。C. 硬化主动脉的压力描记:除了快速上升、峰值压力高和舒张压较低外,呈近似三角形的收缩波形,橙色曲线为正常主动脉压力波,蓝色曲线为硬化主动脉压力波,蓝色文字说明影响蓝色曲线变化的相关因素。

（1）每搏输出量:当心脏每搏输出量增加时,心脏收缩期射入主动脉的血量增多,动脉管壁所承受的侧压力也就增大,故收缩压明显升高。由于动脉血压升高,血流速度加快,在心室舒张末期存留在大动脉中的血量增加不多,故舒张压升高的幅度相对较小,脉压增大,平均动脉压也升高。反之,当每搏输出量减少时,收缩压降低明显,脉压减小。故一般情况下,收缩压的高低主要反映心脏每搏输出量的多少。

（2）心率:心率直接影响心动周期的长短,从而影响收缩期和舒张期的时程,其中主要是对舒张期时程的影响。心率加快时,心脏舒张期明显缩短,血液流向外周的时间也缩短,心室舒张末期存留在主动脉内的血量增多,致使舒张压升高。另外,尽管收缩期同样缩短了,但较高的动脉血压可使血流加快,因此收缩期仍有较多的血液流至外周,故收缩压升高的程度较小,脉压减小。但是,如果心率过快,则舒张期过短,使心室充盈不足,导致心排血量减少,动脉血压下降。一般当心率超过180次/min时,会引起脉压下降。反之,当心率减慢时,舒张压下降的幅度比收缩压下降的幅度大,因而脉压增大。

(3)外周阻力:外周阻力增加时,血液向外周流动的速度减慢,心室舒张期内大动脉存留的血液增多,因而舒张压升高。然而,由于外周阻力的增加引起动脉血压升高,从而使血液流速加快,在心脏收缩期向外周流动的血量不会明显减少,因此收缩压升高的幅度比舒张压小,脉压也相应减小。反之,当外周阻力减小时,舒张压和收缩压都降低,但是舒张压降低得更为明显,因此脉压加大。因此,一般情况下,舒张压的高低可反映外周阻力的大小。

(4)主动脉和大动脉的弹性:由于主动脉和大动脉的弹性贮器功能,使得每个心动周期中动脉血压的波动幅度明显小于心室内压力的波动幅度。老年人由于动脉管壁硬化,管壁的弹性纤维减少而胶原纤维增多,导致血管顺应性降低,大动脉的弹性贮器作用减弱,对血压的缓冲作用也就减弱,因而收缩压增高而舒张压降低,脉压明显加大。随着年龄的增长,由于周围阻力增加,动脉平均压升高,同时由于血管硬化和缓冲作用减弱,压力波动增加(图1-4-3)。从10多岁到70多岁,血压的升高幅度接近1倍。

(5)循环血量:正常情况下,循环血量与血管系统容量是相适应的,循环系统充盈程度相对稳定,产生一定的体循环平均充盈压。失血后,循环血量减少,此时如果血管系统容量变化不大,那么体循环平均充盈压会降低,使动脉血压降低。反之,在循环血量增多时,如果血管系统容量没有明显的变化,则动脉血压升高。在其他情况下,如果循环血量不变而血管系统容量增大,也会导致动脉血压下降。

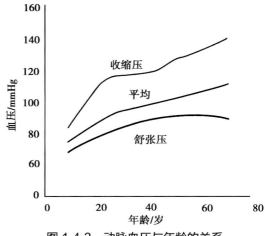

图 1-4-3 动脉血压与年龄的关系

4. 动脉血压与动脉血流 动脉血压是主动脉血流、心排血量和组织灌注的可靠反映,动脉血压和血流的变异程度很大。周围阻力(一个变化范围很大的变量,特别是在年轻患者和老年高血压患者中)、远端的狭窄和闭塞可使近端的血压与远端器官的血流关系减小。主动脉压力和主动脉血流的关系可有两种例外情况:①因为反射波更大,闭塞的主动脉及其分支的血压显著高于正常;②在主动脉瓣关闭不全时,舒张期主动脉血流可发生反流。

因此,动脉血压只能在很小程度上反映血流状态。在疾病和药物的影响下,动脉血压和心排血量的关系实际上比我们已知的要复杂得多。

(二)参与动脉脉搏的形成

在每个心动周期中,随着心脏的舒缩活动,动脉内压力和容积发生周期性变化而导致动脉管壁发生周期性搏动,称为动脉脉搏(arterial pulse)。每个心动周期中,当左心室收缩时将血液射入主动脉,由于主动脉的顺应性及外周阻力的作用,使心脏收缩期射入主动脉的血液仍有一部分暂时存留在大动脉内,动脉管壁因此被动扩张;而当心室舒张停止射血时,大动脉发生弹性回位,因此形成了血管的搏动。心脏间断射血、弹性贮器血管及外周阻力的共同作用形成动脉脉搏,脉搏搏动可以沿着动脉管壁向小动脉传播。

1. 主动脉脉搏波 用脉搏描记仪记录到的浅表动脉脉搏波形的图形,称为脉搏图或脉搏波。因描记的动脉不同,脉搏图的波形有一定差异,但都由升支和降支组成(图1-4-4)。

(1)上升支:在快速射血期主动脉压迅速上升使管壁扩张形成上升支,其斜率和幅度受射血速度、心排血量以及射血所遇阻力等因素的影响。当射血时遇到的阻力大,则心排血量小,射血速度慢,斜率小、幅度低;反之,则斜率大(陡)、幅度高。

（2）下降支：心室进入减慢射血期射入主动脉的血量减少，动脉血压开始降低，动脉管壁发生弹性回缩，形成脉搏图下降支的前段。随后，心室舒张，动脉血压继续下降，形成脉搏图下降支的后段。在心室舒张、主动脉瓣关闭的瞬间，主动脉内的血液向心室方向反流，动脉管壁回缩，使下降支有一切迹，称为降中峡，它是主动脉瓣关闭的标志，升支和切迹前的降支构成脉搏图的第一个正波称叩击波。反流的血液使主动脉瓣迅速关闭，同时使主动脉的根部容积增大，主动脉内反流的血液受到关闭的主动脉瓣的阻挡，使动脉压又轻度升高，管壁又稍扩张因而形成一个折返波，在脉搏图上表现为降中峡后面一个短暂向上的小波，称为降中波（或重搏波，图1-4-4A）。下降支的形状可大致反映外周阻力的高低及主动脉瓣的功能状态。外周阻力增高时，脉搏波降支的下降速率变慢、切迹的位置则较高；反之，外周阻力较小时，则下降速度快、切迹位置较低，切迹以后的下降支坡度小，较为平坦。

某些心血管系统疾病会导致动脉脉搏波形的异常。如主动脉粥样硬化时，主动脉顺应性减小，弹性贮器作用减弱，动脉血压的波动幅度增大，脉搏波上升支的斜率和幅度也加大。而主动脉狭窄时，射血阻力大，上升支的斜率和幅度均较小。在主动脉瓣关闭不全的患者中，心室收缩时，动脉血压急剧上升，心室舒张时血液反流，主动脉内压力快速下降，引起动脉血管壁的搏动性较大，反映在脉搏图的升支及降支都很陡，幅度也大（图1-4-4B）。

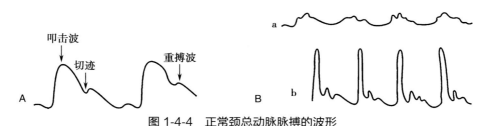

图1-4-4　正常颈总动脉脉搏的波形
A. 正常颈总动脉脉搏图的波形；B.变异的桡动脉脉搏图的波形：a为主动脉狭窄，b为主动脉关闭不全。

2. 主动脉脉搏波的传播　动脉脉搏是沿着动脉管壁向外周传播，而不是由血流传播的，它的传播速度远远大于血流速度。当主动脉瓣开放时，主动脉脉搏波和压力波自心脏高速向外传播。传播速度与主动脉的顺应性成反比，在一定的范围内，动脉管壁的顺应性越大，脉搏传播速度就越慢，反之亦然。主动脉脉搏和压力波向远方扩散时，传播速度逐渐增加，这是因为主动脉近段含有更多的弹性蛋白，越靠近主动脉近端，顺应性越好。正常主动脉脉搏波的传播速度为4~6m/s，而血流速度为1m/s，因此主动脉脉搏波远远快于同一心动周期血流的血流速度。脉搏波4~6m/s的传播速度使其在数百毫秒内就经主动脉传播至周围动脉，周围血管的反射波也会在不到1s的时间内返回心脏。如果主动脉正常、顺应性良好，则脉搏波传播较慢，反射波可以在收缩期结束后、于舒张期折返，这在一些患者中可以表现为舒张性压力波（反射波）。

脉搏波速度随年龄的增长（自身的硬化和较高的扩张压力造成的硬度增加）和病变的发生如高血压（弹性蛋白的弹性消耗殆尽以后，胶原的抗张力作用开始起主导作用，而且主动脉在高压作用下发生硬化）、动脉粥样硬化（动脉粥样硬化过程导致弹性蛋白断裂、弹性消失）以及动脉硬化而加快。老年人因动脉硬化，动脉可扩张性减小，脉搏传播速度可增高到10m/s。由于动脉脉搏与心排血量、动脉的顺应性以及外周阻力等因素密切相关，故在某些情况下脉搏可以反映心血管系统的异常情况。

3. 主动脉反射性压力波　动脉脉搏波很容易传播到周围脉管系统。脉搏波的反射容易出现在：①动脉分叉，脉搏波在传播过程中遇到任何结构都会发生反射；②阻力血管，反射波以脉搏波向周围传播相似的速度向回传播。向外传播的脉搏波速度和反射性脉搏波的传播速度都非常快（4~13m/s）。因此，反射波可以在同一个心动周期内返回心脏，使得动脉血管任何一点的压力波都是向外传播脉搏波和反射波的叠加。反射波到达正常主动脉近端的时相较晚，多在收缩期与舒张期之间或者在舒张期内。当反射波在舒张期到达主动脉近端时，会对舒张压产生影响；而当反射波在收缩期到达时，它们会和收缩波发生叠加（图1-4-5）。发生病变时，主动脉变硬，脉搏波传播速度加快，反射波返回时间更早（在收缩期内），这使得反射波和收缩波产生叠加,不仅改变了它们的幅度(血压),而且使它们的波形也发生了改变。

4. 主动脉脉搏波与高血压 当主动脉发生硬化(如高血压时),脉搏波的运行速度至少加快 1/3。如果主动脉由于高血压、动脉粥样硬化或者其他疾病发生出现硬化,反射波就会在收缩期结束以前返回,从而使收缩压升高、左心室射血阻力和心肌做功增加。这样一来,就发生了高血压的恶性循环,高血压导致主动脉变硬,而由于顺应性降低、主动脉硬化导致主动脉过度扩张和收缩压升高,提前返回的反射波与收缩压产生叠加,又增加心肌做功、降低心脏射血。

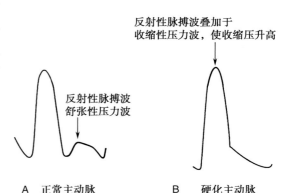

图 1-4-5 主动脉反射性压力波

A. 在健康的年轻人,主动脉脉搏波向外传播和折返的速度慢,因此到达主动脉近端较晚——在舒张期折回主动脉近端;B. 主动脉硬化时,脉搏波向外播散和折返的速度很快,因此折回较早——在收缩期折回,与收缩压发生重叠,使收缩压增大,这样主动脉硬化就造成了持续性收缩压增高。

四、血管壁内皮细胞和平滑肌细胞的内分泌功能

(一) 血管内皮细胞的内分泌功能

内皮细胞是单层扁平上皮细胞,裱衬于血管腔的内表面,遍及包括主动脉在内的全身大血管及各个脏器微血管的整个循环系统。血管内皮细胞不仅是血管内壁的物理屏障,也是机体重要的代谢和内分泌器官之一,可以合成和分泌多种生物活性物质,参与血管收缩和舒张、凝血、免疫功能以及细胞增殖的调节。

1. 合成和释放若干种舒血管和缩血管物质 血管内皮细胞合成和释放的舒血管物质包括一氧化氮、内皮超极化因子、肾上腺髓质素、利尿钠肽、前列环素、腺苷、一氧化碳、血栓素等,它们与血管内皮细胞合成和释放的主要缩血管活性物质如内皮素、血栓素 A_2、血管紧张素 Ⅱ、前列腺素 H_2、血小板活化因子、血小板源生长因子等相互制约,保持动态平衡。血管内皮细胞一旦受损,则一氧化氮等舒血管物质释放减少,血管局部的平衡就会受到影响,因此容易诱发高血压、动脉粥样硬化等疾病。

(1) 舒血管活性物质:一氧化氮(nitric oxide,NO)是重要的内源性信息传递分子,是血管内皮细胞合成和释放的一种生物活性物质,可引起较强的血管平滑肌舒张作用。NO 是由 L- 精氨酸和 O_2 在一氧化氮合酶(nitric oxide synthase,NOS)催化下产生的,NO 为气体分子,具有高度的脂溶性,可扩散至血管平滑肌细胞,使胞内钙离子浓度降低,从而导致血管舒张。

内皮超极化因子(endothelium-derived hyperpolarizing factor,EDHF)是血管内皮释放的另一种血管舒张因子,使血管平滑肌细胞膜电位超极化而达到舒张血管的目的,此为内皮依赖性血管松弛的重要机制。一般认为,超极化由平滑肌细胞膜钙依赖的钾通道开放而使 K^+ 外流所致。EDHF 主要在舒张小的阻力血管中释放,而在大血管中 NO-cGMP 的松弛机制可能占主导地位,并且抑制 EDHF 的生成。

(2) 缩血管活性物质:血管内皮细胞也可产生多种缩血管物质,内皮素(endothelin,ET)是其中一种。内皮素是 1988 年 Yangagisawa 等从猪主动脉内皮细胞中分离提纯出来的,由 21 个氨基酸残基组成。人及哺乳动物体内有 ET-1、ET-2、ET-3 三种异构体,ET-1 是迄今知道的作用最强的血管收缩物质之一。ET 能够广泛作用于各种哺乳动物的各类血管平滑肌,使其张力增加,血管收缩,导致高血压、动脉粥样硬化等疾病的发生。ET 通过与靶细胞膜上的内皮素受体(endothelin receptor,ETR)结合而发挥其生物学效应。ETR 可分为 ETAR、ETBR、ETCR 三类,其中 ETAR 主要分布于血管平滑肌,对 ET-1 有高选择性亲和力。ET-1 与血管平滑肌细胞膜上的 ETAR 结合后激活磷脂酶 C(PLC),分解磷脂酰肌醇产生三磷酸肌醇(IP_3)和二酰基甘油(DAG),后两者促使胞内钙离子浓度升高,引起血管平滑肌收缩。此外,ET 对神经、内分泌、心脏、肾脏、呼吸道和细胞分裂增殖等都有影响。

血栓素 A_2(thromboxane A_2,TXA_2)的前体物质是由花生四烯酸在环氧合酶的催化下代谢产生的前列腺素 H_2(prostaglandin H_2,PGH_2),PGH_2 在血栓素合成酶的作用下形成 TXA_2。TXA_2 除了在内皮细胞合成外,主要在血小板合成,具有强烈的促进血管收缩和血小板聚集的作用。

2. 合成和释放其他物质　此外,血管内皮细胞可以通过分泌血小板衍生生长因子、转化生长因子和前列环素 I_2（PGI_2）、平滑肌细胞舒张因子等生物活性物质调节平滑肌细胞的增殖。分泌造血刺激因子和造血抑制因子与造血功能密切相关,分泌的细胞黏附分子可调节造血细胞的增殖、分化,协助造血细胞寻找特定的区域、选择性地将一些造血生长因子与带有相应受体的干祖细胞黏附于细胞基质表面,调控造血过程。另外,血管内皮细胞的免疫学功能日益受到重视,其是炎症反应的主动参与者,是抗原呈递细胞的一种。血管内皮细胞表达多种黏附分子,可促进白细胞的黏附和迁移;合成多种细胞因子,改变局部细胞因子的数量和构成,影响免疫细胞的功能;合成与分泌多种补体调节因子,调节补体系统功能。在正常情况下,血管内皮细胞释放的各种活性物质在局部维持一定的浓度比,对于调节血液循环、维持内环境稳定和生命活动的正常进行具有十分重要的意义。

（二）血管平滑肌细胞的内分泌功能

血管平滑肌细胞也可合成和释放生物活性物质。近年来,人们用免疫学和原位杂交技术证明心血管系统中存在着独立的肾素 - 血管紧张素系统,血管平滑肌细胞可合成、分泌肾素和血管紧张素,调节局部组织血管的紧张性和血流量。平滑肌细胞还可分泌激肽释放酶、激肽原等物质,激活激肽释放酶 - 激肽系统调节局部组织血管的紧张性和血流量。此外,平滑肌细胞还可以合成细胞外基质胶原、弹力蛋白和蛋白多糖。

（三）血管其他细胞的内分泌功能

血管壁中还含有大量成纤维细胞、脂肪细胞、肥大细胞、巨噬细胞和淋巴细胞等多种细胞。既往认为,这些细胞的功能对血管起保护、支撑和营养作用。近年的研究发现,这些细胞还可以分泌多种血管活性物质,以旁分泌、自分泌的方式调节血管的舒缩功能及结构变化。如外膜周围的脂肪组织可以通过局部合成与分泌血管紧张素原、血管紧张素 II,参与构成血管壁肾素 - 血管紧张素系统。

五、参与心血管活动的调节

生理情况下,人体的心血管活动具有适应内外环境变化的能力,主要是通过调整心脏活动的快慢或强弱、血管的收缩或舒张、血量的减少或增多等机制,使心排血量、器官组织的血流量能适应和满足机体代谢、精神活动及生理功能的需要。传统生理学通常将心血管活动的调节分为神经调节、体液调节和自身调节。

（一）心血管活动的神经调节

神经系统对心血管活动的调节是以反射的形式进行的。

一般认为,机体存在双重感受器及神经反射机制以调控平均动脉血压。主要感受器是压力感受器,感受血管壁的扩张。辅助感受器是化学感受器,感受血液中 PO_2、PCO_2 和 pH 的变化。中枢位于中枢神经系统内,主要在延髓,但大脑皮质和下丘脑也参与调节。效应器包括心脏的起搏细胞和心肌细胞、动脉和静脉的平滑肌细胞及肾上腺髓质。

1. 压力感受性反射　动脉压力感受器是血压调节的主要感受器,是血压短期调节的主要信息传入途径,可在短时间内快速调节血压以保持其相对稳定。当动脉血压升高,压力感受器兴奋信息通过传入神经到达中枢,发出信息经传出神经到心脏和血管,可反射性引起血管舒张和心率减慢,血压下降。反之,当动脉血压降低时,通过反射可引起血管收缩和心率加快,血压回升。心血管系统内存在一系列的压力感受器,在动脉系统中感受较高压力的感受器为高压力感受器（high-pressure baroreceptor）,而位于静脉系统中感受较低压力的感受器为低压力感受器（low-pressure baroreceptor）。两个最重要的高压力感受器是颈动脉窦和主动脉弓,由颈动脉窦和主动脉弓压力感受器活动引起的反射称为颈动脉窦及主动脉弓压力感受性反射（简称窦弓反射）。

窦弓反射的压力感受装置是位于颈动脉窦和主动脉弓动脉管壁中分支卷曲的有髓感觉神经纤维末梢。动脉跨壁压差增加导致血管壁扩张,压力感受器变形。压力感受器的适宜刺激是动脉管壁的扩张,而不是血压本身。直接牵拉颈动脉窦和主动脉弓的动脉管壁可引起压力感受器传入纤维上的神经放电频率增加。在一定范围内,传入神经冲动的频率与血管壁的扩张程度呈正相关关系。膜片钳研究表明,在主动脉弓压力感受器神经元胞体存在一种非选择性阳离子通道,对牵张敏感,可被 Gd^{3+} 阻断,这些通道可能是压力感受器神经末梢上的机械 - 电换能器。

颈动脉窦和主动脉弓压力感受器对血压变化的反应存在差异。颈动脉窦内压力变化对体循环动脉血压的影响比主动脉内压力更大。与颈动脉窦压力感受器比较,主动脉弓压力感受器在动态反应和静态反应激活上具有更高的阈值,可以继续对较高水平的血压增高产生反应,此时颈动脉窦压力感受器已经饱和无法再增加传入冲动,对血压变化速率较不敏感,对血压升高的反应有效度大于对血压降低的反应。

当动脉血压改变引起感觉神经放电频率变化,电信号传递到延髓。颈动脉窦压力感受器的传入神经是窦神经,加入舌咽神经后进入延髓。主动脉弓压力感受器的传入神经加入迷走神经后进入延髓。延髓心血管中枢接受来自压力感受器的所有重要信息,是机体心血管活动稳态的主要协调中枢。延髓心血管中枢对来自压力感受器的传入信息进行处理后,将信息与来自其他途径的信息进行整合,然后通过传出神经即自主神经系统的交感神经和副交感神经发出信息到外周组织。心血管系统有多种效应器官参与维持体循环血压,包括心脏、动脉、静脉和肾上腺髓质。

高压力感受性反射的生理意义主要在于短时间内快速调节动脉血压的变化,维持动脉血压相对稳定。例如在由平卧位改变为直立位时,由于心脏水平以上的器官组织血液供应突然减少,颈动脉窦内压力下降,通过压力感受性反射使血管收缩和心率加快,动脉血压升高,避免头部血压过低导致晕厥发生。

2. 化学感受性反射　动脉外周化学感受器位于颈动脉窦和主动脉弓压力感受器附近,分别称为颈动脉体和主动脉体化学感受器,能感受血液中 PO_2、PCO_2 和 pH 的变化,引起颈动脉体和主动脉体化学感受性反射(简称体体反射),影响心血管活动和呼吸运动,通过颈动脉体和主动脉体化学感受性反射对动脉血压发挥一定调节作用。颈动脉体位于颈总动脉分叉处,其传入神经走行于窦神经中;主动脉体位于主动脉弓处,其传入神经行走于迷走神经中,这两种传入纤维入颅后终止于延髓孤束核。当动脉血液中 PO_2 降低、PCO_2 升高或 pH 降低,可引起传入神经放电频率增加。在三种血液化学因素中,最重要的影响因素是 PO_2 降低。

生理情况下,人体动脉血中 PO_2 波动不大,不足以影响动脉血压和心率。外周化学感受器只在严重低氧时起作用(如失血性低血压)。低氧或 PO_2 降低作用于外周化学感受器产生的心血管固有反应,包括血管收缩和心率减慢。但在真实环境条件下,低氧引起心率加快,其原因主要与低氧兴奋化学感受器导致呼吸运动的反射性加强,肺牵张感受器传入冲动抑制心迷走中枢有关。

颈动脉体的传入神经为窦神经,后者汇入舌咽神经,主动脉体的传入神经汇入迷走神经干内(在家兔独立成束,称为主动脉神经,与迷走神经并行,入颅前汇入迷走神经)。动脉血液中 PO_2 下降、PCO_2 升高或 H^+ 浓度升高作用于颈动脉体和主动脉体化学感受器,分别兴奋窦神经和迷走神经,经延髓孤束核中继,其主要作用是参与呼吸的调节,反射性地引起呼吸加深、加快,肺通气量增加,通过呼吸运动的改变影响心血管系统的活动。虽然颈动脉体和主动脉体二者都参与呼吸运动和循环功能的调节,但颈动脉体主要参与呼吸运动调节,而主动脉体在循环功能调节方面更为重要。

(二)心血管活动的体液调节

心血管活动的神经调节作用较快,体液调节则侧重于维持循环系统的稳态。多数情况下,体液调节对心血管活动的调控远远慢于以递质为中介的神经反射调节。

循环系统的体液调节可以分为两种类型:①释放在血液中或血管平滑肌细胞附近的血管活性物质(vasoactive substance),调节动脉和静脉的血管运动张力影响血流分布;②非血管活性物质(nonvasoactive substance)作用于非心血管系统的靶器官,通过调节细胞外液容量调节有效循环血量,进而参与平均动脉压和心排血量的调节。

1. 参与中、长期血压调节　内分泌和旁分泌的血管活性物质可引起血管收缩或舒张,参与中、长期血压调节。很多情况下,旁分泌调节多于内分泌调节。调控血管的化学物质包括胺类、肽类或蛋白质类、花生四烯酸衍生物、气体分子(如 NO)等,其中血管内皮相关的主要化学物质包括内皮素和一氧化氮。

(1)内皮素:内皮素由血管内皮细胞所分泌,在大多数血管中,内皮素引起强烈而持久的血管收缩,许多急性和慢性病理因素(如低氧)可促进内皮素分泌。内皮素受体可分为 ETA、ETB 和 ETC 三类。ET-1

与 ETA 受体结合后,激活 PLC,生成 IP_3,释放细胞内储 Ca^{2+} 进入胞质;另外 ET-1 促进细胞外 Ca^{2+} 进入胞质,最后导致胞质内 Ca^{2+} 升高,激活 Ca^{2+}-CaM,激活肌凝蛋白轻链激酶,引起肌凝蛋白轻链磷酸化,血管平滑肌收缩。虽然内皮素是最强的缩血管物质之一,但是这种旁分泌物质是否在全身血压稳态中起主要作用尚不清楚。

(2)一氧化氮:血管内皮细胞可合成和释放一种引起血管平滑肌较强舒张的物质,称为内皮舒张因子,后来明确其分子为 NO。NO 是 1998 年发现的一个心血管系统的信号分子,由内皮一氧化氮合酶(endothelial nitric oxide synthase,eNOS)作用于底物精氨酸催化生成,血管内皮细胞中的 NOS 是结构型 NOS Ⅲ。缓激肽、乙酰胆碱、血流切应力等可激活 NOS Ⅲ。NO 是脂溶性气体分子,扩散穿过内皮细胞膜进入血管平滑肌细胞内,作用于可溶性鸟苷酸环化酶,后者分解 GTP 生成 cGMP。GMP 依赖的蛋白激酶(PKG)使肌凝蛋白轻链激酶磷酸化,抑制肌凝蛋白轻链激酶,引起肌凝蛋白轻链的磷酸化程度降低,减少肌凝蛋白与肌纤蛋白的交互作用,平滑肌细胞松弛,血管舒张。虽然 NO 是一种较强的旁分泌舒血管物质,其是否参与全身性血压稳态调控尚不清楚。NO 除了调节血管舒张和血管张力作用以外,还发挥多种抗动脉粥样硬化作用,包括防止氧化应激、血小板活化和聚集、炎症和平滑肌细胞增殖等。

2. 参与长期血压调节　动脉血压的长期调节主要是通过肾调节细胞外液量来实现的。当体内细胞外液量增多时,循环血量增多,循环血量与血管系统之间的相对关系发生改变,使动脉血压升高,引起肾排水排钠量增加,将过多的体液排出体外,从而使血压恢复到正常水平。体内细胞外液量或循环血量减少、血压下降时,则发生相反的过程,肾排水排钠减少,使体液量和动脉血压恢复正常。

有效循环血量是一个功能性指标,可反映组织的灌注程度,并可被相应的压力或容量感受器探测到。位于颈动脉窦和主动脉弓的高压力感受器就是其中之一,其具有双重作用,一是通过反射产生心血管效应的短期调节,二是循环血量的较长期调节(通过自主神经系统影响肾脏功能),通过调节肾排出的钠量和尿量,调节循环血量和动脉血压。此外,位于心房、心室和肺循环大血管壁内的低压力感受器可通过对心血管系统的直接和间接作用调节有效循环血量,调节动脉血压。

表 1-4-1 对主动脉功能进行简要总结。

表 1-4-1　主动脉功能

功能	生理意义
输送功能	在不因为涡流和阻力造成能量损失情况下将血液从心脏输送到分支血管
弹性贮器功能	
缓冲功能	使收缩压不致过高,使舒张压不致过低,缓冲和减小血压的波动
容受功能	通过收缩期扩张,储备主动脉收缩时所需能量(势能)。接受心脏射入主动脉的血量,并在生理状态下压力升高范围内容受这些血容量。正常情况下,主动脉在收缩期扩张约 4% 以容纳心脏射血
泵血功能	通过容受功能的弹性回缩,释放收缩期储备在动脉壁内(由于收缩期扩张)的势能,推动贮存的血液向远端流动 主动脉的所有节段都是连接周围脉管系统的低阻力管道,使血液在没有涡流和能量损失的情况下流向远端血管
参与动脉血压的形成	大动脉的弹性贮器作用表现为在心室射血期主动脉和大动脉被扩张,可多容纳一部分血液,因此动脉血压在射血期不致升得过高。在心室舒张期,被扩张的大动脉发生弹性回缩,将在射血期多容纳的血液继续向外周方向推动,这一方面可使心脏的间断射血变为动脉内持续的血流,另一方面又能使舒张压保持在一定水平,即在舒张期动脉血压不致降得过低,可减小动脉血压在一个心动周期中的波动幅度
参与动脉脉搏的形成	心脏间断射血、弹性贮器血管及外周阻力的共同作用形成动脉脉搏。脉搏搏动可以沿着动脉管壁向小动脉传播

续表

功能	生理意义
内分泌功能	
血管内皮细胞	血管内皮细胞是机体重要的代谢和内分泌器官之一,可以合成和分泌多种生物活性物质,参与血管收缩和舒张的调节
血管平滑肌及其他细胞	血管平滑肌细胞及其他细胞可以分泌多种血管活性物质,以旁分泌、自分泌的方式调节血管的舒缩功能及结构变化
参与心血管活动的调节	
心血管活动的神经调节	颈动脉窦和主动脉弓压力感受器引起的动脉压力感受性反射可在短时间内快速调节血压以保持其相对稳定
	颈动脉体和主动脉体外周化学感受器引起的化学感受性反射在缺血、缺氧时可调节心血管活动
心血管活动的体液调节	内分泌和旁分泌的血管活性物质可引起血管收缩或舒张,参与中、长期血压调节
	颈动脉窦和主动脉弓的高压力感受器也可通过细胞外液容量调控途径参与长期血压调节

（刘亚莉　裴建民　张权宇）

参考文献

［1］ 柏树令, 应大君. 系统解剖学 [M]. 9 版. 北京: 人民卫生出版社, 2018.

［2］ 王海杰. 临床应用解剖学 [M]. 2 版. 北京: 人民卫生出版社, 2022.

［3］ 王海杰. 人体系统解剖学 [M]. 5 版. 上海: 复旦大学出版社, 2021.

［4］ 凌光烈, 刘元健, 田振国, 等. 外科解剖学 [M]. 北京: 科学出版社, 2008.

［5］ 李树伟. 断层解剖学 [M]. 3 版. 北京: 高等教育出版社, 2017.

［6］ 崔慧先, 李瑞锡. 局部解剖学 [M]. 9 版. 北京: 人民卫生出版社, 2018.

［7］ 李瑞锡, 刘树伟. 局部解剖学实物标本彩色图谱 [M]. 北京: 人民卫生出版社, 2016.

［8］ 张绍祥, 张雅芳. 局部解剖学 [M]. 3 版. 北京: 人民卫生出版社, 2016.

［9］ 张朝佑. 人体解剖学 [M]. 3 版. 北京: 人民卫生出版社, 2009.

［10］ 郭光文, 王序. 人体解剖彩色图谱 [M]. 3 版. 北京: 人民卫生出版社, 2018.

［11］ 朱长庚. 神经解剖学 [M]. 2 版. 北京: 人民卫生出版社, 2009.

［12］ GRANT J C B. An atlas of anatomy [M]. Westvirginia: Wolters Kluwer Health, 2013.

［13］ AGUR A M R, DALLEY A F. Grant's atlas of anatomy [M]. 13th ed. Philadelphia: Lippincott Williams & Wilkins, 2013.

［14］ PAULSEN F, WASCHKE J, HOMBACH-KLONISCH S, et al. Sobotta atlas of human anatomy. Volume 1: General anatomy and musculoskeletal system [M]. 15th ed. Munich: Urban&Fischer, 2013.

［15］ UFLACKER R. Atlas of vascular anatomy [M]. 2nd ed. Philadelphia: Lippincott Williams & Wilkins, 2007.

［16］ WILKINSON E J. Wilkinson and Stone atlas of vulvar disease [M]. 3rd ed. West Virginia: Wolters Kluwer Health, 2012.

［17］ CLEMENTE C D. Anatomy: a Regional Atlas of the Human Body [M]. 6th ed. Philadelphia: Lippincott Williams & Wilkins, 2011.

［18］ 黄连军. 主动脉及周围血管介入治疗学 [M]. 北京: 人民卫生出版社, 2018.

［19］ HUTCHISON S J. Aortic diseases: Clinical diagnostic imaging atlas [M]. Philadelphia: Elsevier Saunders, 2009.

［20］ MILLS S E. Histology for pathologists [M]. 4th ed. Philadelphia: Lippincott Williams & Wilkins, 2012.

［21］ KANNEL W B, SHURTLEFF D. The natural history of arteriosclerosis obliterans [J]. Cardiovasc Clin, 1971, 3 (1): 37-52.

［22］ AUGOUSTIDES J G T. Surgical anatomy of the heart, 3rd ed [J]. Anesth Analg, 2006, 103 (6): 1639.

［23］ 王庭槐. 生理学 [M]. 9 版. 北京: 人民卫生出版社, 2018.

［24］ 裴建明, 朱妙章. 大学生理学 [M]. 5 版. 北京: 高等教育出版社, 2017.

［25］裴建明, 曾晓荣, 张玉顺, 等. 心血管生理学基础与临床 [M]. 3 版. 北京: 高等教育出版社, 2020.

［26］ALEXANDER Y, OSTO E, SCHMIDT-TRUCKSÄSS A, et al. Endothelial function in cardiovascular medicine: a consensus paper of the European Society of Cardiology Working Groups on atherosclerosis and vascular biology, aorta and peripheral vascular diseases, coronary pathophysiology and microcirculation, and thrombosis [J]. Cardiovasc Res, 2021, 117 (1): 29-42.

［27］TOUSOULIS D, KAMPOLI A M, TENTOLOURIS C, et al. The role of nitric oxide on endothelial function [J]. Curr Vasc Pharmacol, 2012, 10 (1): 4-18.

第二章

主动脉影像学

第一节 主动脉 X 线成像

一、X 线检查的基本原理

1. X 射线发现及其基本物理性质 1895 年由德国物理学家伦琴(Roentgen)发现,是一种波长极短的电磁波,其波长范围为 0.0 006~50nm,目前临床应用 X 射线波长为 0.008~0.031nm。X 射线基本特性包括:①穿透性:X 射线波长极短,能穿透普通光线所不能穿透的物质,在穿透过程中,部分射线被所穿透的物质吸收,产生 X 射线衰减,X 射线穿透物质的能力与其波长成反比,即 X 射线波长越短,其穿透能力越强;而 X 射线的波长与 X 射线管球电压成反比,管球电压越高,产生 X 射线的波长越短,其穿透力越强,管球电压越低,产生 X 射线的波长越长,其穿透力越弱;X 射线的穿透力与被穿透物质的原子序数成反比,原子序数越高,X 射线越难穿透,原子序数较低的物质容易被 X 射线穿透。X 射线的穿透力与被穿透物质的密度和厚度有关,密度高和厚度大者不容易被 X 射线所穿透,密度低和厚度小则容易被穿透。②荧光效应:X 射线可使胶片感光而获得图像,即摄影效应,原理为 X 射线照射胶片使感光层溴化银的银离子还原成金属银,再经显影和定影处理,产生灰阶图像。③电离效应:X 射线照射能使组成物质的分子解离成正、负离子,为电离效应。X 射线通过空气时,空气的电离程度与空气所吸收的 X 射线量成正比,测量空气电离程度可以计算 X 射线辐射剂量,其国际单位为"伦琴"。④生物效应:X 射线穿透机体,能引起活体组织细胞即体液的生物学变化,导致细胞生长受阻,甚至破坏细胞机构。

2. X 射线成像的基本原理 X 射线之所以能使人体组织在荧光屏上或胶片上形成影像,一方面是基于 X 射线的穿透性、荧光效应和感光效应;另一方面是基于人体组织之间有密度和厚度的差别。当 X 射线透过人体不同组织结构时,被吸收的过程不同,所以到达荧屏或胶片上的 X 射线量产生差异,这样在荧屏或 X 线片上就形成明暗或黑白对比不同的影像。

3. X 射线成像对比度 X 射线成像对比度包括天然对比度和人工对比度。由人体组织本身密度差形成 X 射线图像对比度称天然对比度。具有良好天然对比度的四类组织包括骨骼、软组织、液体、脂肪组织,还有气体。人工对比是在天然对比不足以显示结构或病变时,向人体引入高或低密度物质以获得人工对比度的检查,称为造影。

二、计算机摄影和数字化摄影的基本原理

1. 计算机摄影(CR) 应用成像板(image plate,IP)取代传统胶片作为 X 射线图像的载体,把穿透机体的 X 射线光子以潜影方式储存起来,用激光束扫描被曝光的成像板,使贮存的潜影激发出不同强度的荧光,用光电倍增管将荧光转换为电信号,再由模/数转换器转换为数字信号,再经计算机处理,数/模转换为模拟图像。

2. 数字化摄影(DR) 是指在具有图像处理功能的计算机控制下,采用一维或二维 X 射线探测器直

接把 X 射线影像转化为数字信息的技术。成像方法主要有数字平板探测器（flat panel detector，FPD）和影像增强器 - 电荷耦合器两种。

三、心脏普通 X 线检查

心脏普通 X 线检查方法包括 X 线透视和摄片。X 线透视可以转动患者，从不同角度观察心脏大血管的形态、大小、搏动，有利于病变的定位，并分析病变与周围的关系，可显示病变最佳位置摄影，以纠正因体位不正、吸气不足等因素所致的摄像失真，且价格低廉、操作简便，曾广泛应用于心脏大血管的常规检查，但检查时间长，辐射剂量大，因所得的影像不能保存而不利于病情的随访观察，并且检查结果受检查者经验影响较大，现已被 X 线摄片取代。X 线摄片可通过常规标准体位获得心脏大血管清晰的图像，空间分辨力较高，曝光时间短、辐射剂量小，应用标准体位，图像可以保存。透视和摄片检查适用于所有心脏大血管病变，对于常见而典型的心脏病变，如风湿性心脏病和一些先天性心脏病等，结合临床资料可作出初步诊断，对于一些复杂或不典型的心脏病例，X 线检查虽然不能作出明确的结论，但可为进一步检查提供重要资料，对尚未或已经确诊病例的随访及术后复查具有重要意义。

四、心脏 X 线摄影体位下正常心脏和大血管的胸部 X 线表现

（一）后前位

患者直立，前胸壁贴近胶片暗盒，X 射线由后向前水平穿过人体胸部（图 2-1-1）。

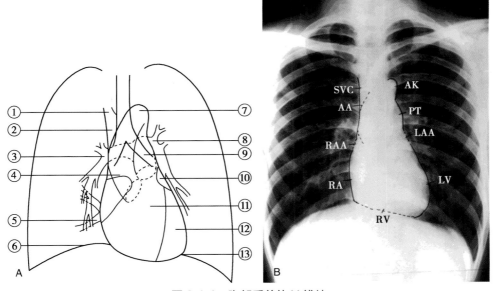

图 2-1-1　胸部后前位 X 线片

A. 后前位示意图：①无名静脉；②上腔静脉；③右肺动脉；④升主动脉；⑤右下肺静脉；⑥下腔静脉；⑦主动脉；⑧左肺动脉；⑨肺动脉主干；⑩左心耳；⑪右心室；⑫左心室；⑬心包脂肪垫。
B. 后前位：SVC，上腔静脉；AA，升主动脉；RAA，右心房；RA，右心房；RV，右心室；AK，主动脉结；PT，肺动脉干；LAA，左心房；LV，左心室。

右心缘由两个部分组成。下面一段由右心房构成心缘，呈中度向右凸出的光滑弧形曲线。在垂直型心脏中，右心室的很小一部分也参与右心缘的下部。垂直型心脏者深吸气时在心膈角处有时可见一个三角形阴影，是进入右心房前的一小段下腔静脉。右心缘的上段较为平直或轻度向右突出，主要由上腔静脉构成，升主动脉位于其内缘并相互重叠。在横位型心脏或年龄较大者中，升主动脉稍突出于上腔静脉影之外。升主动脉上部向内行跨过脊柱中线与弓部相连续，故弓部以上的右上缘完全由上腔静脉和无名静脉构成。右心缘的上、下两段即心脏部分和大血管部分的相交点代表心脏长轴的交点，垂直型心脏中交界点

较明显。

左心缘分为三段,可以相互分开。上段由主动脉弓和降主动脉起始部的侧壁构成,统称为主动脉结。降主动脉位于心影之内,沿脊柱左缘下降直达膈,并与之平行。第二段(中段)为肺动脉干的外侧壁和左肺动脉起始部构成。在垂直型心脏中,肺动脉走行较垂直,故得到的投影长而平直;在横位型心脏中,肺动脉走向倾斜,故投影缩短。最下面一段最长,由左心室侧壁构成,其形态和向左突出程度在个体之间差异很大,在垂直型心脏中比较陡直,向外突出不明显,而在横位型心脏中向左突出明显,较圆钝。第二和第三段之间的结构为左心耳,与左心室缘成自然弧度,相互不能分开,在透视下该区没有搏动,而其上方的肺动脉和下方的左心室都有强的搏动,称为相反搏动点,可借此识别。

心尖部为左下心缘最低结构,而左心室心尖更准确的位置是心脏长径与左心室缘的最远点相切处(称为心尖,具有明显的搏动)。左心膈角有时可以见到一密度低于心脏三角形阴影,为心包脂肪垫。

在后前位上,右心室通常不构成心缘,除左心耳一小部分外,左心房也几乎不构成心缘,它们都处于心脏轮廓之内。心脏与膈相接触部分主要为右心室,近心尖部为左心室。横位型心脏与膈接触面较垂直型大,深呼气时较深吸气时接触面大。

(二)右前斜位

患者直立向左旋转45°,右肩贴近胶片-暗盒(图2-1-2)。

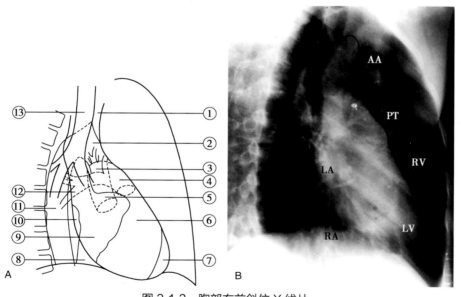

图 2-1-2 胸部右前斜位 X 线片

A. 右前斜位示意图:①上腔静脉;②主动脉弓;③左肺动脉;④肺动脉干;⑤升主动脉;⑥右心室;⑦左心室;⑧下腔静脉;⑨右心房;⑩左心房;⑪降主动脉;⑫右下肺动脉;⑬气管。B. 右前斜位:AA,升主动脉;PT,脉动脉干;RV,右心室;LV,左心室;LA,左心房;RA,右心房。

右前斜位又称第一斜位(45°~55°)。心前缘由三段组成,上段为升主动脉前缘,中段为主动脉干及右心室漏斗部(圆锥部),下段主要为右心室及下端一小段左心室构成。后缘上段由腔静脉、升主动脉的后缘、气管及右支气管构成,其界限不清晰,下段主要为左心房,此投影清晰并稍凸,下端为右心房和下腔静脉,但部分与横膈重叠,下腔静脉可在深吸气时显示。降主动脉位于心影后缘与脊柱之间。食管与主动脉、左主支气管和左心房等结构紧邻,食管造影可显示上述结构在食管上产生的压迹。正常或增大的右心房不压迫食管;右心房增大时可投影于食管后方,但不产生压迹。

(三)左前斜位

患者直立向右旋转60°,左肩贴近胶片-暗盒(图2-1-3)。

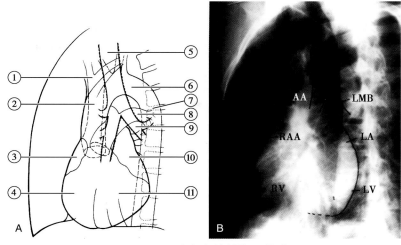

图 2-1-3　胸部左前斜位 X 线片

A. 左前斜位示意图：①上腔静脉；②升主动脉；③右心耳；④右心室；⑤气管；⑥主动脉弓；⑦降主动脉；⑧左肺动脉；⑨左主支气管；⑩左心房；⑪左心室。B. 左前斜位：LMB，左主支气管；LA，左心房；LV，左心室；AA，升主动脉；RAA，右房耳部；RV，右心室。

左前斜位又称第二斜位（60°~70°），心前缘由二段弧度组成，上段主要为升主动脉，并由无名静脉及上腔静脉阴影重叠组成，下段为凸出的右心室，上、下二段之间为右心耳，构成斜弧形。心影后缘起自主动脉弓下，上段为左心房，下面为明显凸隆的左心室，二者之间为房间沟，不易清晰辨认。左心室段下端切迹称心室间沟，为左、右心室分界的标志，常重叠于膈面，可在深吸气时看到左心室后缘，横膈面与脊柱前缘构成心后三角区，在心影上方可见主动脉弓，弓上有透亮三角区，弓下有主动脉窗，其中有气管分叉、左主支气管和左肺动脉。在左前斜位上，心脏后缘是否与脊柱分开取决于左前斜位角度以及心型，如果斜位角度小，特别是横位型心脏，心后缘往往重叠在脊柱上，不能视为左心房、心室的增大。

（四）左侧位

患者取侧位，左侧壁贴近胶片 - 暗盒（图 2-1-4）。

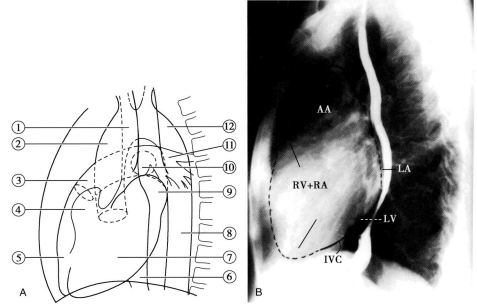

图 2-1-4　胸部左侧位 X 线片

A. 左侧位示意图：①上腔静脉；②升主动脉；③肺动脉主干；④右心耳；⑤右心室；⑥下腔静脉；⑦左心室；⑧降主动脉；⑨左心房；⑩右肺动脉；⑪左肺动脉；⑫主动脉弓。B. 左侧位：IVC，下腔静脉；AA，升主动脉；RV+RA，右心室 + 右心房；LA，左心房；LV，左心室。

心前缘由上段升主动脉前壁、中段肺动脉干及右心室漏斗部、下段右心室所构成,但主动脉轮廓常不清晰,心后缘上段为左心房,下段为左心室,下腔静脉可见于左心室与横膈之间,心脏膈面主要由左心室,一部分由右心室构成。主动脉弓主动脉窗均不如在左前斜位明显。

五、心脏和大血管的测量方法

心脏和大血管的测量方法很多,目前临床常应用心胸比值的测量和右下肺动脉干的测量结果。

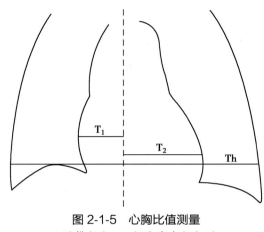

心脏横径和心胸比值在立位后前位以及管球和胶片距离2m以上(远达)所摄的X线片上,左、右心缘最突出一点到中线的垂直距离之和,代表心脏横径,心胸比值为心脏横径与右膈最高点水平胸廓内径的比值(图2-1-5)。

国人平均值为0.44±0.03(儿童的正常上限高于50%,随着年龄增加而减少)。由于正常心脏横径和心胸比值的差异范围很大,应结合影响横径的多种因素一起考虑,如年龄、体型、膈位置、心动周期、期前收缩和心脏生理状态等。但对患者随访复查,心胸比值是简单易行和有效的客观依据。

图 2-1-5　心胸比值测量
心脏横径(T_1+T_2),胸廓内径(Th)。

右下肺动脉干的测量结果为平均值(1.21±0.14)cm,男性(1.27±0.12)cm,女性(1.14±0.13)cm。国外右下肺动脉干上限值男性为1.6cm,女性为1.5cm。复旦大学附属中山医院右下肺动脉干上限值男性为1.5cm,女性1.4cm。在婴幼儿和儿童中,右下肺动脉干的绝对值没有意义,与主动脉弓部平面的气管横截面的相对比值(假定气管口径正常)可以反映右下肺动脉的改变,比值>1表示血管增粗。

六、主动脉相关疾病X线成像诊断

(一)主动脉瓣狭窄X线成像表现

一般表现为心脏左心缘圆隆,心尖圆钝,常见主动脉瓣狭窄后主动脉根部扩张和主动脉钙化。左心房可轻度扩张,可见肺静脉高压的X线表现。心力衰竭时左心室明显扩大,左心房增大,肺动脉干突出,肺静脉增宽以及肺淤血(图2-1-6)。

(二)主动脉瓣关闭不全X线成像表现

急性主动脉瓣关闭不全时,心脏稍扩大;慢性主动脉瓣关闭不全时心脏明显扩大,升主动脉和主动脉弓扩张,主动脉结突出,呈"主动脉型心脏"。

(三)胸主动脉瘤X线成像表现

胸主动脉某部的病理性扩张称为动脉瘤。病理改变为中层弹力纤维断裂、坏死、局部逐渐向外突出,形成动脉瘤,可呈囊状、梭状和混合状。囊状动脉瘤内可有附壁血栓,也可发生钙化。较大的动脉瘤常压迫、侵蚀邻近器官,使之移位。主动脉瓣受累,可产生关闭不全。动脉瘤破裂形成的局部血肿类似瘤体,称为假性动脉瘤。

1. 动脉硬化性动脉瘤　主动脉迂曲延长,瘤体多位于主动脉弓降部,瘤体多呈梭状,亦可为囊状,瘤壁有钙化(图2-1-7)。

2. 梅毒性主动脉瘤　多累及升弓部,有时可侵犯无名动脉或其开口处,附壁血栓多见,瘤壁常有线样钙化,囊状多见。亦可有混合型,常侵犯邻近器官,破坏脊柱和胸骨等。

3. 先天性主动脉瘤　瘤体多为囊状,常见于弓降部、主动脉迂曲变形,多无血栓形成。

4. 创伤性主动脉瘤　瘤体多为囊状,边缘多不规则,常有附壁血栓,如为假性动脉瘤,则对比剂不能充盈。瘤体累及主动脉瓣关闭不全时,左心室增大。动脉瘤因血栓形成可使瘤体壁增厚或血栓机化使搏动减弱或消失,后者是所有主动脉瘤的共同表现。

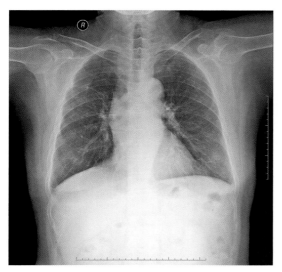

图 2-1-6 主动脉瓣狭窄胸部 X 线片

后前位：左心室扩大，主动脉根部增宽。

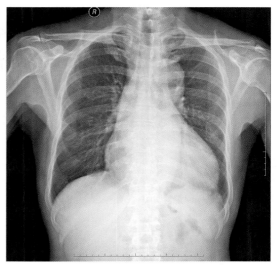

图 2-1-7 动脉硬化性动脉瘤胸部 X 线片

后前位：主动脉弓降部呈梭形扩张，瘤壁有线状钙化。

（四）主动脉夹层 X 线成像表现

主动脉夹层是由于各种病因所致主动脉中膜弹力纤维缺陷或囊性坏死形成中膜内血肿，经内膜裂口与主动脉腔相通，在远端可有一个继发撕裂口，则形成真、假两腔。DeBakey 等将本病分为三型：① I 型：夹层起源于主动脉近端，延伸至主动脉弓与降主动脉，且病变延至腹主动脉中远段，破口多位于升主动脉，少数位于弓部；② II 型：夹层起源于升主动脉，终止于无名动脉水平，破口多位于升主动脉；③ III 型：夹层起源于主动脉峡部，夹层向远段剥离。按其累及范围又将此型分为两个亚型：甲型，夹层局限于胸主动脉；乙型，夹层延及腹主动脉远端。

Stanford 大学分型规定，不管内膜撕裂的部位或夹层远端伸展的范围如何，凡累及升主动脉者为 Stanford A 型，相当于 DeBakey I 型和 II 型。Stanford B 型相当于 DeBakey III 型。主动脉夹层的分型可为外科治疗提供客观依据。

1. 上纵隔或主动脉弓阴影在短期内迅速增宽（图 2-1-8），如有钙化影，对照前片可见钙化与软组织影增宽（提示钙化内移）。

2. 气管影向右移位。

3. 降主动脉影增宽。

4. 心影因有主动脉瓣关闭不全引起增大，心包可积血。

（五）马方综合征 X 线成像表现

马方综合征包括心血管病变、晶体脱位及骨关节病变等。3 项均具备者称为完全型，有 1 项或 2 项者称为不全型。有 40%~60% 具有心血管病理改变，多数病例升主动脉中层囊性坏死，病变限于升主动脉到无名动脉近端。仅少数见于主动脉弓及降主动脉。

心影多呈主动脉型或主动脉普大型（图 2-1-9）。主动脉根部扩张，在心影内。主动脉根部多呈瘤样扩张，其部位相当于右心缘部分与之重叠。合并有主动脉瓣和二尖瓣关闭不全者左心房、右心室均增大，肺内淤血。

X 线诊断本病轻型与心血管型比较困难，应全面检查，综合分析，注意其骨骼及眼部有无异常，以防漏诊。如怀疑本病 X 线片无明显改变时，应行主动脉造影检查，可以作出正确的诊断。

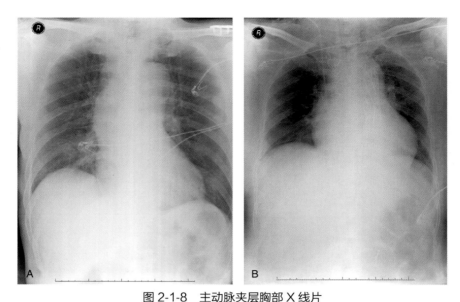

图 2-1-8　主动脉夹层胸部 X 线片

A. 主动脉夹层后前位片：纵隔明显增宽，尤以主动脉弓部突出明显；B. 夹层术后主动脉弓见金属支架影。

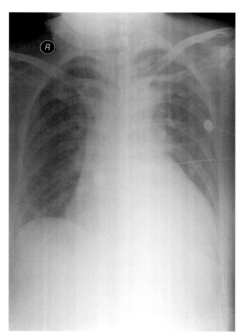

图 2-1-9　马方综合征胸部 X 线片

后前位心影呈主动脉普大型，主动脉根部扩张
向肺野突出，左心室增大，肺淤血。

（杨本强　肖俊睿　孙　玉）

第二节　主动脉超声心动图

主动脉的评价手段包括病史、查体和实验室检查，临床医生主要依靠各种影像学检查主动脉病变，包括经胸超声心动图（TTE）、经食管超声心动图（TEE）、CT、MRI 及主动脉造影术等。

主动脉疾病若需要反复多次进行主动脉影像学检查,推荐使用医源性损害程度较小的影像学手段,并尽可能使用相同或原理相似的影像学手段进行比较观察。虽然 TTE 不是评估主动脉的首选技术,但它对某些主动脉段的诊断和随访是有用的。超声心动图检查以其无创伤性、可重复性、价格低廉及可移动至床旁等优点,已成为心血管疾病临床评价中最常用的影像学检查,在诊断主动脉疾病中发挥着重要作用。

一、超声操作方法

(一) 超声仪器及探头选择

进行主动脉超声检查时,如需检查心脏及周围动脉,要选取通用彩色超声诊断仪。胸主动脉超声检查选取 2.5~3.5MHz 扇形探头;腹主动脉超声检查选取 3.5~5MHz 凸阵超声探头;由于胸部气体等影响无法显示清晰图像时,必要时选取经食管超声探头。

(二) 检查前准备

经胸超声检查一般无须特殊准备。

经食管超声检查需空腹 6~12h。

腹主动脉的超声检查一般无须特殊准备,由于消化道气体干扰,常规清晨空腹检查,禁食 8h 以上。

(三) 检查体位

仰卧位、左侧卧位、右侧卧位。

检查过程中,根据实际情况须变换体位。

二、扫查方法及正常图像

(一) 胸主动脉扫查

1. 经胸超声心动图检查

(1) 胸骨左缘胸骨旁长轴扫查——主动脉根部:患者取左侧卧位,探头置于胸骨左缘第 3~4 肋间,扫查声束平面与右胸锁关节和左乳头的连线平行。超声观察主动脉瓣、主动脉窦部、主动脉根部、升主动脉近段、胸降主动脉(图 2-2-1)。

(2) 左胸骨旁位扫查——升主动脉:患者取左侧卧位,探头置于胸骨旁长轴上一肋间,探头靠近胸骨,逆时针旋转稍微调整探头方向,可清晰显示升主动脉长轴(图 2-2-2)。

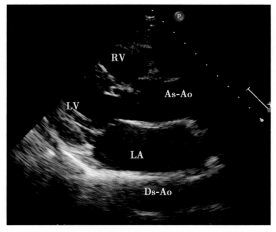

图 2-2-1 胸骨左缘胸骨旁长轴扫查——主动脉根部
LA,左心房;LV,左心室;RV,右心室;
As-Ao,升主动脉;Ds-Ao,降主动脉。

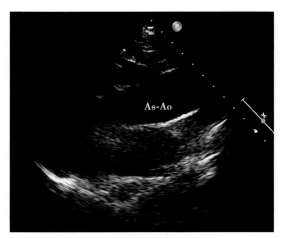

图 2-2-2 左胸骨旁位扫查——升主动脉
As-Ao,升主动脉。

(3) 胸骨上窝主动脉弓长轴扫查——主动脉弓:患者取仰卧位,肩背部垫高,抬高下颌,头部后仰,充分暴露胸骨上窝,探头置于胸骨上窝,探头方向与主动脉弓平行。

超声图像显示主动脉弓长轴、头臂干、左颈总动脉、左锁骨下动脉、升主动脉远端、胸降主动脉（图2-2-3）。

（4）左侧胸骨旁位扫查——胸降主动脉：患者取左侧卧位，探头置于胸骨左缘第3~4肋间，调整探头位置及方向，探头标记指向左肩方向，方向与降主动脉平行，清晰显示左心房后方降主动脉长轴（图2-2-4）。

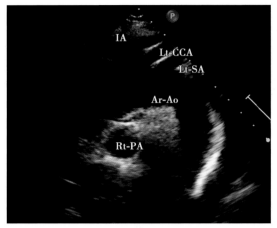

图 2-2-3　胸骨上窝主动脉弓长轴扫查——主动脉弓

Ar-Ao，升主动脉；IA，头臂干；Lt-CCA，左颈总动脉；Lt-SA，左锁骨下动脉；Rt-PA，右肺动脉。

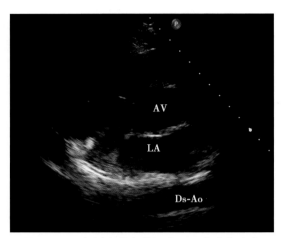

图 2-2-4　左侧胸骨旁位扫查——胸降主动脉

LA，左心房；AV，主动脉瓣；Ds-Ao，降主动脉。

注意：①扫查升主动脉图像不满意时，可改变体位，患者取右侧卧位，探头于胸骨右缘扫查升主动脉；②在大量胸腔积液时，会增加观察胸主动脉的声窗，也可以从背部扫描降主动脉。

2. 经食管超声心动图检查　TTE 易受胸廓畸形、过度肥胖、肺气肿和机械通气等影响，无法取得满意的超声图像，TEE 已经克服了这些限制。食管与心血管直接毗邻，经食管超声探头分辨力更高，故能获得更加清晰的图像，多平面食管超声探头通过电子控制使扫描平面在180°范围内转动，可以任意角度旋转，多切面多方位扫查主动脉，TEE 检查主动脉各段标准切面（表2-2-1），常规扫查应结合主动脉长轴及短轴综合观察。TEE 更加便于心脏手术中的超声监测与评价。常规 TEE 检查可清晰显示升主动脉（图2-2-5）。

表 2-2-1　经食管超声心动图检查主动脉各段标准切面

距门齿深度	角度	切面
食管上段（15~20cm）	0°	主动脉短轴
	90°	主动脉长轴
	0°	主动脉弓短轴
	90°	主动脉弓长轴
食管中段（30~35cm）	110°~130°	主动脉瓣长轴
	30°~40°	主动脉瓣短轴
	0°	升主动脉、降主动脉短轴
	90~110°	升主动脉、降主动脉长轴
深胃底（50cm）	0°	胸主动脉短轴
	90°	胸主动脉长轴

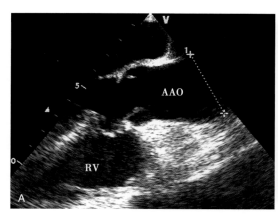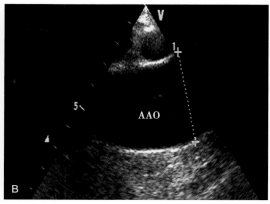

图 2-2-5 升主动脉经食管超声心动图

A.升主动脉近端长轴切面;B.升主动脉远端长轴切面。AAO,升主动脉;RV,右心室。

(二)腹主动脉扫查

腹正中纵切和横切是检测腹主动脉的常用切面,深吸气后屏气利用下移肝脏作为透声窗,有助于扫查腹主动脉上段。探头置于剑突下腹部正中线偏左 1~2cm,先横切面扫查确定腹主动脉位置,通常先自上而下连续横断面扫查,而后探头旋转 90° 在纵切面连续扫查,必须检查腹主动脉全程,起点于膈肌下至左、右髂总动脉分叉水平,必要时将髂总动脉纳入扫查范围。

腹主动脉分为以下三段。

上段:胸骨下缘至肠系膜上动脉起始处水平(图 2-2-6)。

中段:肠系膜上动脉起始处至肾动脉水平(图 2-2-7)。

下段:肾动脉水平至腹主动脉分叉处(图 2-2-8)。

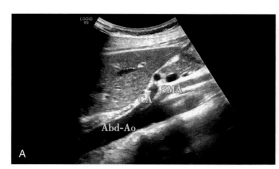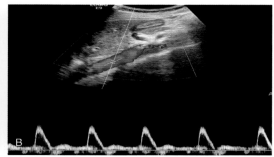

图 2-2-6 腹主动脉上段

A.腹主动脉上段纵切面;B.腹主动脉上段频谱多普勒。

Abd-Ao,腹主动脉;CA,腹腔干;SMA,肠系膜上动脉。

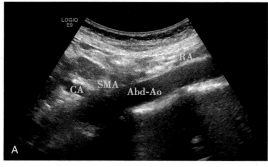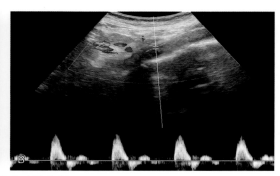

图 2-2-7 腹主动脉中段

A.腹主动脉中段纵切面;B.腹主动脉中段频谱多普勒。

Abd-Ao,腹主动脉;CA,腹腔干;SMA,肠系膜上动脉;RA,肾动脉。

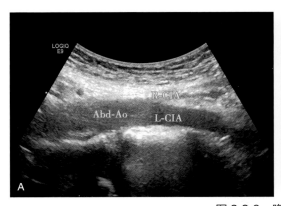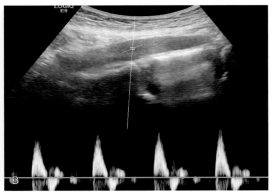

图 2-2-8　腹主动脉下段

A.腹主动脉下段纵切面；B.腹主动脉下段频谱多普勒。

Abd-Ao,腹主动脉；R-CIA,右髂总动脉；L-CIA,左髂总动脉。

注意：①对于过度肥胖、肠胀气、大量腹水及腹壁瘢痕等腹主动脉图像显示不满意的患者,可适当加压探头或降低超声发射频率,若高度怀疑主动脉瘤时应避免用力加压,防止加压后血管破裂。②患者腹式呼吸时图像浮动幅度较大,可让患者吸气后屏气检查；还可通过改变体位,采用侧卧位经脾肾或经肝肾声窗行冠状面扫查以显示腹主动脉及其主要分支。

三、超声观察和评价

检查顺序：二维灰阶检查→彩色多普勒检查→频谱多普勒检查。

(一) 内径测量

主动脉的所有测量值都应在舒张末期获取,测量时确保测量线与主动脉长轴垂直,并选择在最大径线处测量,测量从管腔内膜到内膜。

升主动脉测量二维优于 M 型,心脏的循环运动和 M 型取样线位置的变化会导致 M 型与二维主动脉直径相比低估 1~2mm。

主动脉根部测量位置为主动脉窦管结合部上方 2cm 处。

主动脉弓内径的测量位置为无名动脉与左颈总动脉开口位置之间。

降主动脉内径的测量位置为左锁骨下动脉远心端 1cm 处。

升主动脉内径为 22~36mm,长为 50~60mm。

主动脉弓部内径为 22~36mm,降主动脉内径为 20~30mm。

腹主动脉上段内径为 2.0~3.0cm,PSV 为 70.0~181.0cm/s；中段内径为 1.6~2.2cm,PSV 为 70.0~181.0cm/s；下段内径为 1.3~1.7cm,PSV 为 67.0~149.1cm/s。

注意：①观察内径是否正常,不仅要参考正常值,还要根据个人情况观察各节段是否递减。②标准化测量将有助于更好地评估主动脉大小。据报道,腹主动脉重复测量的 95% 可信区间为 4mm,因此,两次测量值之间的差异<4mm 可以认为没有显著性差异。③腹主动脉重点测量近膈肌处,肠系膜上动脉起始部和左、右髂总动脉分叉处内径。

(二) 二维图像

血管纵切面呈长管状无回声结构,横切面呈一圆形无回声,可观察到主动脉与心脏搏动节律一致。正常管壁内膜回声较亮、光滑,中层回声较低,外膜回声亮、较毛糙。

检查过程中需调节适当增益,清晰显示血管走行、血管壁结构、管腔结构、血管周围情况及血管有无压迫。

因腹主动脉位置较深,加其腹部肠胀气等影响,管壁三层结构常显示欠清晰。体型瘦者可显示正常管壁三层结构。

注意：①常规扫查时,须放大图像观察,为避免漏诊,应注意观察病变周围情况,检查过程中应至少一次调节图像深度观察；②超声扫查当病变范围累及较广泛时,需要扩大扫查范围,扫查范围扩大到心脏和上、下肢动脉。

(三)多普勒检查

彩色多普勒(CDFI)观察管腔内彩色血流分布和充盈程度,有无异常血流信号。频谱多普勒(PW)测量尽量显示血管长轴,取样容积占血管内径的1/2~2/3,血流与声束夹角≤60°。

主动脉为层流,流向足侧,彩色血流易受心脏搏动和呼吸的干扰,适当调节彩色阈值以获得最大彩色灵敏度,并无彩色背景噪声产生,必要时患者可吸气后屏住呼吸检查。

腹主动脉波形是三相波,收缩期高速窄带状,上升支、下降支快,有空窗,舒张早期有反向血流,舒张中晚期有明显舒张期正向低速血流,从膈肌水平向下,舒张期成分逐渐降低。

四、常见疾病的超声诊断

(一)主动脉缩窄

主动脉缩窄(coarctation of aorta,COA)为主动脉的局限性狭窄或一长段发育不良的主动脉(弓)段,在主动脉弓至肾动脉水平以上降主动脉范围内均可以出现缩窄,缩窄段常位于主动脉峡部。

根据缩窄的范围和程度,将COA分为单纯性COA和主动脉弓发育不良。主动脉弓发育不良缩窄的判定标准:主动脉近弓、远弓及峡部直径分别小于升主动脉内径的60%、50%、40%。

1. 超声心动图表现

(1)主动脉某一节段内径局限性显著缩窄,缩窄前、后可见主动脉扩张。胸骨上窝主动脉弓长轴切面可直接显示主动脉弓部缩窄部位、缩窄程度和主动脉弓部发育情况(图2-2-9)。

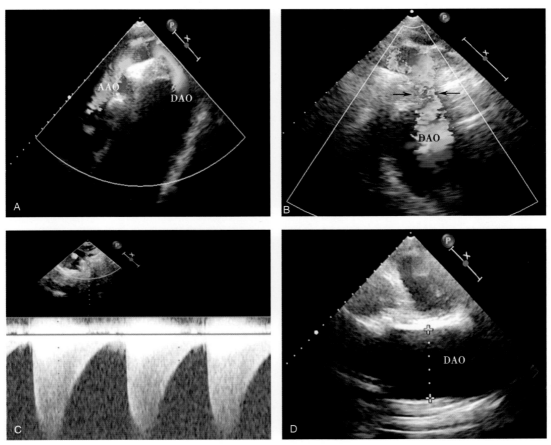

图 2-2-9　主动脉缩窄超声心动图表现

A、B. CDFI 主动脉弓长轴切面示主动脉峡部局限性缩窄,最窄处内径为 0.8cm,缩窄累及范围较长,约 2.0cm,
CDFI 显示狭窄处可见五彩镶嵌血流信号(箭头);C. PW 显示狭窄处流速增快,约 4.2m/s,压差为 73mmHg;
D. 胸降主动脉长轴切面示远端降主动脉呈瘤样扩张,最宽处为 6.8cm。AAO,升主动脉;DAO,降主动脉。

（2）CDFI可以看到五彩镶嵌血流通过缩窄处,PW可检测缩窄段收缩期高速频谱或收缩及舒张期连续性高速频谱。舒张期流速越高,缩窄越严重。

（3）腹主动脉血流频谱形态异常,CDFI可观察到腹主动脉血流亮度减低,收缩期最大流速减低,加速度时间延长,伴有舒张期正常血流频谱,呈单相低速频谱,持续整个心动周期。

2. 注意　主动脉弓部位于图像的近场,且超声视野小,易受胸骨和气体干扰,图像显示欠清晰,须用一些间接方法检查,应常规测量降主动脉和腹主动脉的PW,并应结合测量患者上、下肢血压差(收缩压≥20mmHg)。当存在较大侧支或分流时,用多普勒测量压差可被低估。

3. 鉴别　主动脉缩窄的主动脉弓和降主动脉之间存在连续性,而主动脉弓离断或闭锁的两者之间无连续性,可探及盲端。主动脉缩窄时升主动脉常扩张,上升幅度正常,降主动脉呈狭窄后扩张,CDFI狭窄处血流细窄,呈五彩镶嵌;而主动脉弓离断和闭锁时升主动脉内径细小,正常上升幅度消失,CDFI未探及血流信号。

4. 临床意义　超声心动图检查是COA的常规检查(Ⅰ类推荐,B级证据),可清晰显示主动脉狭窄的位置、范围和程度,并能发现并发症,如动脉瘤、假性动脉瘤等。

（二）马方综合征

马方综合征(Manfan syndrome,MFS)是一种以结缔组织为基本缺陷的遗传性疾病,属于常染色体显性遗传,病变累及多个器官系统,主要累及心血管系统、骨骼及眼组织病变。其中,心血管系统异常是导致MFS患者死亡的最主要原因。

1. 超声心动图表现

（1）主动脉呈瘤样扩张,尤以窦部为著,呈"蒜头样"或"梨状",管壁变薄(图2-2-10)。

（2）主动脉瓣脱垂关闭不全超声征象。主动脉瓣脱入左室流出道,CDFI可见舒张期的反流信号。

（3）二尖瓣瓣叶变薄、瓣叶冗长或腱索延长致二尖瓣脱垂样改变。二尖瓣收缩期脱入左心房,CDFI超声心动图可见收缩期的偏心性反流信号。

（4）伴有主动脉夹层者可发现主动脉内可见剥脱内膜回声、分离主动脉的真腔与假腔。

（5）合并其他心血管畸形,如房间隔缺损、室间隔缺损、动脉导管未闭、肺动脉狭窄及扩张等。

（6）其他:冠状动脉受累、心包积液、纵隔血肿、室壁运动障碍等。

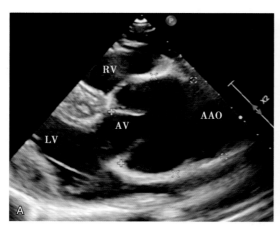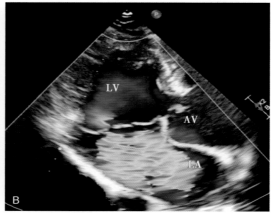

图 2-2-10　MFS超声心动图表现

A. 主动脉窦部呈瘤样扩张,窦部内径为54mm,呈"蒜头样"。B. CDFI显示舒张期主动脉瓣少量反流;二尖瓣瓣叶冗长,收缩期瓣叶闭合缘超过瓣环水平,呈脱垂样改变,CDFI显示二尖瓣大量反流。AAO,升主动脉;AV,主动脉瓣;LA,左心房;LV,左心室;RV,右心室。

2. 注意　MFS的诊断及鉴别诊断须结合临床表现和体征。

3. 鉴别　动脉硬化性动脉扩张由升主动脉开始渐进、均匀性扩张,扩张区域与正常区域无明显分界,特别是在降主动脉仍存在明显扩张;MFS患者从根部开始的瘤样扩张,近弓部已接近正常,瘤样扩张区域与正常区域分界清晰。

先天性主动脉窦瘤及其他导致主动脉扩张和瓣膜脱垂的病变无 MFS 的临床表现和体征。

4. 临床意义　超声心动图对主动脉根部的评估应包括瓣环、窦管、升主动脉远端、弓和胸降主动脉水平的测量，经胸超声心动图可以直观地显示主动脉根部病变的程度。有 MFS 且主动脉窦部最大窦宽 ≥50mm 的患者（Ⅰ类推荐，C 级证据）推荐手术治疗；具有主动脉根部疾病且主动脉窦直径 ≥45mm，合并其他危险因素的 MFS 患者（Ⅱa 类推荐，C 级证据）可考虑手术治疗。

（三）二叶式主动脉瓣畸形

主动脉瓣二瓣化畸形（bicuspid aortic valve，BAV）是最常见的先天性心脏病之一，是一种以瓣膜数目异常为主要病理改变的畸形。主动脉瓣叶发育为两个瓣叶，常引起主动脉瓣功能障碍，40%~50% 的患者还会出现近段主动脉扩张，称为二瓣化主动脉病变。虽然 BAV 同属于一类疾病，但二瓣化主动脉扩张的形式存在多样性，可能与血流动力学、基因遗传学相关。BAV 瓣膜病变与主动脉病变之间是否存在关联目前存在较大争议，有研究表明 BAV 分型、瓣膜功能状态及主动脉病变特点三者之间存在相关性。

1. 超声心动图表现

（1）左室长轴切面示主动脉瓣叶稍增厚、缩短，回声增强。主动脉瓣关闭线偏移，舒张期穹窿样改变，可见少量偏心性反流信号。

（2）大动脉短轴切面收缩期正常主动脉瓣"▽"形消失，2 个瓣叶明显分离，可见典型主动脉瓣"鱼嘴征"及 2 条连合线；舒张期瓣叶上伴或不伴有嵴线，正常主动脉瓣"Y"形关闭线消失，代之单一关闭线，可见融合嵴。关闭线可呈横列式、纵列式、斜列式（图 2-2-11）。

（3）心尖五腔心切面观察主动脉瓣狭窄与主动脉瓣反流情况；多普勒测量主动脉瓣前向流速、压差、反流情况。

（4）常见合并疾病：先天性心脏病、主动脉瓣关闭不全、主动脉扩张、动脉瘤形成、主动脉夹层及感染性心内膜炎。

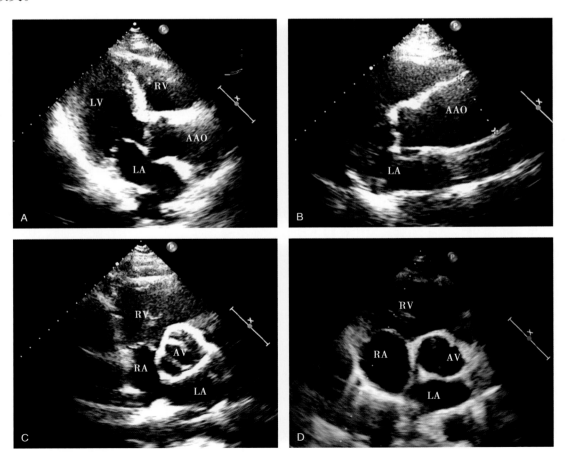

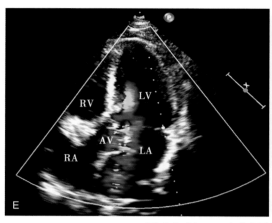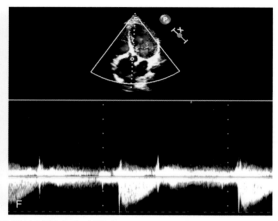

图 2-2-11 二叶式主动脉瓣畸形超声心动图表现

A. 左室长轴切面示主动脉瓣瓣叶增厚;B. 升主动脉扩张,最宽处为 5.0cm;C. 主动脉瓣为二叶,呈左前右后排列,收缩期呈"鱼嘴征";D. 舒张期关闭线呈"\";E. CDFI 示主动脉瓣舒张期少量反流信号;F. PW 示主动脉瓣收缩期流速增快,峰值流速为 2.4m/s。AAO,升主动脉;LA,左心房;LV,左心室;RA,右心房;RV,右心室;AV,主动脉瓣。

2. 临床意义 TTE 检查便捷且精度高,是检查 BAV 的首选影像学方法。若升主动脉内径 ≥50mm 合并 BAV 存在其他危险因素或缩窄时,或 BAV 疾病时升主动脉内径 ≥55mm(Ⅱa 类推荐,C 级证据),可考虑手术治疗。超声心动图有助于诊断 BAV 瓣膜的分型、评估瓣膜功能及监测主动脉内径,评价瓣膜是否需要替换、修复以及主动脉病变是否需要手术,对此选择合适的手术方案。对于 BAV 相关升主动脉扩张疾病血流动力学变化的评估,在没有相关禁忌证的情况下,推荐使用心脏磁共振(cardiac magnetic resonance,CMR)。

(四)主动脉粥样硬化及动脉闭塞性疾病

主动脉粥样硬化是动脉管壁内产生粥样硬化斑块,造成管腔狭窄,减少甚至阻断重要器官的血运供应,可累及大脑、心脏等重要器官的血管。

1. 超声心动图表现

(1)主动脉内膜不规则增厚(>2mm),回声增强,不光滑,可见斑块形成(图 2-2-12)。

(2)扫查重点观察主动脉重要分支起始部管腔状态,注意动脉粥样硬化的严重程度和部位。

(3)主动脉闭塞的诊断结合 CDFI,表现为主动脉病变段内彩色血流消失。

2. 注意 目前尚无诊断主动脉狭窄程度的分级标准,多采用下肢狭窄标准,局部狭窄处收缩期峰值流速与相邻处血管峰值流速比 ≥2 可以诊断直径狭窄率 ≥50%。

(五)主动脉瘤

动脉瘤是仅次于动脉粥样硬化的第二大常见病。主动脉瘤分为真性动脉瘤、假性动脉瘤及夹层动脉瘤三种。

主动脉瘤现泛指真性主动脉瘤,是指主动脉壁的局部全周性或部分性扩张,常由退行性病变和动脉粥样硬化引起。90%~95% 的主动脉瘤发生在腹主动脉,5%~10% 的主动脉瘤发生在胸主动脉,其中腹主动脉瘤 80%~90% 发生在肾动脉下方。

一般认为主动脉内径增加相对 50% 以上,或直径增加至相邻正常内径的 1.5 倍以上,即为动脉瘤。临床上升主动脉直径>50mm,降主动脉>40mm,即可诊断为主动脉瘤,腹主动脉瘤最大径>30mm。对于主动脉相对扩张的患者,其扩张程度小于主动脉瘤,直径相对增加 20% 以上,但低于 50%。动脉瘤直径>55mm,须行胸主动脉腔内修复手术(thoracic endovascular aortic repair,TEVAR)治疗(Ⅰ 类推荐,B 级证据)。

1. 超声心动图表现

(1)主动脉局部扩张,内径明显增宽,呈梭形或囊状,管壁厚薄不均、回声强弱不均,有时可伴钙化,瘤体内常见附壁血栓形成,多见于主动脉瘤前壁;横断面呈新月形或同心环状,血栓多呈中低回声,血栓与管腔分界清晰,部分血栓可出现液化或机化(图 2-2-13)。

(2)主动脉根部瘤常可累及主动脉瓣环,导致瓣环扩大和主动脉瓣关闭不全。

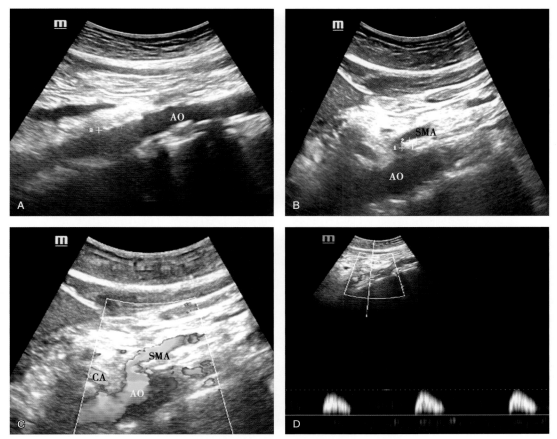

图 2-2-12 腹主动脉硬化伴斑块形成超声心动图表现

A. 腹主动脉内膜增厚,其可见多个强回声斑块,大者为 2.21cm×0.40cm;B. 肠系膜上动脉内膜增厚,其可见强回声斑块,大小为 0.97cm×0.35cm;C. CDFI 示肠系膜上动脉斑块处五彩镶嵌样血流;D. PW 显示腹主动脉频谱形态异常,正常三相波频谱消失,峰值流速为 0.8m/s。AO,腹主动脉;SMA,肠系膜上动脉;CA,腹腔干。

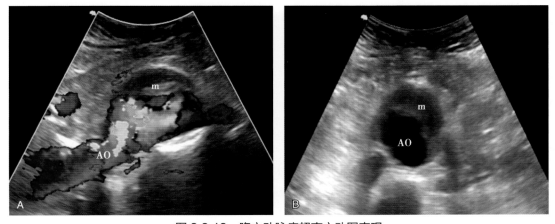

图 2-2-13 腹主动脉瘤超声心动图表现

A. 腹主动脉呈瘤样扩张,腹主动脉瘤前壁见附壁血栓形成,CDFI 示瘤内呈漩涡样血流;
B. 腹主动脉短轴切面瘤内血栓呈新月形。AO,腹主动脉;m,血栓。

(3)CDFI 可见瘤体内血流色彩黯淡,血流紊乱,可观察到涡流。

2. 注意

(1)主动脉扩张或脊柱侧弯中常伴有主动脉弯曲,容易引起测量误差,测量时应沿弯曲的主动脉的中轴横断面仔细扫查,测量其最大横径。

(2)如存在动脉瘤,须评估主动脉瘤的部位、类型、大小、瘤内情况及其与周围组织的关系。升主动脉瘤要观察瘤体与主动脉瓣环和主动脉弓分支的关系。腹主动脉瘤检查时,应注意检查瘤体与肾动脉及腹主动脉分叉的关系,这对临床介入治疗方案的选择很重要。

(3)若检查过程中肾动脉显示不清时,可测量瘤体到肠系膜上动脉的距离,一般肾动脉发自肠系膜上动脉下方2cm内,若瘤体入口距肠系膜上动脉距离大于2cm,则可以推断出动脉瘤未累及肾动脉。

3. 临床意义　TTE对升主动脉可明确诊断,但对胸降主动脉的诊断能力有限,TEE是胸主动脉评估的首选超声技术,可以更好地测量主动脉弓和降主动脉的内径,它可以成像整个胸主动脉,提供整个胸主动脉的高分辨率图像,但存在一个弓部近无名动脉的一小部分的可视化盲区。但是,主动脉严重的动脉粥样硬化及钙化则会影响图像的质量,并且食管高频探头对周围组织结构的判断易受限,因此TTE和TEE应以互补的方式使用。

血管超声对空间分辨力较差,对分支受累情况显示较困难,尤其是过度肥胖、消化道气体等其他原因影响时,必要时应结合其他影像学检查,如CT、CTA,对腹主动脉瘤的大小和累及范围能作出更准确、全面的评价。

(六)假性动脉瘤

假性动脉瘤为主动脉壁破裂,血液流出而被主动脉邻近的组织包裹形成血肿。

超声心动图表现:

(1)主动脉壁回声中断,周边可见无回声肿块,周围有低回声组织呈瘤样包绕,瘤体外周无动脉壁回声,瘤内可有附壁血栓(图2-2-14)。

(2)CDFI见随心动周期往返于瘤体与主动脉间的交通口的血流信号;若瘤体内完全形成血栓,则无血流信号。

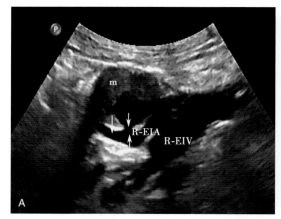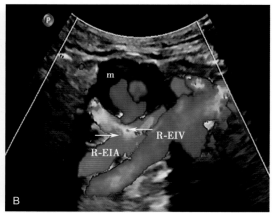

图2-2-14　假性动脉瘤超声心动图表现

A. 右髂外动脉周边可见一囊实混合回声,大小约3.01cm×2.18cm;B. CDFI显示瘤体与髂外动脉间的交通口见双向血流信号。R-EIA,右髂外动脉;R-EIV,右髂外静脉;m,假性动脉瘤。箭头示为交通口。

(七)急性主动脉综合征

急性主动脉综合征(acute aortic syndrome,AAS)包括主动脉夹层(aortic dissection,AD)、主动脉壁内血肿(intramural hematoma,IMH)和主动脉穿透性溃疡(penetrating ulcer,PAU)等。

TTE是诊断AAS的初步影像学评估手段。对于急性胸痛患者,在TTE检查期间应特别注意主动脉根部扩张、主动脉瓣反流和/或心包积液。对于危重患者快速、准确的诊断技术是必不可少的。超声心动图对AD的诊断准确性较CT、MRI略低,但由于其便携性强,故可用于各种状态患者的术前、术中及术后评价。全主动脉CTA应作为拟诊AAS的首选确诊影像学检查手段。有症状的主动脉瘤或AAS患者建议行CTA检查(Ⅰ类推荐,B级证据)。

1. 主动脉夹层　AD为主动脉内膜和部分中膜撕裂,血液从破裂口流入中膜,进一步延伸将动脉壁内膜与中膜分离,形成真腔、假腔。

DeBakey根据主动脉夹层撕裂和累及部位分为三型。Stanford根据临床治疗需要分为两型:①A型:夹层累及升主动脉;②B型:夹层累及左锁骨下动脉开口远端的降主动脉。

最初发生内膜撕裂的部位 70% 在升主动脉,尤其是主动脉瓣上 20mm 以内、左锁骨下动脉远段的降主动脉,其次是主动脉弓,少数为腹主动脉。

(1)超声心动图表现:

1)主动脉腔内可见随血压搏动而飘动的内膜回声,并将主动脉分隔成真腔、假腔。由于内膜撕脱的范围和程度不同,所形成的真腔、假腔的大小也不同,假腔内径常大于真腔内径。部分患者假腔内可形成附壁血栓,血栓大小与内膜撕脱程度、病程长短有关。

2)内膜撕脱一般呈螺旋形,可探及 1 个或多个破口,近心端为入口,远心端为再入口,较小的内膜破口可以通过 CDFI 检测,还可以使用脉冲或连续多普勒检测真腔与假腔间的压力差。超声常可显示入口,CDFI 可见收缩早期血流由真腔流入假腔。

3)A 型夹层破口常位于升主动脉的近端(图 2-2-15),B 型夹层常位于左锁骨下动脉开口远端的 1.5cm 处,第二破口常位于腹腔动脉干及肾动脉附近、髂内动脉开口处(图 2-2-16)。

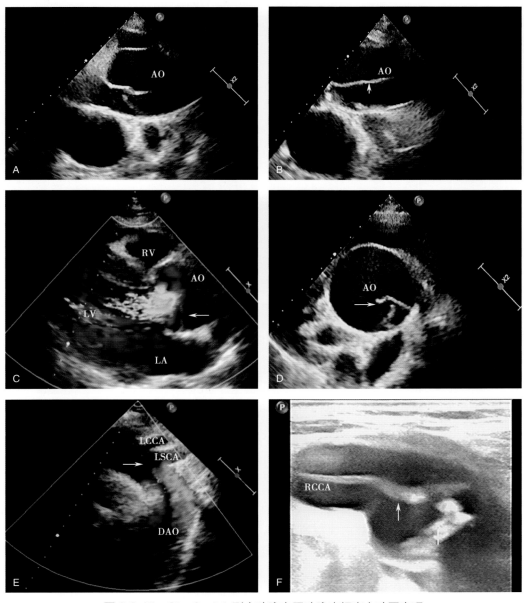

图 2-2-15　Stanford A 型主动脉夹层动脉瘤超声心动图表现

A、B. 升主动脉内探及剥脱的内膜样回声,形成真、假两腔;C. CDFI 可见舒张期主动脉瓣反流;D. 升主动脉内见撕裂的内膜破口;E. 主动脉弓部内见向上螺旋剥脱的内膜回声,CDFI 可见真腔、假腔双向血流信号;F. 夹层累及右颈总动脉。AO,升主动脉;LA,左心房;LV,左心室;RV,右心室;LCCA,左颈总动脉;LSCA,左锁骨下动脉;DAO,降主动脉;RCCA,右颈总动脉。箭头示剥脱的内膜回声。

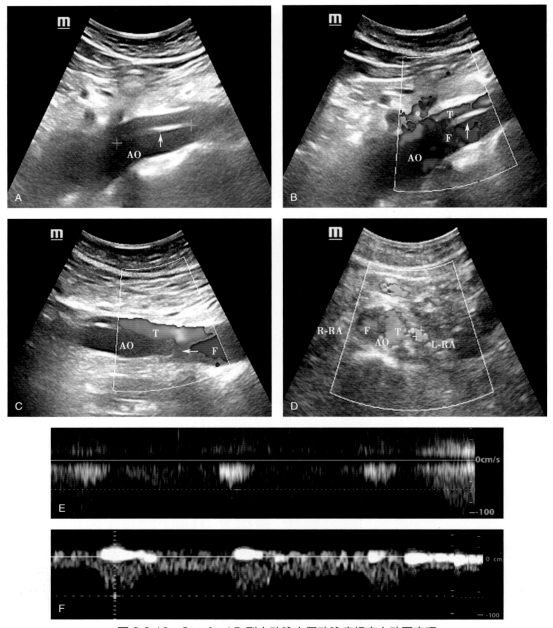

图 2-2-16 Stanford B 型主动脉夹层动脉瘤超声心动图表现

A. 腹主动脉肠系膜上动脉开口处可见内膜回声,内膜长约 4.6cm,将腹主动脉分成真、假两腔;B、C. CDFI 示真腔较小,血流颜色较亮,假腔大于真腔,血流颜色暗淡;D. 腹主动脉右肾动脉开口发自假腔,左肾动脉发自真腔;E. PW 示右肾动脉开口处正常肾动脉血流频谱形态消失,呈小慢波改变;F. 左肾动脉开口于真腔,血流频谱形态正常。AO,腹主动脉;T,真腔;F,假腔。箭头示内膜回声。

4)CDFI 真腔内血流速度快,颜色鲜艳,而假腔中血流缓慢而不规则,颜色暗淡,两者间可见撕脱的内膜片回声;若假腔内充满血栓,则假腔内无血流信号。

5)夹层超声检查应注意冠状动脉开口及主动脉重要分支开口的累及情况、主动脉瓣反流情况,是否存在心包积液、胸腔积液。

(2)注意:在升主动脉中,尤其是扩张时,特别容易出现假阳性,线性混响图像十分常见,主动脉根部的线性伪影主要来自左心房前壁的反射,升主动脉中段线性伪影主要是由右肺动脉右后壁的混响引起的。主动脉夹层中的内膜回声纤细、菲薄,并随心动周期规律地活动,多数内膜呈漂浮感。通过 M 型超声心动图可以鉴别这些腔内图像的位置和运动来区分是内膜还是成像混响。CDFI 可显示彩色血流未见异常。

（3）临床意义：TTE 对大多数主动脉夹层患者可明确诊断，并可进行分型，主动脉夹层分型的目的是指导临床治疗和评估治疗的预后。部分患者图像显示不理想时可结合 TEE 检查，这项技术的主要缺点它是半侵入性的，需要镇静，插入食管探头时可能会因为干呕和呕吐而导致全身压力升高，从而引起患者血压升高，有增加夹层破裂的风险。

2. 主动脉壁内血肿　IMH 存在主动脉壁内，与主动脉腔不相通，常见于胸主动脉。

（1）超声心动图表现：

1）主动脉增粗，主动脉壁圆形或新月形偏心性增厚（>5mm）（图 2-2-17）。若合并内膜钙化，则可见主动脉壁增厚伴有内膜钙化向内移位。

2）CDFI 示血肿内部无彩色血流信号。

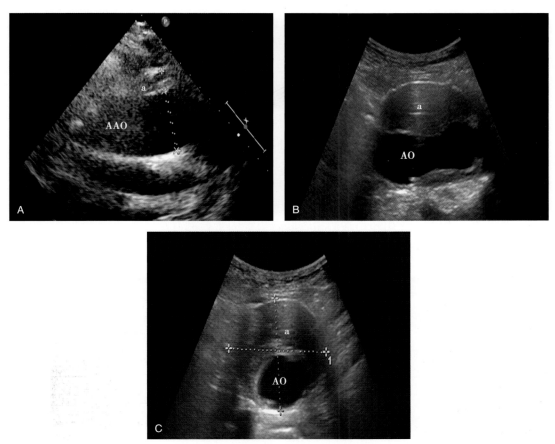

图 2-2-17　主动脉壁内血肿超声心动图表现

A. 升主动脉前壁局限性增厚，厚度约 1.2cm，呈低回声；B、C.腹主动脉管壁局限性增厚，增厚长度约
6.3cm，最大外径为 4.9cm，内膜平滑、规则。AAO，升主动脉；AO，腹主动脉；a，壁内血肿。

（2）注意：IMH 血肿有时可能被误认为是腔内血栓或伴有血栓形成假腔的主动脉夹层。通常情况下，壁内血肿的内缘是平滑的，而在动脉瘤扩张伴血栓，通常可以观察到不规则的内膜和扩张的主动脉；当夹层假腔完全血栓形成时，其内均无血流，鉴别诊断较困难。

（3）临床意义：IMH 主动脉最大直径>45mm 且 IMH 壁厚>10mm 时，则须密切观察。

TTE 诊断 IMH 的敏感性较低，结合 TEE 能作出准确的诊断和评估。CT 和 MRI 是壁内血肿诊断和分型的主要检查手段。

（4）鉴别：

1）PAU 的内膜和中膜均破裂，但无内膜破口及飘动的内膜回声，无真腔、假腔，病变较局限；AD 可见内膜回声及内膜破口，病变范围广泛；假性动脉瘤主动脉壁三层均破裂，周边被血栓及周围组织包绕。

2）PAU 无血栓包绕，IMH 血肿位于中膜与外膜之间，无游离的内膜，无破口；IMH 内膜光滑，PAU 主动脉壁不规则增厚，内膜不光滑。

（八）大动脉炎

大动脉炎是主要累及主动脉及其重要分支的一种慢性非特异性动脉全层炎，亦可累及冠状动脉及肺动脉，造成动脉狭窄或闭塞，少数也可引起动脉扩张或动脉瘤。

根据动脉病变不同，可分为 4 种或 5 种类型，分别为头臂动脉型、胸腹主动脉型、肺动脉型、混合型。多见于头臂型和混合型，头臂型多累及颈动脉，其次为锁骨下动脉、椎动脉。

1. 超声心动图表现

（1）二维超声观察血管壁厚度、管腔狭窄程度，纵切面显示动脉管壁正常的三层结构模糊不清，动脉壁呈节段性或全层不规则弥漫性向心性增厚，可表现为弱回声、等回声或不均匀性回声，有效管腔出现不同程度的狭窄，病变处与非病变处分界清楚，在横切面上可见管腔呈偏心性狭窄。和邻近组织分界不清晰，部分受累腔内可见中强或低回声的血栓形成，造成管腔闭塞。

（2）CDFI 示病变段血管血流不规则、病变较局限时，血流表现为湍流状态，彩色血流较亮；病变为弥漫型时，则显示低速血流，血流偏暗；病变严重或管腔内血栓形成时，管腔可完全闭塞，无彩色血流显示（图 2-2-18）。

2. 临床意义　动脉血管造影是诊断大动脉炎的重要方法，但它是一种有创性血管检查，可能出现相关的并发症。超声和血管造影在诊断多发性大动脉炎时互为补充，血管造影显示动脉管腔变化，超声显示动脉管壁变化，能早期发现动脉壁增厚。CDFI 可以同时观察血管的解剖结构、内膜厚度和管腔内血流情况。与血管造影比较，超声作为一种无创性检查手段，适合进行长期随访复查。

炎症因子与大动脉炎患者动脉炎性病变的活动期存在一定的相关性，大动脉炎新生血管的密度与炎症反应密切相关，应用超声造影可以观察到炎症反应越强的动脉血管壁其新生血管越丰富，且管壁增强程度与炎症因子水平明显相关。应用超声造影检查联合炎症因子检测有助于大动脉炎活动性的准确评估，可为临床医师选择最佳治疗方案提供客观依据。

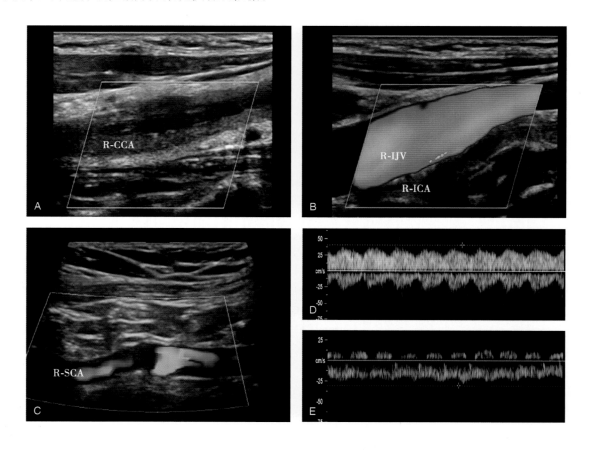

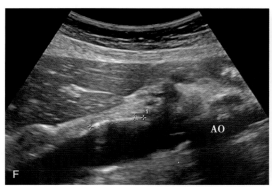
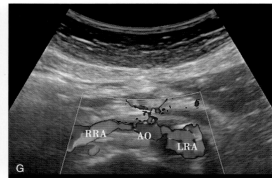
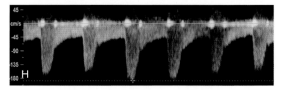

图 2-2-18　大动脉炎超声心动图表现

A、B.右侧颈总动脉、右颈内动脉内中膜不规则向心性增厚,呈不均质低回声,未见明显彩色血流通过(仅见细条状微弱彩色血流);C.锁骨下动脉内膜弥漫性不均匀增厚,呈通心面征;D、E.锁骨下动脉、椎动脉血流频谱形态异常,呈低速低阻血流频谱;F.腹主动脉中下段管腔变窄,管壁增厚,回声不均,附壁可见多个强回声,大者为 2.3cm×0.2cm;G.左、右肾动脉开口处管壁增厚,内径变窄,约 0.4cm;H.肾动脉流速增快,峰值流速为 2.0m/s。CCA,颈总动脉;ICA,颈内动脉;SCA,锁骨下动脉;IJV,颈内静脉;AO,腹主动脉;RA,肾动脉。

(九)感染性主动脉瘤

感染性动脉瘤是指由于病原微生物感染主动脉壁引起糜烂性动脉炎,进而发展形成感染性的动脉瘤,可发生于主动脉的任何节段,各节段的发病比例无明显差异。

由于感染部位的特殊性,临床表现缺乏特异性,早期诊断和治疗上有一定难度,常于并发菌血症、败血症或动脉瘤破裂时才被发现。

1. 超声心动图表现

(1)主动脉囊性扩张,形状不规则,瘤体周围可见低回声区(图 2-2-19)。

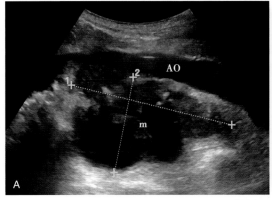
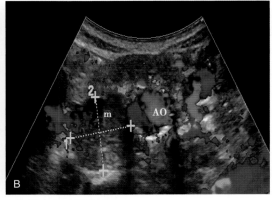

图 2-2-19　感染性动脉瘤超声心动图表现

A.腹主动脉长轴示腹主动脉后方见低回声,大小约 9.87cm×5.89cm,其内回声不均,内可见强回声及无回声;B.CDFI 腹主动脉短轴示腹主动脉内血流为漩涡样血流,低回声位于腹主动脉右后方,与腹主动脉关系密切,其内未见明显血流信号。AO,腹主动脉;m,感染性动脉瘤。

(2)如果出现邻近椎体的破坏、腰大肌脓肿或在主动脉瘤周围出现气体影像,均高度提示为感染性主动脉瘤。

2. 注意　感染性主动脉瘤容易出现动脉瘤破裂,当瘤体直径 ≥ 30mm 时,破裂的风险增加,而炎性主动脉瘤由于慢性炎症增生,相对不容易破裂。

3. 鉴别　炎性主动脉瘤与感染性主动脉瘤有诸多相似之处,二者有时难以鉴别。炎性动脉瘤多为梭形,动脉壁均匀增厚、主动脉旁炎症及周围结缔组织增生,瘤壁常有不同程度的钙化;感染性主动脉瘤多为囊状不规则的主动脉扩张而缺乏瘤壁钙化。

4. 临床意义　超声的准确性非常依赖于操作者的经验与当时患者的身体状况,当患者怀疑感染性主动脉瘤时须动态观察,防止动脉瘤破裂。CT 和 MRI 是感染性主动脉瘤的主要诊断方法。

（曹军英　于岩　于馨）

第三节　主动脉 CTA 成像

随着 CT 技术的快速发展,多排 CT 增加了探测器的宽度,从而增加 Z 轴的扫描范围,将单层扫描层厚减小到 1mm 以下,加快了扫描速度,提高了图像的空间分辨力和时间分辨力,CTA 在心血管疾病的诊断与治疗方面尤为关键。CTA 的应用改变了临床诊疗的标准并且不断地精细化,CTA 拓宽了我们对人类血管性疾病(AAS 和外周动脉疾病)的理解,目前已经成为世界范围内应用最广的诊断心血管疾病的方法。由于不受金属伪影影响,CTA 更适合于主动脉内支架隔绝术后患者的复查。

一、CT 扫描技术

1. 仰卧位,扫描范围胸廓入口至耻骨联合下缘,腹主动脉检查从膈顶至耻骨联合下缘。

2. 对比剂应用　不同机器扫描时间不同、对比剂总量和流速也不相同,不同设备对比剂方案各有差异,以宽体探测器 CT 为例,对比剂选择碘佛醇注射液(320mg/ml),对比剂总量为 70~80ml,对比剂流速为 4.0~5.0ml/s,生理盐水总量为 25ml,生理盐水流速为 4.0~4.5ml/s。扫描条件:管电压 120kV,管电流 300mA,准直器宽度 160 × 0.5mm。

3. 扫描方法　扫描范围从第 5 颈椎至耻骨联合下缘,使用对比剂示踪法,将感兴趣区 ROI 设定在升主动脉,阈值设置:150HU,延迟 4s,当达到设定阈值时自动触发扫描。扫描时患者自由呼吸。必要时配合心电门控技术。

4. 后处理技术

(1)容积再现(volume rendering,VR):是一种能生成极其直观、真实的图像的三维重建法,能直接展现出所重建物体的形态,通过阈值调节等一些特殊的处理技术可供我们选择的较为实用的方案,以及透明物体、各方位切面等。VR 方法的优点在于立体、直观,通过图像融合技术可分辨其解剖关系,观察解剖细节;其缺点在于受到外界因素影响较大,如阈值的选取、对比剂浓度及组织对比度等,在一些存在伪影的情况下会造成一些假阳性或假阴性的表现。在 CT 血管重建方面,可用于观察血管腔内的形态改变,不能直接反映血管壁的形态。

(2)最大密度投影(maximum intensity projection,MIP):其操作简单,无须调整阈值,是完全客观的投影,可在一幅图像上包括整个立体空间的 CT 值信息,图像上的灰度体现相对密度,密度越大则显示越突出;其缺点在于投影后密度高的物质会挡住其后方的组织。在 CT 血管重建方面,可用于观察血管壁的钙化情况以及血管内支架的形态。

(3)多平面重组(multi-planner reconstruction,MPR)和曲面重组(curved planner reconstruction,CPR):此方法为最实用的方法,但要求操作者认真、求实,对于不同的病变须结合多个平面进行观察分析,其优点为可在任意角度、方位、层厚进行重组图像;此外,曲面重组还可将数据依据一条指定路径进行重组。其缺点在于此图像产生的病变受操作者主观因素影响较大。

在血管成像方面,MPR 和 CPR 应用较为广泛,几乎在全部 CT 血管重建中均可用到,分支血管均需在曲面成像的情况下才可准确判断管腔的情况。

(4)CT仿真内镜(CT virtual endoscopy,CTVE):一般用于气管、结肠及较大的血管等方面,在一些特殊的含腔脏器(如心脏)偶可用到,其优点在于无创地提供了腔内信息,尤其是对一些光学内镜无法到达的器官(如心脏、血管)进行检查,但其成像主要利用密度差异,密度差异较小时成像困难。另外,此方法与光学内镜相比最大的缺点在于不能进行活组织检查,不能进行病灶切除及腔内治疗;此外,受客观因素影响较大,出现假阴性及假阳性概率较高。

(5)最小密度投影(minimum intensity projection,Min IP):极低密度投影与最大密度投影原理相同,其图像突出显示低密度成分。

二、主动脉应用解剖及 CT 表现

(一) 升主动脉(ascending aorta)

升主动脉长约5cm,起始端外径约3cm,位于胸腔的中纵隔内,被心包的一部分包裹。升主动脉从左心室的主动脉口起始,向前上右方斜升,至右侧第2胸肋关节的上缘处移行为主动脉弓。升主动脉的根部稍膨大,称为主动脉球,其内侧面相应的凹陷称主动脉窦。与主动脉瓣相对应,主动脉窦的稍上方与主动脉弓的移行处右壁略膨出,称最大窦,心室收缩时此处为血流的主要冲击点,血液自此再以120°转入主动脉弓。

升主动脉的分支有左、右冠状动脉,是心脏的营养血管。

(二) 主动脉弓(aortic arch)

主动脉弓是升主动脉的延续,位于胸腔上纵隔内,自右侧第二胸肋关节上缘处起始向上经气管前方转向左侧,下行至第4胸椎体下缘移行为降主动脉。主动脉弓全长约9cm,起始部口径较大,为2.5~3.0cm;末端口径稍小,为2.0~2.5cm,称为主动脉峡部。

主动脉弓分支包括头臂干、左颈总动脉、左锁骨下动脉。

分支类型变异较多,分型标准也不尽一致。据国内研究报道,下述三型较为常见。

1. A 型 正常型,由主动脉弓自右侧至左侧发出头臂干、左颈总动脉和左锁骨下动脉,此型最多见(图 2-3-1)。

2. B 型 由主动脉弓发出两支,即头臂干与左侧颈总动脉共干、左锁骨下动脉,此型占(8.41±0.68)%。

3. C 型 由主动脉弓发出四支,自右至左为头臂干、左颈总动脉、左椎动脉、左锁骨下动脉,此型占(3.47±0.45)%。

此外,还有一些较为罕见的变异,如主动脉弓发出三支,自右向左分别为右锁骨下动脉、双侧颈总动脉共干、左锁骨下动脉(图 2-3-2)。

(三) 胸主动脉(thoracic aorta)

胸主动脉是降主动脉的一部分,上接主动脉弓,下至第12胸椎下缘处,穿过膈的主动脉裂孔移行为腹主动脉。胸主动脉的长度为14.60~22.80cm,其平均值为(18.74±0.14)cm,男性略大于女性。胸主动脉的外径为1.62~2.95cm,平均值为(2.16±0.03)cm。胸主动脉的分支有脏支和壁支,脏支较壁支稍细小。

1. 脏支 脏支包括心包支、支气管支和食管支等。

2. 壁支 壁支包括膈上动脉和肋间后动脉。

(四) 腹主动脉(abdominal aorta)

腹主动脉是降主动脉的腹段。从膈的主动脉裂孔处起始,下降至第4腰椎体下缘处分为左、右髂总动脉。腹主动脉全长为11.60~21.00cm,平均值为14.50cm。其外径上段为1.83cm,中段为1.59cm,下段为1.64cm。腹主动脉也分为脏支和壁支。

1. 脏支 脏支主要包括腹腔干、肠系膜上动脉、肠系膜下动脉、肾上腺中动脉、肾动脉及睾丸动脉或卵巢动脉。

2. 壁支 壁支包括膈下动脉、腰动脉以及骶正中动脉等。

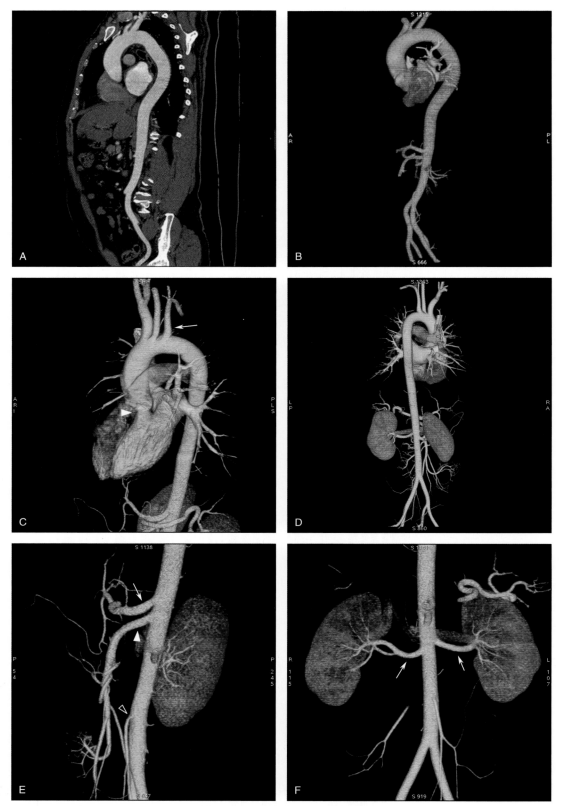

图 2-3-1　主动脉 CT 三维重建

A. 可清晰地显示主动脉全程管壁及管腔的情况,并可通过旋转不同的角度全周观察管壁及管腔。B、D. 主动脉 VR 左斜位及后位图,可整体呈现主动脉管腔全貌。C、E、F. 图中箭头示主动脉主要脏器的分支,图 C 箭头示主动脉弓上分支,自右至左分别为无名动脉(头臂干)、左颈总动脉、左锁骨下动脉,△示升主动脉根部;图 E 箭头示腹腔干,△ 及 ▲ 分别示肠系膜上动脉及肠系膜下动脉;图 F 箭头示双肾动脉。

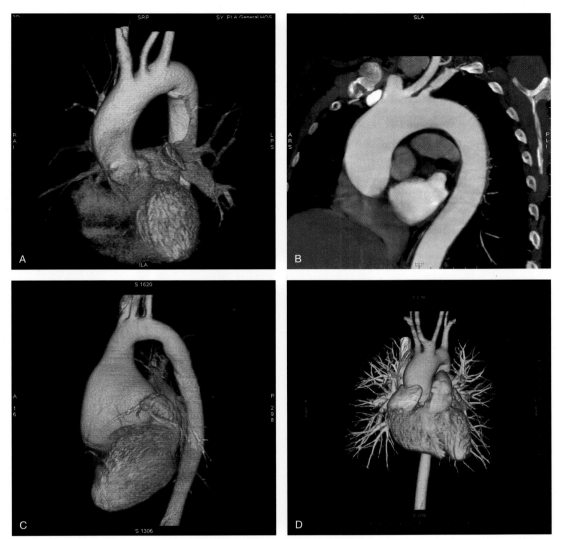

图 2-3-2 主动脉弓上分支变异

A. 主动脉弓上见三个分支,自右至左分别为头臂干、左颈总动脉、左锁骨下动脉;B. 主动脉弓上见两个分支,自右至左分别为头臂干与左颈总动脉共干、左锁骨下动脉;C. 主动脉弓上见四个分支,自右至左分别为头臂干、左颈总动脉、左椎动脉、左锁骨下动脉;D. 主动脉弓上三个分支,自右至左分别为右锁骨下动脉、左右颈总动脉共干、左锁骨下动脉。

三、主动脉先天性疾病

主动脉先天性疾病主要包括主动脉弓离断、主动脉缩窄、主动脉瓣狭窄、主动脉瓣上狭窄、主动脉瓣下狭窄及先天性血管环,是一组较为少见的先天性疾病。主动脉先天性疾病 CT 三维成像诊断极具优势,主动脉弓离断、主动脉缩窄及先天性血管环在 VR 图像中可清晰地显示其特征,如主动脉弓离断可见离断两端血管无直接相通;主动脉缩窄的病例中可见病变的位置、累及长度等;先天性血管环的类型,血管环由哪些血管组成等;主动脉瓣、瓣上及瓣下狭窄则须在 CPR 或 MPR 图像中观察,在 VR 图像中有时难以观察狭窄处的细节。

(一)主动脉弓离断

主动脉弓离断又称为主动脉弓中断或主动脉弓中断综合征,是指主动脉弓近侧弓、远侧弓和峡部三个节段中任意两个节段完全失去解剖上的连续性或者仅残留纤维束条连接。

按照离断部位及其与头臂动脉起源的关系,本病可分为三种类型:A 型离断位于主动脉峡部,即左锁骨下动脉与动脉导管之间;B 型离断位于左颈总动脉与左锁骨下动脉之间;C 型离断位于无名动脉和左颈总动脉之间,此型比较少见。

主动脉弓离断很少单独存在,常合并其他畸形才能保证降主动脉的血液供应,其中包括动脉导管未闭、大型室间隔缺损,还有一些较为复杂的心脏畸形如单心室、共同动脉干、大动脉转位、右心室双出口、完全型房室管畸形、左心室双出口、三尖瓣闭锁等(图 2-3-3)。另外,主动脉弓离断常合并胸腺组织缺乏(Di-George 综合征)。

主动脉弓离断的一些合并畸形可缓解临床症状,导致新生儿早期不出现严重的心脏病表现,但随着心脏负荷的增加,可出现心力衰竭的症状。在并发动脉导管未闭的患者中,导管的迅速闭合不常伴有明显的临床体征,但当新生儿合并大动脉转位时,则可出现反转的差异性发绀,即上肢紫、下肢红;如合并胸腺组织缺乏,则可引起低血钙和免疫功能异常。

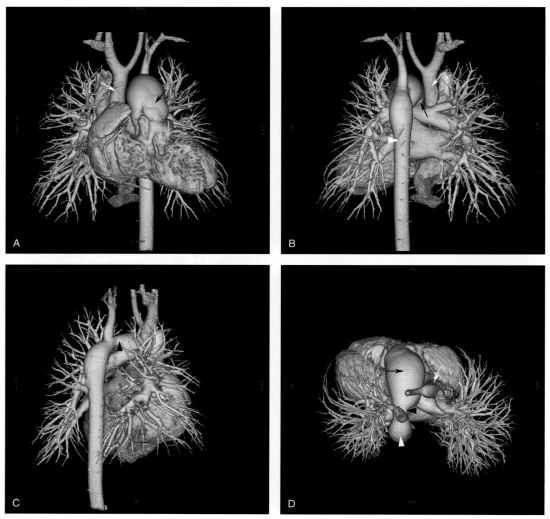

图 2-3-3　主动脉弓离断

A. VR 正位图像,黑色箭头示明显扩张的肺动脉干,白色箭头示升主动脉;B. VR 后位图像,白色箭头及△分
别示升主动脉、降主动脉,黑色箭头示肺动脉干;C. VR 右后侧位,▲示粗大的动脉导管;D. VR 俯视图,白色
箭头及△分别示升主动脉、降主动脉,升主动脉与降主动脉之间中断,黑色箭头示肺动脉干,▲示动脉导管。

(二)主动脉缩窄

主动脉缩窄是指在降主动脉上段邻近动脉导管处出现先天性狭窄,并在狭窄处的两端出现明显的压力差,范围大多较为局限,缩窄程度不一。1903 年 Bonnet 根据缩窄发生的部位与动脉导管的关系,将主动脉缩窄分为两型,即导管前型(图 2-3-4)和导管后型(图 2-3-5)。主动脉缩窄患者常合并多种先天性畸形,如主动脉瓣二瓣化、颅内动脉瘤、Abbott 动脉,以及较少的患者出现心脏畸形。

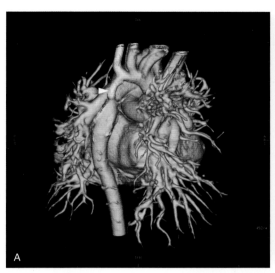
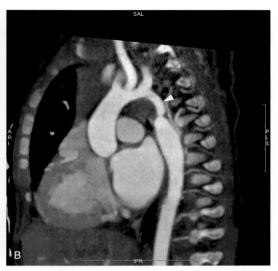

图 2-3-4　导管前型主动脉缩窄

A. VR 图像；B. CPR 图像。△示主动脉缩窄的位置，主动脉、肺动脉之间未见动脉导管。

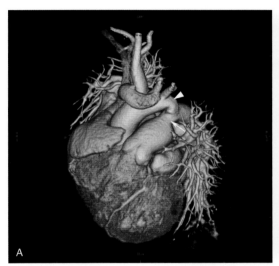
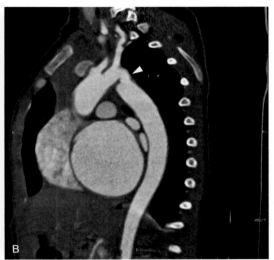

图 2-3-5　导管后型主动脉缩窄

A. VR 图像，B. CPR 图像。△示主动脉缩窄的位置，图 A 箭头示动脉导管。

主动脉缩窄患者的临床特点为下肢血压明显低于上肢血压，还有一些临床表现如呼吸急促、多汗甚至出现心力衰竭等症状，这些症状常出现于婴幼儿，年龄稍大且无其他心脏畸形的患者可无明显症状，还有一部分患者有头痛、头晕、活动后心悸、气促及心前区不适，甚至出现下肢不适等症状。

（三）先天性主动脉瓣狭窄、主动脉瓣上狭窄及主动脉瓣下狭窄

先天性主动脉瓣狭窄、主动脉瓣上狭窄及主动脉瓣下狭窄共同归属于先天性心脏病左室流出道梗阻，其中以主动脉瓣狭窄最为常见。

先天性主动脉瓣狭窄是由瓣膜发育障碍或瓣叶增厚、融合所引起的，常伴有瓣膜平面横截面积减小，根据瓣叶的数量可分为单瓣化、二瓣化或三瓣化畸形等。单瓣化畸形一般为隔膜型，二瓣化畸形较为常见（图 2-3-6），三瓣化畸形各瓣膜常不等大，有瓣叶增厚、硬化或钙化（图 2-3-7）。

主动脉瓣上狭窄是指主动脉瓣平面以上的主动脉狭窄，此疾病可分为三型：①隔膜型，有隔膜段的主动脉外径正常，其内径因隔膜导致狭窄；②局限型或壶腹型，主动脉局限性狭窄（图 2-3-8）；③弥散型，指主动脉管腔狭窄和管壁异常增厚，累及范围较广，常累及升主动脉甚至无名动脉起始处。

主动脉瓣下狭窄是发生于主动脉瓣下方左室流出道部的狭窄，通常可分为两型：①隔膜型，也称为纤维肌隔型,是指主动脉瓣下的局限性纤维或纤维肌隔突入左室流出道造成的梗阻(图 2-3-9);②管状型,是从主动脉瓣环下开始,一直向下延伸呈管状狭窄,此型比较少见。

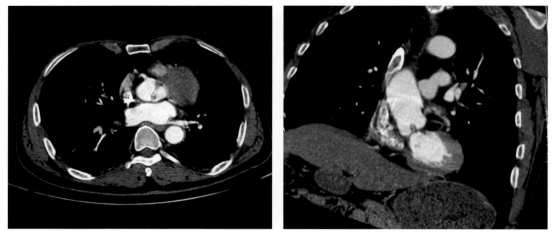

图 2-3-6　主动脉瓣狭窄(二瓣化畸形)
MPR 图像显示主动脉瓣为二叶式,瓣膜明显增厚,升主动脉扩张。

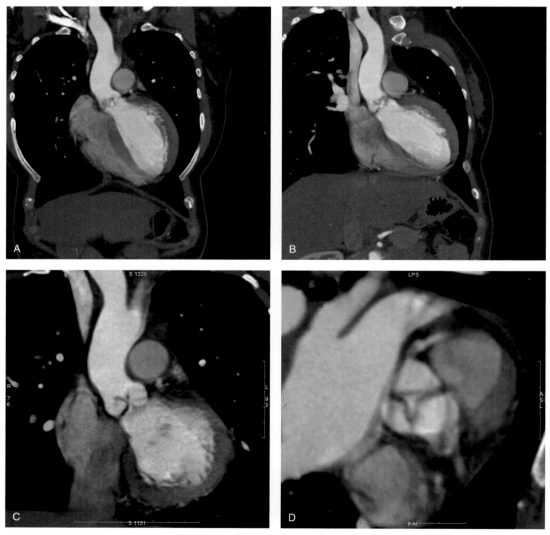

图 2-3-7　主动脉瓣狭窄(三瓣化畸形)
A~C. CPR 图像;D. MPR 图像。垂直主动脉瓣图像见主动脉瓣为三叶式,主动脉瓣明显增厚,升主动脉未见明显扩张。

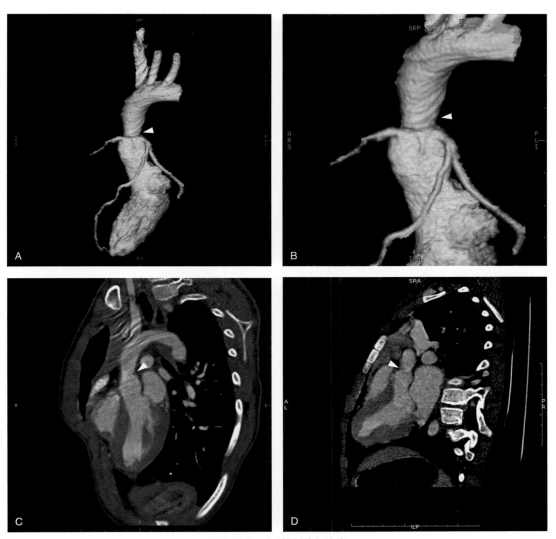

图 2-3-8 主动脉瓣上狭窄

A、B. VR 图像；C. CPR 图像；D. MPR 图像。△示主动脉瓣上局限性狭窄。

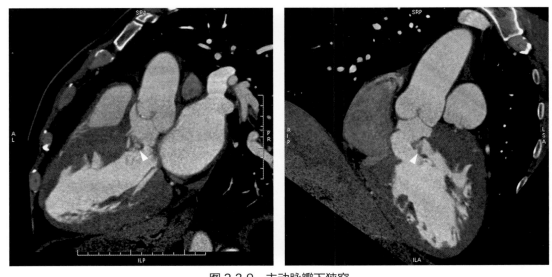

图 2-3-9 主动脉瓣下狭窄

MPR 图像示左室流出道内见异常的纤维肌束,左室流出道狭窄(△),主动脉瓣见钙化点。

先天性主动脉瓣狭窄、主动脉瓣上狭窄及主动脉瓣下狭窄均可导致左心室后负荷增加,左室心肌向心性肥厚,临床表现基本类似,患者早期可无明显症状,但左室流出道梗阻严重的患者在出生短时间内可出现左心衰竭。

(四) 先天性血管环

先天性血管环是指主动脉弓部先天性异常,血管结构和动脉韧带完全或部分包绕气管或食管,导致压迫的相关症状。常见的先天性血管环包括双主动脉弓、右侧主动脉弓伴左位动脉导管未闭或左位动脉韧带、迷走右锁骨下动脉及迷走左肺动脉。

双主动脉弓为最常见的先天性血管环病变,常形成完整的血管环,导致食管和气管不同程度受压,按照双弓的通畅性分为三类,即双弓且血流均通畅(图 2-3-10)、双弓伴左弓闭锁及双弓伴右弓闭锁。

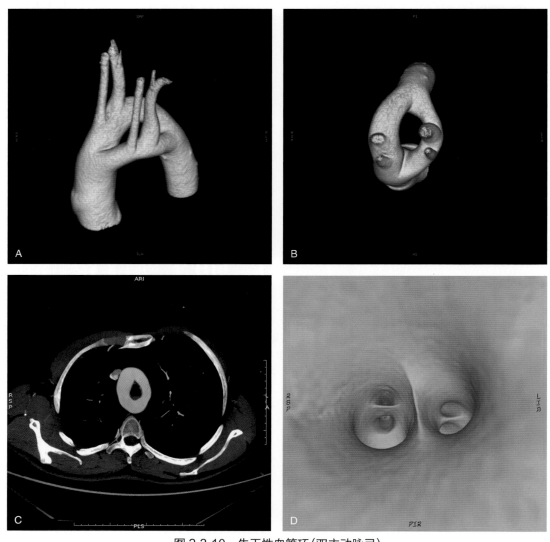

图 2-3-10 先天性血管环(双主动脉弓)
A、B. VR 图像,分别从不同角度观察双主动脉弓的形态;C. MIP 图像,可见双主动脉弓环绕气管;
D. 仿真内镜,双主动脉弓均通畅且较对称,弓上分别发出两个分支。

迷走右锁骨下动脉又称食管后右锁骨下动脉,在先天性血管环中较为常见,右锁骨下动脉异常起源于降主动脉上部、左锁骨下动脉远侧端,走行于食管后方,临床一般无症状,但随着年龄的增大可并发动脉瘤破裂、栓塞及上肢缺血等并发症。

右侧主动脉弓伴左位动脉导管未闭或左位动脉韧带是指主动脉弓位置与正常相反,动脉韧带或动脉导管绕过气管和食管的左后方与主动脉、肺动脉相连。

迷走左肺动脉又称肺动脉吊带,是指左肺动脉异常起源于心包外的右肺动脉,在右主支气管上方,经气管和食管之间进入左肺门形成血管环,常合并其他心血管畸形,如室间隔缺损、房间隔缺损、心室双出口、法洛四联症等。

先天性血管环患者主要表现为气管和/或食管的压迫症状,如呼吸困难、吞咽困难等,不同的体位可使症状加重或缓解,呼吸道梗阻严重者可出现发绀、窒息、神志不清甚至死亡,先天性血管环可压迫迷走神经和喉返神经引起相应症状。

四、主动脉瘤

主动脉瘤为各种原因所致的主动脉管腔异常扩张、膨大,管壁的三层结构可完整或不完整。

正常动脉壁中层富有弹力纤维,一旦中层受损,弹力纤维断裂,取而代之以纤维瘢痕组织,动脉壁即失去弹性,动脉管腔逐渐扩大,最终形成动脉瘤。动脉血压增高促进形成动脉瘤。主动脉瘤的病因主要有以下几种。

1. 动脉粥样硬化 动脉粥样硬化为最常见的原因。粥样斑块侵蚀主动脉壁,破坏中层成分,弹力纤维发生退行性变。多见于老年男性,男女之比为 10∶1 左右。多发生于腹主动脉,尤其是肾下腹主动脉。

2. 感染 以梅毒最为显著,常侵蚀胸主动脉。其他细菌如链球菌、葡萄球菌和沙门菌等也可导致主动脉瘤。

3. 囊性中层坏死 为一种比较少见的病因未明的病变。主动脉中层弹力纤维断裂,代之以异染性酸性黏多糖。主要见于升主动脉瘤,男性较多见。遗传性疾病如马方综合征(MFS)、特纳(Turner)综合征、埃-当(Ehlers-Danlos)综合征等均可有囊性中层坏死。

4. 外伤 外伤性主动脉瘤可发生在任何部位,但以不易移动的部位多见,如左锁骨下动脉起始处或升主动脉根部。

5. 先天性 以主动脉窦瘤及主动脉瓣二瓣化畸形较常见(图 2-3-11)。

6. 其他 包括巨细胞性主动脉炎、白塞综合征、多发性大动脉炎等。

按形态分类可分为囊状动脉瘤和梭形动脉瘤;按其发生的部位可分为升主动脉瘤、主动脉弓动脉瘤、胸主动脉瘤及腹主动脉瘤。在腹主动脉瘤中又以肾动脉水平为界,分为两组,肾动脉水平以上的动脉瘤如累及胸主动脉则称为胸腹主动脉瘤,临床上以肾动脉水平以下的动脉瘤常见;按其管壁三层结构的完整性可分为真性动脉瘤和假性动脉瘤,真性动脉瘤是指主动脉壁内、中、外三层结构完整,假性动脉瘤是指主动脉瘤壁缺乏完整的三层结构,血液渗漏后被纤维组织包裹所形成。

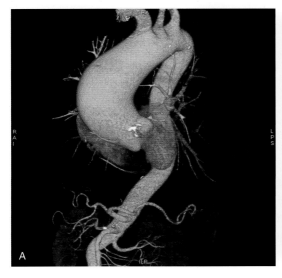
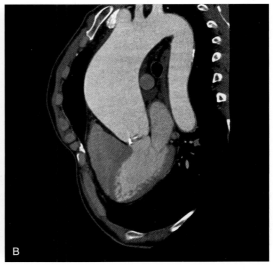

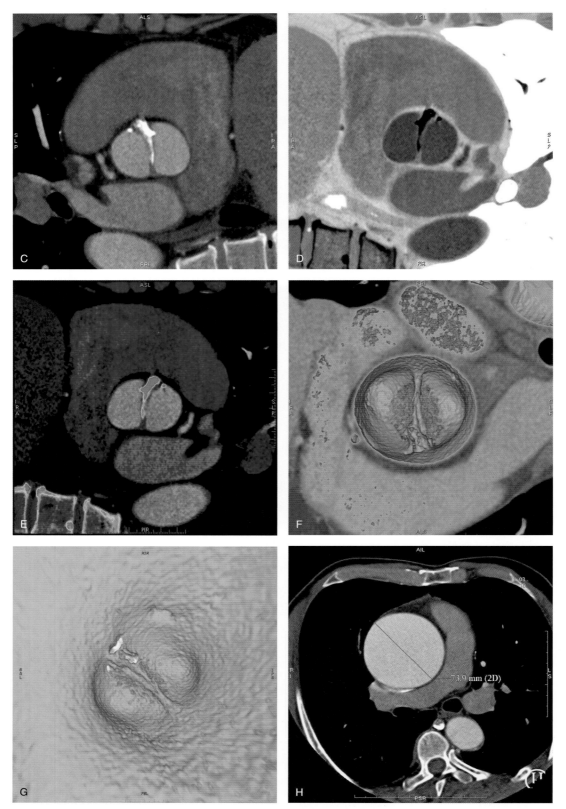

图 2-3-11 主动脉瓣二瓣化畸形合并升主动脉瘤

VR 图像(A)及 CPR 图像(B)可见升主动脉扩张,主动脉瓣增厚并钙化;左瓣膜切面(C)可见主动脉瓣为二瓣化畸形,以及图像反相(D)和伪彩(E);VR 管腔视图(F)及仿真内镜(G)多种重建方式观察主动脉瓣的情况;垂直升主动脉测量(H)升主动脉最大直径约 7.39cm。

主动脉瘤早期多无临床症状,常为偶然发现,其症状主要与发生部位、发展速度有关:①疼痛:一般发生于假性动脉瘤或真性动脉瘤瘤体即将破裂时,如侵蚀到骨或神经时可发生。②咳嗽及呼吸困难:常因瘤体较大或即将破裂压迫气管、支气管所致。③声音嘶哑:此症状仅发生于弓部动脉瘤,因瘤体压迫左侧喉返神经引起。④吞咽困难:主要由食管受压所致。⑤咯血或呕血:当动脉瘤瘤体即将破裂,侵蚀或破入食管或气管时,可出现此症状。⑥神经系统症状:除喉返神经可受压外,如压迫膈神经可引起呃逆或膈肌麻痹;肋间神经受压可引起神经痛;主动脉瘤破裂可侵蚀椎体,压迫脊髓而产生截瘫。

CT 增强后横断图像可清晰呈现动脉瘤的大小、形态等,结合三维重建,可更直观地发现动脉瘤累及范围、瘤壁情况以及与邻近组织的关系等。下面叙述真性动脉瘤和假性动脉瘤,以及比较常见的升主动脉瘤和腹主动脉瘤的 CT 诊断。

真性动脉瘤的瘤壁是主动脉壁的直接延续,根据其形态可分为囊状动脉瘤、梭形动脉瘤。其 CT 表现主要是形态上多无明显的瘤颈,瘤体与管壁的成角一般大于 120°,瘤壁增厚,密度增高,如因动脉硬化引起的动脉瘤,则可发现主动脉管壁有明显的斑块或钙化,瘤腔内多存在附壁血栓,瘤体与周围组织分界清晰,瘤体较大时可对周围组织有压迫的征象。绝大多数真性动脉瘤无胸腔积液及心包积液,只有在瘤体迅速增大或即将破裂时出现血流动力学障碍会引起胸腔积液及心包积液。

在发病部位中以升主动脉和腹主动脉最为常见,两者均以真性动脉瘤最为常见。

升主动脉瘤最常见的病因为动脉粥样硬化、马方综合征(图 2-3-12)或先天性二瓣化畸形,其特殊性在于升主动脉与左心室直接连接,当升主动脉瘤增大到一定程度时极易引起急性心力衰竭。动脉粥样硬化(图 2-3-13,图 2-3-14)与马方综合征所致的升主动脉瘤鉴别点如下:①从临床上鉴别,动脉硬化性主动脉瘤多为老年人,常有高血压的病史;马方综合征合并升主动脉瘤一般较年轻,且伴有特殊体征(蜘蛛掌、蜘蛛足等)。②从影像学上鉴别,动脉硬化性主动脉瘤的主动脉管壁多伴有明显的钙化,发生部位一般较广泛,此病例易累及升主动脉全程;马方综合征一般最易受累的部位为升主动脉根部,可累及瓣环导致主动脉瓣的关闭不全,因其位置局限于升主动脉根部,表现为"洋葱头"样改变。

假性动脉瘤的好发部位一般在弓部及弓降部,可能为此部位的解剖特点决定的,在此部位的溃疡在血流动力学的影响下更易造成穿通。假性动脉瘤常有瘤颈,且瘤颈与管壁的成角小于 120°,主动脉管壁不完整,如发生动脉瘤部位有明显的钙化可辅助判断管壁的连续性中断,瘤腔周围有血肿形成,瘤体形态欠规则,与周围组织分界不清,如发生在胸主动脉常伴有血性的胸腔积液或心包积液。假性动脉瘤的死亡率极高(图 2-3-15,图 2-3-16)。

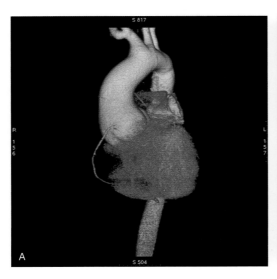
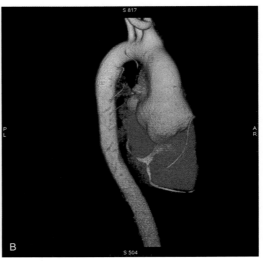

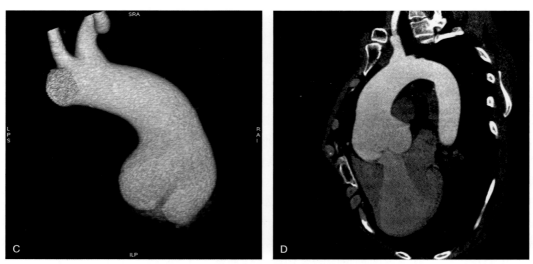

图 2-3-12 马方综合征合并升主动脉瘤

CT 三维重建：VR 图像（A~C）及 CPR 图像（D）可见升主动脉根部明显扩张，
呈"洋葱头"样改变，升主动脉远段未见异常。

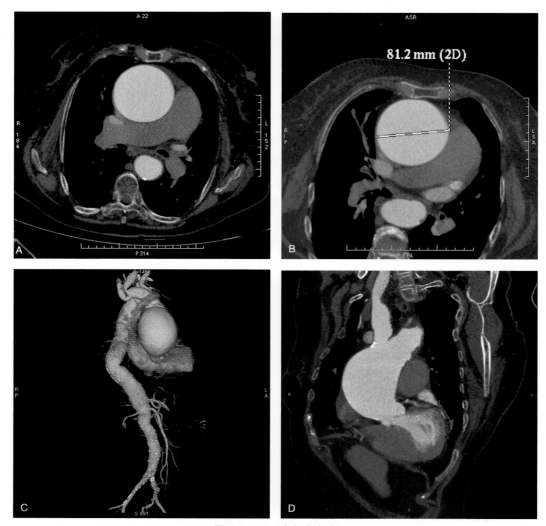

图 2-3-13 升主动脉瘤

CT 增强横断图像（A、B）可见升主动脉明显扩张，最大直径超过 8cm；CT 三维重建 VR 图像（C）及 CPR 图像（D）见
升主动脉扩张，无名动脉受累，主动脉壁见广泛动脉硬化斑块形成，以降主动脉显著，主动脉根部未见明显扩张。

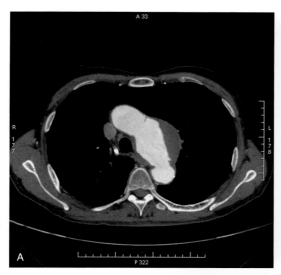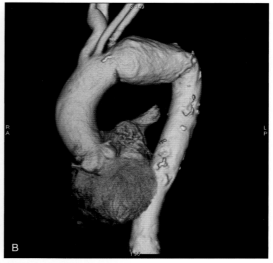

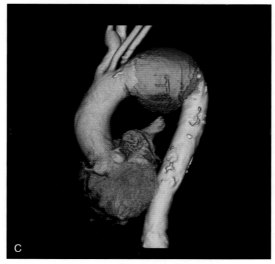

图 2-3-14 主动脉弓部真性动脉瘤

A.CT 增强扫描横断图像,可见主动脉弓部梭形扩张,其内见附壁血栓形成;B、C.CT 三维重建 VR 图像,直观地显示动脉瘤的范围,瘤体周围及胸主动脉管壁动脉硬化斑块,通过图像融合技术(C)可看到动脉瘤内附壁血栓的形态。

腹主动脉瘤好发于老年男性,以肾下型最为常见。在 CT 诊断中我们要谨记几个方面,腹主动脉瘤的分型即肾下型或肾上型很重要,如果为肾下型,瘤体最上端距最下肾动脉的距离、瘤体的范围、最大直径、左和右髂总动脉的直径及长度等内容是在我们诊断中需要提及的,这些数据对于临床是否可行介入治疗提供帮助(图 2-3-17,图 2-3-18)。

另外,在主动脉支架植入术后复查中,CT 血管成像有不可替代的作用,CT 诊断中我们需要观察支架的情况,包括支架是否断裂、支架是否存在渗漏、支架内是否形成血栓导致狭窄以及支架处血管分支的情况等。

五、主动脉夹层

主动脉夹层是指各种原因导致的主动脉内膜撕裂,血液自破裂口进入主动脉中膜,使中膜分离的一种疾病。主动脉夹层的人群发病率较难确定,据国外大样本研究估计,本病的年发病率为(2~5)/10 万,猝死率为 3%~5%,漏诊率极高(30%~40%)。未经治疗的主动脉夹层患者 3 个月内的死亡率随时间而增加,正确诊断和尽早治疗能够降低死亡率。

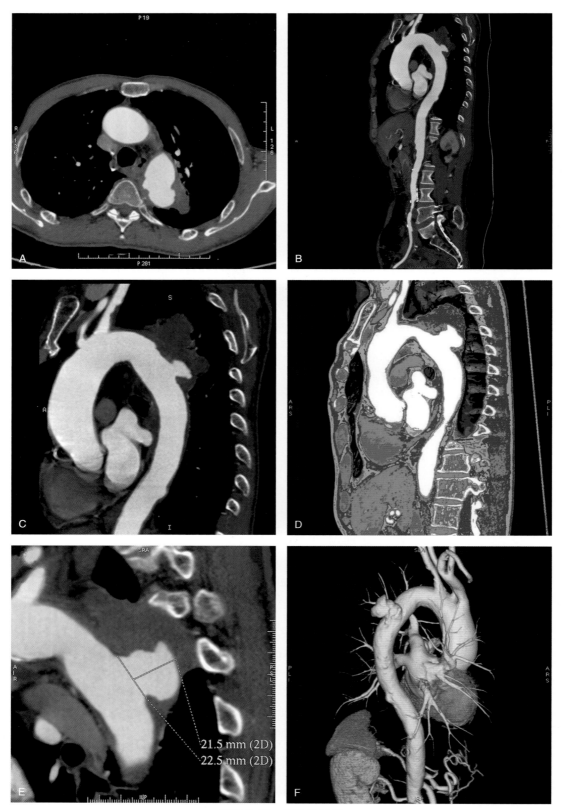

图 2-3-15 假性动脉瘤

CT 增强横断图像（A）及 CPR 图像（B、C）可见主动脉弓降部与主动脉相通的对比剂充盈区,其颈部宽度约
2.25cm;瘤体最大直径约 2.15cm（E）,周围见不规则形低密度,邻近肺组织受压;VR 图像（F）及 MPR 伪彩
图像（D）可见瘤腔的形态。

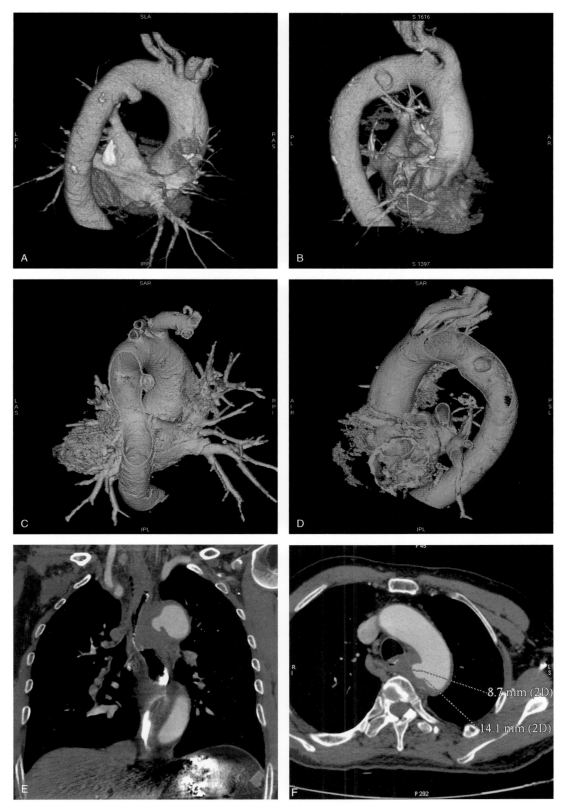

图 2-3-16 主动脉弓假性动脉瘤

A~D. 三维重建 VR 图像,显示瘤腔的形态及大小;E. MPR 图像,可见气管及食管受压变扁、移位;F. CT 横断图像,可见主动脉弓降部内侧缘见一凸起,周围见不规则形低密度包绕,食管及气管受累,测量颈部直径约 1.41cm,瘤腔长径约 0.87cm。

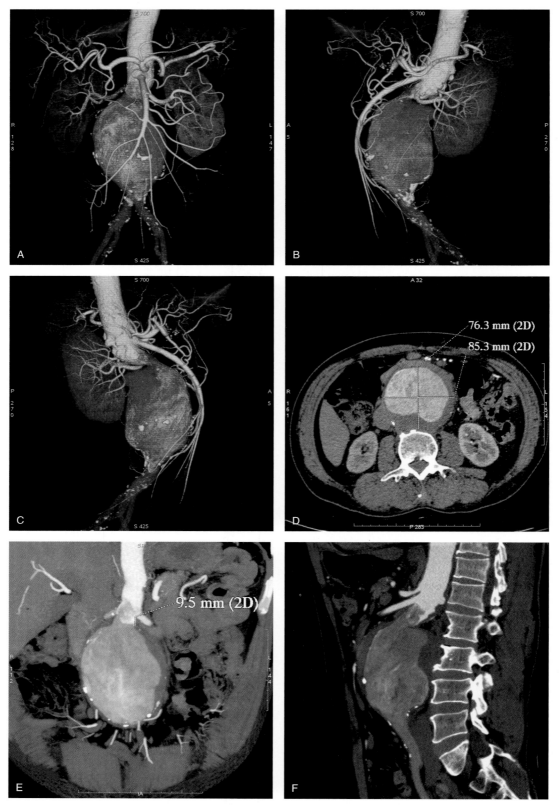

图 2-3-17　腹主动脉瘤

A~C. CT 三维重建 VR 图像，显示肠系膜下动脉起自瘤样扩张段腹主动脉；D. CT 增强横断图像，可见动脉瘤样扩张，测量其最大直径约 8.5cm；E. MIP 图像，显示瘤体上缘距离最下肾动脉约 0.95cm；F. CPR 图像，可见瘤体未累及肠系膜上动脉。

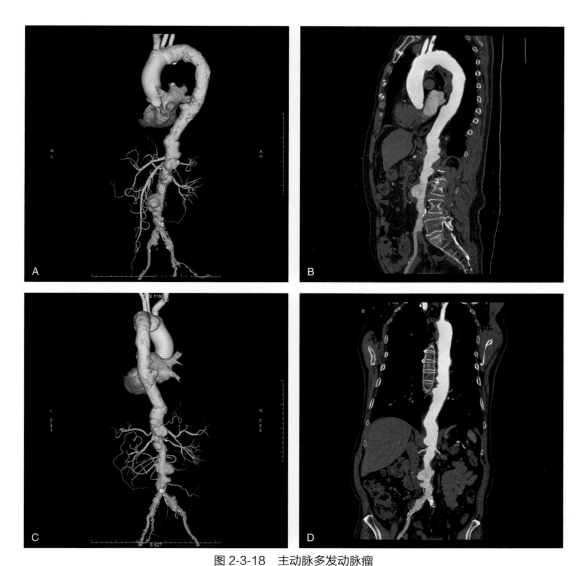

图 2-3-18　主动脉多发动脉瘤
CT 三维重建：VR 图像（A、C）及 CPR 图像（B、D）显示主动脉弓、胸主动脉及腹主动脉
见多个大小不等的囊状动脉瘤，主动脉管壁见广泛动脉硬化斑块形成。

主动脉夹层的分类有两种，目前应用最广泛的是 Stanford 分型，夹层累及升主动脉者为 A 型，夹层不累及升主动脉者为 B 型。另一种分类方法为 DeBakey 分型，此方法将夹层分为三型，Ⅰ 型为夹层始于升主动脉并延伸至降主动脉的任意区域，Ⅱ 型为夹层仅局限于升主动脉，Ⅲ 型为夹层仅累及降主动脉（图 2-3-19）。另外，Ⅲ 型又分为两个亚型，局限于胸降主动脉为 A 型，延伸至腹主动脉为 B 型。

主动脉夹层出现临床症状的 2 周内称为急性期，病程在 2 周以上为慢性期。急性期的典型发病过程是收缩期的血流冲击主动脉壁导致内膜撕裂至血管壁中膜，血流继续延伸使内膜与中膜分离而形成真腔和假腔。多数破口位于主动脉弓与胸降主动脉移行处，其次为升主动脉，主动脉弓及腹主动脉出现破口的概率明显较小。

主动脉夹层发生时，常伴有高血压。胸痛为本病最常见的临床表现，一般呈"刀割样"或"撕裂样"。除胸痛外，还可发生晕厥（一般发生于心脏压塞或脑干缺血等）。累及升主动脉的夹层还可出现主动脉瓣关闭不全，从而出现左心衰竭的相应症状。主动脉分支受累时，可能出现相应的临床症状（如冠状动脉受累时可能出现猝死，肾动脉受累时出现难治性高血压，肋间动脉受累时可能出现截瘫等）。主动脉夹层后管腔的扩张可能出现一些压迫的症状，如颈上神经节受压导致 Horner 征，喉返神经受压导致声音嘶哑等。

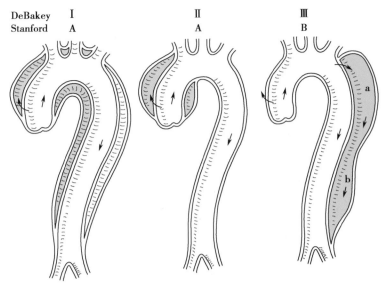

图 2-3-19　主动脉夹层动脉瘤的 Stanford 分型与 DeBakey 分型

随着多层螺旋 CT 的出现与发展,主动脉夹层的检出率也在逐年增加,多层螺旋 CT 在主动脉夹层诊断中已被公认为"新金标准"。多层螺旋 CT 血管成像技术在本病中的应用已不完全拘泥于疾病的诊断,更重要的是为临床提供治疗的相关信息,在本病的诊断中我们需要提供:①主动脉夹层的分类:此内容的提供对临床的治疗有极其重要的帮助;②破口的位置、大小及再破口的数量(图 2-3-20~ 图 2-3-22):破口的位置按照发生率的高低顺序为主动脉峡部、升主动脉、主动脉弓及腹主动脉,主动脉峡部的破口大部分位于主动脉壁的外侧,有少数患者位于内侧,再破口的数量 ≥ 主动脉分支受累数(分支完全起自假腔);③夹层的范围及真假腔的判断:增强 CT 连续的观察并结合三维成像对于真假腔的判断并不困难,但对于一些从主动脉根部开始撕裂的主动脉夹层真假腔的判断有一定的难度,可以根据一些征象辅助判断真假腔,如假腔内的密度较真腔密度低、游离的内膜片与主动脉壁呈锐角的腔多数为假腔等(图 2-3-23~ 图 2-3-26);④主动脉分支受累情况(图 2-3-27);⑤合并症及相关器官的受累情况,如心包积液、胸腔积液、肺炎及脏器缺血等(图 2-3-28)。

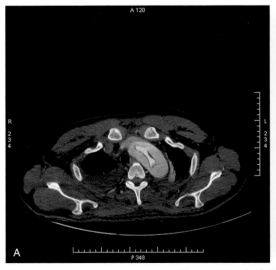
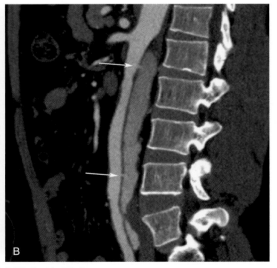

图 2-3-20　主动脉夹层破口与再破口

A. 破裂口位于主动脉弓;B. 两处再破口位于腹主动脉(箭头)。

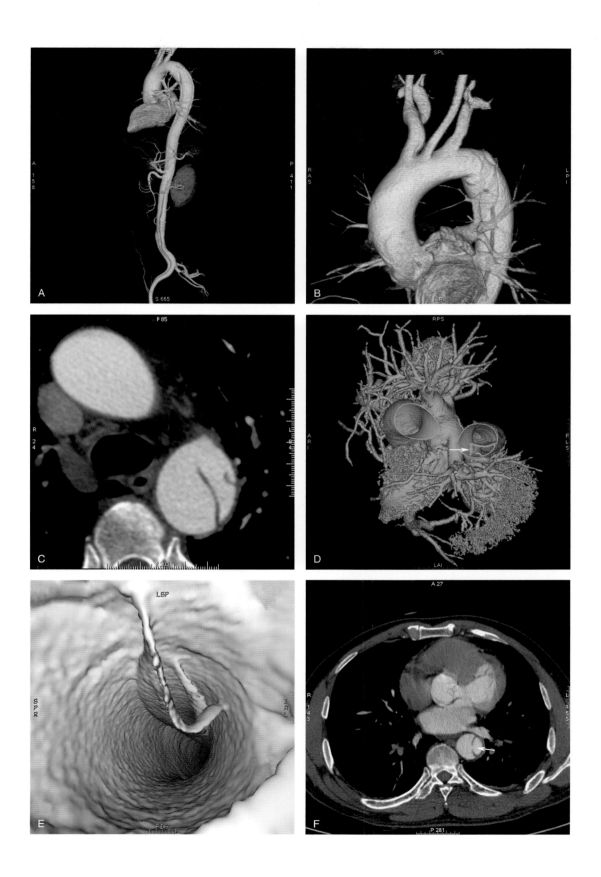

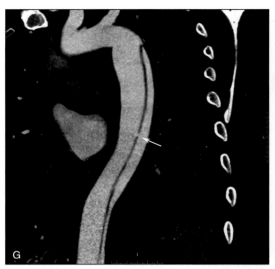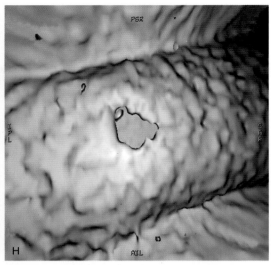

图 2-3-21　主动脉夹层（Stanford B 型）

VR 图像（A、B）可见降主动脉全程呈撕裂状态；横断图（C）、VR 图（D）、仿真内镜（E、H）以及
CPR 图像（F、G 箭头）多种重建方式观察破口及再破口的位置、形态。

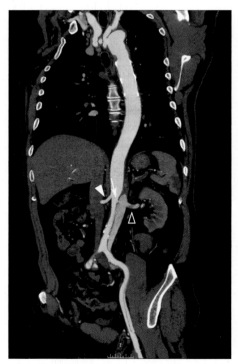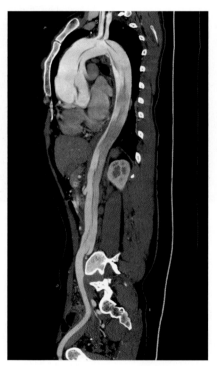

图 2-3-22　主动脉夹层破口与再破口

主动脉曲面重建显示右肾动脉起自真腔（△），
左肾动脉起自假腔（▲），真腔、假腔之间的内膜
片上可见再破口（箭头）。

图 2-3-23　主动脉夹层真腔与假腔

主动脉全程 CPR 显示真腔、假腔密度的差
别，真腔为高密度，假腔为低密度，两者之间
的黑线为内膜片。

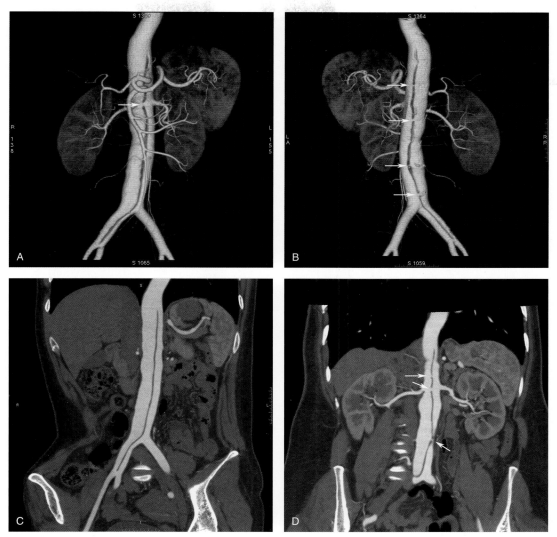

图 2-3-24　腹主动脉夹层

A、B. VR 图像,可见腹主动脉呈撕裂状态,撕裂段局部可见对比剂相通;C、D. CPR 图像,可见游离的内膜片,破口与再破口(箭头)均清晰显示,真腔、假腔对比剂浓度相同。此病例破口位于胸、腹主动脉交界处,再破口可见多个,故假腔与真腔压力基本相通,两个腔强化程度一致,两肾动脉分别完全起自真腔、假腔。

对于主动脉夹层术后的患者,在 CT 图像上需要观察:①升主动脉置换术后人工血管吻合情况、有无渗漏;②腔内隔绝术后支架是否移位、损坏、有无渗漏(图 2-3-29);③支架段血管分支及其供血脏器的情况;④假腔内血肿吸收的情况等。

六、主动脉壁内血肿

主动脉壁内血肿是指没有内膜撕裂口的主动脉夹层,也被广泛称作不典型主动脉夹层,病变继续发展可成为典型主动脉夹层。国外尸检发现,壁内血肿发生于 5%~13% 的急性主动脉综合征中,其病因及发病机制并不十分明确,最可能为主动脉内膜破溃后溃疡致血液在主动脉中层形成血肿,或主动脉中膜、外膜的滋养小血管破裂出血并沿血管壁纵向和横向扩展,但分支血管很少被累及。主动脉壁内血肿的诱因及临床表现与典型急性主动脉夹层相似,其分型可参考主动脉夹层的分型。主动脉壁内血肿的预后包括自发吸收、发展为典型主动脉夹层、血管破裂及动脉瘤形成。发生死亡的危险因素包括升主动脉受累、主动脉直径较宽(一般大于 5cm)、主动脉壁进行性增厚、并发活动性穿透性动脉硬化溃疡以及年龄大等。

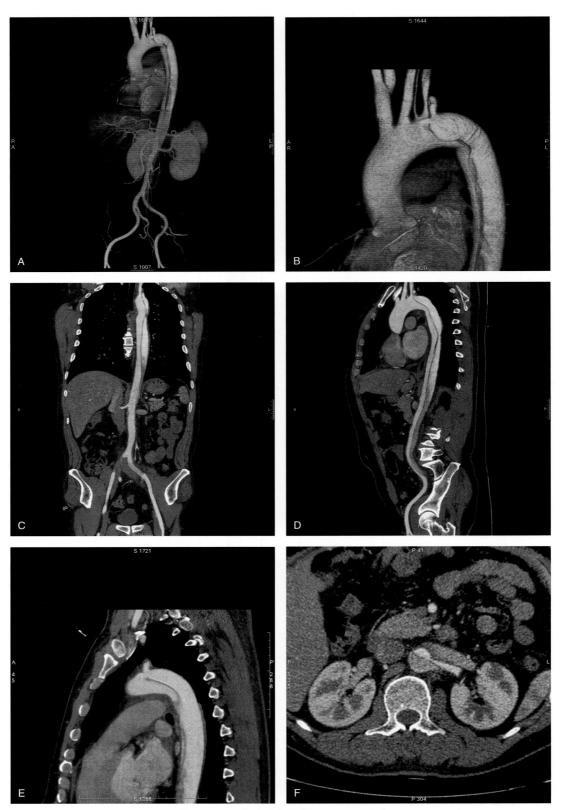

图 2-3-25 主动脉夹层（Stanford B 型）

VR 图像（A）及 VR 放大图像（B）可见降主动脉呈撕裂状态，左锁骨下动脉起始部真腔与假腔相通，左锁骨下动脉近段受累；CPR 图像（C～E）清晰地显示内膜撕裂口的位置及大小；横断面图像（F）可见左肾动脉近段受累。

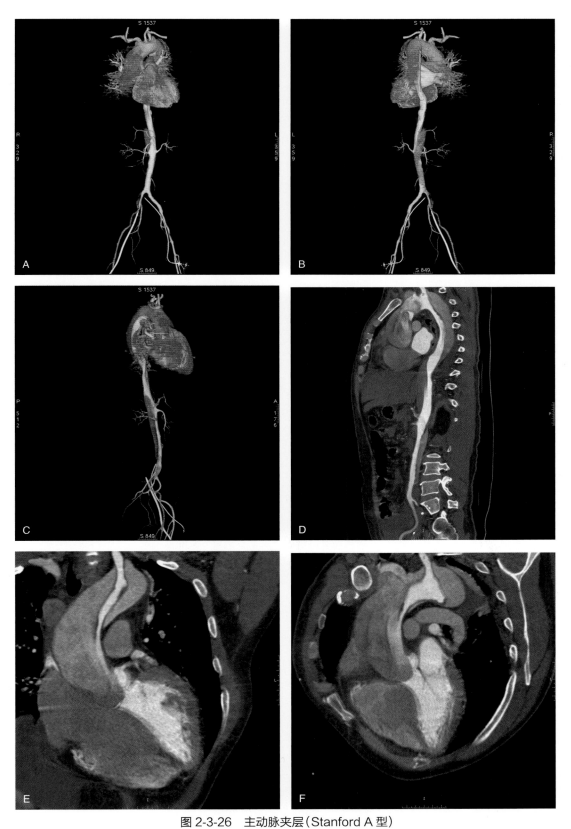

图 2-3-26 主动脉夹层（Stanford A 型）

A~C. VR 图像，多角度观察可见全主动脉管腔呈螺旋形撕裂状态，未见明显的内膜撕裂口；
D~F. CPR 图像，假腔内对比剂浓度明显低于真腔。

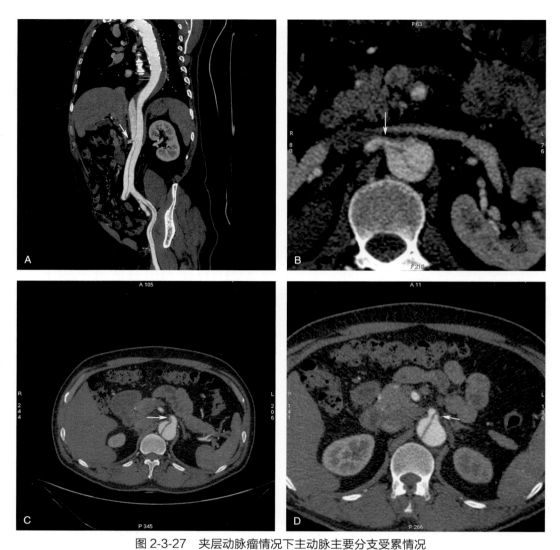

图 2-3-27　夹层动脉瘤情况下主动脉主要分支受累情况

A、B. 患者 1，主动脉撕裂的内膜片一直延续到右肾动脉（箭头）；C、D. 患者 2，主动脉夹层累及
腹腔干（C 箭头），撕裂的内膜片延续到肠系膜上动脉起始部（D 箭头）。

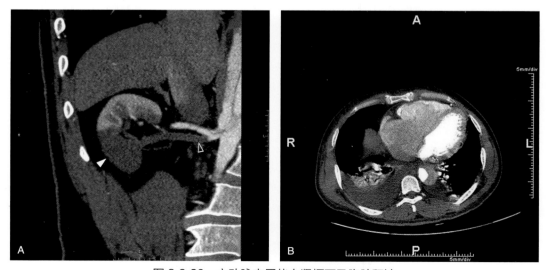

图 2-3-28　主动脉夹层伴右肾梗死及胸腔积液

A. 主动脉夹层累及右肾动脉，导致右肾动脉下段分支闭塞（▲）及相应供血区肾梗死（△）；
B. 降主动脉夹层动脉瘤致双侧胸腔积液，提示临床该夹层动脉瘤存在破裂的风险。

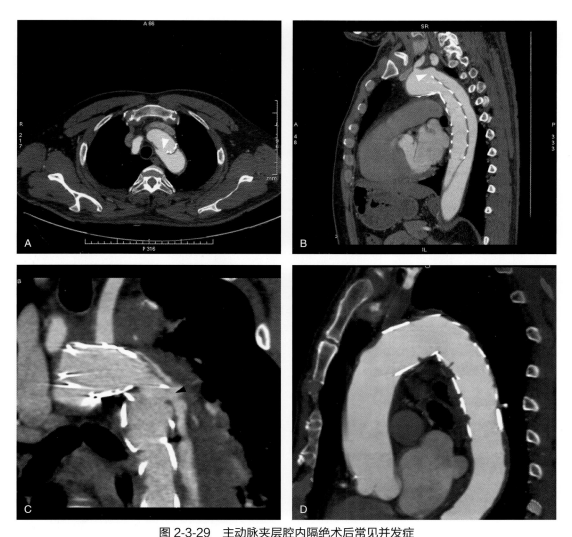

图 2-3-29　主动脉夹层腔内隔绝术后常见并发症

A、B. 同一患者,显示支架移位、破裂口重新开放(△);C. 主动脉夹层腔内隔绝术后支架损坏(▲);
D. 主动脉夹层腔内隔绝术后,支架前端封堵左锁骨下动脉开口致相应供血区缺血。

多层螺旋 CT 是一种快速、无创的检查方法,其血管造影与血管三维重建技术日渐成熟,可清晰显示壁内血肿的直接、间接征象及并发征象,对临床医师的诊断与治疗起到决定性意义。多层螺旋 CT 诊断主动脉壁内血肿标准:①主动脉壁内血肿表现为环形或新月形主动脉管壁增厚,厚度≥5mm;②CT 上可见内膜钙化移位,内移>0.7cm;③增强扫描主动脉腔内无内膜片撕裂;④主动脉穿透性溃疡增强扫描表现为增厚的主动脉壁(斑块)内有对比剂充盈的龛影(图 2-3-30)。在主动脉壁内血肿的多层 CT 表现中,主动脉壁新月形或环形增厚的血肿影是最典型、直接的征象(图 2-3-31)。此外,广泛的主动脉硬化、一侧或双侧胸膜腔渗出或积液(部分可合并心包或叶间裂积液)也有助于主动脉壁内血肿的诊断。本病的 CT 诊断主要需要与主动脉硬化并存在附壁血栓形成后导致的主动脉壁增厚相鉴别,通过笔者观察主要有以下两个方面可辅助判断:①主动脉壁内血肿增厚的管壁内表面较光滑,而动脉硬化导致的附壁血栓内表面欠光滑;②钙化斑的位置不同,动脉硬化的钙化斑均发生内膜上,而附壁血栓则黏附于内膜表面,故可出现钙化内移的征象(图 2-3-32)。

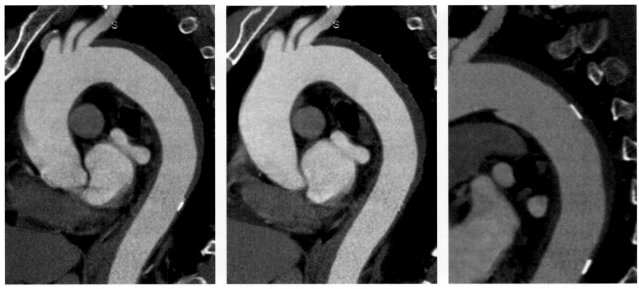

图 2-3-30 主动脉壁内血肿

主动脉弓降部管壁沿长轴方向增厚,内壁光滑,主动脉弓降部局部见龛影形成,
增厚的管壁未见对比剂充盈,钙化斑内移。

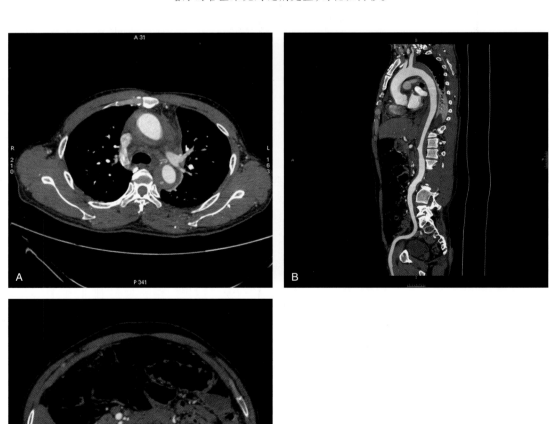

图 2-3-31 主动脉壁内血肿

CT 横断图像(A)及 CPR 图像(B)见升主动脉、
主动脉弓及降主动脉管壁呈环形增厚,局部见
对比剂充盈,未见明显的破口;CT 横断图像(C)
见双肾动脉开口受累。

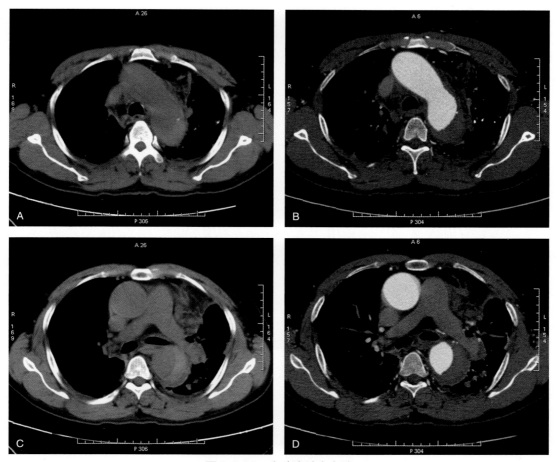

图 2-3-32　主动脉壁内血肿

CT 平扫与增强对照图像：图 A 与图 B 为同一水平横断图像，图 C 与图 D 为同一水平横断图像。平扫时（A、C）可明显看到血肿密度高于主动脉管腔密度，且内膜片及其钙化斑显示清晰；增强扫描后（B、D）可见血肿腔内无对比剂充盈。

七、多发性大动脉炎

多发性大动脉炎是一种累及主动脉及其分支，以及肺动脉的慢性非特异性炎症性疾病，病变累及动脉全层，导致血管管壁增厚、管腔变窄及动脉瘤形成。其发病原因不明，但可能为一种自身免疫病，发病年龄一般在 20~40 岁，女性明显多于男性。按其累及部位可分为四型：①头臂动脉型：病变主要累及主动脉弓及其主要分支；②胸腹主动脉型：病变主要累及胸腹主动脉及其分支；③肺动脉型：病变累及肺动脉，亦可同时累及主动脉；④广泛（混合）型：具有上述三型的特征（图 2-3-33）。临床过程又可分为急性炎症期、慢性中间期及病变固定期。多发性大动脉炎的临床表现复杂多样，其早期临床表现仅有发热、皮疹和关节、肌肉疼痛等非特异的血管外症状，晚期临床表现主要取决于受累病变的部位、程度及侧支循环建立的程度等。头臂动脉型可表现为一侧或两侧上肢无力、酸麻、发凉、疼痛，或不能扪及脉搏（无脉症），以及眩晕、头痛、视力减退、抽搐、偏瘫、晕厥等症状；胸腹主动脉型可表现为慢性腹痛、下肢发凉、酸痛或间歇性跛行、足背动脉脉搏不能扪及等，若肾动脉受累，可发生肾性高血压；肺动脉型可最终发展为肺动脉高压，出现右心衰竭的表现；混合型则可表现出上述一种或多种表现。美国风湿学会于 1990 年制定了本病的 6 项诊断标准：①起病年龄小于40 岁；②下肢出现间歇性跛行；③脉弱；④双上肢动脉收缩压之差大于 10mmHg；⑤锁骨下动脉或主动脉杂音；⑥主动脉及其主要分支或肺动脉狭窄、闭塞的影像学表现。具备其中三条的患者即可确诊。

CT 平扫时主动脉管壁明显增厚，一般为血管全周增厚、管腔变窄及动脉瘤形成；增强后可见管壁无明显强化或轻度强化，有学者认为管壁明显增厚及强化为活动期重要的 CT 表现，其原因可能为活动期炎症细胞浸润，管壁水肿，中膜及外膜形成肉芽组织，而在非活动期内，外膜纤维化，中膜组织萎缩、破坏。非活动期影像表现为管壁密度增高伴钙化,增强后管壁无强化;CT 三维重建可通过 VR、MIP、MPR 等方法直观地观察病变的部位和累及的范围、程度等。胸、腹主动脉病变一般为节段性和跳跃性,主动脉分支受累时一般发生在分支的近段,在病变部位周围可见明显侧支循环形成(图 2-3-34)。

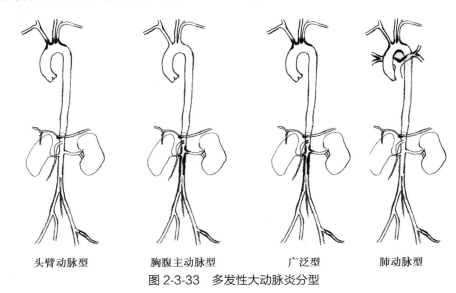

头臂动脉型　　　　胸腹主动脉型　　　　广泛型　　　　肺动脉型

图 2-3-33　多发性大动脉炎分型

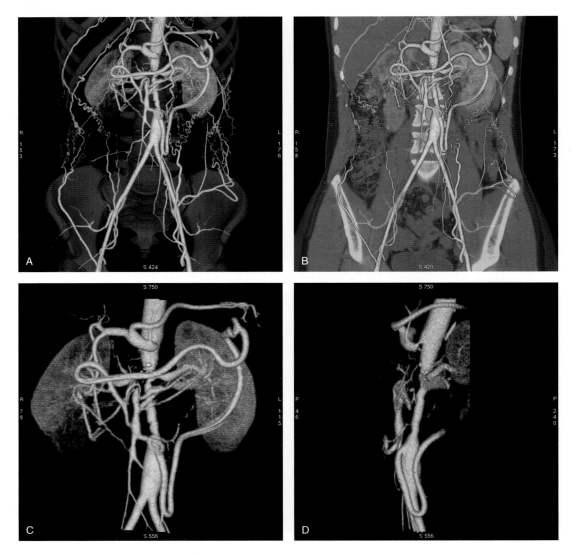

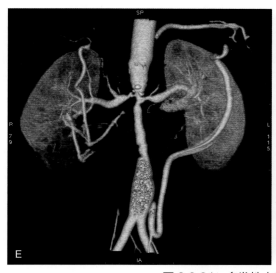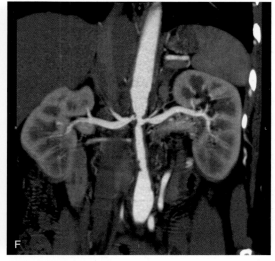

图 2-3-34　多发性大动脉炎（胸腹主动脉型）

VR 融合图像（A、B）见腹主动脉（双肾动脉水平）管腔狭窄，管壁无明显强化，肋间动脉形成侧支循环；VR 正位图像（C）、VR 侧位前切图像（D）、VR 正位前切图像（E）及 MRP 图像（F）见腹腔干及双肾动脉近端狭窄，肠系膜上动脉近段闭塞。

八、主髂动脉闭塞症

主髂动脉闭塞症，顾名思义是指主动脉末端和髂动脉的严重狭窄和 / 或闭塞，是血管外科比较常见的动脉性闭塞，其最常见的病因为动脉粥样硬化，其次为动脉瘤逐渐形成血栓后闭塞，主髂动脉闭塞合并性功能障碍称为 Leriche 综合征。

本病多发生于 50 岁以上人群，男女之比为（6~9）:1，发病率约 0.74%。随着人民生活水平的提高、饮食结构的改变以及人口老龄化的进展，主髂动脉闭塞症的发生率在我国呈逐年增加的趋势。

按主髂动脉硬化闭塞累及范围本病可分为 3 型：Ⅰ 型病变局限于腹主动脉末端及髂总动脉；Ⅱ 型病变涉及主动脉分叉、髂总动脉与髂外动脉；Ⅲ 型病变伴有股腘动脉病变。2000 年国际上形成了泛大西洋学会联盟（Trans-Atlantic Inter-Society Consensus，TASC）共识，并在 2007 年进行了修正。最终得出结论，A 型病变适于介入治疗；B 型病变常选择介入治疗；C、D 型病变常选择外科治疗（表 2-3-1）。

表 2-3-1　主髂动脉病变 TASC Ⅱ分型

A 型病变	B 型病变	C 型病变	D 型病变
①髂总动脉狭窄（单侧、双侧） ②髂外动脉<3cm 狭窄	①肾下腹主动脉狭窄长度<3cm ②单侧髂总动脉闭塞 ③累及髂外动脉，长度在 3~10cm，但未累及股总动脉的狭窄 ④单侧髂外动脉闭塞，但不累及髂内动脉和股总动脉	①双侧髂总动脉闭塞，双侧髂外动脉狭窄病变长度为 3~10cm，未累及股总动脉 ②单侧髂外动脉狭窄累及股总动脉 ③单侧髂外动脉闭塞，累及髂内动脉或股总动脉 ④单侧髂外动脉闭塞，伴有严重钙化	①肾下腹主动脉闭塞 ②弥漫性病变包括腹主动脉、双侧髂动脉 ③单侧髂总动脉、髂外动脉、股总动脉弥漫性多个狭窄性病变 ④双侧髂外动脉闭塞 ⑤髂动脉狭窄伴有不适合腔内修复治疗的腹主动脉瘤或者其他需要开放手术的病变

本病典型临床症状为逐渐加重的间歇性跛行，双下肢软弱无力，站立和行走困难且伴有疼痛。体征可有股动脉或足背动脉搏动消失，绝大部分患者有臀部或下肢疼痛、下肢发麻、发凉；男性患者阳痿的发生率

较高。此外,本病累及髂内动脉时,可引起坐位时臀部疼痛,常伴有臀肌萎缩。

CT增强横断图像可见到闭塞段主髂动脉无对比剂充盈,且存在广泛钙化,腹腔及腹壁可见广泛侧支循环形成,结合CT三维血管成像,可清晰地看到闭塞血管的范围、分支受累情况以及相关脏器的血流灌注情况(图2-3-35,图2-3-36)。

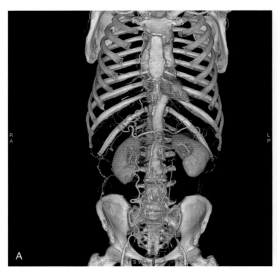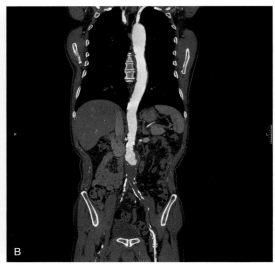

图2-3-35 主髂动脉闭塞症

A. VR图像见腹腔、腹壁及肋间动脉广泛侧支循环形成;B. CPR图像见腹主动脉下段梭形扩张,管壁见广泛动脉硬化,管腔内见附壁血栓形成,腹主动脉远段、双侧髂总动脉及双侧髂内、髂外动脉均闭塞。

影像学检查可为早期诊断本病提供可靠的依据,尤其CT三维血管成像对疾病的进一步定位、定性诊断有重要意义,且可显示病变部位与邻近脏器组织的毗邻关系,能帮助确定阻塞的程度和位置、血管分支情况及侧支循环形成情况,对指导治疗方案的制定具有重要的意义(图2-3-37~图2-3-39)。

九、主动脉溃疡

Stanson等在1986年将穿破中膜弹力板形成的溃疡称为穿透性溃疡(penetrating atherosclerotic aortic ulcer,PAU)。2000年Hayashi等对本病的形成过程做出了描述。初期,在重度动脉粥样硬化患者中开始形成粥样硬化性溃疡,此期病变仅局限于内膜,患者常无症状,随着病变的发展,溃疡穿透内弹力膜,并侵及中膜,即形成了PAU。

有学者认为穿透性溃疡容易造成误解,误认为血管壁的穿通,因此用"溃疡"为宜。将主动脉壁中膜完全穿通(即CT表现为外膜下血肿)或主动脉壁完全穿破形成假性动脉瘤的溃疡称为穿透性溃疡更合适。

穿透性粥样硬化性主动脉溃疡特征性病理改变是粥样硬化斑块破裂形成溃疡,溃疡穿透内弹力层并可在动脉壁中层内形成血肿,血肿往往局限,或者延伸数厘米,但不形成假腔。临床上常与典型主动脉夹层和主动脉壁内血肿均可表现为急性主动脉综合征,但其病理及临床治疗上均不同于主动脉夹层和主动脉壁内血肿。

CT形态学分类:①乳头状,楔形嵌入壁内;②手指状,粗大斜穿入壁内;③蘑菇状,口小底大,体部为圆形或沿主动脉长轴分布的椭圆形;④半圆形,口大底小呈半圆形;⑤不规则形,底部多不规则(图2-3-40,图2-3-41)。

PAU穿透内弹力膜进入中膜,可以稳定多年不变,也可能导致主动脉夹层、主动脉瘤或自发性破裂。临床表现可无明显症状,也可类似主动脉夹层表现,本病多见于高龄、高血压患者,临床上以胸、背痛较常见,同时可并发血液外渗、纵隔血肿或心包积血等。

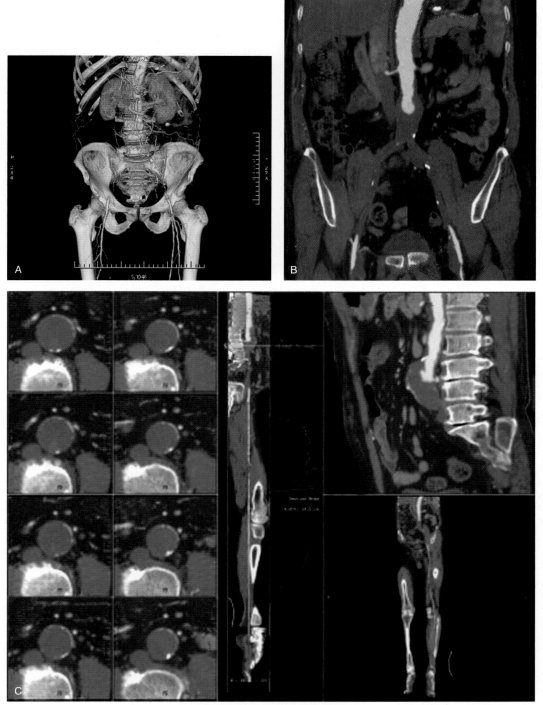

图 2-3-36 主髂动脉闭塞症

A. VR 图像见腹壁广泛侧支循环形成；B. CPR 图像可见腹主动脉远段囊状扩张，腔内见附壁血栓形成，腹主动脉远段、双侧髂总动脉及双侧髂内、髂外动脉均闭塞；C. 垂直截面分析图像见腹主动脉远段向腹侧囊状扩张，管腔完全闭塞，股动脉远段局部重度狭窄。

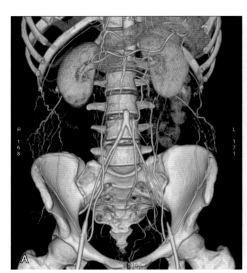
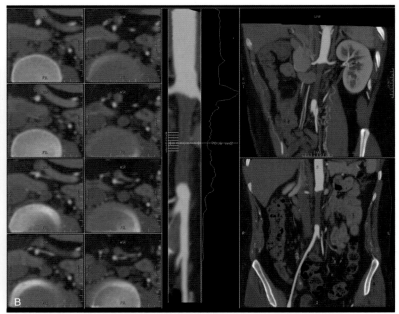

图 2-3-37　主髂动脉闭塞症

VR 图像（A）及垂直截面分析图像（B）可见腹主动脉（双肾动脉水平以下）部分闭塞，
肋间动脉及腹壁见侧支循环形成，双侧髂总动脉及双侧髂内、髂外动脉显示纤细。

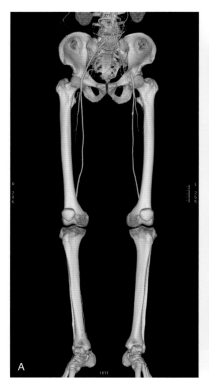
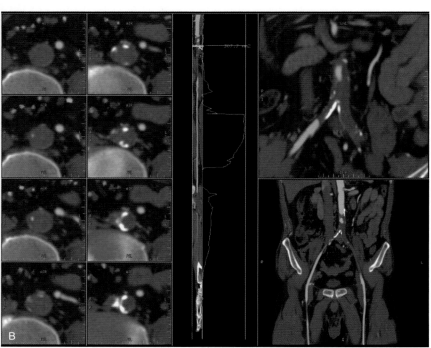

图 2-3-38　主髂动脉闭塞症

VR 图像（A）及垂直截面分析图像（B）可见腹主动脉下段、双侧髂总动脉及
左侧髂外动脉闭塞，双侧股动脉显影良好。

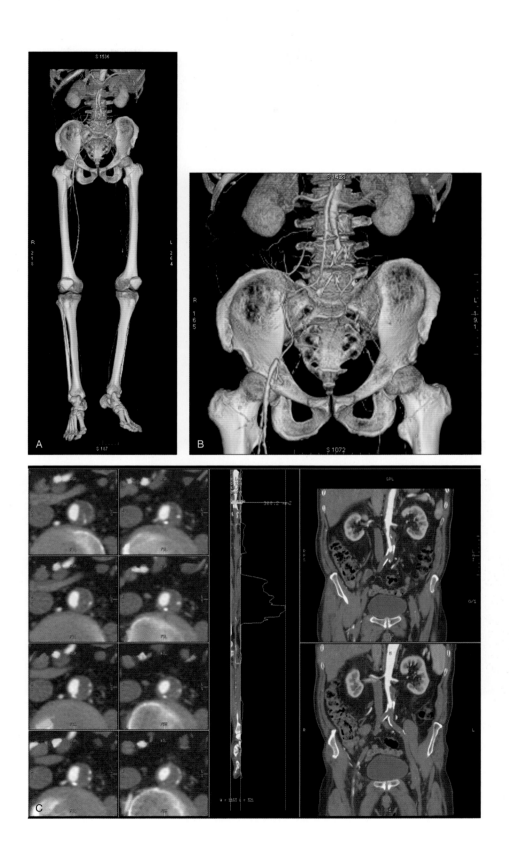

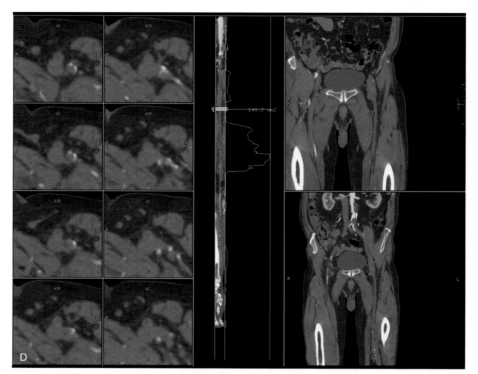

图 2-3-39 主髂动脉闭塞症

VR 图像（A、B）及垂直截面分析图像（C、D）可见腹主动脉下段双侧髂总动脉、双侧髂内、髂外动脉及左侧股动脉均闭塞，广泛侧支循环形成，双下肢动脉广泛动脉硬化。

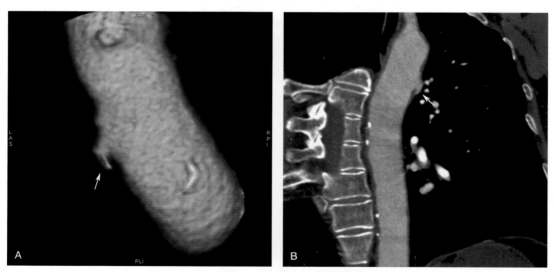

图 2-3-40 主动脉弓降部溃疡

A. VR 图像显示为"手指状"（箭头）；B. CPR 图像显示胸主动脉局部见龛影形成，突出于主动脉管壁。

PAU 的直接征象是主动脉壁上见"龛影"，邻近管壁常可见钙化，"龛影"开口与主动脉腔相通。溃疡初期周围一般无血栓，溃疡壁光整且不伴有胸腔积液和心包积液，活动性溃疡常表现为内膜不完整，溃疡合并壁内血肿、动脉夹层及相应部位的动脉瘤，还可伴有胸腔积液和 / 或心包积液，如"溃疡"穿通血管壁形成假性动脉瘤时则可出现相应的 CT 表现（图 2-3-42）。

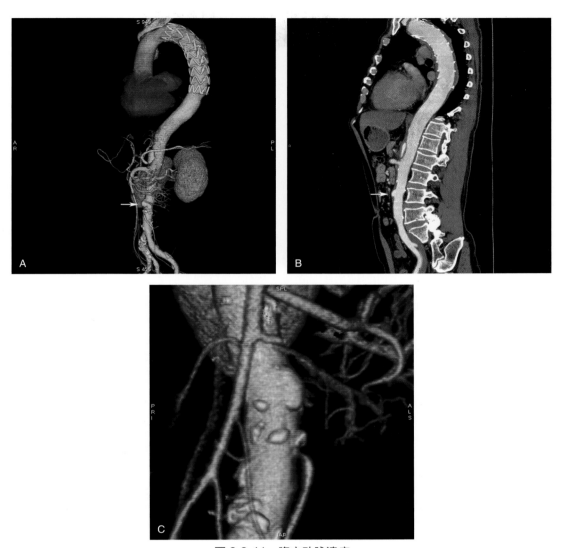

图 2-3-41 腹主动脉溃疡

VR 图像（A）及 VR 局部放大图像（C）显示龛影形状为半圆形；CPR 图像（B）见一半圆形龛影（箭头），局部略突出于主动脉管壁，龛影周围管壁见广泛动脉硬化斑块形成，主动脉弓降部见腔内隔绝术后的封堵器影，腹腔干水平局部呈"双腔"改变。

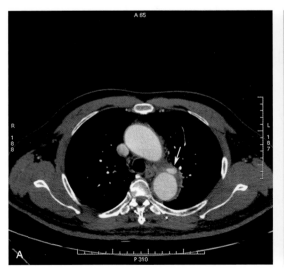

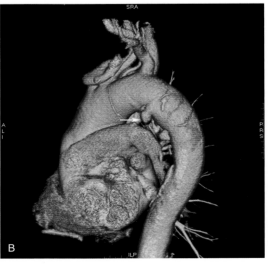

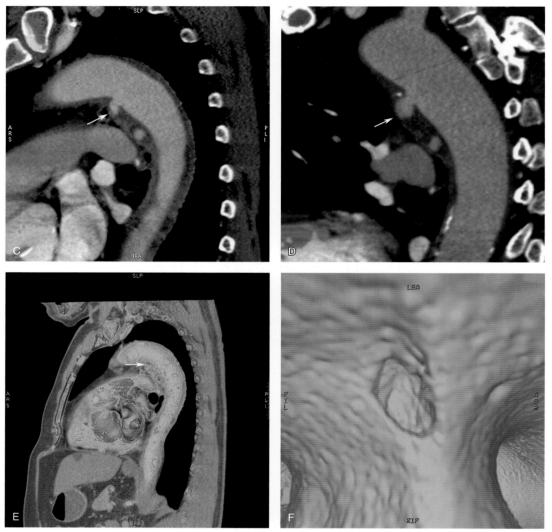

图 2-3-42　主动脉弓降部溃疡

CT 横断图像(A)示主动脉弓降部局部见双腔征;CPR 图像(C、D)示主动脉弓降部局部管壁增厚,并龛影形成,主动脉管壁见明显的钙化斑块形成;VR 图像(B、E)和仿真内镜图像(F)可见龛影的形态为蘑菇状(箭头)。

(杨本强　肖俊睿　孙　玉　隋洪刚)

第四节　主动脉磁共振成像

　　在显示主动脉病变的多种影像学成像方法中,磁共振成像(magnetic resonance imaging,MRI)具有无创、无电离辐射以及可多序列、多参数并可任意平面成像等优势,是研究主动脉形态结构、功能、血流动力学及组织特征综合评估的强有力手段,特别在血管管腔和管壁成像等方面,具有其他检查方法所不具备的功能,越来越受到临床一线医务人员的认可与重视。在心血管磁共振协会(Society for Cardiovascular Magnetic Resonance,SCMR)发布的最新版心血管磁共振临床指征专家共识(2020 年版)中,对心血管磁共振(cardiovascular magnetic resonance,CMR)在各临床指征中的适用性进行了分级。Ⅰ级指 CMR 临床价值高,应作为一线影像学检查,有大量文献或随机对照试验证据支持;Ⅱ级指 CMR 临床价值较高,应用较多,与其他影像学检查相当,文献证据有限;Ⅲ级指 CMR 临床价值一般,应用较少,其他影像学检查可满足需求；Ⅳ级指具有潜在价值,仍处于研究阶段。专家共识表明,对于获得性心血管疾病,例如胸主动脉瘤、慢性主动脉夹层、主动脉壁内血肿以及主动脉穿透性溃疡等在临床适用性方面具有 CMR 一级指征,应将 CMR 作为一线影像学检查。对于腹主动脉瘤,急性主动脉夹层,主动脉分支评估,颈动脉、主动脉粥样硬化斑块,大、中动脉管壁炎症评估以及主动脉瓣狭窄,主动脉瓣、二尖瓣、三尖瓣反流,人工瓣膜评价等方面也具有 CMR 二级指征,可见在主动脉病变评价中,心血管磁共振具有重要的应用价值。本节介绍主动脉相关常见病及多发病的磁共振成像诊断特征。

一、主动脉夹层

主动脉夹层(aortic dissection,AD)系由各种病所致的主动脉壁中膜弹力组织和平滑肌病变,在高血压或其他血流动力学变化的促发下,内膜撕裂血液破入中膜,将主动脉壁分为双层,形成主动脉壁内血肿,并进一步扩展的一种主动脉疾病。

(一) 分型

传统的 AD 分型方法中应用最为广泛的是 Stanford 分型和 DeBakey 分型(详见本章第三节)。Stanford A 型相当于 DeBakey Ⅰ 型和 Ⅱ 型,Stanford B 型相当于 DeBakey Ⅲ 型。两种分型在国内外普遍应用,并作为影像诊断分型依据(图 2-4-1)。

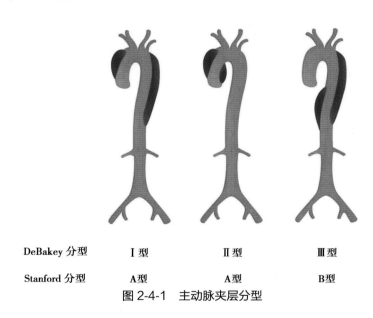

| DeBakey 分型 | Ⅰ型 | Ⅱ型 | Ⅲ型 |
| Stanford 分型 | A型 | A型 | B型 |

图 2-4-1　主动脉夹层分型

(二) MRI 影像表现

主动脉夹层的 MRI 表现与其解剖、病理相关,典型主动脉夹层为主动脉壁内膜撕裂,血流通过裂口进入管壁中膜,沿主动脉长轴方向顺向,有时也会逆向扩展形成假腔,内膜撕裂也可呈螺旋走行,广泛者可自升主动脉至腹主动脉远端,甚至累及髂动脉。血流所产生的剪切力可导致内膜进一步撕裂,形成再破口或出口,进而沟通真、假两腔,真腔、假腔之间为内膜片。真假腔和内膜片为主动脉夹层影像学诊断的直接征象。内膜撕裂最常见的部位是主动脉瓣上方 4cm 以内升主动脉右前外侧方,其次为降主动脉峡部左锁骨下动脉近端(即动脉导管韧带的部位),这可能与局部解剖及受力特点有关,即活动的主动脉弓与固定的降主动脉交界处易受弯曲应力作用而受到损害(图 2-4-2,图 2-4-3)。

1. 内膜片(intimal flap)　MRI 表现为主动脉腔内横行的线样结构,不同序列显示时相对主动脉腔可呈低信号或高信号。在 MRI 黑血序列上呈高信号的瓣状结构,位于血管腔中。MRI 内膜片将主动脉分隔为真腔和假腔,通常沿主动脉长轴纵向延伸,也可螺旋走行,结合矢状面、冠状面显示更为清楚。研究显示,T_2 加权成像(T_2WI)观察内膜瓣比 DSA 更有优势,约半数患者用 T_2WI 可显示出内膜瓣,有时可见内膜瓣移位。MRI 增强扫描血管壁和内膜瓣都可见强化,对内膜瓣的显示更佳。MRI 三维黑血序列可通过任意角度重建图像,从而更好地显示内膜瓣。内膜瓣显示欠清时,动脉夹层病变需要与真性动脉瘤合并附壁血栓鉴别。此时往往需要结合病变的发生位置、形态、是否存在动态变化等综合分析,并进行鉴别诊断。

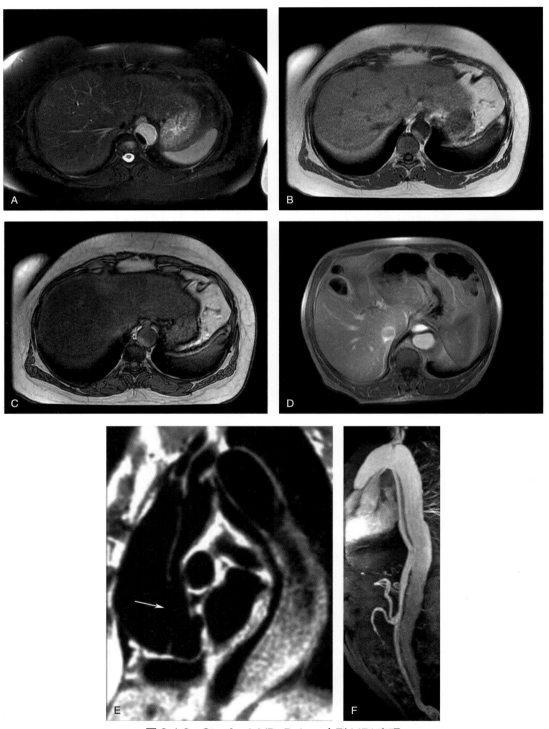

图 2-4-2　Stanford A/DeBakey Ⅰ型 MRI 表现

A. T$_2$WI 抑脂序列可见移位的内膜瓣,真腔小呈流空信号,假腔呈新月形高信号;B、C. T$_1$WI 正、反相位序列可见稍低信号内膜瓣;D. 增强扫描可见真腔明显强化,假腔强化程度低于真腔;E. 升主动脉近端破口部位可见内膜瓣的线性连续性中断(箭头);F. 3D MRA 可见主动脉夹层初始破口位于升主动脉近端,头臂干、左侧颈总动脉及锁骨下动脉起自假腔。

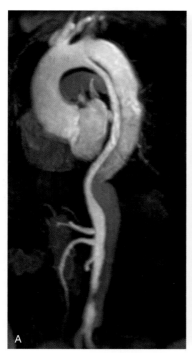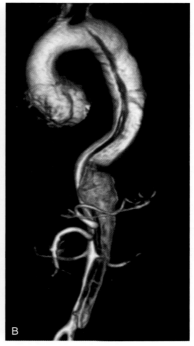

图 2-4-3 Stanford B 型 MRI 表现

A. 主动脉夹层 B 型的 MRA 最大密度投影图像,内膜瓣在真假腔之间的暗
线图像是可见的,流速的差异在真腔中显示出较高的信号强度(白色),而
在假腔中显示出较低的信号强度(灰色),腹腔动脉和肠系膜上动脉从真腔
的起源;B. 主动脉夹层 B 型的 MRA 多平面重塑图像,成像有助于区分前
部真腔和后部假腔及其与内脏血管的关系。

2. 真腔(true lumen)和假腔(false lumen) AD 最基本病理生理表现为假腔持续扩大和真腔受压变窄,MRI 表现为主动脉扩张,呈双腔,根据 MR 不同序列和双腔血流流速不同,真假腔信号可以相同,也可以不同。假腔通常位于真腔外侧且大于真腔,如升主动脉右侧、降主动脉左侧及主动脉弓前上部,螺旋状走行的假腔可位于真腔任意方位。真腔流速较高,在 MRI 黑血序列上呈低信号,亮血序列上呈高信号;假腔较宽,多呈新月形,为内膜夹层分离所致。假腔内血流速度多较慢,易形成湍流,在 MRI 上多呈不均匀信号,常见血肿形成。

3. 初始破口(entrysite)和再破口(re-entrysite) 内膜撕裂近端的破口为初始破口,远端破口为再破口,血流常通过再破口回流入主动脉管腔,进而沟通真、假两腔,少部分患者可见多个撕裂口。MRI 表现为内膜连续性中断,有时可见破口处血流喷射信号。明确 AD 再破口的数量及部位,有助于治疗方案的合理选择。影像学内膜破口的检出率较低。

4. 动脉管腔改变 动脉夹层所致的动脉管腔改变包括扩张和狭窄,不规则狭窄伴扩张以及完全闭塞。时间飞跃法 MRA(time of flight MRA,TOF-MRA)、对比增强 MRA(contrast-enhanced MRA,CE-MRA)及高分辨力 MRI(high-resolution MRI,HR-MRI)管壁成像均能清晰显示夹层病变受累血管的管腔变化。如果有夹层动脉瘤形成,可见局部管腔不规则扩张。体积较大的夹层动脉瘤形成往往伴有周围组织的明显受压移位,夹层动脉瘤内反复出血及血栓形成表现为 MRI 上葱皮状混杂信号影。

5. 主要分支血管受累 临床上,有时治疗方案的选择基于 AD 分支血管的受累方式,依据病理生理的不同常分为三型:Ⅰ 型为内膜片未累及分支血管,但向下脱覆盖分支血管的起源处,称为动力性梗阻(dynamic obstruction,DO),此型分支血管仍由真腔供血;Ⅱ 型为累及分支血管,即内膜片贯穿或进入分支血管,称为机械性梗阻型(static obstruction,SO),此型受累血管由真、假双腔供血;Ⅲ 型为受累分支血管完全由假腔供血,分支血管的内膜随主动脉夹层内膜从其开口处完全撕裂。研究发现,右髂总动脉为最常见的机械性梗阻型分支血管,即由真、假双腔同时供血;右肾动脉为最常见的由假腔供血的分支血管。

6. 其他征象 MR 可显示主动脉破裂、动脉瘤或腔内附壁血栓形成等影像表现。

MRI 为无创血管成像技术,可从任意角度显示 AD 真腔、假腔和累及范围,其诊断的准确性和特异度均接近 100%,目前被视为诊断 AD 的"金标准"。对于慢性 AD,增强 MRA 可评估真腔、假腔的动态充盈,黑血序列可显示内膜撕裂的范围。

二、主动脉壁内血肿

主动脉壁内血肿(aortic intramural hematoma,AIH)病理学机制及影像学表现为主动脉中层内滋养血管破裂出血形成主动脉壁内血肿的主动脉病变,也称为不典型 AD。AIH 占急性主动脉综合征的 10%~30%,占临床可疑 AD 的 5%~20%,相关病死率为 21%。临床表现为胸痛或腹痛,甚至撕裂样疼痛,也可出现类似于典型 AD 的并发症,如心包积液。

(一) 病理及发病机制

AIH 在影像学诊断、病理基础和发病机制方面均具有许多不同于 AD 的特点,但与 AD 有着类似的易患因素、症状和体征。常见原因为供应主动脉壁的滋养血管破裂、主动脉壁损伤、继发于内膜动脉粥样硬化性斑块的破裂或穿透性粥样硬化性主动脉溃疡,高血压是最常见的致病因素。由于溃疡龛影穿透内弹力层,进入中膜,随后发生出血。广泛的粥样硬化可导致中膜形成瘢痕或使中膜萎缩,进而可能限制血肿的扩展,即使有穿透性溃疡,也很难形成典型 AD 和再破。转归也不尽相同,部分壁内血肿可自行吸收,部分可发展为主动脉夹层,部分发展为动脉瘤(图 2-4-4)。

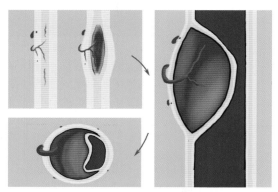

AIH 位于中膜与外膜之间,血肿离外膜非常近,而典型 AD 血肿的位置多不超过中膜的外 1/3,因此 AIH 比典型 AD 更易破裂,血肿使主动脉管壁更加脆弱而易破裂,当其向内破裂时形成典型 AD,向外扩张形成动脉瘤,严重者可向外破裂穿透主动脉壁。

图 2-4-4 主动脉壁内血肿形成机制示意图

(二) MRI 影像表现

MRI 不仅可识别 AIH,还可识别血肿的病理学改变,有助于对血肿消退和进展的判断,也可检测主动脉壁新发的溃疡样突起。MRI 的影像学诊断主要依据是主动脉壁环形或新月形增厚大于 5mm,增厚的主动脉壁可为对称性或非对称性,其内无对比剂进入。累及主动脉范围可呈局限性或弥漫性。壁内血肿通常导致外管径扩张,信号随时间变化,与血红蛋白的降解物顺磁性铁成分随时间的信号强度变化相关,T_1 加权像增厚的主动脉壁呈环形或新月形异常信号影在急性期(小于 7d),SE 序列 T_1WI 显示氧合血红蛋白呈中长信号,亚急性期(大于 8d)及慢性期早期显示为高信号(含正铁血红蛋白),多呈新月形,易于诊断,邻近管腔多呈偏心性狭窄。但若呈中等 - 低信号,与主动脉夹层患者其假腔内血流缓慢形成血栓且填满假腔封闭或者破口时很难鉴别,但 SE 序列 T_2 加权像可以帮助鉴别,高信号表示近期出血,低信号表示慢性血栓形成。3D CE-MRA 显示环形或新月形增厚的主动脉壁无强化或对比剂进入。近年来出现的一些重 T_1 加权成像,如磁化快速梯度回波(magnetization prepared rapid gradient echo,MP-RAGE)或非对比血管成像与斑块内出血同时成像(simultaneous noncontrast angiography and intraplaque hemorrhage,SNAP)等序列对出血更加敏感,显示为灰色背景下明显的高信号。MRI 对急性期和慢性(>2 个月)壁内血肿的显示存在局限性,此时期血肿在 T_1WI 上呈相对等信号,与邻近组织分界不清。壁内血肿通常在 6 个月左右显示为等信号,或彻底消失(图 2-4-5,图 2-4-6)。但也有随访研究显示,壁内血肿可能在更长时间之后仍显示高信号,尚不能确定是否与再发出血相关。壁内血肿需要与动脉粥样硬化斑块内出血相鉴别,结合血肿位置、累及范围和是否有明确的外管径扩张,可以进行鉴别诊断。

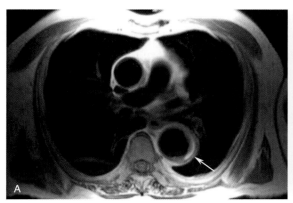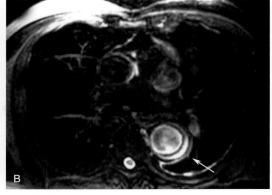

图 2-4-5　主动脉壁内血肿 MRI 表现

A. T_1WI 显示亚急性或慢性壁内血肿具有混合信号成分,表现为脱氧血红蛋白低信号强度和细胞外高铁血
红蛋白高信号强度;B. T_2WI 显示慢性壁内血肿,表现为细胞外高铁血红蛋白的高信号强度。

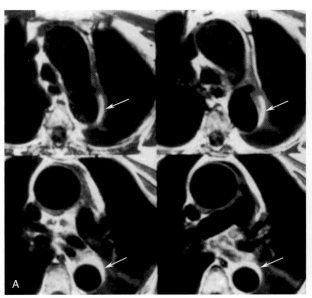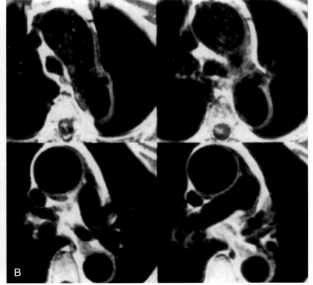

图 2-4-6　主动脉壁内血肿 MRI 随访

在急性症状发生后 9d 和 49d 对壁内血肿行 MRI 随访,获得了连续的经轴 T_1WI SE 图像:A. 在降胸主动脉左前壁的新
月形集合(箭头)中,可以看到高信号强度,符合早期-亚急性壁内血肿表现;B. 在患者接受药物治疗后进行了重复的
MRI(患者接受药物治疗后症状消失),显示在壁内血肿的分布区,主动脉壁的厚度大幅下降,信号减低,只看到极少的非
特异性残留增厚,可能代表动脉粥样硬化。

(三)鉴别诊断

壁内血肿常需要与交通性主动脉夹层、动脉瘤相鉴别。壁内血肿没有"内膜片"及"真假两腔",与常
见的典型主动脉夹层的影像学表现不同。壁内血肿与典型交通性主动脉夹层较易区分,但若主动脉夹层
患者其假腔内血流缓慢形成血栓且填满假腔封闭或者破口时,则对比剂难以进入假腔,与壁内血肿增强扫
描表现相似,此时两种病变需要鉴别,由于主动脉夹层的真假腔横轴面扫描常呈"D"字形或反"D"字形,
而壁内血肿的血管腔通常呈圆形或近似圆形,两者在形态上多存在差异。如果形态不典型或不规则,则增
强扫描可以帮助鉴别,有两个强化的管腔提示为主动脉夹层。真性动脉瘤为局部血管瘤样扩张或梭形扩
张,与壁内血肿很容易鉴别,但有时平扫看到血管瘤样扩张并不一定是动脉瘤,需要结合增强扫描才能确
定,工作中经常遇到平扫怀疑是动脉瘤而增强扫描后发现是主动脉夹层合并附壁血栓。假性动脉瘤的本
质是出血后在血管旁形成血肿,增强扫描无对比剂进入。壁内血肿还须与附壁血栓、动脉粥样硬化及大动
脉炎相鉴别。附壁血栓的形态多不规则,可见血管外壁规整而内侧形态不规则,导致开放的管腔形态不规

则,DSA 和 3D CE-MRA 检查提示血管腔失去正常形态而表现为各种不规则形状。动脉粥样硬化所致的主动脉血管壁增厚多为轻度增厚,增厚的血管内壁不规则,而壁内血肿管壁内外多很光整。主动脉壁内血肿须与多发性大动脉炎相鉴别,多发性大动脉炎可见血管壁增厚,T_1WI 及 T_2WI 可见血管壁分为 3 层,内膜和外膜信号较高,中膜信号较低,而壁内血肿大多信号均匀,无明显分层;多发性动脉炎的血管壁多毛糙、不规则,累及管腔绝大多数表现为狭窄,其范围较广,可累及肾动脉及主动脉弓上主要大血管;增强扫描壁内血肿无强化,而多发性大动脉炎血管壁可强化。

三、穿透性动脉粥样硬化性溃疡

穿透性主动脉溃疡(penetrating aortic ulcer,PAU)是在主动脉粥样硬化基础上形成的溃疡,高血压、年龄和动脉粥样硬化病变是溃疡形成最主要的因素。

(一)病理及发病机制

PAU 特征性病理改变为粥样硬化斑块破裂形成溃疡,溃疡穿透内弹力层并在动脉壁中层内形成血肿,血肿多为局限性或只延伸数厘米,不形成假腔。斑块破裂还可导致内、中膜局限性夹层形成,扩展至外膜则可形成假性动脉瘤。病史长者,在溃疡的基础上管腔逐渐扩张,可以形成动脉瘤(图 2-4-7)。穿透性溃疡的主动脉破裂风险更大,须尽快手术干预。

高血压、高龄及全身动脉粥样硬化被认为是 PAU 最主要诱发因素,多发生于主动脉粥样硬化进展期的老年女性,常见于中远段的降主动脉或腹主动脉上段,升主动脉罕见,可能反映出动脉粥样硬化相对不易累及主动脉的这些部位,同时常伴有腹主动脉粥样硬化性动脉瘤,主动脉穿透性溃疡常为多发。PAU 临床表现与典型 AD 和 AIH 相似,如胸痛或胸背痛。

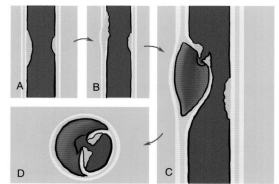

图 2-4-7 穿透性动脉粥样硬化性溃疡形成机制示意图

A. 粥样硬化斑块形成;B. 粥样斑块破裂形成溃疡,溃疡穿透内弹力层;C、D. 动脉壁中层内形成血肿。

(二)MRI 影像表现

最主要表现为主动脉广泛粥样硬化,增厚的主动脉壁中可见充满对比剂的袋状溃疡突起,动脉内膜局部缺损、主动脉外轮廓变形,而没有内膜片和夹层。CT 和 MR 可以证实溃疡样病变及其周围的局限血肿,可显示特征性弥漫性主动脉粥样硬化改变,壁不规则增厚、钙化,对比剂渗入主动脉壁内并在局部形成大小不一的囊袋状突出,类似龛影,呈蘑菇状或指状等,周围常伴壁内血肿,但没有内膜片和假腔。如果有较长一段内膜片,也可称为局限性夹层。另外,还可显示穿透性溃疡的并发症,包括壁内血肿、夹层、假性动脉瘤或主动脉破裂等。由溃疡发展而来的夹层,内膜破口通常为溃疡口,多见于 Stanford B 型夹层,进行最大密度投影(maximal intensity projection,MIP)后处理可获得血管造影样的投影图像,能清楚显示溃疡的局灶性囊袋样突出及其与主动脉腔的关系(图 2-4-8)。

初期在重度动脉粥样硬化患者中开始形成粥样硬化性溃疡,此期病变通常无症状,局限于内膜层,不伴有壁内血肿。进展期的动脉硬化斑块穿透内弹力膜进入中膜,使中膜暴露在搏动的血流中,造成出血进入壁内,形成血肿,如新形成的血肿与主动脉相通,则可形成"双腔"或"血栓化"AD。"双腔"AD 可显示真腔与假腔之间的交通,而后者则表现为假腔无强化,"血栓化"夹层比"双腔"夹层多见,因为严重的动脉粥样硬化可以阻止血肿的延伸以及再通形成,类似于原发壁内血肿。目前对 PAU 的自然病程了解甚少,大部分学者认为 PAU 随着时间的推移进展缓慢,很少发生主动脉破裂和致命的并发症。随着时间的延长,溃疡口径、深度、长度有加大、加深、延长的趋势,而主动脉壁内血肿有明显吸收;新形成的血肿降低了主动脉壁的强度,伴随不同的溃疡穿透深度可形成不同的并发症,溃疡扩展到中膜,则形成壁内血肿,可导致动脉瘤形成(主动脉重塑)、假性动脉瘤或破裂。在主动脉溃疡样病变的老年及无症状患者中,大多数主动脉溃疡可长时间保持稳定,仅 1/3 可进展为轻度主动脉扩张。对出现急性症状的患者需要进行严密随访;溃疡直径超过 20mm 或溃疡深度超过 10mm 者疾病进展的危险性很高。

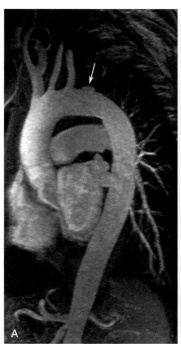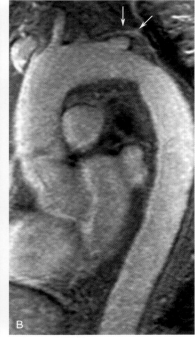

图 2-4-8　穿透性主动脉溃疡 MRA 表现

早期动脉相（A）和延迟"稳态"相（B）均显示穿透性主动脉溃疡累及主动脉弓的上表面。由于稳态成像阶段出现的对比度增强，延迟图像上的主动脉内膜轮廓非常清晰。

四、主动脉瘤

主动脉瘤（aortic aneurysm，AA）是指主动脉局部或弥漫性的病理性扩张，国人正常主动脉最大管径分别为：升主动脉 4cm，降主动脉 3cm，腹主动脉 2cm。若升主动脉管径 ≥4cm、降主动脉管径 ≥3cm，提示主动脉扩张。一般将病变管径为正常管径的 1.5 倍以上或超过近心端管径的 1/3 的情况定义为动脉瘤。

胸主动脉发病率随年龄增加而增加，总发病率为 450/10 万，男女发病比例为 3∶1。约 1/3 累及腹主动脉，主动脉瘤发病率相对较低，但死亡率较高。主动脉瘤的发生是多因素的，包括遗传易感性和环境因素，其共同作用导致主动脉壁中层的退行性改变、主动脉壁的薄弱，从而导致主动脉扩张及动脉瘤形成。

研究表明，孤立性非特异性或退变性升主动脉瘤以每年增加 0~0.1cm 的速率生长。若主动脉瘤直径>5cm，其增长的生长速率为 0.1~0.15cm/ 年；若胸主动脉瘤直径达 6cm 或腹主动脉瘤直径达 7cm，并发症发生率大大增加。动脉瘤扩张程度越大，其破裂概率越大。临床上将升主动脉内径>5.5cm 视为手术治疗的指征。

任何部位和不同病因所致的主动脉瘤均有进展、增大的自然发展过程，甚至破裂。主动脉瘤体越大，瘤内张力越大，瘤体发生破裂的风险与动脉瘤大小之间的关系为：<4cm 为 0.3%，4~4.9cm 为 1.5%，5~5.9cm 为 6.5%，≥6cm 者破裂风险明显增加。女性发生 AA 的风险虽然较男性低，但女性患者 5cm 大小动脉瘤的破裂风险是男性 6cm 大小动脉瘤的 3 倍。吸烟者、高血压患者更容易发生 AA 破裂。瘤体迅速增大，提示发生破裂的风险。

（一）分型

主动脉瘤按病理解剖和瘤壁的组织结构，可分为真性和假性动脉瘤。真性动脉瘤（true aneurysm）是由于血管壁中层弹力纤维变性、失去原有坚韧性，形成局部薄弱区，在动脉内压力作用下使主动脉壁全层扩张或局限性向外膨凸形成动脉瘤。真性动脉瘤按形态改变，又可分为囊状、梭形与梭囊混合型动脉瘤 3 种，其瘤壁还保留正常动脉壁的 3 层结构。假性动脉瘤（false aneurysm）是指主动脉壁破裂或内膜和中膜破裂,造成破裂出血或外膜局限性向外膨凸形成动脉瘤。瘤壁由血管周围结缔组织、血栓或血管外膜构成,无正常动脉壁的3层结构。主动脉瘤按部位,可分为胸主动脉瘤、胸腹主动脉瘤和腹主动脉瘤(图2-4-9~图2-4-11)。

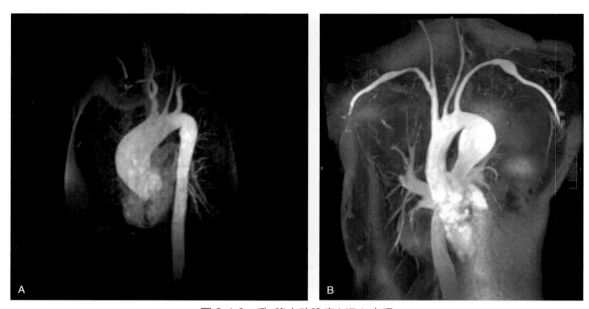

图 2-4-9　升、降主动脉瘤 MRA 表现

A. 升主动脉呈局限性梭形扩张,瘤腔及瘤壁规则;B. 降主动脉呈局限性囊状扩张,瘤腔及瘤壁规则。

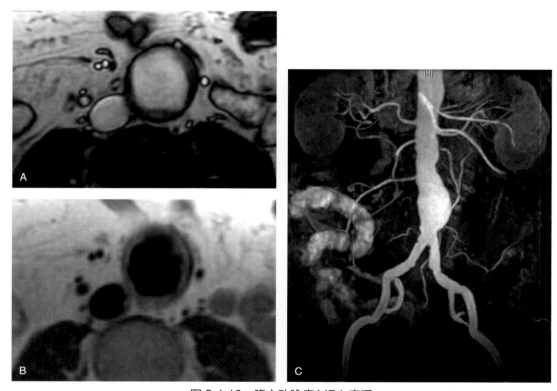

图 2-4-10　腹主动脉瘤 MRA 表现

A、B.“亮血”和“黑血”序列显示腹主动脉瘤伴附壁血栓、溃疡形成;
C. 3D MRA 示腹主动脉远端梭囊状扩张、溃疡。

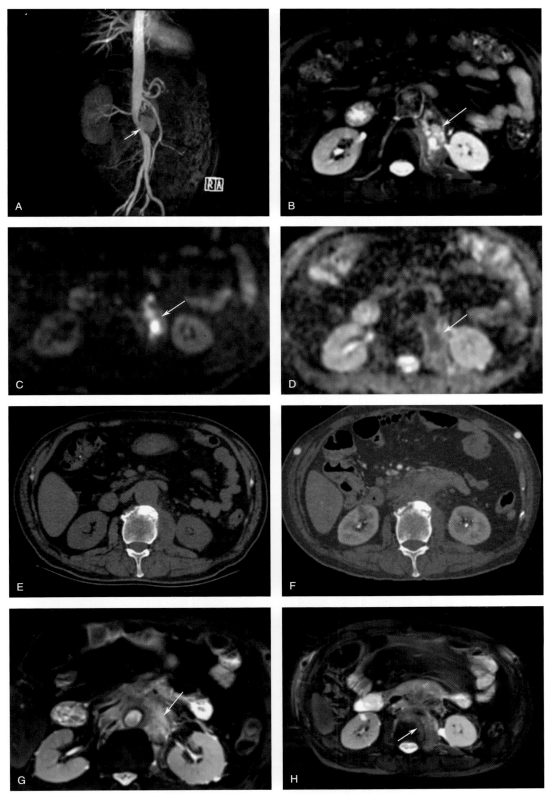

图 2-4-11 感染性腹主动脉瘤 MRA 表现

69 岁男性,糖尿病病史,因发热和腹痛就诊,血液培养显示为沙门菌。A. 三维 MR 血管成像,可见腹主动脉处有囊状主动脉瘤(箭头);B. T_2 加权图像,动脉瘤壁和左腰椎前部的高信号表明水肿,左侧腰部中央部分(箭头)显示明显的高信号强度;C. DWI 图像,相应部位呈高信号;D. ADC 图像,相应部位呈低信号,与脓肿一致;E. T_2 加权图像,椎体的高信号强度表明腰椎边缘水肿,没有骨质破坏,但椎体和左腰椎之间的脂肪平面被湮没;F~H. 在随访期间,4 个月后 CT 和 MR 上的炎症区域扩大(箭头)。

（二）MRI 影像表现

影像学对主动脉瘤诊断主要包括以下几点：①动脉瘤形态和特征：真性或假性动脉瘤，囊状、梭形或梭囊状动脉瘤；②动脉瘤大小、数量和范围：单发或多发性动脉瘤，局限性或弥漫性动脉瘤，动脉瘤直径；③动脉瘤腔、瘤壁和瘤周情况：有无腔内血栓（intraluminal thrombus, ILT）、瘤壁有无破裂、夹层、增厚和钙化等，瘤周有无出血、血肿和周围组织结构压迫；④动脉瘤部位和主要分支血管关系：胸主动脉瘤、胸腹主动脉瘤或腹主动脉瘤，动脉瘤是否累及头臂干、腹腔干、肠系膜上动脉、肠系膜下动脉、肾动脉及髂总动脉；⑤有无其他合并症：心功能不全、主动脉瓣关闭不全、周围动脉瘤、狭窄或闭塞等；⑥动脉瘤的病因：临床表现结合影像学特征可能得到病因学诊断。

数字减影血管造影（DSA）曾是主动脉瘤诊断的"金标准"，可以明确主动脉瘤部位、大小、形态以及与主要分支血管和动脉瘤旁结构的关系，但 DSA 属于有创性检查，已经被无创性 CT 及 MRI 检查取代，MRI 对主动脉瘤的诊断特征性显示以及病理生理变化显示良好，能完整、全面地直接显示动脉瘤的基本病理征象，特别是假性动脉瘤的病理改变，诊断效果极佳。平扫 MRI 与对比增强磁共振血管造影（magnetic resonance angiography, MRA）均可诊断动脉瘤，增强扫描的效果最好。传统的 SE 序列可行多方位层面扫描，真性动脉瘤为主动脉局限性扩张，呈梭形、囊状或梭囊状，结合多方位图像可明确动脉瘤分型；假性动脉瘤为偏心性厚壁囊状扩张，多位于主动脉旁，形态不规则，瘤腔较小，矢状位或斜矢状位 SE 图像可以直观显示主动脉瘤部位、范围，也可对主动脉瘤腔内血栓、瘤壁增厚和周围出血、血肿进行评价。瘤腔内血栓在 SE T_1WI 上为等信号，若为新鲜附壁血栓，在 T_1WI 为高信号，陈旧机化血栓呈较低信号，钙化为无信号。抑脂序列可鉴别瘤周脂肪与瘤壁血肿或粥样硬化性增厚，精确测量主动脉瘤管径。MRI 电影序列可显示假性动脉瘤破口与主动脉腔相通。传统的 SE 序列成像时间长且伪影较多，快速 MRI 扫描解决了这个问题，常用 True FISP 亮血法、HASTE 黑血法和 3D CE-MRA，"亮血"和"黑血"序列可获得 SE 图像同样的信息。3D CE-MRA 可提供 MIP 和 MPR 图像，MIP 图像可显示主动脉瘤部位、大小、形态以及与主要分支血管和动脉瘤旁结构的关系，MPR 图像可多角度显示动脉瘤形态、瘤腔内血栓（图 2-4-12）、瘤腔与主动脉及分支血管的关系、瘤壁增厚和周围出血、血肿情况。

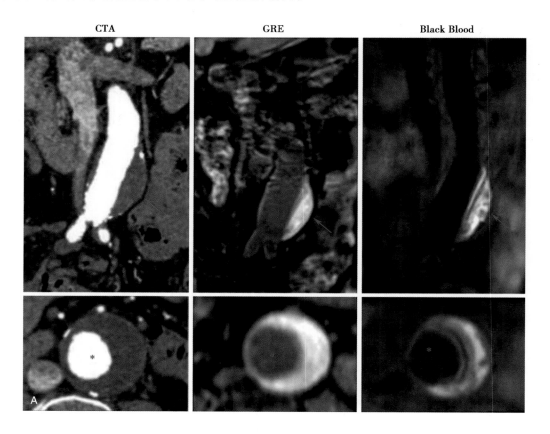

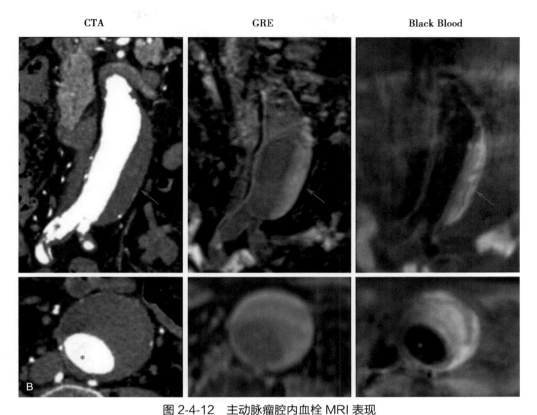

图 2-4-12 主动脉瘤腔内血栓 MRI 表现

A. 新鲜腔内血栓，黑血（Black Blood）和 GRE 图像上显示 ILT 的高强化信号，而 CTA 显示均匀衰减；
B. 陈旧腔内血栓，MRI 显示 ILT 的等强信号，CTA 显示均匀衰减。箭头示 ILT；* 示主动脉管腔。

有研究指出，MRI 测量动脉瘤的最大直径与 CT 结果非常一致。另外，MRI 还可提供动脉瘤与分支血管、冠状动脉以及周围纵隔结构关系的准确信息。虽然 MRI 对远端冠状动脉的评价并不可靠，但近端血管在评价升主动脉瘤时很容易观察。由于 MRI 有相对较大的 FOV（50cm），不用再移动患者就可对全部主动脉进行成像，这种 MRI 全主动脉造影对评价胸腹主动脉瘤或多发不连续的动脉瘤非常有帮助。众所周知，MRI 的一个重要缺陷就是不能显示钙化，特别是在处理不能使用夹闭手段的全部钙化的瓷状主动脉（porcelain aorta）时。因此，采用 MRI 做手术前评价全主动脉的患者手术前可进行 CT 平扫。

（三）主动脉瘤破裂前兆

主动脉瘤破裂在图像上表现为主动脉壁的不连续、对比剂外溢和特征性的主动脉瘤周围血肿，MRI 与 CT 图像表现相似，如果发现主动脉壁钙化不连续，则要怀疑主动脉破裂。在主动脉没有明显破裂时，各种间接征象可提示主动脉即将破裂，如血性胸腔积液、心包和 / 或纵隔血肿。MRI 上可显示新月形血肿信号、内膜钙化不连续、切线钙化征（钙化的内膜超出动脉瘤圆周）、主动脉披挂征（主动脉后壁显示不清、后轮廓紧贴椎体轮廓，代表动脉壁薄弱或局部渗漏）等。主动脉周围血肿表现为包绕主动脉的血肿信号。MRI 可直接显示胸腔或心包的血性积液，主动脉直径逐渐增大，则提示病变进展。MRI 上新月形血肿信号提示附壁血栓或动脉瘤壁内急性出血，与动脉瘤破裂密切相关。主动脉瘤先兆破裂或包裹性渗漏的另一征象是内膜钙化局部不连续，大部分病例可发现切线钙化征（图 2-4-13）。

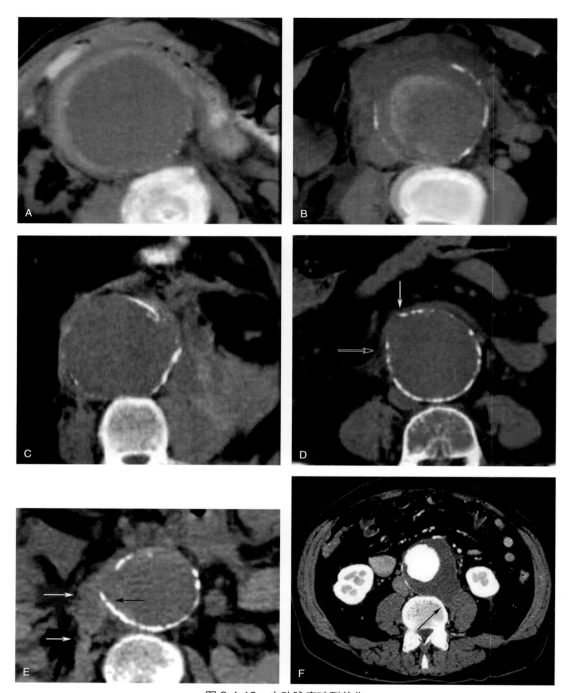

图2-4-13　主动脉瘤破裂前兆

A、B.高密度新月征；C、D.内膜钙化不连续(白色箭头示切线钙化征,黑色箭头示内膜钙化局部不连续);
E.切线钙化征(白色箭头示出血,黑色箭头示内膜钙化不连续);F.主动脉披挂征,主动脉后壁与椎体及左侧
腰大肌分界不清。

五、多发性大动脉炎

　　多发性大动脉炎(Takayasu arteritis,TA)是日本眼科医师 Takayasu 在 1908 年首先描述的,是主动脉及其主要分支的慢性进行性非特异性疾病。病变多见于主动脉弓及其分支,其次为降主动脉、腹主动脉和肾动脉,主动脉的二级分支如肺动脉、冠状动脉也可受累。本病多发于年轻女性,男女患病率约 1∶4,30 岁以前发病约占 90%,40 岁以后较少发病,国外资料患病率为 2.6/100 万。病因迄今尚不明确,可能与感染引起的免疫损伤等因素有关,如螺旋体、结核分枝杆菌、链球菌等感染引起血管壁变态反应或自身免疫

反应。

（一）病理及临床分型

病理学认为本病是一种系统性肉芽肿大血管炎，可引起动脉全层的纤维化和硬化，特征为炎症细胞浸润、外膜纤维性增厚、中膜平滑肌细胞丢失和弹性纤维破坏以及内膜增厚。

临床分型，根据病变部位可分为 4 种类型：头臂动脉型（主动脉弓综合征，A）、胸 - 腹主动脉型（B）、广泛型（A+B）、合并肺动脉受累型（C）（图 2-4-14）。

（二）MRI 影像表现

MRI 影像学可直接显示受累血管管腔变化、管径大小、管壁是否光滑、受累血管的范围和长度，以及血管壁厚度的改变。血管壁增厚多为连续性、向心性增厚且比较均匀（主动脉管壁厚>1.5mm，分支血管壁厚>1.0mm），T_1WI 及 T_2WI 可见血管壁分为 3 层，内膜和外膜信号较高，中膜信号较低。血管腔狭窄多为向心性，狭窄范围较广，可合并狭窄后扩张表现，血管腔扩张及动脉瘤形成比较少见，晚期管壁可出现钙化，血管壁多毛糙、不规则，累及管腔绝大多数表现

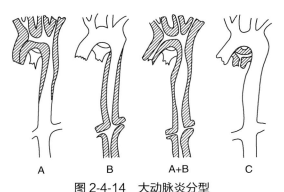

图 2-4-14　大动脉炎分型

A 为头臂动脉型（主动脉弓综合征）；B 为胸 - 腹主动脉型；A+B 为广泛型；C 为肺动脉受累型。

为狭窄（图 2-4-15），其范围较广，可累及肾动脉及主动脉弓上主要大血管，注意与动脉粥样硬化鉴别。大动脉炎活动期还可以表现为受累血管壁异常强化。

（三）鉴别诊断

巨细胞动脉炎又称颞动脉炎，发病年龄通常>50 岁，常伴有风湿性多肌痛，与大动脉炎表现类似，表现为管壁增厚、闭塞，颈外、颈内动脉及其分支最常受累，常表现为局部头痛、视力下降、颞动脉压痛或搏动减弱，影像上显示颞动脉管壁增厚、闭塞。先天性主动脉缩窄多见于男性，全身无炎症活动表现，最常见于主动脉峡部（影像学判断峡部是从左锁骨下动脉起始部到动脉导管之间的区域）。主动脉壁内血肿又称无内膜破口的主动脉夹层或不典型主动脉夹层，急性起病，是急性主动脉综合征之一，平扫可见主动脉壁新月形或环形增厚，密度高于主动脉腔内的血液，管壁增厚呈偏心性、不均匀增强，新月形或环形增厚的动脉壁无强化，无内膜破口或溃疡样病变及真假腔间的沟通。动脉粥样硬化常在 50 岁后发病，管壁通常较平滑、均匀，钙化不典型，动脉粥样硬化通常表现为局限性狭窄，与 TA 相比不同的是其受累节段呈连续性狭窄。

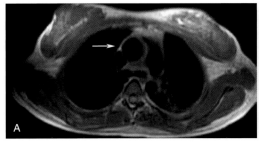 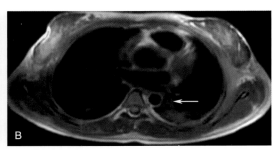

图 2-4-15　大动脉炎 MRI 双反转恢复序列表现

A. 升主动脉壁增厚及扩张；B. 降主动脉壁增厚及局灶性缩窄。

（杨本强　钟　宇　邹明宇）

参考文献

［1］郭启勇, 李坤成. 中华临床医学影像学心血管分册 [M]. 北京: 北京大学医学出版社, 2016: 1-11.

［2］易定华, 徐志云, 王辉山. 汪曾炜 刘维永 张宝仁心脏外科学 [M]. 2 版. 北京: 人民军医出版社, 2016.

［3］胡为民. 先天性心脏病临床放射学 [M]. 北京: 人民卫生出版社, 1994: 115-230.

［4］刘玉清. 先天性心脏病诊断的节段分析法 [J]. 中华放射学杂志, 1998, 32 (8): 529-532.

［5］刘玉清, 蔡祖龙, 刘延玲, 等. 心血管疾病影像诊断图谱 [M]. 福州: 福建科学技术出版社, 2004: 556-567.

［6］何燕, 李忠超, 徐小玲. CT 平扫、X 线及心电图对心脏增大的诊断价值 [J]. 中国 CT 和 MRI 杂志, 2020, 18 (9): 86-89.

［7］潘亚玲, 陈桥然, 王晗琦, 等. 基于深度学习的胸片心脏增大判定研究 [J]. 中国医学计算机成像杂志, 2020, 26 (6): 584-588.

［8］杜起军, 崔立刚. 超声正常值测量备忘录 [M]. 2 版. 北京: 科学出版社, 2018: 136-137.

［9］PELLERITO J S, POLAK J F. Introduction to vascular ultrasonography [M]. 6th ed. Philadelphia: Elsevier Saunders, 2012.

［10］LACOUR-GAYET F, BRUNIAUX J, SERRAF A, et al. Hypoplastic transverse arch and coarctation in neonates. Surgical reconstruction of the aortic arch: a study of sixty-six patients [J]. J Thorac Cardiovasc Surg, 1990, 100 (6): 808-816.

［11］张海波, 李守军. 先天性心脏病外科治疗中国专家共识 (十一): 主动脉缩窄与主动脉弓中断 [J]. 中国胸心血管外科临床杂志, 2020, 27 (11): 1255-1261.

［12］BAUMGARTNER H, DE BACKER J, BABU-NARAYAN S V, et al. 2020 ESC Guidelines for the management of adult congenital heart disease [J]. Eur Heart J, 2021, 42 (6): 563-645.

［13］孙境, 孙骋, 侯志辉, 等. 二瓣化主动脉病变特点及其与瓣膜病变的关系 [J]. 中国胸心血管外科临床杂志, 2022, 29 (6): 1-7.

［14］何书坤, 靳巧峰, 刘天舒, 等. 多模态影像在二叶式主动脉瓣形态学功能评价中的应用 [J]. 华中科技大学学报 (医学版), 2022, 51 (1): 129-133.

［15］UPCHURCH G J, ESCOBAR G A, AZIZZADEH A, et al. Society for Vascular Surgery clinical practice guidelines of thoracic endovascular aortic repair for descending thoracic aortic aneurysms [J]. J Vasc Surg, 2021, 73 (1S): 55S-83S.

［16］中国医师协会心血管外科分会大血管外科专业委员会. 急性主动脉综合征诊断与治疗规范中国专家共识 [J]. 中国胸心血管外科临床杂志, 2021, 37 (5): 257-269.

［17］HUANG Y, MA X, LI M, et al. Carotid contrast-enhanced ultrasonographic assessment of disease activity in Takayasu arteritis [J]. Eur Heart J Cardiovasc Imaging, 2019, 20 (7): 789-795.

［18］WANG Y, WANG Y H, TIAN X P, et al. Contrast-enhanced ultrasound for evaluating arteritis activity in Takayasu arteritis patients [J]. Clin Rheumatol, 2020, 39 (4): 1229-1235.

［19］刘然, 李景植, 夏明钰, 等. 超声造影对颈动脉大动脉炎活动性的评估 [J]. 中华医学超声杂志 (电子版), 2021, 18 (1): 33-39.

［20］汪曾炜, 刘维永, 张宝仁. 心脏外科学 [M]. 北京: 人民军医出版社, 2003: 604-666.

［21］张朝佑. 人体解剖学 [M]. 北京: 人民卫生出版社, 2009: 805-852.

［22］刘学静, 王洪波, 武乐斌, 等. 多层 CT 后处理图像对主动脉缩窄的诊断价值 [J]. 中华放射学杂志, 2006, 40 (1): 72-76.

［23］崔燕海, 杨向太, 黄美萍, 等. 64 层螺旋 CT 诊断先天性血管环 [J]. 中国医学影像技术, 2010, 26 (5): 856-858.

［24］钟玉敏, 朱铭, 孙爱敏, 等. 肺动脉吊带的影像学诊断 [J]. 中华放射学杂志, 2005, 39 (9): 990-992.

［25］周林, 彭涛, 张绍金, 等. 成人主动脉弓离断 CTA 表现并文献复习 [J]. 国际医学放射学杂志, 2020, 43 (4): 474-477.

［26］刘振波. 腹主动脉瘤 CTA 成像在术前评估中的应用价值研究 [J]. 当代医学, 2019, 25 (12): 49-51.

［27］张培培, 杨培金, 田卫兵. 双低剂量技术在急性主动脉综合征患者 CT 血管成像中的应用 [J]. 中国 CT 和 MRI 杂志, 2018, 16 (1): 82-85.

［28］岑峰, 黄俊, 覃求, 等. 主动脉夹层的 CTA 表现分析 [J]. 中国中西医结合影像学杂志, 2018, 16 (6): 610-612.

［29］利玉林, 邓灵波, 谢婷婷, 等. 探讨 Revolution CT 全身动脉 CTA 一站式扫描的临床应用价值 [J]. 中国 CT 和 MRI 杂志, 2022 (2): 178-180, 186.

［30］朱聪, 柏亚明, 蒯伟岸, 等. 探讨增强现实技术在 Stanford A 型主动脉夹层术前规划中的应用 [J]. 中国心血管病研究, 2022, 20 (3): 260-265.

［31］侯新川, 杨小军, 吴帆, 等. 双源 CTA 在主动脉夹层术后复查中的应用价值 [J]. 现代医用影像学, 2022, 31 (2): 248-251.

［32］贾晨红, 赵玫, 李晓东. 主动脉夹层发生前主动脉管壁厚度的 CTA 初步研究 [J]. 中国临床医学影像杂志, 2021, 32 (1): 18-22.

［33］施勤. 探讨多层螺旋 CT 血管成像技术在主动脉夹层动脉瘤中的应用价值 [J]. 影像研究与医学应用, 2021, 5 (9): 195-196.

［34］陈佳玲, 高鹏, 郭爱文, 等. 双期增强 CTA 对主动脉夹层诊断价值的应用探讨 [J]. 医学影像学杂志, 2021, 31 (6): 940-943.

［35］ 孙垚全. 双源 CT 三维血管成像 (3D-CTA) 在主动脉夹层诊断中的应用价值 [J]. 影像研究与医学应用, 2020, 4 (8): 82-83.

［36］ 员小利, 井海云, 王丹, 等. 64 排 CTA 与超声心动图在诊断主动脉夹层中的应用 [J]. 中国 CT 和 MRI 杂志, 2019, 17 (2): 21-24.

［37］ 杜廷伟, 薛静, 王运昌. CT 血管成像与超声造影在 DeBakey Ⅲ 型主动脉夹层介入术后随访中的应用 [J]. 中国 CT 和 MRI 杂志, 2019, 17 (10): 35-37.

［38］ 任陇滨. MSCT 与超声心动图在急诊疑似主动脉夹层患者中的应用 [J]. 中国 CT 和 MRI 杂志, 2019, 17 (4): 68-71.

［39］ 李光宇, 张钦昌, 莫婉莹, 等. 多层螺旋 CT 血管成像联合三维重建技术对主动脉夹层动脉瘤诊断的影响 [J]. 现代医用影像学, 2018, 27 (3): 737-738.

［40］ 陈小荣, 邹松. 多层螺旋 CT 仿真内镜在主动脉夹层破口显示中的应用 [J]. 临床放射学杂志, 2006, 25 (3): 229-232.

［41］ 熊巨新, 张婷, 伍彩云, 等. 主动脉夹层真假腔的多层螺旋 CT 鉴别 [J]. 中国 CT 和 MRI 杂志, 2011, 9 (1): 13-15.

［42］ SMITH A D, SCHOENHAGEN P. CT imaging for acute aortic syndrome [J]. Cleve Clin J Med, 2008, 75 (1): 7-9.

［43］ 杨亚英, 宋光义, 张龙江, 等. 多层螺旋 CT 血管造影在主动脉夹层及主动脉瘤诊断中的价值 [J]. 中国医学影像学杂志, 2004, 14 (3): 196-198.

［44］ 王刚, 张皓, 李芸芝, 等. 主动脉壁内血肿的 64-MSCTA 诊断及影像特征 [J]. 中国临床医学影像杂志, 2011, 22 (9): 657-659.

［45］ 彭剑峰, 黄红梅, 夏学文, 等. 主动脉壁内血肿的 CT 诊断价值 [J]. 中国临床医学影像杂志, 2011, 22 (5): 360-362.

［46］ 刘小剑, 彭广宇, 王子龙. AD 破裂合并主动脉壁内血肿的 CTA 表现及形成机制 [J]. 影像研究与医学应用, 2021, 5 (2): 112-113.

［47］ 李丽, 沈宁, 王飞波, 等. 多层螺旋 CTA 在诊断主动脉壁内血肿中的应用价值 [J]. 影像研究与医学应用, 2019, 3 (6): 233-234.

［48］ 李蓓, 史新平, 陈文华, 等. 多层螺旋 CT 血管成像在多发性大动脉炎诊断中的临床价值 [J]. 中国 CT 和 MRI 杂志, 2010, 8 (5): 58-60.

［49］ 杨学东, 徐文坚, 李绍科, 等. 穿透性粥样硬化性主动脉溃疡的 MSCTA 表现 [J]. 临床放射学杂志, 2007, 26 (8): 779-782.

［50］ ISSELBACHER E M, PREVENTZA O, HAMILTON BLACK J 3rd, et al. 2022 ACC/AHA Guideline for the Diagnosis and Management of Aortic Disease: A Report of the American Heart Association/American College of Cardiology Joint Committee on Clinical Practice Guidelines [J]. Circulation, 2022, 146 (24): e334-e482.

［51］ FERRERA C, VILACOSTA I, CABEZA B, et al. Diagnosing Aortic Intramural Hematoma: Current Perspectives [J]. Vasc Health Risk Manag, 2020, 16: 203-213.

［52］ WANHAINEN A, VERZINI F, VAN HERZEELE I, et al. European Society for Vascular Surgery (ESVS) 2019 clinical practice guidelines on the management of abdominal aorto-iliac artery aneurysms [J]. Eur J Vasc Endovasc Surg, 2019, 57 (1): 8-93.

［53］ ZHANG N, XIONG W, LI Y, et al. Imaging features of mycotic aortic aneurysms [J]. Quant Imaging Med Surg, 2021, 11 (6): 2861-2878.

［54］ VAN HOUT M J P, JUFFERMANS J F, LAMB H J, et al. Ascending aorta curvature and flow displacement are associated with accelerated aortic growth at long-term follow-up: A MRI study in Marfan and thoracic aortic aneurysm patients [J]. Int J Cardiol Heart Vasc, 2021, 38: 100926.

［55］ 易定华, 段维勋. 中国主动脉夹层诊疗现状与展望 [J]. 中国循环杂志, 2013, 28 (1): 1-2.

［56］ 杨志刚, 卢春燕, 周翔平, 等. 主动脉夹层 54 例 16 层螺旋 CT 表现特征及其解剖、病理基础 [J]. 中华心血管病杂志, 2007, 35 (2): 168-172.

［57］ 肖志明. 主动脉夹层影像解剖学分析与诊断及治疗评价 [D]. 兰州: 兰州大学, 2010.

［58］ PIROLA S, GUO B, MENICHINI C, et al. 4-D flow MRI-based computational analysis of blood flow in patient-specific aortic dissection [J]. IEEE Trans Biomed Eng, 2019, 66 (12): 3411-3419.

［59］ BOOS J, BROOK O R, FANG J, et al. What is the optimal abdominal aortic aneurysm sac measurement on ct images during follow-up after endovascular repair？ [J]. Radiology, 2017, 285 (3): 1032-1041.

［60］ MÜLLER-WILLE R, SCHÖTZ S, ZEMAN F, et al. CT features of early type Ⅱ endoleaks after endovascular repair of abdominal aortic aneurysms help predict aneurysm sac enlargement [J]. Radiology, 2015, 274 (3): 906-916.

［61］ BRYCE Y, ROGOFF P, ROMANELLI D, et al. Endovascular repair of abdominal aortic aneurysms: Vascular anatomy, device selection, procedure, and procedure-specific complications [J]. Radiology, 2015, 35 (2): 593-615.

［62］SINGH V, NAIK S, ROBERT J, et al. Endovascular biopsy in Takayasu arteritis [J]. Eur J Rheumatol, 2018, 6 (3): 155-157.

［63］MURRAY J G, MANISALI M, FLAMM S D, et al. Intramural hematoma of the thoracic aorta: MR image findings and their prognostic implications [J]. Radiology, 1997, 204 (2): 349-355.

［64］孙菲. 大动脉炎和巨细胞动脉炎患者临床特征及发病机制研究 [D]. 北京: 北京协和医学院, 2016.

［65］中华医学会风湿病学分会. 大动脉炎诊断及治疗指南 [J]. 中华风湿病学杂志, 2011, 15 (2): 119-120.

［66］GABALLAH M, GOLDFISHER R, AMODIO J B, et al. The Utility of MRI in the diagnosis of Takayasu arteritis [J]. Case Rep Pediatr, 2017, 2017: 7976165.

［67］JOHN R A, KESHAVA S N, DANDA D, et al. Correlating MRI with clinical evaluation in the assessment of disease activity of Takayasu's arteritis [J]. Int J Rheum Dis, 2017, 20 (7): 882-886.

［68］VGONTZAS A, PAPKE D J Jr, BERNSTEIN C A, et al. Giant cell arteritis [J]. Headache, 2018, 58 (6): 883-884.

［69］HODLER J, KUBIK-HUCH R A, VON SCHULTHESS G K, et al. Diseases of the chest, breast, heart and vessels 2019—2022: Diagnostic and interventional imaging [M]. Berlin: Springer Cham, 2019.

第三章

主动脉疾病的常见病因

第一节　主动脉退行性变：动脉粥样硬化

一、血栓栓塞性主动脉疾病

因动脉粥样硬化形成的主动脉斑块由主动脉内膜层的脂质堆积组成。继发性炎症、纤维组织沉积和随之出现的血栓可能导致血栓性（血栓栓塞）或动脉粥样硬化（胆固醇晶体）栓塞。

血栓栓子通常较大，会堵塞大中型动脉，引起脑卒中、短暂性脑缺血发作、肾梗死和外周血栓栓塞。胆固醇晶体栓子更容易闭塞小动脉，并可能引起"蓝趾"综合征、新发或加重的肾功能不全和肠系膜缺血。

（一）流行病学

该疾病的危险因素与其他动脉粥样硬化疾病相似，包括年龄、性别、高血压、糖尿病、高胆固醇血症、久坐的生活方式、吸烟和炎症。在 Framingham 研究中，46% 的正常血压者通过磁共振成像（magnetic resonance imaging，MRI）检查可见主动脉斑块。在女性中，主动脉斑块的发病率更高。高血压的患者可查见更大的主动脉斑块。

主动脉斑块与脑血管和外周血管栓塞事件相关，脑血管和栓塞事件之间的相关性已由多项研究明确。合并复合型主动脉斑块的患者（定义为有活动性血栓、溃疡的斑块或经食管超声心动图示厚度 ≥4mm）与无斑块的患者相比，脑卒中的风险增加 4 倍。在法国人群的研究中，主动脉斑块 ≥4mm 是复发性脑梗死和任何血管事件的独立预测因素。在急性缺血性脑卒中患者中，复合型主动脉弓粥样斑块的发生率为 0.20%，与心房颤动和颈动脉粥样硬化患者发生率相似。

此外，大多数研究表明动脉粥样斑块的进展与血管事件增加有关。栓塞事件也可因医疗因素诱发，包括心导管检查、主动脉内球囊反搏术和心脏手术。在心导管手术后，脑卒中的总体风险很低。在最近的一项荟萃分析中，桡侧入路与股侧入路的脑卒中发生率有降低趋势，但二者之间相比未达到统计学意义（0.1% vs. 0.5%，$P=0.22$）。升主动脉动脉硬化是心脏手术后脑卒中的主要危险因素，其风险程度取决于手术时疾病的部位和严重程度。在一项对 921 名接受心脏手术患者的研究中，合并与未合并升主动脉动脉粥样硬化疾病的患者脑卒中发生率分别为 8.7% 和 1.8%（$P=0.000\,1$）。术前诊断和一些术中操作（如主动脉内滤器、离体冠状动脉搭桥、术中主动脉超声检查等）可预防栓塞事件。

如今，经导管主动脉瓣植入术大多用于多种合并症的老年患者，而这些患者是主动脉斑块的高危人群。主动脉斑块在一定程度上是导致术后脑卒中的原因，但值得注意的是经心尖途径可以有效降低脑卒中发生率。

（二）诊断

主动脉粥样硬化可以细分为轻度、中度和重度主动脉粥样硬化。经胸超声心动图（trans-thoracic echocardiography，TTE）可以很好地显示主动脉根部和近端升主动脉。经食管超声心动图（trans-esophageal echocardiography,TEE)是评估主动脉粥样斑块一种安全且稳定的方法,多平面实时三维 TEE 的优势更大,主动脉超声检查(二维或三维)可以在术中提供有价值的病变信息。计算机断层扫描(computed tomography,CT)可以很好地显示主动脉粥样斑块,并提供关于解剖和钙化的宝贵数据。磁共振成像可以显示斑块组成的细节。

（三）治疗

1. 抗栓药物(抗血小板与维生素 K 拮抗剂)　由于血栓栓塞的风险,所以在治疗主动脉斑块病变时要考虑使用抗血小板治疗或抗凝治疗。华法林既往常用于主动脉斑块患者的一级或二级预防。在一项纳入了 129 名合并严重斑块患者的观察性研究中,使用维生素 K 拮抗剂与抗血小板治疗(阿司匹林或噻氯匹定)的患者血管和死亡事件的发生率较低。然而,也有研究报道使用华法林可能并无获益。因此,是否使用华法林在学术界仍有争议。一项注册研究比较了华法林(INR 2.0~3.0)与阿司匹林加氯吡格雷双联治疗的效果,该研究由于缺乏有力的证据结果已经提前终止。

2. 降脂药物　目前没有随机试验证据支持在动脉栓塞引起的脑卒中患者中使用他汀类药物。使用他汀类药物会降低主动脉粥样斑块负担(在 MRI 查见炎症反应的消退),但关于使用他汀类药物是否能够降低主动脉斑块的患者脑卒中风险,还需要更多随机对照研究来进一步阐明。

3. 手术治疗　目前的研究未提供明确的证据来推荐预防性使用动脉内膜切除术或主动脉弓支架术以预防脑卒中。主动脉弓的动脉血栓性疾病的手术风险极高,因此不推荐行该类手术。

二、移动性主动脉血栓

自从在脑栓塞或外周栓塞的患者中定期使用 TEE 随访以来,年轻患者的主动脉移动性血栓已经被多次报道,大部分位于主动脉弓。这些病变的病理生理学尚不清楚,他们中很少有人合并血栓状态。血栓可能通过开放的卵圆孔形成反常栓塞,要么附着在小的主动脉斑块上,要么附着在看起来正常的血管壁上。针对该疾病的治疗方法有人提出药物治疗(肝素化)、血管内支架或手术治疗,但这些方法都没有循证医学证据。

三、动脉粥样硬化性主动脉闭塞

腹主动脉闭塞很少见,但其并发症可导致腿部截肢或死亡。广泛的侧支通常可以防止急性缺血。主动脉闭塞可由高凝状态诱发,其致病因素包括血管狭窄、心脏血栓栓塞、主动脉夹层和远端主动脉缩窄。闭塞的表现可以是无症状的,也可以表现为突发性间歇性跛行,且症状可逐渐加重,直到缺血导致侧支血管阻塞,引起下肢、脊髓、肠道和肾脏的严重缺血。动脉粥样硬化性主动脉闭塞的临床表现取决于阻塞的部位和范围。多普勒超声检查常用于该疾病的诊断,其他影像学方法(CT 或 MRI)可更好地评估疾病表现并指导治疗计划的制定。治疗方法包括主动脉 - 髂动脉内膜切除术和腔内治疗。

四、主动脉钙化

主动脉钙化主要发生在血管中膜,钙化的范围与动脉粥样硬化的程度直接相关。主动脉出现严重的动脉粥样硬化时胸部 X 线检查会出现蛋壳状表现(即瓷化主动脉)。主动脉钙化会严重影响主动脉导管植入、交叉夹闭和冠状动脉搭桥术的实施,大大增加了脑卒中和远端栓塞的风险。对于同时需要进行冠状动脉搭桥术和主动脉瓣置换术的患者来说,经导管主动脉瓣植入术可能是一个良好的解决方案。

五、珊瑚礁主动脉

珊瑚礁主动脉是一种罕见的肾动脉和肾上腺部分主动脉节段的钙化狭窄性疾病。珊瑚礁主动脉的表现为内脏分支部分主动脉的石状钙化,这些严重钙化的斑块向管腔蔓延,可引起明显的狭窄、肠道缺血、肾功能衰竭或肾性高血压。尽管有人提出纤维蛋白 - 血小板血栓的钙化可能导致这种病变,但其病因和发病机制仍不确定,该病变可能发生在主动脉内皮的初始损伤部位。过去曾使用开放性手术治疗该疾病,但最近腔内治疗发挥了更大的作用,特别是对有多种合并症的高危人群。

六、主动脉弓和胸主动脉粥样斑块及动脉栓塞性疾病

(一) 概述

主动脉弓粥样斑块是缺血性脑卒中的一个重要危险因素,左锁骨下动脉起源处近端斑块厚度为 4mm 或更大的斑块与脑卒中有关,占其他原因不明的脑卒中患者的 1/3。这些患者即使接受抗血小板治疗,1 年内复发缺血性脑卒中的风险也高达 11%,第 1、2、3 年内发生新的血管事件(缺血性脑卒中、心肌梗死、外周血管事件和血管相关性死亡)的风险分别为 20%、36% 和 50%。其他一些研究表明,主动脉弓斑块是复发性脑卒中、心肌梗死和血管相关性死亡的独立预测因素,合并非钙化斑块的患者再发血管事件的风险更高。

(二) 危险因素

主动脉粥样斑块病情进展的危险因素包括年龄、性别、遗传因素、高血压、糖尿病、高脂血症、久坐的生活方式、吸烟和内皮功能紊乱,其他因素包括炎症标志物(即血清 C 反应蛋白)、同型半胱氨酸或脂蛋白的水平升高。栓塞合并症的风险因素包括合并炎症反应、高血压的血管剪切力、斑块出血性动脉瘤的形成和医源性损伤。复合型主动脉斑块发生栓塞的概率也会增加。脂质核心越大、巨噬细胞越多、纤维帽越薄且缺乏钙化的斑块更容易破裂,而发生钙化的斑块却更加稳定,不太可能导致栓塞综合征。

(三) 影像学检查

对主动脉弓斑块进行检查的方法包括以下几种。

1. TEE　TEE 可以明确斑块移动性、斑块是否合并溃疡、斑块的组成和斑块与大血管起源的解剖关系,检查者间和检查者内部的结果误差较小。脑卒中患者进行 TEE 的局限性包括:仅用于意识清醒的患者,患者需要配合吞咽探头和检查部位可能造成损伤。另外,升主动脉的一小部分被靠近腹主动脉起源处的气管所覆盖,因此约 2% 的斑块可能被漏诊。多平面探头可以有效避免气管阴影的干扰。

2. TTE　TTE 通常可以显像主动脉根部和升主动脉近端,但不能充分评估主动脉弓斑块。

3. 主动脉超声造影　主动脉超声造影有助于在术中发现主动脉弓斑块,术中可将探头直接置于主动脉弓上,这些结果可用于确定手术方式,如非体外循环式冠状动脉搭桥术,以避免插管或交叉钳夹主动脉并减少围手术期脑卒中的风险。

4. 主动脉造影　主动脉造影由于其侵入性、需要注射对比剂和辐射等因素在评估脑卒中患者的主动脉弓斑块时很少使用。

5. MRI　在评估主动脉弓斑块方面,MRI 与 TEE 可达到 80% 的总体一致性。对于肥胖、有金属植入物或有幽闭恐惧症的患者来说,不能使用该检查。磁共振血管造影可能不能准确测量斑块的厚度,但可以识别斑块的形态学特征,包括钙化、纤维细胞组织、脂质、血栓以及斑块稳定性,也可用于监测主动脉弓斑块的进展和消退。

6. CT　CT 可以发现并测量主动脉弓斑块,是血管钙化的首选检查。非增强的双螺旋 CT 可能会低估非钙化斑块和移动血栓的数量,而这些斑块和血栓可能是发生血栓栓塞的高危因素。

(四) 治疗

由于没有随机对照研究的证据,故针对主动脉弓动脉粥样硬化斑块这一高危患者群体还没有学术界公认的、明确的治疗方案。

1. 抗凝与抗血小板治疗　虽然有研究发现抗凝治疗或溶栓治疗后移动性主动脉粥样斑块会消失,但是该类治疗引起的斑块出血并导致动脉粥样硬化综合征(即肾衰竭、肠梗死)的风险仍然存在。抗凝治疗甚至被报道与病情恶化有关,也有报道称与缓解改善主动脉血栓的表现有关。既往已有多项研究阐明了华法林对主动脉弓动脉粥样硬化斑块患者的潜在益处,这些研究表明华法林可降低主动脉弓动脉粥样硬化斑块患者脑卒中发生率。然而,这些研究并不是随机临床试验,而且样本量相对较少。

2. 降脂治疗　目前为止,无随机临床研究证实在动脉粥样硬化栓塞引起的脑卒中患者中使用降脂药物可以使患者获益。然而,在主动脉和/或颈动脉斑块患者中使用低剂量和高剂量他汀治疗可以使患者的斑块明显消退(MRI 检查),斑块的消退与低密度脂蛋白胆固醇水平、他汀的剂量均有关。他汀类药物治

疗可以降低脑卒中的风险,这种效应的机制可能涉及他汀类药物的多效性,包括促进斑块消退、稳定斑块、降低炎症反应水平和对不同水平凝血级联反应的抑制作用。一项针对 519 名主动脉斑块患者的 TEE 观察性研究发现,使用他汀类药物与缺血性脑卒中的风险降低有关。他汀类药物在各种患者人群中都能有效降低原发性和继发性脑卒中的发生。因此,大多数有主动脉斑块的脑卒中和短暂性脑缺血发作患者可能更易在他汀类药物治疗中获益。

3. 手术和介入治疗的方法　主动脉弓内膜切除术已被用于治疗主动脉弓动脉粥样斑块引起血栓栓塞患者,尽管在少数病例报道中取得了成功,但这种手术导致的围手术期脑卒中和死亡的风险相对较高(主动脉弓内膜切除术为 34.9%,未做内膜切除术为 11.6%)。覆膜支架能够覆盖严重病变主动脉段以防止进一步栓塞,然而在诊断或介入性血管内操作过程中可能会发生围手术期栓塞。对于预防脑卒中是否需要进行预防性动脉内膜切除术或主动脉弓部支架植入术,目前没有循证医学证据。

第二节　先天性疾病

主动脉先天性疾病大致分为两类,即综合征和非综合征型,两者都为常染色体显性遗传,在过去的十年中,这两类疾病都发现了新的基因位点。在胸主动脉瘤和夹层(thoracic aortic aneurysms and dissection,TAAD)中,累及范围不仅仅限于胸主动脉,许多临床和影像学研究已发现动脉脉管系统的累及。在携带相同基因突变的家庭中,临床表现差异却很大,并且出现了隔代遗传的情况。遗传性 TAAD 和非遗传性TAAD 都可合并主动脉中膜囊性坏死,这使得病理活检在鉴别二者诊断中作用受限。

一、染色体和遗传性综合征的 TAAD

1. 特纳综合征　特纳综合征(Turner syndrome,TS)由 X 染色体部分或完全单倍体突变引起(核型为45X0),诊断依据是临床表现和细胞遗传学分析(图 3-2-1)。患有特纳综合征的女性表现为身材矮小、先天性心脏病、主动脉异常、代谢和激素改变导致的肥胖、糖耐量受损、高脂血症和卵巢早衰。

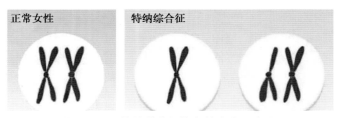

图 3-2-1　特纳综合征染色体突变示意图

在 12% 的 TS 妇女中可发现主动脉缩窄引起的高血压和股动脉搏动延迟,这些病变通常在儿童期被发现,合并大血管普遍扩张,特别是主动脉、肱动脉和颈动脉。30% 和 33% 的患者中可分别查见主动脉弓延长和主动脉扩张,后者通常位于升主动脉根部。然而,由于缺乏大量性别、年龄匹配且体型相近的受试者的对照研究,确定成人 TS 患者的主动脉直径具有较大挑战。患有 TS 的女性主动脉夹层的发病率是其他女性的 100 倍,一般发生在 30~40 岁。成年 TS 女性患者的管理一般依靠超声心动图和胸部 MRI 来评估其心血管风险。低风险患者每 3~5 年进行一次 TTE 检查,中风险患者每 3~5 年进行一次胸部 MRI 检查,高风险患者则须定期就诊于心血管专科,并且每 1~2 年进行一次胸部 MRI 检查。在相关的心血管和代谢表型方面,该病的遗传机制仍不清楚,而身材矮小与 SHOX 基因的单倍体功能缺陷有关。

2. 马方综合征　马方综合征(Marfan syndrome,MS)是最常见的遗传性结缔组织疾病(图 3-2-2)。MS 是一种常染色体显性遗传病,主要与 FBN1 基因突变有关,该基因编码 fibrillin-1,是一种孤立的或与弹性蛋白相关的微纤维的主要成分。在纤维蛋白缺陷的 MS 小鼠模型中,转化生长因子(transforming

growth factor, TGF)-β 信号表达增加, 使用中和抗体或血管紧张素 Ⅱ 受体阻滞剂抑制 TGF-β 可逆转血管并发症。这一结果非常重要, 因为它提供了 20 多年来第一个马方综合征的治疗方法, 即使用 β 受体拮抗剂减缓主动脉扩张速度, 这一治疗方法在 MS 中得到了广泛的应用。一些评估沙坦类药物的随机对照研究正在进行中, 该类研究纳入了不同的 MS 人群 (儿童和青少年或成人) 和药物组别 (阿替洛尔对比氯沙坦; 氯沙坦与安慰剂在基于最优化药物治疗中的对比)。开展最早的两项试验结果显示, 氯沙坦能有效降低主动脉根的扩张速度。MS 的治疗方法推荐已写入相关指南。

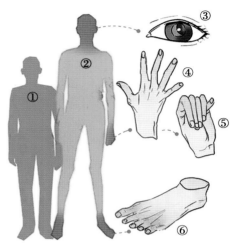

图 3-2-2　马方综合征特征性表现
①正常人身高 1.78m; ②马方综合征患者体格细高; ③晶状体异位; ④蜘蛛指; ⑤手指握起时, 拇指伸出超过手的尺骨边缘; ⑥脚趾细长。

3. Ehlers-Danlos 综合征 Ⅳ 型或血管型 Ehlers-Danlos 综合征 (Ehlers-Danlos syndrome, EDS) Ⅳ 型是一种罕见的常染色体显性遗传性结缔组织疾病, 由编码 procollagen-Ⅲ 的 *COL3A1* 基因突变引起 (图 3-2-3)。EDS Ⅳ 型疾病的诊断依据为临床症状、非侵入性影像学检查结果以及 *COL3A1* 基因突变的鉴定, 临床表现为皮肤变薄, 呈半透明样, 皮肤广泛瘀伤、特征性面部表现 (鼻梁变窄、薄嘴唇、脸颊凹陷以及面部皮肤紧绷) 和皮肤过早衰老。由于内脏器官 (结肠、子宫) 和血管的自发性破裂, 此类患者寿命明显缩短 (48 岁时病死率为 50%)。该病影响整个血管系统和心脏, 可累及大、中动脉, 包括胸主动脉、腹主动脉、肾动脉、肠系膜动脉、髂动脉和股动脉, 以及椎动脉和颈动脉 (颅外和颅内部分)。非侵入性影像学检查是首选检查方法。由于该病会引起出血倾向和伤口愈合不良, 手术治疗只在出现潜在的致命并发症时才会考虑。

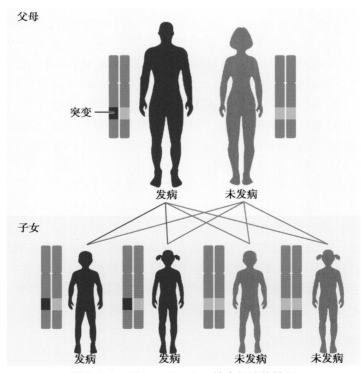

图 3-2-3　Ehlers-Danlos 综合征遗传特征

4. Loeys-Dietz 综合征 Loeys-Dietz 综合征 (Loeys-Dietz syndrome, LDS) 于 2005 年首次被报道, 是一种常染色体显性遗传的主动脉瘤综合征, 表现为以下三联征: 整个动脉系统的动脉迂曲或动脉瘤、高血压和悬雍垂裂合并马方综合征。Loeys-Dietz 综合征与编码 Ⅰ 型或 Ⅱ 型 TGF-β 受体 (*TGFBR1* 或 *TGFBR2*)

中任何一个基因的突变有关。由于动脉迂曲是根据定性观察来诊断的,有人提出椎体迂曲指数(在胸部增强 MRI 的容积呈现的血管造影中测量)是心血管不良事件的一个稳定的标志物。椎体迂曲指数可用于评估 LDS,而且在其他动脉迂曲的结缔组织疾病中也是重要的心血管不良事件标志物。

在儿童中,特殊的颅骨或面部临床表现(腭裂、颅颌畸形、后凸、外斜和突眼)预示着疾病的严重性,这些颅面部表现与较严重的主动脉疾病有关。由于在儿童和成人中发现的广泛的、进展性动脉病变,指南推荐在升主动脉直径 ≥42mm 时可进行早期手术干预。LDS 动脉瘤的患者在未合并组织易损性的情况下,积极的手术治疗产生的并发症很少。值得注意的是,*TGFBR2* 基因突变也出现在马方表型的患者中,他们没有出现颅面特征性改变,也没有 LDS 广泛的、进展性动脉病变,具有 *TGFBR2* 基因突变的 LDS 患者一旦明确诊断并实施治疗,其临床结局与 *FBN1* 基因突变的患者类似,但是未接受及时医疗随访和干预的患者预后较差。因此,个体化治疗方案应根据患者诊断疾病时的详细影像学检查结果和家族内血管事件病史来确定。

5. 动脉迂曲综合征　动脉迂曲综合征(arterial tortuosity syndrome,ATS)的特点是动脉迂曲、狭窄和大中动脉瘤,是一种罕见的常染色体隐性遗传病,也可合并肺动脉和主动脉的局部狭窄。临床表现为面部特征性改变(下斜眼睑裂、喙鼻和小颌畸形),以及与马方综合征相似的更广泛的皮肤和骨骼(蛛网状畸形、胸部畸形、关节挛缩等)结缔组织病变。ATS 最初在意大利、摩洛哥和中东的家族中报道,与编码葡萄糖转运体 GLUT10 的 *SLC2A10* 基因突变有关。ATS 患者须行全身血管造影检查,其随访和个体化治疗方案应根据血管扩张的速度和家族史来确定。

6. 动脉瘤 - 骨关节炎综合征　动脉瘤 - 骨关节炎综合征(aneurysms-osteoarthritis syndrome,AOS)是一种新的综合征型 TAAD,约占家族性 TAAD 的 2%。这种常染色体显性遗传病表现为早发的关节异常(包括骨关节炎和骨软骨炎)和主动脉瘤或夹层。本病与 *SMAD3* 基因突变有关,该基因编码 TGF-β 信号的细胞内效应因子。关于 AOS 的治疗,β 受体拮抗剂可能对 AOS 有益,然而由于动脉瘤生长速度的报道较少,一些专家建议可参照 LDS 的治疗方法对 AOS 进行积极的早期手术治疗。

7. 非综合征的家族性胸主动脉瘤和夹层　大多数 TAAD 患者合并已知的遗传综合征,在这些患者中,19% 可发现至少 1 位一级亲属共同患病(家族聚集性)。这些非综合征型 TAAD(non-syndromic TAAD,nsTAAD)可能与主动脉瓣二瓣化畸形(bicuspid aortic valve,BAV)和 / 或动脉导管未闭有关,并在病理活检中表现为典型的主动脉中层囊性坏死。非综合征型 TAAD 呈现常染色体显性遗传,临床变异性(特别是在女性中)较大。参与综合征型 TAAD 的基因(*FBN1*、*TGFBR1* 和 *TGFBR2*)突变在非综合征型 TAAD 的家族和散发性患者中很少被发现。下列是非综合征型 TAAD 已被报道的基因突变与疾病:*MYH11* 基因[编码平滑肌细胞(smooth muscle cell,SMC)的肌球蛋白重链]突变与 TAAD、动脉导管未闭有关;*ACTA2* 基因(编码 SMC 特异性 α- 肌动蛋白)突变在 TAAD 中发现,也可表现为冠状动脉疾病和脑卒中;*MYLK* 基因(编码肌球蛋白轻链激酶)突变导致主动脉夹层,但几乎不会发生主动脉扩张;*TGFBR2* 基因(编码 TGF-β 2 型)突变导致 TAAD,其皮肤和骨骼病变与马方综合征有些相似之处。

8. 遗传性腹主动脉瘤　遗传性腹主动脉瘤(abdominal aortic aneurysm,AAA)自 1977 年 Clifton 首次报道三兄弟患 AAA 以来,许多研究报道了 AAA 具有家族聚集性。AAA 患者的同卵双胞胎患动脉瘤的概率为 24%,然而,在队列研究中 AAA 患者的一级亲属患病比例较低。研究者在少数有多个 AAA 病例的家庭中进行了分离分析,并得出常染色体隐性遗传或常染色体显性遗传的模型。因此,易感基因可能发挥了重要的作用,特别是调节炎症介质、组织蛋白酶和 SMC 的基因。

二、与二叶主动脉瓣相关的疾病

(一) 临床类型

1. 主动脉瓣二瓣化畸形　主动脉瓣二瓣化畸形(bicuspid aortic valve,BAV)是最常见的先天性心脏病,出生时的发病率为 1%。男性患者多于女性,比例为(2~4):1。70% 的 BAV 患者由左冠窦(left coronary cusp,LCC)和右冠窦(right coronary cusp,RCC)融合所致,10%~20% 由 RCC 与无冠窦(non-coronary cusp,NCC)融合所致,5%~10% 由 LCC 与 NCC 融合所致(图 3-2-4)。

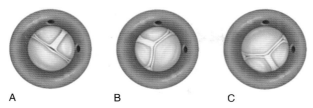

图 3-2-4 主动脉瓣二瓣化畸形分型
A. 左冠窦与右冠窦融合；B. 右冠窦与无冠窦融合；C. 左冠窦与无冠窦融合。

2. 主动脉瓣二瓣化畸形的升主动脉扩张 主动脉扩张(定义为主动脉直径大于 40mm 或身材矮小的患者达到每 $1m^2$ 体表面积主动脉直径超过 27.5mm)常与 BAV 相关。BAV 患者发生主动脉扩张的风险可能比正常人群要高得多,但目前还没有可靠的人群发病率报道。研究表明,BAV 患者主动脉扩张程度存在种族差异性。

除了主动脉扩张和动脉瘤以外,BAV 也是夹层和夹层破裂的危险因素。BAV 患者与年龄和性别相匹配的正常受试者相比,主动脉根部和升主动脉都发生了扩张。在 BAV 主动脉瓣狭窄患者中,近端升主动脉瘤的平均增长速度比主动脉瓣三瓣化畸形患者更快(分别为 1.9mm/ 年和 1.3mm/ 年),在另一项纳入了功能正常的 BAV 患者的研究中,增长速率为 0.77mm/ 年。据报道,主动脉扩张未经治疗的 BAV 患者在行主动脉瓣置换时,如果初始的主动脉直径为 40mm,15 年内的主动脉手术或并发症发生率高达 86%,直径为 40~44mm 时为 81%,而直径为 45~49mm 时仅为 43%(P=0.001)。另一项研究发现,BAV 狭窄并伴有升主动脉轻度至中度扩张(40~50mm)的患者在进行独立瓣膜置换术后发生主动脉不良事件的风险很低,在长达 15 年的随访中,只有 3% 的患者需要进行近端主动脉的手术治疗。

3. 主动脉夹层(aortic dissection,AD) 一项研究报道,在 65 个月的平均随访中,未经治疗的 BAV 和主动脉扩张患者 A 型 AD 的累积发生率为 6%。但由于近年来早期预防手术的广泛开展,夹层的发病率很难评估。BAV 患者 A 型 AD 的发病率为 2%~9%,B 型 AD 的发病率为 3%,均略高于普通人群。

4. BAV 与主动脉缩窄 只有 LCC-RCC 型 BAV 与主动脉缩窄有关。有关 BAV 中主动脉缩窄的发病率报道很少。相反,在主动脉缩窄的患者中,50%~75% 合并 BAV(LCC-RCC 型)。在 BAV 合并主动脉缩窄的患者中,发生主动脉扩张和夹层的风险远远高于普通 BAV 患者。

(二) 病理生理

Notch1 基因突变与 BAV 有关。BAV 具有家族聚集性,呈常染色体显性遗传特征。瓣叶的融合类型不同(LCC 与 RCC 融合,或 RCC 与 NCC 融合)在胚胎期有不同的病因。不同类型 BAV 呈现不同的主动脉病理表现,但这背后的病理生理学机制仍然未知。

(三) 诊断

1. 临床表现 BAV 常伴有瓣膜狭窄或反流,可引起不同的症状和体征(如心脏杂音)。主动脉扩张本身很少有明显的症状,慢性胸痛、颈痛和背痛可以是主动脉扩张的非典型症状。吸气性呼吸困难、喘息和反复的气道感染可能是主支气管受压的表现,喉部神经受压可表现为声音嘶哑。未经治疗的 BAV 相关的进行性主动脉扩张常以主动脉夹层破裂为初始表现。少部分年轻男性 BAV 患者(15%)表现为主动脉根部扩张,但没有瓣膜狭窄或反流,因此他们几乎无明显症状,这些患者具有潜在的风险,如果不通过详细的检查很难发现。

2. 遗传筛查 由于 BAV 有明显的家族聚集性,如果诊断 BAV 可以考虑对患者的一级亲属进行筛查,但关于遗传筛查的成本效益和有效性目前还没有研究报道。

3. 随访 对于每一个新诊断的 BAV 患者,都应使用 TTE 或与其他影像学检查方法(最好是 MRI)结合起来观察主动脉根部和升主动脉的病变情况。如果 MRI 和 TTE 之间的检查结果相匹配,当主动脉没有扩张时,可以每年行 TTE 进行随访,间隔时间取决于扩张的速度和家族史。如果直径增加速度大于 0.3mm/ 年或 TTE 测量的直径大于 0.45mm,则需要用另一种影像学检查(MRI 或 CT)进行主动脉直径测量。当直径大于 45mm 时,建议每年对升主动脉进行随访评估。如果 TTE 不能较好地显示升主动脉病变,则可每年采用 MRI(或 CT)进行随访。

4. 治疗　虽然没有明确证据表明对 BAV 进行药物治疗可改善升主动脉或主动脉根部扩张,但在主动脉扩张时使用 β 受体拮抗剂是该病的常规治疗。除马方综合征外,BAV 中主动脉扩张的手术治疗指征与其他原因引起的主动脉扩张相似。当达到 BAV、主动脉瓣狭窄或反流的手术指征时,如果主动脉根部直径大于 45mm,则应考虑对患者施行主动脉根部置换术。

5. 预后　BAV 夹层破裂的风险随着主动脉直径的增加而增加,并在直径为 60mm 时风险最大。按照指南推荐进行治疗的 BAV 患者预后良好,其预后明显优于马方综合征患者,并与相同年龄段正常人群的预后无差异。

三、主动脉缩窄

(一) 概述

主动脉缩窄是一种复杂的血管疾病,而不仅仅是主动脉的环状狭窄,它表现为不连续的血管狭窄或较长的主动脉段的发育不良。主动脉缩窄通常位于近动脉导管处,在少数情况下会发生异位(升主动脉、降主动脉或腹主动脉)。主动脉缩窄占所有先天性心脏缺陷的 5%~8%,孤立型主动脉缩窄的发病率为每 10 000 名活产婴儿中有 3 人患此病。

(二) 诊断方法

主动脉缩窄的临床表现包括上下肢之间较大的压差(大于 20mmHg 表明有明显的主动脉夹层)、股动脉搏动延迟和可触及的血管侧支循环。超声心动图可显示主动脉缩窄的部位、结构和范围,评估左心室射血功能,发现相关的心脏结构异常,并可测量主动脉的直径。MRI 和 CT 是在成年人中评估主动脉病变的首选检查,这两种方法都能显示主动脉狭窄的部位、范围和程度,并可良好地显示主动脉弓和侧支循环,二者都能很好地发现主动脉缩窄的并发症,如动脉瘤、再发主动脉狭窄。但是,许多中心在手术或介入治疗时评估主动脉缩窄的"金标准"仍是带测压功能的心导管检查和血管造影检查。

(三) 手术或导管介入治疗

对于解剖适宜的主动脉缩窄,支架治疗已在许多中心成为成年患者的首选治疗方法。值得注意的是,抗高血压药在手术治疗后仍须使用。

第三节　免疫性疾病

一、多发性大动脉炎

(一) 概述

多发性大动脉炎(又称无脉症)是一种特发性的弹性动脉血管炎,主要累及主动脉及其分支(图 3-3-1)。该病最初在日本被报道,后在世界各地均有报道。在美国,对明尼苏达州奥姆斯特德县的调查报道显示,每 100 万人中有 2.6 例,并可影响所有种族群体。该病在女性与男性中发病率之比为 10∶1,诊断该疾病的年龄通常在 20~30 岁。该病在不同国家人群中受累血管的范围也有区别,在日本患者中,胸主动脉和大血管最常受累及;而在印度,该病最常累及腹主动脉和肾动脉。多发性大动脉炎的发病机制仍未明确,目前认为它是一种 T 细胞介导的泛动脉炎,并从血管内膜向内蔓延,参与局部炎症过程的抗原未被明确提取。该病的病理结局取决于两个主要的病理生理

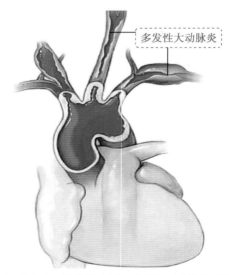

图 3-3-1　多发性大动脉炎累及血管示意图

过程,即血管坏死形成动脉瘤和纤维化导致的血管狭窄。

(二) 诊断标准

多发性大动脉炎的诊断标准为 1990 年美国风湿病学会的标准:①发病年龄小于 40 岁;②间歇性跛行;③肱动脉搏动减弱;④锁骨下动脉或主动脉搏动;⑤两臂收缩压差大于 10mmHg;⑥血管造影(CT、MRI)发现主动脉或主动脉分支血管狭窄的明显证据。满足以上 3 项标准时,诊断的灵敏度和特异度分别为 90.5% 和 97.8%。实验室检查可以协助诊断:炎症标志物(如 C 反应蛋白和红细胞沉降率)在疾病急性期约有 70% 的患者升高,在慢性期有 50% 升高。

该病的临床表现通常分为两个阶段:急性期和慢性期。与多发性大动脉炎有关的炎症会引起一系列全身症状,如体重减轻、疲劳、盗汗、厌食和不适。一旦血管炎症反应持续存在,内脏器官的受累可能改变患者的症状。在美国,一半以上的患者有上肢活动受限,一半合并脑血管功能不全相关症状(视力下降、头晕、脑卒中),1/3 的患者合并颈动脉疼痛。在印度人群的研究中,肾动脉受累而导致的高血压是最常见的表现。主动脉本身可能发生动脉瘤或狭窄,动脉瘤最常形成于主动脉弓或主动脉根部、腹主动脉段,而胸主动脉段动脉瘤较为少见,主动脉狭窄比动脉瘤更常见(53% 的患者可发生)。

(三) 治疗

多发性大动脉炎的首选治疗为糖皮质激素。初始治疗阶段通常以大剂量冲击为主,初始剂量为 40~60mg/d,使红细胞沉降率或 C 反应蛋白降低到正常水平,正规治疗的疗程须达到 1~2 年。即使在激素治疗阶段,仍有近一半的患者在激素减量时复发,这时需要使用免疫抑制剂联合治疗。常用的二线治疗药物包括甲氨蝶呤、硫唑嘌呤和肿瘤坏死因子。需要注意的是,炎症标志物水平与疾病的活动性无明显关联。

主动脉狭窄或动脉瘤的血管重建的适应证是继发内脏血管功能紊乱或伴有血管破裂的风险。任何一种血管重建都可应用,但有一点需要注意:在局部炎症活跃的患者中,支架植入失败的风险较高。此外,合并动脉瘤本身可能导致预后不良,一项 20 年的随访报道显示吻合口动脉瘤的发生率为 12%,而该并发症的发生与手术时是否合并动脉瘤病变显著相关。

二、巨细胞动脉炎

(一) 概述

巨细胞动脉炎(giant cell arteritis,GCA)又称颞动脉炎,是一种弹性血管炎,可累及主动脉及其二级和三级分支。与 Takayasu 动脉炎不同的是,GCA 发病年龄常在 50 岁以上,发病率在 80 岁左右最高,发病率的男女比例为 2∶3,北欧血统的人群更易发病。在美国,流行病学调查报道显示,每 10 万人中有 20 人发病。该病在斯堪的纳维亚地区的发病率较高,而在南欧地区发病率较低,表明其发病在部分人群中的遗传易感性。

(二) 发病机制

GCA 的发病机制与 Takayasu 动脉炎有相同之处。GCA 的特点是 T 细胞克隆扩张,可能参与特异性抗原反应,但这一机制目前仍未完全阐明。炎症反应通常始于动脉内膜,其特点是细胞因子、基质金属蛋白酶分泌增加导致肉芽肿的形成,保护了血管不受抗原的影响,但也破坏了血管壁,血管壁内的炎症环境可能导致动脉瘤形成或血管狭窄,这一点在组织学上与多发性大动脉炎发病机制类似。

(三) 临床表现

GCA 的临床表现呈现多样性,为早期诊断带来了一定难度。1/2 的患者合并全身症状,如体重减轻、盗汗、乏力和发热;由于主动脉二级和三级胸部血管分支的受累,颅内症状很常见,2/3 的患者有头皮压痛和头痛;1/2 的患者可合并颞下颌关节功能紊乱;1/3 的患者可合并其他神经系统症状如脑卒中或神经病变;1/5 的患者出现视力改变,早期治疗可以预防患者发生永久性失明。患者在失明前可能出现复视、黑矇或视物模糊,因此当出现这些症状时需要格外注意。合并多发性风湿病的患者常出现肌肉疼痛和强直,特别是在肌肉运动的初始阶段。在 GCA 中,颅外血管受累不如多发性大动脉炎常见(25%),在 18% 的患者中可发现主动脉瘤 / 夹层,而 13% 的患者合并大动脉狭窄。

（四）诊断标准

美国风湿病学会发布的 GCA 诊断标准为：①年龄超过 50 岁；②近期发作的局部头痛；③颞动脉脉冲衰减或触痛；④红细胞沉降率大于 50mm/h；⑤动脉病理活检发现坏死性脉管炎。以上标准中，达到 3 项或以上的诊断标准的灵敏度和特异度均高于 90%。对于颅内疾病，80% 患者的颞动脉活检在诊断中的意义较强，虽然其阳性率会在激素治疗开始后下降，但这不应该作为推迟激素治疗的理由。指南推荐，在开始使用激素后的 7d 内进行活检可获得较高的诊断率。

（五）治疗

糖皮质激素是 GCA 患者的首选药物治疗方法，典型的治疗方案为 40~60mg/d 泼尼松，在开始治疗后 2~3 个月开始减量，总疗程持续 1~2 年以避免复发。与多发性大动脉炎一样，激素治疗的患者中可能有一半出现新的血管疾病，而与多发性大动脉炎不同的是免疫抑制剂对 GCA 效果不明显。在一项双盲、安慰剂对照研究中，甲氨蝶呤作为泼尼松的辅助药物，没有减少发病率、红细胞沉降率水平或泼尼松的累积剂量。GCA 的血管重建手术方案可参照多发性大动脉炎的方案施行。

三、白塞病

1937 年，Hulusi Behçet 首次描述了用他名字命名的综合征，该病在土耳其最常见，每 10 万人中有 80~370 例，在美国每 100 万人中只有 1~3 例。诊断标准为口腔溃疡和以下 3 种病变中的 2 种：复发性生殖器溃疡、葡萄膜炎或视网膜血管炎、皮肤病变（如结节性红斑、假性毛囊炎或羽化症）。除了这些主要表现外，1/3 的患者可能出现血管受累。白塞病是与人类白细胞抗原（human leukocyte antigen，HLA）*HLA-B51* 等位基因有关的小血管炎，是可能累及静脉的血管炎之一。静脉受累最常见的表现是浅表性血栓性静脉炎，也可合并深静脉血栓。白塞病的小血管受累可导致血管外症状，如结节性红斑、关节炎和胃肠道受累后引起的腹泻、胃肠道出血或穿孔等。

白塞病的治疗根据疾病的表现而有所不同，全身应用激素治疗是血管受累者的典型治疗方法。白塞病的任何动脉或静脉、大小血管，全身血管和肺血管都可能受累，血管中膜受损导致动脉瘤的形成，可能进一步导致假性动脉瘤的形成和破裂。

动脉瘤形成、血管狭窄和肱动脉闭塞可伴或不伴发主动脉受累。虽然主动脉受累在白塞病血管炎患者中不常见，但动脉瘤破裂是不可预测且致命的。吻合口假性动脉瘤在手术治疗后经常发生（18 个月内发生率为 12.9%），其机制可能与吻合口缝合区域的持续炎症反应有关。研究表明，支架植入的腔内修复术可以用于该病的治疗。

四、强直性脊柱炎（脊柱关节病）

脊柱关节病的这类疾病主要特征为 HLA-B27 的表达和类风湿因子的缺失。脊柱关节病有几个共同的特点：骶髂关节炎、炎症性关节炎或肌腱炎，并可伴发炎症性肠病、银屑病、大动脉炎和心脏传导阻滞。

强直性脊柱炎是最常见的脊柱关节病，患者常在 20~30 岁间开始出现背痛和僵硬，它在男性中的发病率是女性的 2~3 倍，静息时症状加重，明确诊断难度较大。诊断标准需要满足以下 5 项中的 4 项：① 40 岁以下开始疼痛；②背痛超过 3 个月；③晨僵；④症状开始时不明显；⑤运动后症状改善。患者也可能合并全身症状，如乏力或发热。高达 40% 的患者合并急性虹膜睫状体炎，80% 的患者出现主动脉根和主动脉瓣的受累。主动脉瓣受累时，近一半的患者出现主动脉瓣反流。主动脉根部扩张和主动脉瓣功能异常的治疗方法与上文提及的疾病相似，在此不予赘述。

第四节　感染性疾病

感染性主动脉瘤（mycotic aortic aneurysm，MAA）在临床上非常少见，最常见于囊状动脉瘤，甚至常形成假性动脉瘤。感染性疾病受累的部位可包括升主动脉、主动脉弓和降主动脉。主动脉感染性疾病可能由以下机制产生：①感染可能来自邻近胸腔的蔓延，如纵隔炎、脓肿、感染的淋巴结、感染性心包炎、肺水肿或椎旁脓肿；②感染可能来自感染性心内膜炎引起的化脓性栓子；③在败血症或静脉药物滥用时，细菌的血源性传播引起主动脉感染性疾病。感染最常见于病变的主动脉中，如主动脉瘤、主动脉粥样硬化斑块或主动脉创伤的部位。

各种病原体都可感染主动脉，大多数是细菌性的。金黄色葡萄球菌和沙门菌是最常见的病原体。肺炎链球菌和大肠埃希菌分别是较常见的革兰氏阳性和革兰氏阴性病原体。苍白球菌（梅毒的革兰氏阴性螺旋体细菌）以及其他苍白球菌都可以引起感染性大动脉炎，并最容易感染升主动脉。然而，在梅毒性主动脉炎中，胸主动脉瘤在最初的螺旋体感染后 10~25 年才会出现。主动脉的真菌感染（白念珠菌或曲霉菌）较少发生，通常发生在免疫力下降的情况下，如全身性疾病、人类免疫缺陷病毒或曾行器官或骨髓移植的患者易发生。事实上，免疫缺陷的患者发生由结核分枝杆菌引起的结核性大动脉炎的风险也在增加。到目前为止，结核性主动脉炎罕见，但随着世界范围内结核病发病率的上升，其发病率可能会上升。结核性主动脉炎通常影响远端主动脉弓和降主动脉，可能是因为主动脉被认为是通过连续感染的淋巴结、肺水肿或心包炎直接延伸而感染的。

一、病因及病理

MAA 是一种特殊类型的动脉瘤，病因尚未可知，可能是机体多种因素共同作用的结果，可以由先前存在的动脉瘤继发感染或动脉壁感染导致新动脉瘤的形成引起。病原体既可以通过菌血症或者败血症栓子传播而来，也可以通过邻近的感染源直接侵入，也有报道肠道细菌通过消化道的穿孔播散感染邻近动脉的案例。细菌经过受损的内膜感染动脉壁，通过不同的基质金属蛋白酶及其抑制剂的作用诱导细胞外基质蛋白水解增加，特别是中层弹性蛋白、胶原及纤维连接蛋白，加速平滑肌细胞的凋亡，引起中膜的破坏，进而导致动脉壁失去弹性，难以维持动脉血压，最终形成动脉瘤甚至动脉破裂。

二、临床表现及诊断

疼痛和发热是 MAA 最常见的临床表现，分别占到了 77% 和 67%，与搏动性包块合称"MAA 三联征"，但临床上出现经典三联征的患者较少。此外，应该引起注意的是出现破裂的患者并不少见，据报道可以达到 21%~44%，此类患者可合并严重的脓毒血症、主动脉 - 消化道瘘，治疗上具有较大的困难。对于 MAA 的诊断，根据欧洲血管外科学会（European Society for Vascular Surgery，ESVS）最新指南建议，诊断标准包含四个方面：①临床表现：疼痛、发热、搏动性包块、败血症等；②实验室检查：C 反应蛋白、白细胞、血培养或组织培养阳性；③影像学检查：CT 示囊状或偏心性、主动脉周围气体、动脉瘤迅速扩张或破裂等；④术中典型表现包括主动脉周围明显脓性渗出，与周围组织不易分离等。值得注意的是，血培养或组织培养阳性的患者并不多见，阳性率为 25%~58%，部分可能是早期使用广谱抗生素的原因。细菌培养最常见的致病性微生物是沙门菌（33.4%）、葡萄球菌（15.6%）、链球菌（10.4%）和大肠埃希菌（3.1%），东亚地区最常见的病原体是伤寒沙门菌，而在欧洲最常见的病原体是链球菌和葡萄球菌。因此，MAA 的诊断应结合症状、体征、实验室检查、影像学检查及手术的表现，但由于临床上典型症状少见，血培养阴性结果较多，反复多次进行相关检查十分必要。对于出现发热伴腹痛的腹主动脉瘤患者，应高度怀疑 MAA，如果实验室检查出现白细胞及 C 反应蛋白升高，应进一步明确 MAA 的诊断。

炎性主动脉瘤与感染性主动脉瘤有诸多相似之处，二者有时难以鉴别：一是二者均可有腹痛和 / 或背痛、发热、C 反应蛋白升高、红细胞沉降率增加等异常表现；二是影像学检查二者均可见主动脉周围软组织肿块阴影；三是 PET/CT 成像中增高的 ^{18}F- 脱氧葡萄糖（^{18}F-FDG）摄取率难以区分自身免疫介导的和病原微生物感染介导的炎症反应。对于二者鉴别，以下检查可有提示意义。

CT 影像上，炎性动脉瘤多为梭形动脉瘤，但炎性动脉瘤有时也可表现为囊状动脉瘤；感染性主动脉瘤多表现为结节状的囊性动脉瘤，形状不规则，主动脉壁内常可见气泡。瘤壁的钙化在二者的影像上也有所区别，炎性主动脉瘤中主动脉瘤壁常有不同程度的钙化，感染性动脉瘤中瘤壁的钙化比较少见。

血清中相关的生物标记物,炎性动脉瘤中可发现血清 IgG4 增加和 / 或主动脉周围 IgG4 阳性淋巴细胞渗透,约一半的炎性动脉瘤病例表现为 IgG4 阳性,因此,血清 IgG4 增加和 / 或主动脉周围 IgG4 阳性淋巴细胞渗透提示炎性主动脉瘤。然而须注意的是,由于 IgG4 阳性在感染性主动脉瘤中的发生率目前没有确切的报道,且血清 IgG4 在许多疾病中也可增加,包括所谓的“IgG4 相关性疾病”,如自身免疫性胰腺炎、米库利奇病(Mikulicz disease)和慢性甲状腺炎等。因此,IgG4 作为区别二者的生物标记物有所缺陷。

目前,降钙素原(PCT)吸引了越来越多学者的关注,PCT 浓度与细菌感染范围及严重程度有很强的相关性。在感染性主动脉瘤患者中入院时血清 PCT 水平为 1.05ng/ml,提示有细菌感染,而通过 PCT 不断在体内衰减,反映出抗生素治疗策略的成功。PCT 是细菌感染灵敏度和特异度的指标,对于鉴别此两种类型的动脉瘤具有一定的临床提示意义。

三、感染性腹主动脉瘤的治疗

(一)抗感染治疗

对于 MAA 的治疗,控制感染是重中之重,但目前尚未对抗感染治疗的具体方案及疗程形成统一共识。感染性腹主动脉瘤(infective aortic abdominal aneurysm,IAAA)一旦确诊,就应该尽早给予广谱抗生素,之后根据培养结果进行敏感性治疗。研究建议,一旦确诊 IAAA,应及早行手术治疗,这样可以早期清除病灶,降低动脉瘤扩张和破裂的风险,还可以进行细菌培养确定病原体,及时调整敏感性的治疗方案。对于组织培养阴性的患者,我们推测术前抗生素是有效的。同时有学者认为,只有当动脉瘤破裂、血流动力学不稳定时,才能使用急诊手术联合广谱抗生素抗感染治疗。对于病情稳定、没有破裂风险的动脉瘤患者,应给予 2~6 周的抗感染治疗,有助于降低术后并发症的发生率及死亡率。但在治疗期间,应该密切观察患者病情变化,防止动脉瘤破裂,腔内治疗(endovascular aortic repair,EVAR)的患者抗感染治疗应该贯穿整个病程,甚至终身抗感染治疗。因为 EVAR 原则上并没有清除感染灶,抗生素治疗是控制感染唯一的途径。术后抗感染治疗的持续时间目前尚未形成共识,有研究报道术后常规静脉给予敏感抗生素 2 周,之后转为口服抗生素 6~12 个月,甚至终身抗感染有利于患者的预后及疗效。美国心脏协会(American Heart Association,AHA)指南推荐,术后进行 6 周至半年的抗感染治疗,部分病例需要终身抗感染治疗(Ⅱb 类推荐,B 级证据)。ESVS 指南推荐,术后进行 6~12 个月的抗感染治疗,部分需要终身抗感染治疗(Ⅱb 类推荐,C 级证据)。单纯抗生素保守治疗,其病死率高达 75%~100%,仅适用于全身状况差、难以耐受手术治疗的患者。

(二)手术治疗

感染性腹主动脉瘤应在抗感染的基础上及时手术治疗。目前 MAA 的手术方式有开放动脉瘤切除 + 人工血管血运重建和 EVAR,血运重建方式有:①原位重建;②解剖外重建;③复合手术;④ EVAR。开放手术治疗的基础是广泛清除感染灶,充分引流之后,原位或者解剖外重建分支及远端血供。原位重建符合人体生理构造,远期血管通畅率高,但未避开感染区域,术后可能出现再次感染以及吻合口感染出血、假性动脉瘤形成的风险;解剖外途径虽然避开了感染区域,但手术时间长,创伤大,闭塞风险高,残端破裂风险为 2%~20%。即使风险较高,AHA 指南、ESVS 指南和多数研究都主张将开放手术联合抗感染治疗作为 MAA 治疗的“金标准”。腔内治疗可以减少手术创伤,简化操作,对于全身状态差或伴有其他严重疾病的患者可能是最适合的治疗方法,但未去除感染灶,术后感染风险高,再次手术干预难度大,而且术后需要长期口服抗生素。

1. 原位重建　对于 MAA 患者,如果病情稳定,抗生素治疗效果良好,可以行原位血管重建,此术式遵循人体解剖和生理结构,远期通畅率高,但由于没有避开感染区域,吻合口破裂、移植物感染出现风险较高。但随着对手术技术和移植物材料的改进,以及解剖外途径移植血管闭塞率、血管破裂率及感染再发率均较高,原位重建的优势再次凸显。用于原位重建的血管移植物分两大类:①非生物材料,如银离子涂层、抗生素浸润人工血管等;②生物材料,如自体血管、冷冻保存的同种异体血管、异种血管等。非生物材料的优点在于其商品化生产,应用方便,但感染风险较高;生物材料的优点在于其抗感染效果好,血流动力学稳定,但也存在与动脉管径不匹配、手术时间长、使用不方便等问题,对于目前使用哪种材料还存在一定的争议。也有研究报道将浸润或不浸润抗生素的人工血管用于原位重建取得较满意的早中期效果的案例。有研究对比了自体静脉和人工血管治疗 MAA 的效果,自体静脉组 3 年后的总存活率为 77%,而人工血管组为 66%。但自体静脉存在管径大小不匹配、手术时间长、创伤大以及下肢肿胀的风险。无论使用哪种材料移植物,都应该使用大网膜包裹移植物,以促进感染吸收以及达到抗生素的有效浓度。

2. 解剖外途径 对于污染较重、原位重建难以实现彻底清除污染组织的患者,可以考虑行解剖外途径重建血运。其主要方式有两种:①腋-股动脉血管重建;②后腹膜通路血管重建。前者是目前最常用的术式,也是一种较为经典的 MAA 术式,其优势在于可以避免血管移植物与感染灶的直接接触,理论上能最大限度地减少复发感染和移植物感染,但是由于其改变了机体原有的解剖结构、血流动力学,容易导致主动脉残端破裂,且人工血管在皮下走行距离较长,受到人体活动的影响,引起移植物通畅性下降。此外,解剖外途径术后再感染风险依然很高,可以达到 15%~20%。腹膜后解剖外旁路血管重建目前使用较少,肖占祥教授 2015 年报道 4 例 MAA 患者术后 5 年无发热及腹痛症状,效果良好,但其远期效果仍须考证,且此术式适应证比较局限,仅适用于腹膜后未受到感染者。

3. 腔内治疗 近些年来随着技术的进步与经验的积累,EVAR 技术以其微创、操作简单的优点越来越多地用于 MAA 的治疗,也逐渐成为 MAA 首选的替代治疗。有文献比较了 EVAR、开放手术、保守治疗三种方式对于 MAA 的治疗效果,结果显示 EVAR 组的中位生存期(747.0d)明显长于开放手术组(507.5d)和保守治疗组(66.0d),EVAR 组围手术期并发症明显减少。但是 EVAR 存在一定的不足,首先腔内修复对血管条件要求较高,其次没有遵循外科治疗原则,未去除感染组织,且覆膜支架隔绝了瘤腔,一定程度上阻止了抗生素的有效浓度,使感染难以控制,延长了抗生素治疗的时间,也增加了感染相关并发症(infection related complications,IRCs)的发生率。研究报道,无论采用哪种手术方式,21% 的 MAA 会并发 IRCs,其中致命的达到 46%~70%,腔内治疗 MAA 后 IRCs 对患者构成极大威胁,还须进一步研究及治疗。综上,腔内治疗可用于全身情况差、难以耐受开放手术或出现腹主动脉瘤破裂需紧急治疗的患者,并在开放手术之前作为过渡性治疗。但随着腔内技术的进步,MAA 的治疗更加可以进一步微创化,并提高患者生活质量及生存率。

第五节 医源性损伤及其他因素

一、医源性损伤

(一) 概述

医源性 AD 通常与创伤性逆行性导管介入术有关,或发生于瓣膜、动脉术中和术后,亦与动脉内球囊反搏术有关。有报道认为,动脉粥样硬化的程度和医源性 AD 的形成相关。外伤及精神刺激也可成为 AD 发生的诱发因素,已有外伤性 AD 的多例报道,其产生的机制是位于固定和相对不固定交界处的主动脉在钝力作用下发生扭曲引起中层裂伤,最常见的部位为主动脉峡部,但若不合并存在中层的退行性变,这种夹层通常很局限,很少出现广泛的 AD。

(二) 治疗

虽然导管相关的医源性 AD 及主动脉壁内血肿发生率较低,但出现此种并发症时如果处理不当,随时可能引起患者死亡或严重并发症,也是心血管内科医生最不愿意遇见的棘手并发症。相关文献报道提示,在进行右冠状动脉操作时更容易出现此类并发症,对此并发症的处理需要医疗单位有专业的心血管内科、心血管外科、超声科、影像科、麻醉科、体外循环及重症监护等专家团队,并需要综合分析患者病情,制定合适、正确的治疗策略,选择采取保守治疗或外科手术治疗是关键的决策。

首先,手术医生在进行手术操作时应小心、细致,避免暴力操作,并需要有充分认识、诊断和处理此并发症的能力。当出现冠状动脉夹层时,如果循环稳定,应立即行冠状动脉支架植入封堵冠状动脉夹层破口,预防冠状动脉夹层逆撕累及主动脉窦和升主动脉;如果循环不稳定,应立即终止操作。

对于发生主动脉壁内血肿的患者,如果没有临床症状进行性加重、心脏压塞、大量胸腔积液、心肌严重缺血、主动脉瓣重度关闭不全及血流动力学不稳定等病情,可以考虑行保守治疗,如采用止痛、控制血压和心率、心电监护、增加冠状动脉灌注等治疗措施,定期检测心肌损伤标志物、BNP 等指标,尽快、定期行超声心动图检查监测心功能、心包积液量、主动脉直径及是否夹层形成等指标变化。如果循环稳定,应考虑行主动脉 CTA 检查明确诊断并定期复查观察变化情况,但是如果出现了上述血流动力学不稳定的情况,应行急诊手术治疗。

对于发生了 A 型 AD 的患者,排除严重心力衰竭、脑部并发症、胃肠道出血等手术禁忌证后,均应行急诊手术治疗。行手术治疗时需要特别关注以下几点:①心肌保护:如果患者冠状动脉狭窄在介入手术过程中未纠正且狭窄较重,可以采取冠状静脉窦逆行心肌灌注 + 左右冠状动脉开口顺行灌注,能充分、顺利进行心肌保护;②冠状动脉搭桥术:当冠状动脉狭窄仍存在时,需要行冠状动脉搭桥术,桥血管应选用静脉,这样能节约时间并能避免取乳内动脉过程中发生循环不稳定的情况,也可方便远端吻合完后进行心肌灌注,静脉桥的近端应吻合在无名动脉或左颈总动脉分支,这样可以便于行包裹分流,预防包裹分流后桥血管受压狭窄;③主动脉弓是否置换:是否进行主动脉弓置换需要充分考虑主动脉弓受累情况和主动脉阻断时间等情况,如果主动脉根部处理或冠状动脉搭桥术用时比较长,主动脉弓受累不严重,切不可勉强行全主动脉弓置换,应以救命、心脏顺利复跳、手术安全完成为基本原则,可以远期观察主动脉弓情况或行二次手术治疗。

导管检查及治疗相关操作引起的医源性 AD 和主动脉壁内血肿是一种发生率较低的并发症,但是出现此并发症可以导致严重的后果,所以需要我们对此种并发症有足够的认识和重视,做到提前预防、及时发现、尽快诊断和合理治疗,通过对病情的综合判断,采用合理的保守治疗和外科治疗方法均可以得到较理想的临床效果。

二、可卡因引起的主动脉夹层

可卡因已被认为是正常血压的健康个体发生 AD 的重要原因。可卡因(苯甲酰甲基柠檬碱,$C_{17}H_{21}NO_4$)通常生长在南美洲,是在 Erythroxylon 古柯植物的叶子中提取的生物碱,它有盐酸盐和自由基(快克可卡因)两种形式。由于其起效快、药效强及其血流动力学效应,很容易诱发急性 AD。

主动脉峡部作为主动脉弓与主动脉的降部相连之处,特别易受创伤,可卡因可以在主动脉峡部诱发血流压力升高。可卡因作为一种强大的拟交感神经剂,可阻断突触前膜对去甲肾上腺素和多巴胺的再摄取,从而在突触后受体中产生大量去甲肾上腺素和多巴胺。可卡因产生剂量依赖性的血压和心率升高,特别是在高血压患者中进一步增加 AD 的风险。可卡因还通过突触刺激和内皮素释放诱导血管收缩。吸烟会增加与可卡因使用有关的血管收缩。因此,可卡因所致急性 AD 的病因可能是多方面的,包括高血压、吸烟的影响以及可卡因诱导的动脉粥样硬化、血管中膜坏死和急性血流剪切应力。

三、妊娠与主动脉夹层

1944 年,研究者就发现年轻妇女中一半的急性 AD 发生在怀孕期间,其原因可能是产妇高龄状态、怀孕所致的高血压和先兆子痫或子痫等。

由于血流动力学和激素水平的改变,怀孕本身就是夹层危险因素之一,它导致心率、每搏输出量和心排血量的上升,加上血管阻力的增加,使主动脉受到更强的剪切力,因此容易发生内膜撕裂,这些改变在妊娠晚期和产后初期达到峰值。另外,雌激素和孕激素的作用进一步损害了主动脉壁的完整性,导致严重的主动脉病变。然而,这并不能解释为什么这些生理变化只在一小部分患者中形成夹层。

急性 AD 的诊断需要及时的临床症状识别和影像学检查确认(TEE 是目前诊断的"金标准")。然而,由于 AD 在妊娠期罕见,且在未合并危险因素的情况下发生更罕见,其临床表现可能经常被忽视(达到85%)。在大多数发展中国家医院中,由于急诊就诊环境较差和患者病情较重,患者获得有效诊断的方法有限,这使得诊断和后续治疗更加困难。关于妊娠期 AD 的治疗较为复杂,需要同时挽救母亲和足月或接近足月胎儿的生命。有专家曾建议在妊娠 28 周之前，患者可在怀孕同时进行主动脉修复术。当妊娠 32 周后，首选剖宫产，并同时进行主动脉修复术。在妊娠 28~32 周，是否分娩取决于胎儿分娩后是否能独立存活。对于危重患者，当抢救开始 4min 后，如果一般情况没有改善，应立即进行剖宫产以挽救胎儿的生命。

四、其他罕见因素

内分泌疾病如甲状腺功能减退、肾上腺皮质功能亢进等可使结缔组织因蛋白聚糖增多而变得疏松，造成主动脉壁薄弱，有高血压等存在时易于剥离形成夹层；左心发育不全综合征与 11 号染色体长臂末端约 20Mb 碱基对的缺失及缝隙连接蛋白 43 基因的点突变有关。此种遗传缺陷表现为主动脉中层胶原和纤维组织变性，使其易发生囊性坏死而致内膜缺乏支撑，最终在血流冲击下形成动脉夹层。

（晋 军　高智春　侯丽婷）

参考文献

［1］ VAN DER LINDEN J, HADJINIKOLAOU L, BERGMAN P, et al. Postoperative stroke in cardiac surgery is related to the location and extent of atherosclerotic disease in the ascending aorta [J]. J Am Coll Cardiol, 2001, 38 (1): 131-135.

［2］ FERRARI E, VIDAL R, CHEVALLIER T, et al. Atherosclerosis of the thoracic aorta and aortic debris as a marker of poor prognosis: Benefit of oral anticoagulants [J]. J Am Coll Cardiol, 1999, 33 (5): 1317-1322.

［3］ AMARENCO P, COHEN A, HOMMEL M, et al. Atherosclerotic disease of the aortic arch as a risk factor for recurrent ischemic stroke [J]. N Engl J Med, 1996, 334 (19): 1216-1221.

［4］ COHEN A, TZOURIO C, BERTRAND B, et al. Aortic plaque morphology and vascular events: A follow-up study in patients with ischemic stroke [J]. Circulation, 1997, 96 (11): 3838-3841.

［5］ ZAIDAT O O, SUAREZ J I, HEDRICK D, et al. Reproducibility of transesophageal echocardiography in evaluating aortic atheroma in stroke patients [J]. Echocardiography, 2005, 22 (4): 326-330.

［6］ BRUNS F J, SEGEL D P, ADLER S. Control of cholesterol embolization by discontinuation of anticoagulant therapy [J]. Am J Med Sci, 1978, 275 (1): 105-108.

［7］ BLACKSHEAR J L, JAHANGIR A, OLDENBURG W A, et al. Digital embolization from plaque-related thrombus in the thoracic aorta: Identification with transesophageal echocardiography and resolution with warfarin therapy [J]. Mayo Clin Proc, 1993, 68 (3): 268-272.

［8］ TUNICK P A, NAYAR A C, GOODKIN G M, et al. Effect of treatment on the incidence of stroke and other emboli in 519 patients with severe thoracic aortic plaque [J]. Am J Cardiol, 2002, 90 (12): 1320-1325.

［9］ BAUMGARTNER H, BONHOEFFER P, DE GROOT N M, et al. ESC Guidelines for the management of grown-up congenital heart disease (new version 2010)[J]. Eur Heart J, 2010, 31 (23): 2915-2957.

［10］ LOEYS B L, SCHWARZE U, HOLM T, et al. Aneurysm syndromes caused by mutations in the TGF-beta receptor [J]. N Engl J Med, 2006, 355 (8): 788-798.

［11］ SANDFORD R M, BOWN M J, LONDON N J, et al. The genetic basis of abdominal aortic aneurysms: A review [J]. Eur J Vasc Endovasc Surg, 2007, 33 (4): 381-390.

［12］ BORGER M A, PRESTON M, IVANOV J, et al. Should the ascending aorta be replaced more frequently in patients with bicuspid aortic valve disease？[J]. J Thorac Cardiovasc Surg, 2004, 128 (5): 677-683.

［13］ AREND W P, MICHEL B A, BLOCH D A, et al. The American College of Rheumatology 1990 criteria for the classification of Takayasu arteritis [J]. Arthritis Rheum, 1990, 33 (8): 1129-1134.

［14］ MIYATA T, SATO O, DEGUCHI J, et al. Anastomotic aneurysms after surgical treatment of Takayasu's arteritis: A 40-year experience [J]. J Vasc Surg, 1998, 27 (3): 438-445.

［15］ HUNDER G G, BLOCH D A, MICHEL B A, et al. The American College of Rheumatology 1990 criteria for the classification of giant cell arteritis [J]. Arthritis Rheum, 1990, 33 (8): 1122-1128.

［16］ HOFFMAN G S, CID M C, HELLMANN D B, et al. A multicenter, randomized, double-blind, placebo-controlled trial of adjuvant methotrexate treatment for giant cell arteritis [J]. Arthritis Rheum, 2002, 46 (5): 1309-1318.

［17］WANHAINEN A, VERZINI F, VAN HERZEELE I, et al. European Society for Vascular Surgery (ESVS) 2019 clinical practice guidelines on the management of abdominal aorto-iliac artery aneurysms [J]. Eur J Vasc Endovasc Surg, 2019, 57 (1): 8-93.

［18］李振江, 陆清声. 炎性与感染性主动脉瘤的治疗策略 [J]. 血管与腔内血管外科杂志, 2015, 1 (1): 20-26.

［19］戈小虎, 梁建豪, 杨建平, 等. 感染性主动脉瘤的诊疗进展 [J]. 新疆医学, 2020, 50 (11): 1139-1142.

［20］QI Y F, XIAO Z X, SHU C, et al. Infected abdominal aortic aneurysms treated with extra-anatomic prosthesis bypass in the retroperitoneum [J]. Ann Vasc Surg, 2017, 45: 231-238.

［21］肖占祥, 陈浩, 戚悠飞, 等. 腹膜后解剖外旁路术治疗感染性腹主动脉瘤 [J]. 中国血管外科杂志 (电子版), 2015, 7 (3): 163-165.

［22］IMMER F F, BANSI A G, IMMER-BANSI A S, et al. Aortic dissection in pregnancy: analysis of risk factors and outcome [J]. Ann Thorac Surg, 2003, 76 (1): 309-314.

第四章

主动脉夹层

第一节　主动脉夹层发病机制及分型

一、主动脉夹层的发病机制

主动脉夹层（aortic dissection，AD）是最常见的主动脉危重急症之一，其发病率超过破裂腹主动脉瘤。尽管高血压和马方综合征（Marfan syndrome，MS）已被公认与主动脉夹层的发生直接相关，其他因素还包括睡眠呼吸暂停综合征、主动脉瓣二瓣化畸形等，但主动脉夹层的详细发病机制仍未被充分阐明。1958年，有学者提出主动脉夹层的发生与主动脉中膜变性直接相关，此外主动脉夹层的发生与发展还取决于内膜裂口如何产生，即所谓"扳机"效应，而目前被广泛认可的观点是血流作用于主动脉壁所产生的剪切应力在其中起关键作用。因此，主动脉夹层的发病机制中存在两个关键必要条件：主动脉中膜变性和管壁应力。

（一）主动脉中膜变性

1. 组织病理学发现　主动脉壁的中膜变性被认为是有利于主动脉夹层发生的一种特殊情况，最初有学者提出主动脉中膜囊性坏死（aortic media cystic necrosis，CMN）是几种代表性的主动脉管壁中膜变性之一。但随着研究的进一步深入，这一定义已逐步被黏液细胞外基质堆积、弹性纤维断裂和/或丧失以及平滑肌细胞核丧失等术语所取代。

（1）中膜囊性坏死：如上述所提及，经典主动脉夹层发病理论认为 CMN 是导致主动脉夹层发生的主要原因。但近年来有研究报道，在非马方综合征的患者中，只有 8%~19% 的患者观察到 CMN，同时其严重程度以轻度为主；而在合并马方综合征的主动脉夹层患者中，有 40%~82% 的患者存在 CMN，且其程度为严重。因此，目前已不再认为 CMN 是导致主动脉夹层发生的主要原因，除非该患者合并马方综合征一类的结缔组织疾病。但仍需要说明的是，随着年龄的增大，轻度 CMN 发生率逐步增加，同时罹患高血压的患者 CMN 发生率更高，其确切原因尚不清楚。

（2）弹力纤维丢失：弹力纤维是维持主动脉中膜弹性的结缔组织中最重要的组成成分。有研究发现主动脉夹层患者中弹力纤维出现明显减少，但也有研究认为这种丢失在夹层患者中并非异常显著。此外，不同类型的主动脉夹层患者体内弹力纤维的丢失程度也并非完全一致。

（3）交联弹力纤维丢失：交联弹力纤维是结缔组织内将弹力纤维结合在一起的成分，只能通过电子显微镜才能分辨。在主动脉夹层和高血压患者中均有交联弹力纤维丢失的研究报道，这是主动脉中膜变性的重要危险因素，交联弹力纤维丢失可能导致主动脉壁内膜和外膜之间的剪切应力失衡，从而导致主动脉内膜破坏，进而导致夹层裂口的产生。

2. 引起主动脉中膜变性的相关疾病

（1）遗传性疾病——结缔组织疾病（connective tissue disease，CTD）：CTD 组织学特征主要表现为弹力纤维数量减少和结构不完整，从而导致主动脉管壁、骨骼和肺部的结缔组织薄弱。主动脉中膜强度是决定主动脉壁完整性的最重要因素,管壁薄弱将导致主动脉夹层和主动脉瘤的发生。由于 CTD 多为遗传性疾病,故对于年龄小于 40 岁的主动脉夹层患者,需要高度怀疑是否存在有此类遗传性疾病。MS 和血管型 Ehlers-Danlos 综合征是最为熟知的两种 CTD,其他 CTD 还包括 Loeys-Dietz 综合征等。也有越来越多的新突变基因被认为与 CTD 相关,例如 ACTA2、SMAD3 和 TGFBR 等(表 4-1-1),但仍有许多可能导致 CTD 的基因突变有待证实。

1)马方综合征(MS): MS 是最具代表性的 CTD,由 FBN1 基因突变所致,易出现骨骼、眼部和大血管病变。MS 在所有主动脉夹层患者中的发生率约为 5%。最常见和最严重的并发症是主动脉根部扩张并发 A 型主动脉夹层,常须积极行手术干预。

2)Loeys-Dietz 综合征(LDS): LDS 由 TGFBR1 或 TGFBR2 基因突变所致,其临床表现并不一致,部分病例存在与 MS 患者类似的体貌特征,而其他病例看起来完全正常。悬雍垂裂、眼距过宽和主动脉重要内脏分支血管扩张是该类疾病的主要特征性表现,但并不常见。与 MS 相比,LDS 患者的结缔组织异常表现多集中于血管病变,如果患者表现为晶状体脱位,则应排除 LDS。主动脉根部扩张所致 A 型主动脉夹层也是 LDS 的重要临床特征,但与 MS 相比,LDS 患者出现主动脉夹层时的动脉直径更小。LDS 患者升主动脉直径超过 42mm 时,就应建议手术治疗;而 MS 患者在主动脉扩张超过 45mm 后,才会建议尽快行手术干预。

3)血管型 Ehler-Danlos 综合征(vEDS): vEDS 是一种由 COL3A1 基因突变引起的 CTD,一般有以下特点,包括皮肤菲薄、容易瘀伤、动脉脆弱、肠道或子宫穿孔。此类患者的动脉病变大多不累及主动脉,而是以肠系膜上动脉、脾动脉、肾动脉和髂总动脉受累为主要表现。受累动脉出现夹层和动脉瘤破裂是 vEDS 患者最常见的死亡原因。与 MS 和 LDS 相比,主动脉根部扩张在 vEDS 中较少见。但由于此类患者动脉管壁更脆弱,故只有在出现潜在致命性并发症时,才考虑手术干预。

4)主动脉瓣二瓣化畸形(bicuspid aortic valve,BAV): BAV 病例在年龄小于 40 岁的 AD 患者中占比约为 9%,在所有主动脉夹层病例中占比约为 2%。BAV 导致 AD 的发生原因包括 BAV 引起的主动脉瓣狭窄和关闭不全对升主动脉壁产生机械损伤,以及继发于 CTD 的 BAV 可能会由于主动脉壁脆弱而导致 AD 发生。研究表明,在 BAV 患者中发现存在 GATA2 和 NOTCH1 突变,尽管这种突变发生率并不高。

表 4-1-1　主动脉夹层发生相关基因

基因名称	调控对象	临床征象
FBN1	微纤维、弹力纤维生成、TGF-β 生物利用度及平滑肌细胞表型	马方综合征
EFEMPS	纤维蛋白 4、微纤维	皮肤松弛症
TGFBR1、TGFBR2	TGF-β 受体的信号结构域	Loeys-Dietz 综合征
MYH11	平滑肌细胞收缩	家族性胸主动脉瘤伴动脉导管未闭
ACTA2	平滑肌细胞收缩	家族性胸主动脉瘤
CLO3A1	Ⅲ型胶原	血管型 Ehlers-Danlos 综合征
SLC2A10	TGF-β 途径中 GLUT10 蛋白减少	动脉迂曲综合征
SMAD3	TFG-β 信号传输受损	主动脉瘤 / 夹层

(2)获得性疾病:

1)高血压:50%~86% 的主动脉夹层患者合并高血压,高血压与主动脉夹层发生主要存在以下两方面关系。首先,它与主动脉壁的中膜变性有关,高血压会减少主动脉中膜中外 1/3 层滋养血管的血流量,引起中膜外层的缺血和损伤,导致后者弹性下降。其次,高血压引起主动脉壁机械剪切应力变化,导致主动脉夹层裂口的出现。因此,高血压既可以形成导致主动脉夹层发生的有利条件,也与产生夹层裂口的机械应力有关。

2)阻塞性睡眠呼吸暂停综合征(obstructive sleep apnea syndrome,OSAS):近年来,OSAS被认为是导致主动脉夹层发生的一个重要原因。有研究认为,在所有主动脉夹层患者中,OSAS发生率为13%。然而,OSAS导致夹层发生的原因尚不明确,可能与呼吸暂停期间胸腔内负压增加主动脉壁的跨壁压力从而造成损害有关,但也有研究指出OSAS并未增加主动脉夹层的发生风险。因此,还需要在主动脉夹层患者中积极寻找OSAS的相关证据。

3)真性主动脉瘤:研究表明,在所有主动脉夹层患者中,有24%的患者合并真性主动脉瘤,有大约9%的主动脉夹层继发于主动脉瘤。值得注意的是,真性动脉瘤的结局事件除了主动脉瘤破裂之外,还包括主动脉夹层的发生,直径>60mm的真性动脉瘤的年破裂率或夹层发生率≥6.9%,病死率为11.8%。动脉瘤大小与夹层相关性的机制尚不清楚,推测在主动脉瘤扩张的早期阶段管壁结构是完整的,即内膜、中膜和外膜同时扩张。然而,当动脉瘤进一步扩张后,管壁的三层结构可能破裂一层或两层,从而导致夹层的发生。

4)炎性主动脉疾病:炎性主动脉疾病包括多发性大动脉炎、巨细胞主动脉炎和白塞病等,此类疾病合并主动脉夹层可见病例报道,但相对罕见。以多发性大动脉炎为例,其病理学特征主要包括主动脉中膜和内膜坏死以及弹力纤维断裂,动脉管壁常表现为增厚及僵硬,夹层改变罕见,但当主动脉根部受累时,主动脉瓣反流伴升主动脉扩张则与主动脉夹层发生相关。

5)怀孕及激素类药物使用:在怀孕期间,妊娠期高血压疾病导致主动脉壁的压力增加。因此,怀孕被认为是主动脉夹层发生的一个危险因素。但大多数发生主动脉夹层的孕妇往往合并存在CTD。长期使用激素类药物也会扰乱胶原纤维的产生,从而导致主动脉壁薄弱和主动脉夹层的发生。

6)动脉粥样硬化:目前,动脉粥样硬化与主动脉夹层相关性并未受到广泛认可。在IRAD研究中仅有31%患者合并动脉粥样硬化,研究表明,动脉粥样硬化斑块引起的主动脉穿透性溃疡可能导致主动脉夹层的发生,但其发病率并不高。在主动脉夹层患者中,动脉粥样硬化的程度多为轻度到中度,而动脉粥样硬化斑块还可能在夹层进展过程中起到保护作用。研究证实,主动脉夹层假腔向远心端的延伸会受到动脉粥样硬化斑块的阻碍而停止,这与动脉粥样硬化引起管壁全层炎症反应导致动脉壁各层结构相互融合有关。但需要注意的是,在动脉粥样硬化性动脉瘤基础上并发的主动脉夹层破裂风险有所增加,有研究对325名主动脉夹层患者进行分析发现,腹主动脉破裂仅出现在既往有动脉粥样硬化性动脉瘤的患者中,因此,应把此类夹层判定为复杂型,积极选择手术治疗。

(二)主动脉管壁应力变化

1. 切应力作用下主动脉中膜缺血所致内膜破裂 主动脉壁由内膜、中膜及外膜三层结构组成。其中,中膜层最厚,也是维持主动脉管壁弹性的最重要结构。中膜内2/3层所需的营养物质和氧气由动脉管腔内的血流直接提供,而中膜外1/3层的营养物质则由滋养血管提供。如前文所述,高血压破坏了中膜外层的滋养血管,导致中膜外层缺血和弹性降低。与此同时,中膜内2/3层缺血风险较低,故其弹性也不太可能降低。因此,中膜内层和外层之间的弹性特性差异加上主动脉壁剪切应力变化(由与高血压成正比的高速血流所致),最终可能导致中膜内中层与外层分离,引起主动脉夹层发生(图4-1-1)。

2. 主动脉根部垂直运动 主动脉根部随着心脏搏动而出现垂直方向上的移动,主动脉弓则被起自主动脉弓的三条分支血管所固定,因此,这三根分支动脉根部所在的主动

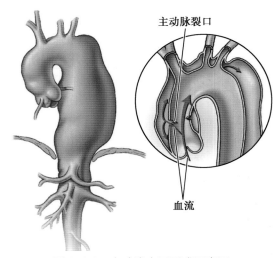

图4-1-1 主动脉夹层形成示意图

主动脉裂口

血流

脉区域会承受显著的机械应力。事实上,基于有限元模型的研究显示,距主动脉根部 2cm 处、头臂干动脉起始部及主动脉峡部管壁承受的机械应力相当显著。

二、主动脉夹层分型

(一) 时间分型

主动脉夹层根据发病时间的长短,可分为急性、亚急性及慢性夹层。发病 14d 以内称为急性主动脉夹层;目前对于亚急性期的定义尚未完全统一,有研究认为发病时间在 14d 到 1 个月内可称为亚急性期,在本书中,笔者根据既往大宗研究报道及临床经验将发病在 14d 到 3 个月内的主动脉夹层判定为亚急性期;发病超过 3 个月称为慢性主动脉夹层。

(二) 临床分型

根据主动脉内膜近端裂口位置及夹层累及的范围,目前常用的主动脉夹层分型方法有如下几种(图 4-1-2)。

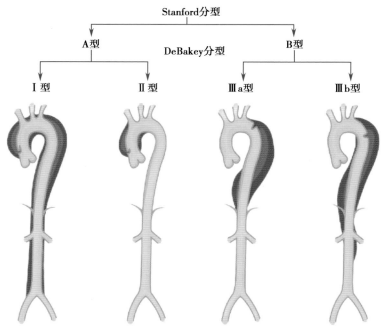

图 4-1-2 主动脉夹层临床分型

1. DeBakey 分型 此分型方法由 DeBakey 等于 1965 年首次提出,分型如下。

Ⅰ型:夹层起始于升主动脉,由主动脉弓向远端延伸至降主动脉和 / 或腹主动脉。

Ⅱ型:夹层起源于升主动脉并局限于升主动脉。

Ⅲa 型:夹层起源于降主动脉,仅限于降主动脉。

Ⅲb 型:夹层累及降主动脉,向远端延伸至腹主动脉。

2. Stanford 分型 1970 年,由 Daily 等提出的 Stanford 分型在 DeBakey 分型上进行了简化。Stanford A 型夹层起源于升主动脉,因此包括 DeBakey Ⅰ型和Ⅱ型夹层,而 Stanford B 型夹层起源于左锁骨下动脉开口以远的降主动脉,即 DeBakey Ⅲa 和Ⅲb 型。目前研究认为,夹层近端裂口位置决定夹层早期预后及手术方式选择的关键因素,因此,Stanford 分型成为目前最常用的主动脉夹层分型方法。对大多数 Stanford A 型夹层患者来说,首选进行升主动脉人工血管置换术,因为这部分患者在发病后数小时或几天内会出现致死风险,而 Stanford B 型夹层患者应首先接受包括严格控制血压及心率在内的最佳药物治疗,同时对相关并发症进行评估,以便于尽快开展后续治疗。

3. DISSECT 分型 DISSECT 分型是基于腔内治疗原则,根据病变受累程度将患者进行分组。这一分型纳入了既往分型中无法评估的解剖因素,包括裂口位置、临床症状和假腔通畅情况。这一分型包括六大因素:①夹层发病时间(D),即少于2周(急性期)、2周到3个月(亚急性期)、超过3个月(慢性期);②裂口位置(I),即升主动脉、主动脉弓、降主动脉、腹主动脉或未知部位;③主动脉直径(S);④主动脉受累范围(SE);⑤临床并发症(C),即主动脉瓣受累、心脏压塞、破裂和分支灌注不良;⑥血栓形成(T),即假腔血栓化程度。

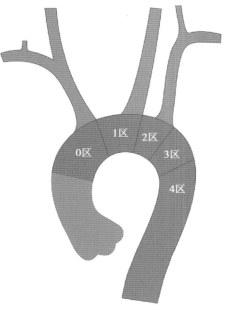

4. Ishimaru分型　随着腔内治疗技术的广泛应用,日本学者Ishimaru提出根据支架锚定区将主动脉分为5区(图4-1-3)。

0区:主动脉瓣至头臂干动脉开口远端。

1区:头臂干动脉开口远端至左颈总动脉开口远端。

2区:左颈总动脉开口远端至左锁骨下动脉开口远端。

3区:左锁骨下动脉开口远端至第4胸椎平面胸主动脉。

4区:第4胸椎平面下方胸主动脉。

图 4-1-3　主动脉夹层 Ishimaru 分型

第二节　主动脉夹层临床表现及诊断

一、主动脉夹层的临床表现

19世纪初,Shekelton首次提出"主动脉夹层"和"夹层真假腔"概念。Laennec于1819年提出"aneurysme dissequan"或称"夹层动脉瘤"这一概念,但至今仍有所争议,因为急性夹层既可以发生在已扩张的主动脉段,也可以发生在看似健康人的正常直径主动脉之中。因此,尽管主动脉夹层可以继发于动脉瘤,同时慢性夹层可以出现瘤样扩张,但这两者之间并没有明确的因果关系,所以"夹层"和"动脉瘤"这两个名词不应该相互替代使用。"主动脉夹层"概念易出现混淆的另一个原因是其他类型的主动脉病变,例如壁内血肿和主动脉穿透性溃疡,它们与急性主动脉夹层在临床表现和影像学存在一定的相似性。

早期研究表明,如果不进行积极干预,大多数患者在发病后3个月内死亡,而慢性期患者由于管腔持续瘤样扩张或假腔破裂,很少有患者生存期能超过5年。有研究表明,超过35%的主动脉夹层诊断来源于尸检结果,未确诊患者的高死亡率凸显了此类疾病早期诊断和及时治疗的重要性。还有研究证实,未经治疗的急性夹层6h病死率超过22.7%,24h病死率超过50%,超过68%的患者1周内死亡。其中,A型主动脉夹层死亡原因以主动脉破裂导致心脏压塞、急性主动脉瓣反流和冠状动脉开口闭塞为主,而B型主动脉夹层患者多因内脏或外周血管急性闭塞所致的脏器急性损伤而出现死亡。因此,当患者出现以下临床表现时,应注意明确是否存在有主动脉夹层的可能。

1. 疼痛　急性主动脉夹层最常见的临床症状是疼痛,好发于背部、腹部或胸部。超过93%的患者发病时有疼痛症状,其中85%的患者症状是突然发作。A型主动脉夹层患者的疼痛通常集中于胸前区,而B型主动脉夹层患者的疼痛更经常出现在背部(分别为78%和64%)。典型的主动脉夹层相关性疼痛表现为胸背部撕裂样疼痛,也有患者将这种疼痛描述为刺痛(68%)或游走性疼痛(19%)。21%的A型夹层患者和43%的B型夹层患者以腹痛为主要表现,应高度怀疑合并肠系膜血管受损表现。主动脉夹层相关疼痛通常十分严重,超过90%的患者将这种疼痛描述为从未有过的疼痛,甚至是濒死样疼痛。采用抗高血压药快速将血压降至合理区间是早期治疗的主要方法之一,而当患者表现为反复发作或者顽固性疼痛时,常提示疾病进展,应进一步行影像学检查以明确病情。

2. 晕厥　5%~10% 的主动脉夹层患者出现晕厥表现,往往预示心脏压塞或弓上分支动脉受累导致颅内血供下降。根据 IRAD 研究结果显示,出现晕厥症状的患者更多集中于 A 型主动脉夹层患者(19% vs. 3%,$P<0.001$),其发生心脏压塞的风险更高(28% vs. 8%,$P<0.001$)。与此同时,这部分患者发生脑卒中(18% vs. 4%,$P<0.001$)和院内死亡(34% vs. 23%,$P=0.01$)的概率更高。但需要注意的是,并不是所有晕厥都与上述并发症相关,其他容易导致晕厥症状的病理生理变化还包括假腔形成时引起血管迷走反射或主动脉压力感受器张力增加。

3. 神经系统症状　肋间动脉缺血所致脊髓缺血在 B 型主动脉夹层中更为常见,在总体人群中的发病率为 2%~10%。主动脉夹层直接压迫周围神经的情况相对少见,主要以夹层假腔扩张压迫周围神经所导致的麻痹、声音嘶哑(压迫喉返神经)或霍纳综合征(压迫交感神经节)为主要表现。

4. 血压波动　研究表明,70% 的 B 型主动脉夹层患者血压升高,但只有 25%~35% 的 A 型夹层患者存在高血压表现。低血压症状在 B 型主动脉夹层很少见(<5% 的患者),而在 A 型主动脉夹层患者中更为常见,且通常预后不良,血压的下降可能与主动脉瓣破裂或心脏压塞有关。要注意的是,弓上分支动脉受累时,袖带血压测量结果通常不准确。左锁骨下动脉受累,左右手动脉压差常大于 20mmHg,如果头臂干动脉受累,则双上肢血压均会明显低于真实血压。难治性高血压多见于 B 型主动脉夹层患者(64%),但其通常与肾动脉受累或主动脉扩张无关,因此仍有必要继续进行药物治疗。

5. 外周血管相关症状　30%~50% 的主动脉夹层患者表现出外周血管受累的相关症状。有研究证实,在 B 型主动脉夹层患者中,14% 的患者累及头臂干动脉,21% 的患者累及颈总动脉,14% 的患者累及左锁骨下动脉,35% 的患者累及腹主动脉各分支及下肢动脉。还有研究表明,出现无脉表现的患者更容易出现神经功能缺损、昏迷和低血压,颈动脉搏动减弱与致命性脑卒中密切相关。根据 IRAD 研究数据显示,发病后的第一个 24h 内,无外周动脉受累患者病死率为 9.4%,1~2 支外周血管受累患者的病死率为 15.8%,如果合并 3 支以上外周动脉受累,病死率超过 35%。

主动脉夹层发生后出现下肢动脉受累导致搏动消失、缺血甚至死亡的病例并不罕见,尽管这部分患者预后较弓上分支或腹部内脏区分支动脉受累的患者而言似乎更好,但由急性主动脉夹层引起的腿部缺血仍然是复杂性夹层的标志,并可能伴有其他重要脏器的缺血改变,并且这部分患者的临床表现差异很大,因为多达 1/3 的患者在病程中可能会表现出动脉搏动的自主恢复,从而影响专科医生的判断。

二、主动脉夹层的诊断

主动脉夹层年发病率为 (2.9~3.5)/10 万,男性患者更常见,其中 A 型夹层占比约 60%,从发病年龄来看,A 型主动脉夹层好发于 50~60 岁年龄段,而 B 型主动脉夹层发病年龄更多集中于 60~70 岁,但我国主动脉夹层发病率似乎更早一些,55~60 岁的夹层并不少见,可能与血压控制不佳有关。

由于主动脉夹层发病率相对其他导致胸痛的疾病更低,故在所有急性胸痛患者中进行胸部 X 线片筛查并不合理。研究发现,采用胸部正位成像筛查主动脉夹层的假阳性率高达 85%。事实上,主动脉夹层的初诊正确率只有 15%~43%,很多时候是在进行其他疾病鉴别诊断的过程中才偶然发现主动脉夹层的存在。尽管主动脉造影曾经被认为是诊断急性主动脉夹层的“金标准”,但随着计算机断层扫描血管造影(computed tomography angiography,CTA)、经食管超声心动图检查(trans-esophageal echocardiography,TEE)和磁共振成像(magnetic resonance imaging,MRI)等技术的进步,主动脉造影的作用已经从诊断转变为治疗。目前,对于怀疑主动脉夹层的患者,应首选 CTA 作为检查手段,除非患者同时存在对比剂使用禁忌。有数据表明,TEE 在国外也被作为常用诊断方法,但只有 32% 患者将 TEE 作为首选诊断方法。超过 2/3 的患者接受 2 次或 2 次以上的影像学检查,其中磁共振成像(19%)和主动脉造影(19%)的使用频率相同。尽管影像诊断方式的选择受到地区及医生习惯的影响,但都需要满足关键信息的确认。首先,要明确是否存在主动脉夹层;其次,应根据所使用的检查方式确认夹层累及范围、重要分支血管受累情况及是否存在危及生命的并发症等。此外,尽管目前还没有主动脉夹层特异性生物标记物,但可以参考 D- 二聚体、纤维蛋白降解产物(fibrin degradation products,FDP)等血清学指标变化辅助诊断。

（一）影像学检查

1. 胸部立位 X 线片　在急性胸痛鉴别诊断过程中,通常首先选择胸部 X 线片进行筛查,但这种检查方法的特异性较低,难以作为诊断依据。主动脉夹层相关的影像学表现包括心脏或主动脉影增宽、主动脉钙化斑内移和胸腔积液。其中,纵隔增宽是最常见的表现,主动脉钙化斑内移常见于 A 型主动脉夹层,而 B 型主动脉夹层患者出现胸腔积液的比例更高。

2. 主动脉造影　主动脉造影诊断主动脉夹层的灵敏度为 86%~88%,特异度为 75%~94%,但如果假腔出现血栓化,则可能导致假阴性结果出现。典型的主动脉夹层造影表现包括管腔异常扭曲、对比剂在假腔中滞留、重要分支动脉未显影和主动脉瓣反流。但由于主动脉造影是一种相对昂贵的有创性检查,且耗时较多,还有导致对比剂肾病的风险,故目前已不推荐将其作为诊断方式。尤其对于 A 型主动脉夹层,不推荐在术前进行该项检查,而对于 B 型主动脉夹层而言,主动脉造影也应作为手术治疗的一部分来完成。

3. CTA　随着 CT 技术的不断推广,目前超过 75% 主动脉夹层患者采用 CT 作为首选影像学评估手段。研究表明,CT 对急性主动脉夹层诊断的灵敏度为 83%~95%,特异度为 87%~100%。尽管 CTA 对于升主动脉病变的灵敏度会降至 80% 左右,但可以联合 TEE 等其他影像学手段提升诊断准确率。目前推荐对怀疑主动脉夹层的患者进行全主动脉 CTA,以保证提供足够的影像学诊断依据。薄层 CT 可精确判断主动脉真假腔范围以及夹层裂口的位置,以便于腔内治疗方案的制定(图 4-2-1)。在大多数情况下,真腔可从近端未受累的主动脉管腔向远端延续来进行判定,但在主动脉根部环形夹层或主动脉弓顶部影像信息缺失的病例中,真腔的判定相对复杂。血栓化是主动脉夹层假腔的一个重要标志,但在合并动脉瘤的夹层患者中,瘤腔内附壁血栓可能会对假腔的判定造成干扰。此外,在超过 90% 的主动脉夹层病例中,胸主动脉段假腔直径明显大于真腔直径。

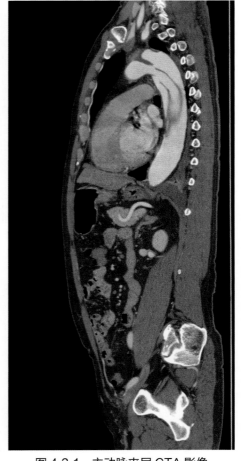

图 4-2-1　主动脉夹层 CTA 影像

薄层 CT 还可以对主动脉夹层内膜片进行详细评估,通过评估内膜片的方向和活动性提供更多的病变血管特征以便于制定最佳的治疗方案。如果内膜片凹向假腔,代表真腔压力偏低,其灵敏度为 91%,特异度为 72%(图 4-2-2)。在急性夹层中,内膜片通常处于弯曲状态(63% 病例),而在慢性期,超过 75% 的内膜片相对平直。此外,如果真腔被压缩成为月牙形,则应高度怀疑内脏区重要脏器或下肢灌注不良风险的增加。与其他方式相比,CT 检查对操作者经验的依赖程度最低,能够很便捷地为外科手术及腔内治疗提供有价值的参考依据,同时也能够为后续随访和测量提供可靠保障。

4. 超声心动图　经胸超声心动图诊断主动脉基层的灵敏度为 35%~80%,特异度为 40%~95%,但经胸骨上及肋间行超声检查容易受到肋间隙宽度、肥胖及肺气肿的影响而出现精准度下降。此外,经胸超声心动图评估升主动脉时,会由于伪影的存在而导致假阳性结果的出现,而 TEE 可以克服经胸超声心动图的局限性。研究表明,经食管超声心动图的灵敏度为 98%,特异度为 63%~96%。此外,TEE 还可以评估夹层裂口位置、假腔血栓化情况、动脉弓及冠状动脉受累情况、主动脉瓣反流程度和心包积液(图 4-2-3),其彩色多普勒模式还可以通过显示真腔和假腔中的不同流速降低假阳性率。但是 TEE 对于远端升主动脉和主动脉弓的评估会受到气管和左主支气管的影响,同时无法对膈肌平面以下的主动脉进行评估。此外,对于血流动力学不稳定的升主动脉夹层患者,可在手术室进行 TEE 检查以加快诊断效率。

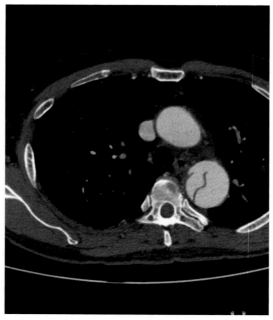

图 4-2-2　主动脉夹层（内膜片凹向假腔）

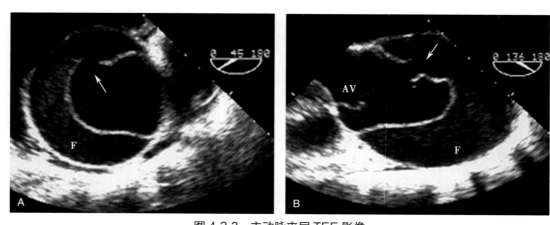

图 4-2-3　主动脉夹层 TEE 影像
A.主动脉短轴图像；B.主动脉长轴图像。F,假腔；AV,主动脉瓣膜。箭头示夹层裂口。

　　5. MRI　MRI 可以同时对主动脉夹层进行解剖形态和功能学评估,其诊断主动脉夹层的灵敏度和特异度均在 95%~100%。MRI 可显示主动脉夹层裂口位置、累及范围、重要分支动脉受累情况及真假腔血流的差异(图 4-2-4)。MRI 诊断分支血管受累的灵敏度和特异度分别为 90% 和 96%。增强 MRI 采用的钆对比剂对于肾脏功能的影响要优于 CTA 使用的含碘对比剂,更适合于肾功能不全的患者。但 MRI 受到检查时长及检查过程中缺乏监护手段的影响,并不适用于危重患者的评估。此外,有心脏起搏器植入史、颅内动脉瘤夹闭史及晶体植入史的患者也无法进行 MRI 评估。

　　（二）实验室检查

　　主动脉夹层的病变部位集中于主动脉中膜,因此,对于动脉中膜关键成分的生物标记物研究是实现主动脉夹层实验室诊断的关键。目前可用的标记物包括平滑肌肌球蛋白(血管平滑肌细胞)、钙调蛋白(血管间质)、可溶性弹性蛋白片段(主动脉弹力层)、D- 二聚体及 FDP。

　　1. D- 二聚体及 FDP　目前,得到广泛认可的主动脉夹层相关生物标记物只有 D- 二聚体。D- 二聚体是纤维蛋白降解产物,可用于评估肺栓塞和急性主动脉夹层。D- 二聚体诊断主动脉夹层的灵敏度为 97%,特异度为 47%,这意味着可以将 D- 二聚体作为主动脉夹层阴性排除指标。但当患者假腔完全血栓

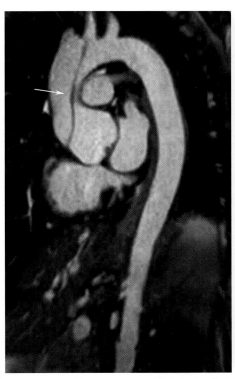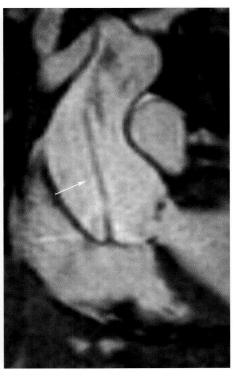

图 4-2-4 主动脉夹层 MRI 影像

箭头示夹层内膜。

化、夹层累及范围小及患者年龄较为年轻时,D-二聚体含量可能会偏低。FDP 是另一种可用于急性主动脉夹层诊断的生物标志物,与急性冠脉综合征相比,急性主动脉夹层中纤维蛋白降解物浓度显著升高,诊断灵敏度为 98%,特异度为 54%,以 2.05μg/ml 为界值,阴性预测值为 97%。研究显示,FDP 浓度升高与假腔部分血栓化密切相关,急性期 FDP 的升高与肌张力蛋白 C 浓度相关。

2. 平滑肌肌球蛋白重链 平滑肌肌球蛋白是血管平滑肌细胞的主要成分。研究证实,在急性夹层患者体内平滑肌肌球蛋白含量快速达峰后在 24h 内迅速降低,而急性冠脉综合征患者的平滑肌肌球蛋白重链则没有任何增加。与远端夹层相比,主动脉近端受累的夹层患者体内含量更高,这可能预示该蛋白沿主动脉管壁的延伸,表达浓度存在差异。

3. 基质金属蛋白酶 9 基质金属蛋白酶是一组重要的细胞外基质酶,维持主动脉壁合成与降解的平衡,特别是基质金属蛋白酶 9(matrix metalloproteinase-9,MMP-9),多项研究证实其在主动脉夹层患者体内表达明显升高。在 A 型和 B 型主动脉夹层患者中,MMP-9 浓度在症状出现后 1h 内升高,而在 B 型夹层患者中,MMP-9 浓度升高的现象可持续到发病后 2 个月,这提示 MMP-9 也参与了血管重构。因此,MMP-9 不仅可用于主动脉夹层的快速诊断,还可用于长期随访评估。

4. 弹力蛋白降解产物 弹力蛋白板层断裂是急性主动脉夹层的主要病理特征,弹性蛋白降解产物在发病时释放入血,且发病后 72h 以内仍有升高趋势。目前认为,以高于健康人群平均值 3 个标准差作为阳性预测值,主动脉夹层阳性预测率为 94%,阴性排除率为 98%。

5. 钙调蛋白 钙调蛋白是血管平滑肌肌钙蛋白对应物。在不同类型的主动脉夹层中,血清钙调蛋白浓度均有所增加,发病后第一个 24h 内的阴性排除率为 84%,但其阳性预测率很低,因此该生物标志物还需要进一步评估其临床效能。

6. 转化生长因子 β 急性主动脉夹层患者血清转化生长因子 β(transforming growth factor beta,TGF-β)浓度升高。TGF-β 可作为评估主动脉夹层后扩张风险的生物标志物,因此可用于预测夹层破裂风险。肾素 - 血管紧张素系统抑制剂可通过作用于 TGF-β 影响主动脉重塑,这一发现为主动脉夹层治疗提供新的可能。

第三节　主动脉夹层腔内修复术

血管腔内移植物最初应用于微创治疗腹主动脉瘤,随着腔内技术和器具的发展,临床医生开始在临床试验中探索应用血管腔内移植物治疗降主动脉疾病。1994 年,Dake 等首次运用自制的血管腔内移植物治疗降主动脉疾病患者,标志着胸主动脉腔内修复术(thoracic endovascular aortic repair,TEVAR)的出现。TEVAR 治疗主动脉夹层的原理是通过封堵夹层近端裂口从而减少假腔血流,促进假腔血栓形成、主动脉重塑,恢复真腔血流,防止夹层进展。早期 TEVAR 治疗主要针对 B 型主动脉夹层,而随着技术的不断进步,TEVAR 治疗主动脉弓及升主动脉夹层的报道也屡见不鲜。为了更好地反映目前主动脉夹层腔内修复术治疗进展,本节采用 Ishimaru 分型将累及不同分区的主动脉夹层 TEVAR 治疗情况分别详述。

一、累及 Z3 区主动脉夹层(Stanford B 型主动脉夹层)

(一)急性复杂性 Stanford B 型主动脉夹层

目前,采用 TEVAR 治疗 Stanford B 型主动脉夹层(Stanford type B aortic dissection,TBAD)的研究已有诸多报道。最早一项动物实验研究结果显示,在植入覆膜为多聚分子材料的 Z 型支架封堵假腔入口可以得到良好的疗效,假腔得到完全血栓化。由 Dake 等主持的临床试验纳入了 19 名主动脉夹层患者,该研究采用了自膨式不锈钢支架,覆膜为编织 PET 或涤纶。来自 Medtronic 胸腔介入数据库(Medtronic Thoracic Endovascular Registry database,MOTHER)的数据显示,急性 TBAD 的 TEVAR 术后病死率为 4.9%/ 年。与非复杂性 TBAD 相比,复杂性 TBAD 的预后更差且具有更高的 30d 病死率(1.2%vs.33%),所以需要更加及时的治疗。传统观点认为,此类患者应选择开放手术,但其院内死亡率及术后并发症发生率较高,尤其是脑卒中风险(10%)及肾损伤风险(20%)。而 TEVAR 的住院死亡率较低(7.3%),脑卒中风险也相对较低(1.9%~6.4%),因此在治疗复杂性 TBAD 时,TEVAR 有着明显的优势。除此以外,分期手术可用于治疗脏器灌注不良综合征,通过远端裸支架扩张真腔改善分支血管灌注或者在分支血管内植入支架解决分支血管闭塞,还可以利用血管内超声穿刺内膜片或通过扩张假腔裂口改善分支血管灌注不良。但是对于破裂主动脉夹层患者,受到急诊条件下影像学评估手段限制,以及较高的脊髓缺血风险,TEVAR 的治疗效果可能大打折扣。

多项荟萃分析证实,TEVAR 治疗复杂 TBAD 具有良好的安全性及疗效,其住院死亡率为 7.3%~11.5%。随着认识的逐步加深,TEVAR 现在作为治疗复杂 TBAD 的首选方案。VIRTUE 研究共纳入 50 例急性复杂 TBAD 患者,结果显示 30d 病死率为 8%,脑卒中发生率为 8%,脊髓缺血发生率为 2%。一项采用 PETTICOAT 治疗 TBAD 的研究结果显示 1 年病死率为 10%,PETTICOAT 技术指利用裸支架将支架覆盖范围延伸至膈肌以下,以达到改善真腔血流的目的。该研究中,脑卒中发生率以及夹层再进展率分别为 7.5% 与 5%。尽管绝大部分患者术后内脏动脉血供恢复良好,但是术前合并内脏灌注不良的患者预后较差,30d 病死率更高(31%~62%)。还有研究证实 TEVAR 治疗复杂型 TBAD 可以有效重塑主动脉,假腔血栓化率为 100%,但是 1 年再干预率(12.3%)、30d 脑卒中发生率(6.8%)、脊髓缺血发生率(5.5%)仍较高,证明采用 TEVAR 治疗复杂 TBAD 还有进一步优化的空间。但目前指南仍然推荐,对急性复杂性 TBAD 实施急诊 TEVAR(Ⅰ类推荐)。

(二)急性非复杂性 TBAD

有研究纳入 298 名急性 TBAD 患者,观察保守治疗与手术干预的远期预后,结果显示接受手术干预的患者 6 年生存率更高(76.4% vs. 59.3%,P=0.018)。INSTEAD-XL 是首个关于非复杂性 B 型主动脉夹层治疗选择的随机对照试验研究,共纳入 140 名非复杂性 TBAD 患者,分为药物治疗组(n=68)与 TEVAR 治疗组(n=72)。TEVAR 治疗组选择 Medtronic Talent 作为植入器械,这是一种近端带有裸冠的自膨式镍钛合金编制涤纶支架。根据 2 年及 5 年的随访结果,在随访第 2 年 TEVAR 治疗组的生存率较低,为

(88.9±3.7)%,而药物治疗组的生存率为(95.6±2.5)%(*P*=0.15)。但随访5年后,TEVAR治疗组患者的全因死亡率(11.1% *vs.* 19.3%,*P*=0.13)、主动脉相关病死率(6.9% *vs.* 19.3%,*P*=0.04)以及夹层进展率(27.0% *vs.* 46.1%,*P*=0.04)明显低于药物治疗组,分析认为这与TEVAR治疗组夹层假腔血栓化率明显提高有关(90.6%)。这项研究结果证实了TEVAR带来的长期疗效,但是由于前2年的生存率较差,目前对非复杂性TBAD患者进行TEVAR治疗的时机仍有待商榷。

预测急性非复杂性TBAD的长期预后、手术干预时机以及长期死亡率仍有挑战性。对此,研究者们提出了多种风险预测工具,其中DISSECT分型具有一定代表性,该工具衡量指标包括发病时长(急性<14d、亚急性14~90d、慢性>90d)、内膜裂口情况(裂口部位位于左锁骨下动脉近端或远端)、主动脉直径(主动脉直径≥40mm,假腔直径≥22mm,主动脉直径扩张≥10mm/年)、夹层累及范围(近端到远端边界,即纵向受累范围)、临床并发症(主动脉瓣受累、心脏压塞、动脉破裂、分支血管灌注不良)和假腔血栓化(完全或部分血栓化)。尽管这些风险预测因素十分重要,但DISSECT分型尚未被广泛接受。其中,关于夹层时间分型仍有争议,在某些患者中,主动脉重塑及内膜片运动等形态学特征变化在发病时间超过90d后仍有变化可能,而这种形态学变化对于主动脉腔内修复的成功至关重要。一项纳入了184例降主动脉夹层假腔未闭的前瞻性研究发现,主裂口≥10mm的患者夹层相关并发症发生率高于裂口<10mm的患者(*HR*=5.8,95% *CI* 3.3~10),裂口较近的患者相较于其余患者的夹层相关并发症发生率更高(*HR*=2.6,95% *CI* 1.54~4.37)。主动脉近端裂口越大,真腔压力越小,真腔压缩风险越高。裂口数量对主动脉壁的重塑修复有着同样的预测作用。在一项纳入了60名急性TBAD患者的回顾性研究中,仅有1个裂口的患者在随访期间主动脉重塑率明显更高,平均真腔扩张范围为(5.6±8.9)mm,存在2个裂口的患者真腔扩张直径为(2.1±1.7)mm,存在3个及以上裂口的患者真腔扩张直径为(2.2±4.1)mm。

(三)亚急性与慢性TBAD

在急性TBAD中,夹层内膜片较为柔软,主动脉重塑较为容易。但随着时间推移,内膜片逐渐增厚并出现纤维化改变,从而减低主动脉重塑的机会,并且延迟了假腔血栓化的进度。传统观点认为,由于这类夹层内膜片较为稳定,可以选择药物治疗慢性TBAD。但是药物治疗并不能改善晚期并发症发生率,当出现并发症时,仍需要行开放手术或腔内修复术重建真腔。

目前尚不能确定TEVAR是否可以改善慢性TBAD远期预后,尤其是能否降低夹层假腔扩张的可能。此外,手术相关并发症增加也影响TEVAR应用于慢性TBAD,包括由假腔血栓化导致的受累内脏动脉灌注不良,以及由支架直径过大导致的支架源性新破口发生。其他TEVAR治疗慢性TBAD失败的原因包括近端再发裂口或逆撕、主动脉壁顺应性改变、假腔部分血栓化后远端压力增加,以及纤维硬化内膜片导致支架难以完全扩张。尽管如此,仍有越来越多的单中心研究证实腔内治疗慢性TBAD仍是一种对特定患者有效的治疗方案,因此需要进一步明确获益患者的临床特征。

GREAT(Global Registry for Endovascular Aortic Treatment)是一项针对GORE C-TAG支架在现实世界应用情况的多中心前瞻性研究,分析证实逆行A型主动脉夹层(retrograde type A dissection,RTAD)的发生与近端锚定区域直径>40mm有关。有关荟萃分析发现,与急性TBAD相比,慢性TBAD中SINE的相对风险为3.12。

随着腔内治疗技术的不断创新,TEVAR在主动脉夹层治疗中的适应证不断扩展,一方面是采用开槽、开窗、烟囱支架和/或分支支架技术治疗累及Z2区之前的主动脉夹层,这部分内容将在下一部分单独讨论。另一方面则是针对Z4区以远的夹层病变血管段进行处理,以改善主动脉重塑率和假腔血栓化率,降低远期死亡率。

e-PETTICOAT技术是在STABLE与PETTICOAT术式的基础上发展而来。其中,STABLE术式是指在标准主动脉支架远端桥接大口径裸支架,PETTICOAT术式是在TEVAR治疗中采用近端覆膜结构,远端裸支架构型的支架进行主动脉腔内修复术,利用远端裸支架延伸至腹主动脉及肾下主动脉扩张受压的真腔,随后再利用平行支架技术重建双侧髂总动脉,而e-PETTICOAT则是将双侧髂动脉平行支架近端锚定于主体支架裸段内,定位于肾动脉到髂总动脉分叉之间,通过增加径向支撑力改善慢性TBAD的真腔塌陷现象,并促进慢性TBAD的假腔血栓化。

　　除了经典的覆膜支架外,还有研究采用多层密网支架(streamliner multilayer flow modulator,SMFM)治疗慢性 TBAD。SMFM 是一种由多层钴合金丝构成的编织型密网孔支架,通过将血流状态从湍流变为层流,并沿主动脉壁产生正切应力,促进主动脉的重塑。同时,因其多孔特性,并没有完全阻隔血流,而是通过改变血流的速度和方向允许血流通过网状结构进入重要分支动脉,从而须利用其他技术来维持脏器和脊髓血供。

　　此外,还有技术研究促进慢性 TBAD 患者假腔血栓化。Candy-Plug 技术是将支架进行束径处理,形成中段相对缩窄的哑铃型支架,将该支架植入假腔后再用血管塞进行血流封闭,从而达到促进假腔血栓化的目的。Knickerbocker 技术是利用大直径胸主动脉支架撑开真腔,然后于支架中段,利用较大的顺应性球囊撑破部分夹层内膜,使得支架中段完全贴附至假腔,防止远端裂口存在所导致的假腔持续扩张,并促进假腔血栓化进程。其他可用的技术还包括采用弹簧圈、onyx 胶、血管塞和生物蛋白胶进行假腔栓塞达到促进假腔血栓化的目的。研究证实,术前假腔的分支数量与 TBAD 患者假腔血栓化程度密切相关,假腔分支过多可导致 TBAD 胸主动脉假腔与真腔同时扩大,从而降低腔内移植物对于主动脉重塑的效果。该研究发现,术前主动脉夹层假腔分支 ≥8 个的患者,术后主动脉直径及假腔直径扩张风险较高,同时假腔完全血栓化率较低。有研究采用弹簧圈及血管塞进行 TBAD 假腔栓塞治疗,共纳入 27 名患者,技术成功率为 100%,随访 20 个月发现胸主动脉直径从 63mm 缩小至 54mm,脊髓缺血发生率为 2.78%。而关于慢性 TBAD 行 TEVAR 治疗后假腔血栓化程度改变的荟萃分析提示,TEVAR 治疗后随访期间病死率为 7.1%,62% 的患者实现了假腔完全血栓化。相关研究证明,在慢性 TBAD 患者中采用 TEVAR 治疗仍可以达到促进主动脉重塑和假腔血栓化的目的,但仍需要更长时间随访以及规模更大的研究来了解促进假腔血栓化对主动脉重塑和 TBAD 远期预后的影响。

　　关于慢性 TBAD 中远期疗效的荟萃分析纳入 567 名患者,结果显示手术成功率为 89.9%,24 个月病死率为 9.2%,8.1% 患者出现内漏(Ⅰ型为主),7.8% 患者出现支架远端主动脉瘤或假腔瘤样扩张,3.0% 患者出现迟发性主动脉破裂。其他少见并发症还包括主动脉食管瘘(0.22%)、延迟性逆行 A 型夹层(0.67%)、伴有后遗症的脑卒中(1.5%)和脊髓缺血(0.45%)。VIRTUE(Valiant Thoracic Stent Graft Evaluation for the Treatment of Descending Thoracic Aortic Dissections)是一项前瞻性、非随机多中心研究,同时纳入急性、亚急性和慢性期 TBAD,研究发现急性和亚急性 TBAD 入院后全因死亡率相对较低,而慢性 TBAD 患者非主动脉病变的全因死亡率有所升高(但无统计学意义)。亚急性组或慢性组均未发生 RTAD,且主动脉破裂率更低(急性、亚急性、慢性组分别为 2%、0、4%),主动脉食管瘘发生率也较低。三组患者的主动脉再干预率没有差异,但是 30% 以上的慢性 TBAD 患者需要植入第二枚主动脉支架以满足远端扩张病变段的治疗需要。接受 TEVAR 治疗的亚急性夹层(初次确诊后 2 周至 3 个月)患者相较于慢性患者(≥90d)具有更高的假腔重塑率。但是,亚急性组和急性组(<15d)之间的假腔重塑率没有明显差异。这些研究结果表明,主动脉管腔在发病后 3 个月保持相对可塑性,在此时间窗内行 TEVAR 治疗术后主动脉重塑和假腔血栓化率可能更好。该研究证明,在此时间窗内行 TEVAR 治疗存在风险因素的非复杂性 TBAD 患者术后死亡率、并发症率均较低,可使治疗获益最大化。

　　INSTEAD-XL 研究同样证实这一结论,该项随机对照试验研究纳入发病 2~52 周行 TEVAR 手术的 TBAD 患者,研究发现,与标准药物治疗相比,即使发病与手术间隔超过了 90d,TEVAR 治疗非复杂性慢性 TBAD 患者主动脉重塑率与长期生存率更高。一项荟萃分析比较了开放修复手术(n=1 081)、TEVAR (n=1 397)和应用了开窗技术和/或分支支架的 TEVAR(n=61)治疗慢性 TBAD 的结果。在所有病例最初仅进行药物治疗的前提下,TEVAR 短期和长期死亡率均低于开放手术组,但其再干预率较高,而手术组往往因更严重的并发症需要再次开放手术。

　　手术时机的选择与治疗中心的经验关系不大,有研究纳入 5 956 例 TBAD 患者,结果显示 TEVAR 每年收治病例数 ≥40 例的中心总体住院死亡率、主动脉手术相关死亡率、相关并发症发生率(肾功能衰竭、RTAD、脑卒中和Ⅰ型内漏)明显少于每年收治病例数 <40 例的中心,但在不同体量的中心进行亚组分析后仍发现急性期接受治疗的 TBAD 患者早期病死率更高(9.4%),夹层病变更为复杂,严重并发症如破裂或灌注不良发生率更高,而选择在合理时间窗进行治疗的 TBAD 患者有着较低的死亡率和并发症发生率,

其术后再干预率为 12.5%,中转开放手术率为 6.1%。

(四) TEVAR 治疗相关并发症

由于 TEVAR 治疗的输送系统直径较大,可能会出现手术入路相关并发症,包括出血和切开部位感染,需要通过详尽的术前评估来避免此类并发症。其他围手术期并发症的发生率总体较低(0~3%),如脑卒中(<3%)及肾功能衰竭,但术后再干预风险仍然较高,为 19%~30%。再干预的主要原因包括支架移植物移位、内漏和 RTAD。其中,RTAD 累及升主动脉可能在术后即可出现或在随访期间发生,即使及时治疗,但病死率仍高达 40%,其他少见并发症还包括远端 SINE 及慢性假腔再通。

二、累及 Z0~Z2 区主动脉夹层

美国血管外科协会 2020 年发布的 B 型主动脉夹层指南将起自 Z1 区以后的主动脉夹层均称为 B 型主动脉夹层,随着影像技术和腔内治疗技术的进步,已有越来越多的研究探索采用 TEVAR 治疗主动脉近端夹层,从而模糊了以传统 Stanford 分型作为开放手术和腔内修复术的界限。由于急诊开放手术修复的死亡率和并发症发生率仍偏高,故在条件允许的前提下,可以考虑腔内治疗方案。在紧急情况下,可以覆盖左锁骨下动脉以确保有足够的锚定区,但患者可能需要二次手术进行血运重建,而任何可能会影响颈动脉血供的手术都需要在主体支架植入前完成颈动脉转流,因此该类手术的实施必须由经验丰富的介入科医师及血管外科医师组成的团队共同完成。由于目前还缺乏在此类病变中应用的前瞻性随机对照研究数据,长期随访数据也有待于进一步完善,故本节中主要介绍目前应用 TEVAR 治疗 Z0~Z2 区主动脉夹层所采用的技术和器具。

(一) 术前评估及入路选择

TEVAR 手术成功的关键在于隔绝假腔的同时保持重要分支动脉的通畅。所有平诊的升主动脉及主动脉弓腔内修复术都需要进行详细的术前影像学评估,尤其是 CTA 评估,根据影像资料明确内膜裂口位置、夹层累及范围、重要分支动脉的开口位置和角度确定手术方案。

目前常用的主动脉移植物需要长度最少为 15mm 的健康主动脉作为近端锚定区,支架主体通常延伸至近端裂口以远 100~150mm,在封闭近端裂口的同时远端尽量锚定于第 6 胸椎水平的胸降主动脉,以保证支架远端与主动脉管壁之间没有明显成角,降低远端支架源性新破口的发生率。对于延伸至 Z0、Z1 以及 Z2 的 TEVAR 手术,还需要在术前对颅内动脉系统进行评估,以确定相关弓上分支动脉血供来源和分支动脉重建方式。

TEVAR 手术入路通常选择股动脉,对于延伸至 Z0、Z1 以及 Z2 的 TEVAR 手术,还需要根据具体术式要求选择肱动脉入路和颈动脉入路。弓上入路的建立方式取决于分支支架输送系统的外径,可根据要选择经皮穿刺技术或者切开技术建立通路。

(二) 腔内治疗技术方案

由于主动脉弓形态变异较多,尤其是弓上各分支血管开口位置、开口角度及血管间距离存在明显个体差异,使得研发一套普适性的腔内移植物变得十分困难(见图 1-2-2)。为了满足累及 Z0~Z2 区主动脉夹层病变的治疗需求,相关从业者不断探索,从烟囱/潜望镜技术、开窗支架技术到分支支架技术,已有多种腔内治疗技术开展了临床应用,并取得了一定的疗效,下文将详细阐述常见的几种腔内治疗技术特点及其应用要点。

1. 平行支架技术(烟囱/潜望镜技术)　平行支架技术可直接使用现有的血管腔内移植物进行治疗,通过在主动脉管腔内释放主体支架,并在弓上分支动脉中植入小支架保证管腔通畅。其中,"烟囱"技术通过弓上分支动脉逆血流方向将小口径支架导入主动脉弓,支架前端伸至主动脉支架近端锚定区外。"潜望镜"技术则是从股动脉导入支架,顺血流方向进入分支血管,支架近端延伸到主体支架远端锚定区外。有研究报道了烟囱技术治疗主动脉弓部夹层 5 年随访结果,采用单烟囱技术重建主动脉弓的 Ia 型内漏发生率为 48.5%,脑卒中发生率为 12.1%,第 1、3 和 5 年生存率为 82.3%、69.0% 及 57.7%,第 1、3 和 5 年免于再干预率分别为 80.2%、64.7% 和 47.2%。由于平行支架技术治疗的远期效果不佳,目前指南不推荐在择期手术病例中使用平行支架技术,仅将该项技术用于急诊手术治疗(Ⅲ类推荐)。

　　平行支架技术治疗时最需要关注的问题是如何降低术中Ⅰa型内漏的发生率,即尽可能降低支架之间的缝隙面积。主体支架与平行支架相互重叠区域较长、平行支架位于主动脉夹层裂口对侧管壁以及多枚平行支架相互之间不交叉都有助于降低Ⅰa型内漏的发生率。但由于缺乏随机对照研究数据,平行支架技术应选择何种类型的支架、平行支架放大率如何选择以及如何减少支架间缝隙,只能根据医生的临床经验进行判断,无法得到统一结论。

　　采用烟囱技术重建头臂干动脉和左颈总动脉时,须穿刺/切开右肱动脉及颈总动脉,预置导丝作为分支动脉支架导入通道。经股动脉导入主动脉支架输送器,准确定位后释放主动脉主体支架,随即释放分支动脉支架,必要时还可行球囊扩张。经股静脉穿刺至右心房内植入临时起搏器,在释放主动脉主体支架的过程中将心率提升至150~180次/min利于精确释放。如果术中需要对主动脉锚定区进行球囊扩张,则应同时对平行支架进行扩张,避免分支动脉支架塌陷导致严重脑缺血事件发生。

　　"潜望镜"技术通常用于重建左锁骨下动脉血运,经股动脉入路经主动脉弓,顺血流方向进入左锁骨下动脉,分支支架释放过程与烟囱支架技术类似。采用潜望镜支架技术治疗主动脉夹层的优点包括:①所有手术操作可由股动脉入路完成;②采用潜望镜技术植入的分支动脉支架末端位于主动脉主体支架远心端,理论上降低了Ⅰa型内漏的发生率。

　　平行支架技术最常见的并发症为Ⅰa型内漏,据报道,Z0区的TEVAR手术中Ⅰa型内漏发生率为77.8%。尽管Ⅰa型风险较大,但受到主动脉弓部移植物过多的影响,平行支架术后出现的Ⅰa型内漏多采用保守治疗,再次行腔内治疗相对少见。

　　2. 主动脉支架开窗技术　采用开窗技术辅助TEVAR治疗主动脉夹层,在保证弓上分支动脉血运的同时可以缩短手术时间,降低窗口与分支开口对不准的风险(图4-3-1)。无论是锐器(导丝或针头)还是热消融技术(激光和射频消融),都可以用于腔内原位开窗。目前可应用于原位开窗技术的主动脉覆膜支架类型较多,常用的以Valiant或Zenith Alpha支架为主,并选择热消融技术进行原位开窗,因为在体外试验中发现,在这种涤纶覆膜上使用热能技术可以降低织物"磨损"现象的发生率。

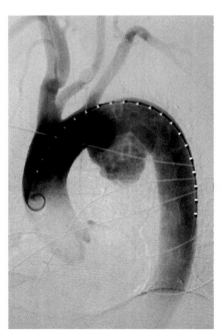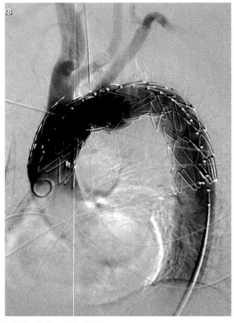

图 4-3-1　开窗技术治疗主动脉夹层

　　有研究回顾了148名采用原位开窗技术辅助TEVAR治疗的复杂性主动脉弓病变患者,其中包括单开窗(n=124)、双开窗(n=13)和三开窗(n=11)。患者平均随访时间为(15 ± 5)个月,手术总体成功率为97.3%,其中内漏7例(4.7%)、脑卒中5例(3.4%)、医源性逆撕夹层3例(2.0%),30d死亡率为2.9%,术后随访期间均未发生分支血管闭塞或脊髓缺血。但需要注意的是,随着开窗数量的增加,手术并发症发生率会明显增加,因此采用该项技术治疗累及 Z0~Z2 区的主动脉夹层时需要根据精准的术前测量结果制定详尽计划,以降低围手术期并发症发生率。

主动脉弓植入支架会暂时阻塞弓上分支动脉开口,因此手术期间需要根据手术和麻醉原则维持原位开窗期间的脑供血。开放手术暴露双侧颈动脉有助于在直视下进行分支动脉逆行入路的建立。暴露双侧颈总动脉和左肱动脉后,我们将 7F 可调弯鞘由分支动脉通过导丝逆行引入预开窗的分支动脉起始部,沿超硬导丝将主动脉移植物经股动脉入路导入主动脉弓。在释放主动脉移植物前,先沿导丝导入激光开窗系统,将其输送至 7F 鞘头端以备开窗。为了精准释放支架,须通过临时起搏器将心率维持在 150~180 次 /min,释放支架的全过程应持续透视以保证定位良好。然后,将需要开窗的第一个分支血管内的 7F 鞘在 DSA引导下与支架覆膜处于正交位置,激光导管必须以垂直的方式直接对准覆膜,以便 "烧穿" 覆膜建立通道。在确认可调弯鞘处于适当位置后,便可进行激光灼烧,过程中需要施加一定压力,当激光 "熔化" 涤纶覆膜时,术者会感到阻力突然消失。随后,将一根 0.035in 的导丝通过激光导管引入主动脉腔,以保证开窗的通畅,再通过渐进式球囊扩张或通过激光导管旋转来扩大窗口。确认导丝在位后,将预选的分支动脉支架送至开窗部位,分支支架近端 1/3 在主动脉腔内、远端 2/3 在分支血管内即可,根据支架释放后形态决定是否行后扩张,需要注意的是急性夹层的血管壁较脆弱,应避免过度扩张造成的夹层破裂。之后重复此过程,直到完成所有分支动脉的重建。

3. 分支支架技术 由于平行支架技术及开窗技术会增加术中操作时间,同时对现有支架进行改装仍然存在伦理学风险,故采用这两种方式治疗累及 Z0~Z2 区主动脉夹层仍有较大争议,因此,采用更加符合生理学特征的分支型主动脉腔内移植物成为这一类疾病治疗的发展方向。应用分支型主动脉腔内移植物治疗 Z0~Z2 区主动脉夹层时要考虑近端锚定区的问题,夹层近端裂口到窦管交界处的距离理想情况下应大于 10mm,尽管有部分小样本临床研究已将腔内移植物延伸至主动脉根部,甚至是冠状动脉水平,但目前而言,累及主动脉根部或冠状动脉开口处的主动脉夹层由于缺乏合适的锚定区,仍然需要选择开放手术治疗。

分支型主动脉移植物操作的技术难点在于如何解决弓上分支导丝缠绕的问题,因此目前只有单分支型主动脉腔内移植物获批上市。单分支支架可满足弓上单一分支动脉重建的需要,多用于累及 Z2 区主动脉夹层的腔内治疗,但也可根据实际病变特点,将分支支架定位于头臂干动脉或左颈总动脉,并联合开窗技术或人工血管旁路技术重建其他弓上分支动脉。

目前获批的单分支主动脉移植物包括 Castor 分支型胸主动脉覆膜支架、Gore TAG 胸主动脉分支支架(TBE)、Medtronic Valiant Mona LSA 和 Cook Zenith 主动脉弓分支支架,但目前在国内可用的单分支主动脉移植物仅有 Castor 分支型胸主动脉覆膜支架(图 4-3-2),故以此支架为代表对分支型主动脉腔内移植物的应用技术要求做详细说明。

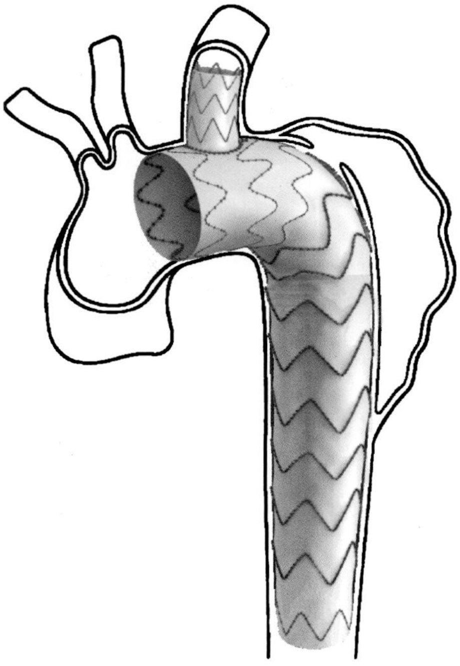

如前所述,详尽的术前 CTA 评估对于判断裂口位置、锚定区的选择与测量,支架型号的选择,以及术中操作时最佳 C 臂角度的确定至关重要。对于累及 Z2 区的主动脉夹层,通过术前 CTA评估确定合适的主动脉腔内移植物,选择合适的股动脉入路及左肱动脉入路。沿股动脉入路导入导丝,沿顺血流方向进至左锁骨下动脉至左肱动脉预置鞘管内引出,建立分支导丝导引通道,再

图 4-3-2 Castor 分支型胸主动脉覆膜支架

沿股动脉入路建立分支型主动脉移植物导入通道,沿超硬导丝引入主动脉移植物至降主动脉,确认分支导丝与主体支架无缠绕后将主体支架送至病变处,分支动脉沿导引导丝进入分支内。根据支架标记点确认定位准确,沿主动脉大弯侧释放主体支架,随后释放分支支架。操作难点在于避免导丝相互缠绕,造成支架无法展开的灾难性后果,还需要注意的是避免支架分支在进入分支动脉时产生折叠。对支架分支进行

球囊后扩张时需要小心谨慎,避免球囊推移支架主体、挤压支架分支与主体连接部或破坏支架连接处。

有研究采用 Castor 治疗 21 例累及 2 区的急性主动脉夹层患者,其中 3 例在左颈总动脉内加用烟囱支架(图 4-3-3),随访 1 年发现无持续性内漏,无器械相关死亡率,无并发症发生。还有研究应用 Castor 分支型主动脉移植物联合其他技术治疗累及 Z1 区主动脉夹层,9 例患者成功植入支架,无内漏、死亡或显著并发症,但有 3 例(33%)出现分支支架狭窄,1 例进行球囊扩张术,2 例植入额外支架重建血管。

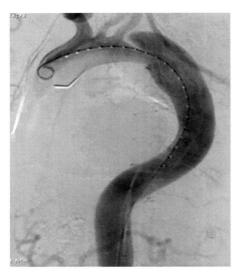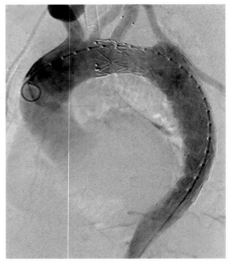

图 4-3-3 Castor 分支型支架治疗累及 Z2 区主动脉夹层

还有研究评估了累及 Z0~Z2 区的慢性主动脉夹层接受 Castor 治疗的效果,结果证实术后 1 年 51 例患者假腔完全消失,主动脉直径明显缩小,有 1 例(2%)患者出现术后夹层逆撕,其余患者无明显手术相关的脑卒中或并发症发生(图 4-3-4)。

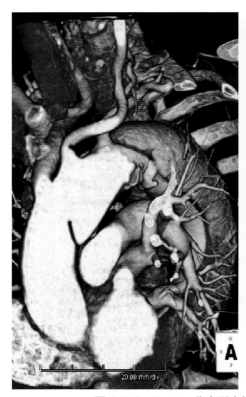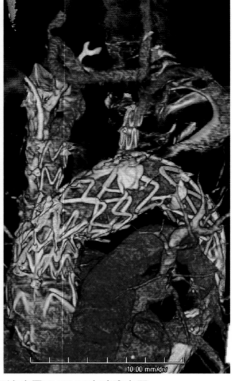

图 4-3-4 Castor 分支型支架治疗累及 Z1 区主动脉夹层

Valiant Mona LSA 胸主动脉支架移植物是专为累及 Z2 区主动脉病变设计的,只有一个分支用来维持左锁骨下动脉的通畅。该移植物是由两部分组成的模块化系统,包括一个主体支架输送系统和一个分支支架输送系统。2015 年完成了一项针对胸主动脉瘤患者的初步可行性试验研究,按标准纳入 9 例患者,包括左锁骨下动脉到左颈总动脉的距离>10mm 并且左锁骨下动脉到动脉瘤起始处的距离>5mm,该组患者接受治疗后无死亡、严重脑卒中、截瘫或左臂缺血发生,有 3 名患者(33%)共发生 4 次非致残性轻度脑卒中,包括发生在同一名患者的 2 次轻度脑卒中。8 名可评估的患者中有 4 名(50%)在出院时发现内漏,除 1 名患者外,其余 7 名患者在 6 个月的随访中都得到了缓解。

GORE TAG TBE 同样是一种由两个部分组成的单分支主动脉移植物,主动脉主体支架移植物带有单分支支架,单分支支架后移范围为 20~40mm,且侧支支架设计成锥形以改善支架密闭性,配有一个与主动脉主体支架相似的主动脉延伸短支架(图 4-3-5)。在最初的可行性研究中,共纳入 22 名患者累及 Z2 区的主动脉病变患者,技术成功率为 100%,没有围手术期死亡、脑卒中或左臂缺血发生,术后 6 例发生内漏(27%),其中 4 例 I 型内漏(18%)在术后 1 个月内消失,2 例 II 型内漏(9%)在术后 6 个月依旧存在,1 名患者(5%)术后 6 个月内死于升主动脉破裂。

Nexus 主动脉移植物设计用于升主动脉和主动脉弓的血管腔内修复,包括两个部分:一个主要部分置于主动脉弓部,带有专门为头臂干设计的单分支;另一个部分主要用于升主动脉(图 4-3-6)。在 2019 年 VIVA 会议上公布该款主动脉移植物治疗 25 名累及 Z1 区主动脉病变患者的前瞻性多中心研究结果,显示术后 30d 内 2 例死亡(8%)和 2 例非致残性脑卒中(8%)。随访 25 个月中,共有 3 例非致命性并发症(12%),1 例中转开放手术(4%)。

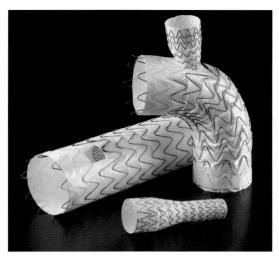

图 4-3-5　GORE TAG TBE

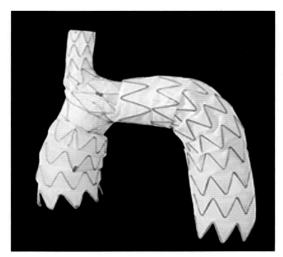

图 4-3-6　Nexus 主动脉移植物

Terumo Aortic Relay-Branch 是一种双分支支架,设计用于累及 Z1 区主动脉病变,主体锚定于 Z0 区,分支分别置于头臂干和左颈总动脉(图 4-3-7)。解剖要求升主动脉直径小于 40mm,窦管交界处至头臂干距离至少 65mm,侧支直径>7mm,头臂干和左颈总动脉之间的距离不超过 50mm。可行性研究纳入 15 例胸主动脉瘤患者,有 1 例(7%)围手术期死亡与心肌梗死有关,2 例(13%)与非致残性脑卒中有关。由于进行了左锁骨下动脉的人工血管旁路血运重建,1 名患者(9%)因左锁骨下动脉相关的 II 型内漏需要再次干预。

Cook Multi-Branch 多分支主动脉移植物系统有两个内侧支,分别用于头臂干和左颈总动脉重建(图 4-3-8)。可行性研究纳入 38 例患者,其中 6 例(16%)出现术后早期并发症,5 例(13%)术后死亡,11 例(29%)出现术后内漏。在随后开展的一项研究中纳入 27 例患者,未见 30d 死亡病例,2 例(7%)出现脑卒中,1 例(4%)出现轻微脑卒中,3 例(11%)出现术后内漏,提示该款主动脉腔内移植物学习曲线相对较长。

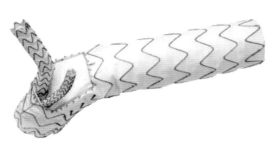

图 4-3-7 Terumo Aortic Relay-Branch

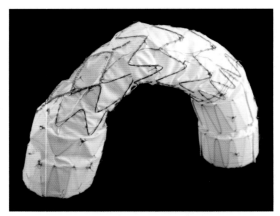

图 4-3-8 Cook Multi-Branch

Inoue 支架移植物是最早开展临床研究的多分支主动脉移植物,由主动脉移植物主体和缝在主体上的分支支架移植物组成。研究纳入 89 例胸主动脉瘤患者(单分支 64 例,双分支 18 例,三分支 7 例),术后 30d 死亡 4 例(4.5%),其中单分支 1 例(3.1%),双分支 0 例(0%),三分支 2 例(29%);围手术期脑卒中 14 例(16%),其中单分支 5 例(7.8%),双分支 6 例(33%),三分支 3 例(42%)。1 例(1.5%)患者使用单分支支架治疗后出现截瘫,9 例(10%)出现持续性 I 型内漏,其中 3 例(33%)需要手术治疗,1 例(1.5%)出现分支闭塞。由于该支架的高脑卒中发生率,后续临床研究未能继续开展。

Gore ASG 升主动脉腔内移植物是第一种专为累及 Z0 区主动脉夹层设计的主动脉支架,基于该款支架所进行的 ARISE 研究纳入 19 名主动脉夹层患者,其中 10 例累及 Z0 区,9 例累及 Z0~Z2 区,其中 16 例为急性主动脉夹层患者。结果显示技术成功率为 100%,5 例患者术后 30d 发生严重心脑血管不良事件,其中死亡 3 例(15.8%),致残性脑卒中 1 例(5.3%),心肌梗死 1 例(5.3%),提示关于升主动脉腔内移植物的研究还需要进一步深入以改善患者生存率。

第四节　主动脉夹层外科治疗及杂交治疗

主动脉夹层(aortic dissection,AD)在很长一段时期都是整个医学界难以逾越的挑战,直到 20 世纪初 AD 还往往是一种死后诊断。1935 年,外科医生开始向这一凶险疾病发起挑战可以追溯到体外循环技术发明之前,Gurin 试图通过"主动脉开窗术"治疗因 AD 引起的灌注不良综合征;1949 年,Abbott 和 Paulin 尝试用玻璃纸包裹病变位置的主动脉,从而在理论上防止主动脉破裂。尽管这些外科尝试只取得了十分有限的临床成果,但由此产生的关于 AD 治疗的某些概念直到今天仍在使用。随着体外循环技术的出现,现代 AD 治疗才开始成为可能。DeBakey 不仅在 1954 年完成了一例降主动脉夹层切除并重建的手术,还提出了一种至今仍广泛使用的 AD 分类法。1964 年,他和 Cooley 等又成功完成了急性升主动脉夹层的手术治疗,而且使用的方法与现代手术已没有太大区别。之后,心血管外科技术的发展推动着 AD 手术治疗技术的不断进步,深低温停循环技术的成熟极大地提高了患者术后的存活率;术中脑灌注技术的改进减少了术后严重并发症的发生;各种生物蛋白胶的发明和促凝血产品的使用减少了患者术中出血;支架象鼻技术简化了手术方式、缩短了手术时间,并推动了杂交治疗技术的发展。

尽管 AD 的外科手术治疗技术复杂、手术规模较大且伴随着不低的死亡率,但这是现代医学对这一疾病发起的第一轮有效进攻,目前仍然是很多患者的首选治疗方式。外科手术治疗在挽救了无数患者生命的同时,也不断揭示着 AD 的解剖学和病理生理学特点,为各种微创、介入治疗提供了发展的方向,成为主动脉夹层精准治疗的基石。AD 的外科手术治疗是一部专著的叙述篇幅,囿于篇幅所限,本节将简要介绍目前临床常用的几种手术技术,术中麻醉、围手术期监护等内容在其他章节或其他专著中有专门介绍。

一、急性 A 型主动脉夹层的外科治疗

（一）手术指征

急性 A 型主动脉夹层（acute type A aortic dissection，ATAAD）在急性期内发生破裂且患者的死亡率很高，尽管外科手术治疗依然存在风险，但手术存活率明显高于保守治疗。因此，ATAAD 患者原则上应尽快手术：起病 2 周内应急诊手术治疗；起病超过 2 周者应限期手术。手术治疗的目的是防止和避免因急性心脏压塞、夹层破裂出血和严重脏器出血导致的患者死亡，同时纠正主动脉瓣反流，恢复冠状动脉血流及脑、腹部和下肢等重要脏器的血供，还应尽可能消除夹层假腔或内膜破口，避免再次手术。

ATAAD 外科手术是一种高风险的治疗方法，下述情况虽不属于明确的手术禁忌，但显著提高了手术风险和死亡率：①年龄 80 岁以上；②术前有脑卒中史或昏迷史；③术前有急性下肢缺血表现；④术前有肠系膜动脉灌注不良；⑤术前已有急性无尿肾衰竭者；⑥术前已经循环不稳定者。尽管目前认为此类患者手术治疗较保守治疗也有获益，但在我国应考虑到手术效果、手术风险和卫生经济等综合情况而慎重选择治疗策略。

（二）手术基本流程

1. 麻醉完成后，按照冠状动脉搭桥的方法消毒铺单，以备术中取大隐静脉做冠状动脉搭桥术。铺单时，应预留双侧股动脉和右腋动脉插管处的范围。

2. 于股动脉搏动良好的一侧解剖游离股动脉，并套带备用。正中开胸，充分游离无名静脉，并套带向下方牵拉，先解剖游离右无名动脉并套牵引带，再游离左颈总动脉，最后游离左锁骨下动脉。

3. 全身肝素化后，做股动脉或联合腋动脉插管，上、下腔静脉插管。右上肺静脉插入左心引流管。体外循环开始即行全流量转流和降温。

4. 阻断升主动脉，切开升主动脉近端，清除假腔内血凝块，显露左、右冠状动脉，经左、右冠状动脉开口直接灌注心脏停搏液。在心脏停搏后，依据主动脉根部病理解剖情况，选择合适的方法处理主动脉根部（详见后文），同时将带分支的人造血管或带瓣管道与近端吻合。

5. 当降温至设定的温度时（鼻咽温度 20℃或 25℃，肛温 25℃或 28℃），降低体外循环流量至 6~10ml/（kg·min），阻断无名动脉、左颈总动脉和左锁骨下动脉的近心端，钳夹股动脉灌注管，进行右腋动脉或无名动脉插管顺行脑灌注。

6. 顺行脑灌注开始后，放开主动脉阻断钳，吸引弓降部腔内血液，直视观察主动脉弓部和降主动脉近端有无内膜破口，选择合适方法处理主动脉远端（详见后文），并将近端人造血管的主干与远端主动脉吻合，同时人造血管进行排气。

7. 近端人造血管与远端主动脉吻合和排气后，开放股动脉阻断钳，行股动脉灌注并复温，此时体外循环流量不宜过高。

8. 恢复全身灌注，在阻断人造血管弓部分支血管近端的情况下，依次吻合左锁骨下动脉、左颈总动脉和无名动脉。每吻合一根血管后，行排气和开放分支血管灌注，期间逐步提高体外循环流量至常规流量。

9. 当吻合完毕主动脉弓部分支血管后，检查各吻合口有无活动性出血，并用带垫片缝合止血。当肛温达到 35~36℃时，可以逐渐停止体外循环。拔除静脉引流管，保持一根动脉灌注管，以便及时补充血容量。

10. 体外循环后，再次检查各吻合口，确认无活动性出血后，注射鱼精蛋白中和肝素。同时快速应用血小板和其他凝血因子，迅速恢复凝血功能。

11. 关闭胸骨前应缝合纵隔内组织和心包，力争在人造血管表面有组织覆盖，以防纵隔感染后直接影响人造血管。

（三）动脉根部处理方法

主动脉根部的处理是外科手术治疗 ATAAD 最为关键的技术部分。根据 ATAAD 主动脉根部病理解剖情况，常用的手术方法有以下几种。

1. 主动脉根部重建术　这是 ATAAD 主动脉根部处理最常用的方法，占 60% 以上，适用于主动脉窦部无扩大、主动脉根部无内膜破口、冠状动脉开口无撕脱、主动脉瓣瓣叶结构正常或者可以修复、主动脉窦

管交界处及向上 1.0cm 内无内膜破口的患者。主动脉根部重建术的目的是恢复主动脉根部解剖结构,保证主动脉瓣正常启闭功能,恢复冠状动脉血流,以及防止主动脉根部夹层复发。

主动脉根部重建常用的方法仍然是"三明治"法:在主动脉窦管交界上方 2cm 处横断升主动脉,将主动脉根部与右肺动脉及主肺动脉分离。取宽度 6~10mm 的毛毡条置于主动脉根部真腔内,毛毡条的下缘须在左、右冠状动脉开口的上方,再取宽度 8~10mm 的毛毡条置于主动脉根部外膜侧,绕主动脉根部一周;用 5-0 或 4-0 丙烯线进行间断水平褥式缝合,在血管腔外打结,注意打结的力量应恰当,避免撕裂内膜或外膜。可用 4-0 丙烯线带垫片加固缝合主动脉瓣的三个交界,并观察主动脉瓣叶对合情况。最后用 4-0 或 3-0 丙烯线连续缝合人造血管和主动脉根部。如有黏合性能比较好的生物蛋白胶,则可以先注射于假腔内,使外膜和内膜相互黏合,防止根部假腔的残留和针眼渗血(图 4-4-1)。

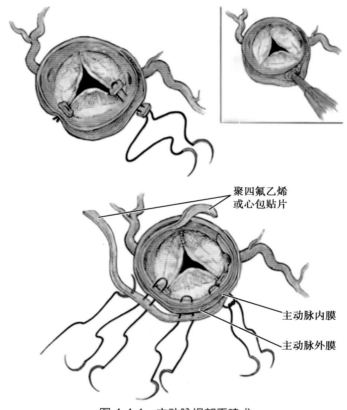

聚四氟乙烯
或心包贴片

主动脉内膜

主动脉外膜

图 4-4-1　主动脉根部重建术

2. 主动脉根部置换术　这也是 ATAAD 主动脉根部处理常用的方法,占 30%~40%。这一方法适用于主动脉根部明显扩大(>4.0cm)、主动脉窦部有内膜破口或冠状动脉开口撕脱的患者。另外,主动脉窦管交界区有内膜破口或者有器质性主动脉瓣病变无法修复者,也可以考虑行根部置换术。主动脉根部置换术可以完全消除主动脉根部假腔,恢复冠状动脉正常血流,保证主动脉瓣正常启闭功能。与主动脉根部重建术相比,手术简单、规范,但术后患者可能需要长期抗凝治疗。

主动脉根部置换术方法与常规的 Bentall 术相同(图 4-4-2),但在选择人造带瓣管道的型号时,应考虑到远端主动脉的直径;夹层撕裂至主动脉瓣环时,应注意瓣环处缝合线要牢固、可靠,尽可能附带邻近的组织以缓解缝线张力。

3. 保留主动脉瓣的主动脉根部置换术(David 手术)　这一术式既往主要用于主动脉瓣结构和功能正常的主动脉根部瘤患者,近年来,在 ATAAD 行根部处理时也逐渐应用,并有明显增加趋势(图 4-4-3)。David 手术既可以完全切除病变的主动脉窦壁,又可以避免术后抗凝或人造生物瓣的衰败。但 ATAAD 主动脉根部行 David 手术时最大问题是主动脉根部容易发生出血或渗血,主要原因是手术比较复杂,其次是局部组织存在炎性反应,组织脆弱。因此,病情危重或手术经验不丰富者应慎用 David 手术。

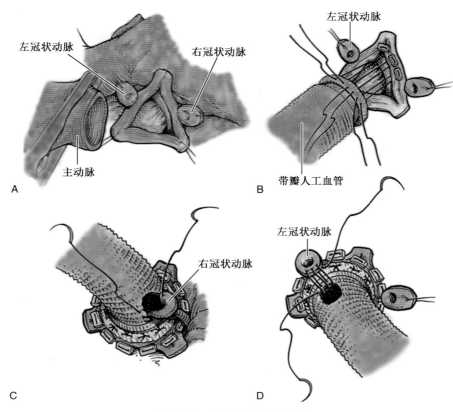

图 4-4-2 主动脉根部置换术

A. 切除主动脉根部及升主动脉；B. 缝合带瓣人工血管近心端；
C. 吻合左冠状动脉"纽扣"；D. 吻合右冠状动脉"纽扣"。

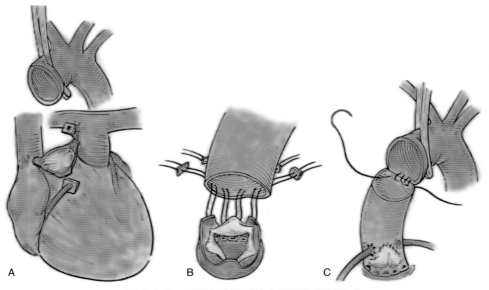

图 4-4-3 保留主动脉瓣的主动脉根部置换术

A. 切除主动脉根部及升主动脉；B. 吻合人造血管近心端；C. 吻合人造血管远心端。

（四）主动脉远端的手术处理

ATAAD 主动脉远端的手术处理方法较多，其基本原则是尽可能消除主动脉弓部和降主动脉近端的内膜破口，恢复正常的弓部分支血管血流。常用的手术方法有以下几种。

1. 升主动脉置换术　主要适用于 DeBakey Ⅱ型主动脉夹层患者，也可用于弓部和降主动脉近端无内膜破口的 DeBakey Ⅰ 型主动脉夹层患者(图 4-4-4)。对于后者来说,理论上仅置换升主动脉,尽管主动脉弓部仍有假腔的存在,但已成为一个盲端,假腔内逐渐形成血栓,最后血管重建为基本正常的形态。实际临床上有 70% 的患者术后弓部假腔仍持续存在,部分假腔扩大,并没有达到预想的疗效(图 4-4-5)。在西方国家由于部分患者年龄大,术前合并疾病多,选择升主动脉置换术的比例高。但在我国,ATAAD 患者以中青年居多,单纯升主动脉置换术后经常面临第二次手术问题,但无条件施行全弓置换术的单位或经验不足者能够通过较简单的升主动脉置换术抢救患者生命,这一基本原则是正确的。

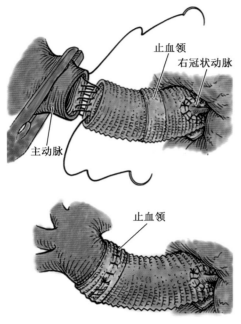

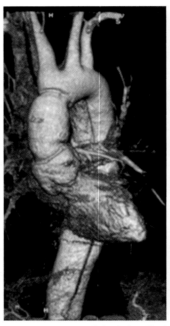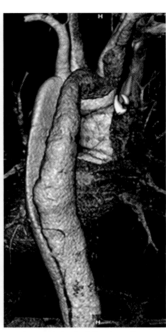

图 4-4-4 升主动脉置换术和远端吻合口处理 　　图 4-4-5 升主动脉置换术后弓部和降主动脉假腔存在

2. 升主动脉和半弓置换术　主要适用于 DeBakey Ⅱ 型主动脉夹层患者,但也可以应用于 DeBakey Ⅰ型主动脉夹层弓部大弯侧无内膜破口者,其常用的方法有两种。

(1)升主动脉和下半弓置换术:夹层破口位于弓部小弯侧的 DeBakey Ⅰ 型或 DeBakey Ⅱ 型主动脉夹层,可以采用下半弓置换的方法,术中切除小弯侧弓部破口,保留弓部大弯侧和分支血管,用"三明治"法重建主动脉弓,将主动脉弓的下缘与升主动脉人造血管相缝合(图 4-4-6),但这种方法对于 DeBakey Ⅰ 型主动脉夹层患者来说,术后弓部假腔残留发生率仍然较高。

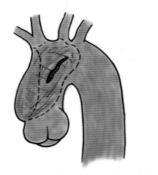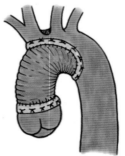

图 4-4-6 升主动脉和下半弓置换术

(2)升主动脉和右半弓置换术:适用于 DeBakey Ⅱ 型主动脉夹层累及无名动脉或 DeBakey Ⅰ 型主动脉夹层弓部无内膜破口者,术中于无名动脉和左颈总动脉间离断主动脉弓,将近端人造血管与远端弓部吻合,无名动脉与升主动脉人造血管的单一侧支吻合(图4-4-7)。这种手术方法对 DeBakey Ⅰ 型主动脉夹层者来说,术后弓部假腔残留发生率也较高。但如果术后弓部假腔扩大需要二次手术,可以采用杂交手术方法,明显简化二次手术,提高疗效。

3. 全弓置换术 这是目前 ATAAD 手术治疗最常用的手术方法。弓部内膜破口或降主动脉近端内膜破口者应首选全弓置换手术,以避免弓部假腔残留和弓部再次手术,也为后期降主动脉置换术提供了方便。常用的方法主要有两种。

(1)全弓置换和经典象鼻手术:将大小合适的人造血管放置于降主动脉真腔内,将四分支或三分支人造血管的主干与弓部远端吻合,再依次吻合人造血管分支血管和弓部分支血管(图4-4-8),这种方法又称全弓置换和"软"象鼻手术。其人造血管可以便于远端吻合口的缝合,也为日后二次手术阻断降主动脉近端和血管吻合提供方便。但这种"软"象鼻操作困难,也无法扩大已经缩小的真腔。因此,目前在我国已经很少使用。

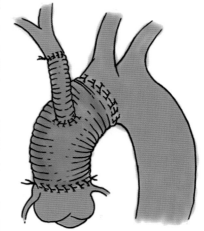

图 4-4-7 升主动脉和右半弓置换术

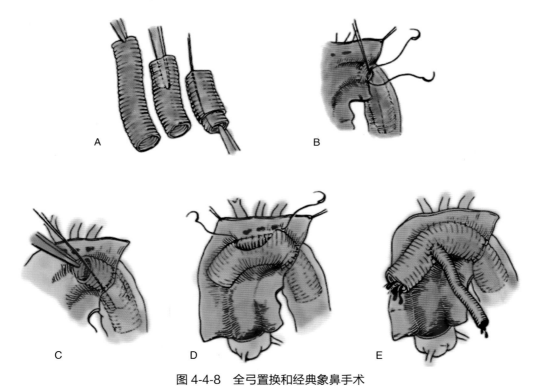

图 4-4-8 全弓置换和经典象鼻手术

A. 人造血管近心端反折套入远心端;B. 吻合人造血管远心端;C. 将人造血管近心端拉出;
D. 主动脉弓部岛状吻合;E. 人造血管内排气。

(2)全弓置换和支架象鼻手术:基本方法是将自膨式的支架型人造血管放置于降主动脉真腔内,释放后其支架人造血管可以自行扩展。将四分支或三分支人造血管的主干与弓部远端吻合,再依次吻合弓部分支血管(图4-4-9),这种方法又称全弓置换和"硬"象鼻手术(frozen elephant trunk)。我国由孙立忠教授首先发明和使用,也常称之为"孙氏手术"。与经典的象鼻手术相比,这一方法植入方法简单,远端吻合口缝合方法的简化缩短了深低温停循环的时间。一旦人造血管与远端主动脉及支架象鼻吻合完成,即可恢复体外循环灌注并复温,实际停循环的时间仅为 15~20min(缝合远端吻合口和放置降主动脉腔内支架的时间),而此时右腋动脉或无名动脉仍然可以做持续的脑灌注,进一步减小了停循环对重要脏器的损害。另外,支架象鼻可以有效扩大已缩小的真腔,同时也为再次介入手术植入降主动脉覆膜支架提供了方便。

4. 主动脉弓部重建术　其主要的技术要点是在停循环期间通过远端的主动脉切口,在直视下或在导丝引导下放置三分支覆膜支架,达到消除内膜破口、重建主动脉弓和分支血管的目的。这种新技术的应用将极大简化主动脉弓置换的手术操作,避免吻合口的出血,节省手术时间和停循环时间。目前有几种产品在临床试用阶段,有望在未来得到广泛的临床应用。目前临床也在试用一分支或二分支的主动脉弓覆膜支架,用于重建左锁骨下动脉或同时重建左颈总动脉。这种方法避免了术中游离解剖相应的分支血管,特别是当左锁骨下动脉向左后方移位而难以直接缝合时,也有利于防止喉返神经损伤。其手术操作也较三分支主动脉弓覆膜支架方便,安全性和稳定性更好,目前也在临床试验阶段,有进一步推广应用的价值。

二、慢性 A 型主动脉夹层的外科治疗

慢性 A 型主动脉夹层(chronic type A aortic dissection,CTAAD)是指发病时间超过 2 个月的夹层,其诊断、手术处理的基本方法和术后处理等与 ATAAD 基本相同,外科手术主要的特点如下。

1. 手术方式为择期手术　CTAAD 患者常有假腔的明显扩大,外膜明显增厚,内膜强度也有增加,一般不会像急性夹层那样容易破裂。因此,手术方式为择期手术或限期手术。

2. 主动脉根部处理特点　由于外膜厚、假腔扩大明显或近端夹层内已有血栓机化,在根部处理上有一定的区别,如做主动脉根部重建术,应切除尽可能多的夹层组织做根部重建,无冠窦处的夹层外膜宜行“V”字形切除重建,以便内膜和外膜能够贴合在一起,必要时可以完全切除无冠窦处的外膜,人造血管近端制作成“鸭嘴”状,在行升主动脉置换的同时行无冠窦置换术(图 4-4-10)。对于三个窦壁都有夹层者,也可以行 David 手术,手术操作和止血也明显简单。

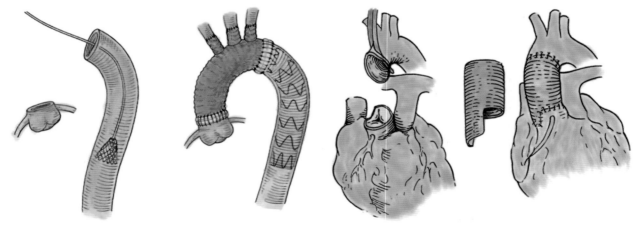

图 4-4-9　全弓置换和支架象鼻手术　　　　　图 4-4-10　升主动脉和无冠窦置换术

3. 主动脉弓部处理　其基本方法与 ATAAD 的弓部处理类似。由于假腔的长期压迫,CTAAD 患者降主动脉真腔往往较小,直径有时不足 2.0cm,常规行全弓支架象鼻手术时,人造血管支架容易阻塞降主动脉真腔,造成上、下压差(图 4-4-11)。在此时可以采取两种处理方法:一是做降主动脉内膜开窗,切除足够长的内膜,将人造血管支架放置在降主动脉的真腔、假腔内,保障血流通畅,同时也为二期降主动脉置换提供方便;二是放置相对较小号的人造血管支架于真腔内,并应用长弯血管钳扩张,再应用升主动脉至股动脉旁路术,这样既可以解决上、下压差问题,又为后期胸腹主动脉手术提供方便。

三、B 型主动脉夹层的外科治疗

急性 B 型主动脉夹层在主动脉腔内覆膜支架广泛应用之前,其外科治疗常用的方法是降主动脉人造血管置换术。随着介入技术的广泛应用,近年已经很少施行外科手术置换降主动脉。以往急性 B 型主动脉夹层外科手术治疗的指征为:①左侧胸腔出现大量血胸,夹层破裂风险极大;②并发腹部或下肢灌注不良综合征,如一侧下肢缺血、腹部脏器血液灌注不足等;③药物难以控制的高血压,往往表明有肾动脉灌注

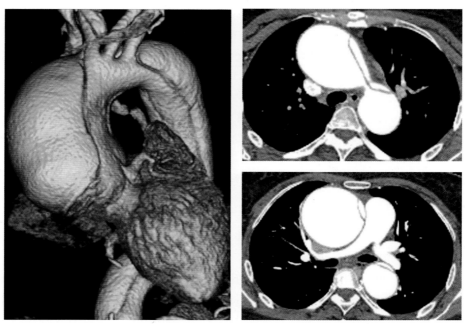

图 4-4-11 慢性 A 型主动脉夹层,真腔狭小,假腔巨大

不良的存在。目前随着介入手术在急性 B 型主动脉夹层治疗中的应用,即使出现上述情况,也很少再有心血管外科医师实施降主动脉置换术。

慢性 B 型主动脉夹层目前已经很少采取外科手术置换降主动脉。常用的方法是介入治疗行腔内隔绝术,部分累及左锁骨下动脉或弓部的患者以杂交手术取代了开放手术,只有当真腔狭小、局部破口很大等情况时,才采取外科开放手术。

B 型主动脉夹层手术切口从左胸后外侧第 4 或第 5 肋间进胸,手术切除降主动脉的范围,上至左锁骨下动脉,重点是要切除位于降主动脉近端的原发破口,必要时延伸至左颈总动脉和左锁骨下动脉间的主动脉弓部,并重建左锁骨下动脉,下端一般至第 8 肋间动脉以上,确保脊髓的血液供应,避免截瘫的发生。切开降主动脉后应缝扎相应的肋间动脉开口,术毕可以用降主动脉的外膜包裹人造血管,有利于止血(图 4-4-12)。

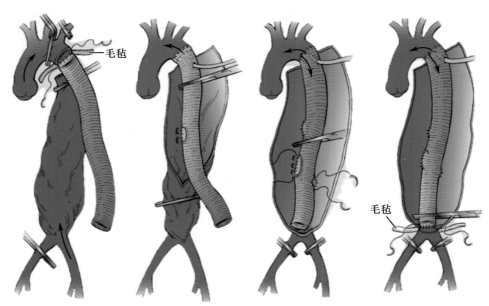

图 4-4-12 胸腹主动脉置换术

第五节　急性主动脉综合征

急性主动脉综合征（acute aortic syndrome，AAS）的概念首次提出于1998年，并于2001年正式定义为一组具有相似症状和体征，且均有主动脉疼痛的综合征。AAS包括经典主动脉夹层（aortic dissection，AD）、主动脉壁内血肿（intermural hematoma，IMH）、主动脉穿透性溃疡（penetrating aortic ulcer，PAU）等。AD的相关内容在前文中已有详细阐述，故在本节中略去。

一、AAS的定义和病理生理过程

主动脉疾病的组织学报告须符合AECVP/SCVP诊断标准，其组织病理学有助于我们理解AAS的发生和进展。

从手术和预后观点来看，AAS可根据是否累及升主动脉分为Stanford A型和Stanford B型。非A非B型AAS指局限于主动脉弓部或起源于左侧锁骨下动脉（LSA）开口远心端，逆向累及至主动脉弓部但未累及升主动脉的病变。近期，美国血管外科和胸外科协会颁布的报告标准中将B型AAS定义为主裂口位于无名动脉（IA）开口远心端的AD，但考虑到是否累及升主动脉对预后的巨大影响，我们并不完全认可，即使非A非B型AAS这一定义本身存在其局限性。

IMH被定义为"没有内膜裂口的夹层"。从组织学角度来看，血肿通常沿中膜延伸，其与动脉粥样硬化的关联也远大于AD。内膜破口是AD形成的主要原因，滋养血管破裂则是IMH形成的主要原因。一些案例中，IMH可视作假腔完全血栓化的AD。部分裂口在影像学检查中不易找出，但在手术过程中可以明确裂口的存在，尤其是A型IMH，IMH可自行吸收或演变为AD。

PAU为主动脉粥样硬化斑块发生溃疡，穿透内弹力层至中膜形成，病变通常位于存在范围较广、程度较重的粥样硬化的胸降主动脉。在PAU中，局部中膜内出血也较常见，出血可在局部蔓延，甚至导致AD（此时裂口为溃疡处）。主动脉壁钙化和炎症限制了出血的进展，形成了局部的AD。PAU还可导致外膜的破损，导致主动脉壁的破裂或形成假性动脉瘤。多数PAU患者可无临床症状，也有少数可表现为AAS。

ID，也称急性局限性内膜撕裂、"subtle or discrete"AD、局限性夹层，首次于1973年由Murray和Edwards详细描述，指存在内中膜裂口，但无明显中膜内血肿的AAS病例。破损区域通常可见中膜和外膜组织，主动脉局部可见一突起和外膜下血肿，但无假腔。Svensson等将其分类为Ⅲ型AD（内膜破口但无血肿），后这一观点被推广开来。就组织学角度而言，中膜变性多见于升主动脉。

AAS的一个显著特征在于主动脉的损伤的同时亦可逐步发展于主动脉的不同节段，但最终均可进展至主动脉破裂，其中发病1周内的风险尤著。

二、AAS的流行病学数据

目前尚缺少AAS发病率和危险因素的准确数据，基于各个中心的研究、回顾性系列病例研究（international registry of acute aortic dissection，IRAD）以及病例对照研究等，可能低估了AAS的发病率和死亡率。主要原因在于部分病例在入院前即死亡，但最终未明确诊断，故未纳入研究。近期的大型人群队列研究对其发病率和危险因素进行了更准确的评估。

英国和瑞典的人群研究显示，AD的平均年发病率为（6.0~7.2）/10万。美国一项基于Olmsted County（Minnesota）三个州的人群研究显示，急性主动脉损伤（AD、IMH、PAU）的年发病率为7.7/10万，其中AD的年发病率为4.4/10万，PAU和IMH的年发病率更低。以上研究均未考虑ID，据统计其占AAS的比例约为5%。AD和ID中，以A型更多见；IMH和PAU中，则以B型更多见。

AAS在男性中更常见（约为女性的2倍），且发病率随年龄增高而增高。AAS中以AD发病年龄最低，PAU发病年龄最高。AD患者发病的平均年龄为66~72岁，其中女性发病年龄高于男性。IRAD的数据显示,女性 AD 患者的临床表现不同于男性,到达医院较男性更晚,且症状更严重(昏迷、心脏压塞)。这可以部分解释几个系列病例研究去除年龄的影响因素后,女性的院前死亡率和整体死亡率均高于男性。许多 A 型 AD 患者(30%~50%)在抵达医院前死亡,因此基于各个中心数据库的研究通常低估了 AAS 的死亡率,以 A 型 AD 为主。诊断为 AAS 的患者数量正在逐年增加,据美国国家数据库统计,AD 的诊断量自 2012—2016 年均在增加,但住院死亡率(26.0%)无显著变化。

三、AAS 的三步诊断策略

AAS 的误诊率较高,其诊断最主要的难点在于发病率较低、通常无特异性临床表现以及缺少特异性生物标志物,其误诊后造成的结果也通常较严重。诊断流程和对医务人员开展诊断流程相关的培训是解决这一问题的关键。

现有的指南为怀疑 AAS 的患者提供了可靠且详尽的诊断流程,但相关检验内容缺少公认的风险分层和检验阈值,因此我们提出了一个三步诊断流程。

1. 步骤一　基于诱因、疼痛性质和体格检查的发现(详见美国心脏协会发表的指南)计算 AAS 的风险。2011 年发表了一项主动脉夹层评分(Ⅰ类推荐):0 分为低风险,1 分为中风险,≥2 分为高风险。早期采用该评分有助于鉴别 AAS 患者,但在紧急状况下其准确性仍有不足。0 分并不能 100% 排除 AAS,同时评分 ≥1 分的特异性不足,而假阳性的结果会导致过度检查。

长期的严重高血压是 AAS 患者最常见的危险因素,Landenhed 等发表的大型前瞻性研究发现 86% 的 AD 患者有高血压,且高血压与 AD 发病率显著相关。但在主动脉夹层检测风险评分(aortic dissection detection risk score,ADDRS)中,高血压并不属于危险因素,因此纳入高血压可提高其敏感性。迅速识别"主动脉疼痛"以及检验检查中的高危结果具有非常重要的意义,但需要注意灵敏度和特异度间的平衡。

2. 步骤二　步骤一中评估为 AAS 高危的患者须进一步行 ECG 和实验室检查(肌钙蛋白和 D- 二聚体)。血浆 D- 二聚体诊断 AAS 具有高敏感性,与主动脉损伤的范围呈正相关,数值上 AD 患者高于 IMH 患者。D- 二聚体数值越高,发生 AAS 的可能性更大,特别是当其超过 1600ng/ml 时(正常值 500ng/ml)应高度怀疑 AAS。D- 二聚体具有良好的敏感性,因此当其为阴性时,一般可排除 AAS。对于 ADDRS 评分为 0 分的患者,可进一步应用 D- 二聚体数值对其患 AAS 的风险进行分层。D- 二聚体升高的患者须紧急行胸部 CT 检查以明确诊断(AAS/ 肺栓塞 / 两者皆无)。

AAS 常被误诊为急性冠脉综合征(acute coronary syndrome,ACS)。主动脉疼痛的患者,其 ECG、肌钙蛋白值通常正常,而 D- 二聚体值则会升高,这有助于鉴别 AAS 和 ACS。虽然 AAS 一般不引起肌钙蛋白值升高,但肌钙蛋白升高无法完全排除 AAS,尤其在伴有 D- 二聚体值升高时。在 AAS 中,主动脉原发病变可以引起冠状动脉缺血,可能的原因包括撕裂的内膜片直接遮挡冠状动脉开口、急性主动脉瓣反流和低血压。

胸痛患者一般常规行胸部 X 线检查,其结果对于胸痛原因的明确有一定意义,但无法排除 AAS 的诊断。

3. 步骤三　影像学检查是确诊 AAS 的"金标准",急诊中通常采用 CT。对于 ADDRS 评分 >1 分、D-二聚体升高、肌钙蛋白值和心电图正常的患者,须行全主动脉 CT 检查(范围:从颈动脉至髂股动脉)。增强或平扫 CT 均可用于诊断,但采用平扫 CT 时须警惕漏诊 IMH。心电门控技术的应用可以消除主动脉根部和升主动脉运动对诊断造成的影响。

经胸超声心动图(trans-thoracic echocardiography,TTE)可以帮助诊断,同时可以判断是否存在心包积液、主动脉瓣反流和心室功能。TTE 未见异常时无法排除 AAS,其中 ID 较易漏诊。经食管超声心动图(trans-esophageal echocardiography,TEE)对于 AAS 的诊断具有良好的准确性,若 CT 不可用,且医师具备丰富经验时,亦可酌情采用 TEE 进行诊断。另外,由于 AAS 患者一般情况较差,我们不推荐进行 TEE 检查。磁共振检查在 AAS 的诊断中应用较少。

即使是经验丰富的医生,也存在漏诊 AAS 的可能性,因此我们致力于建立一套完整流程,能够最大限度地降低 AAS 的漏诊率和误诊率。

四、避免错误解读影像学资料

为了正确解读影像学资料,临床医生需要充分了解 AAS 中各个疾病的发生、发展过程和病理特点,并且能够正确识别急性血栓化 AD、主动脉附壁血栓、主动脉炎、溃疡样突起(ulcer-like projections,ULPs)、壁内血池(intramural blood pools,IBPs)。

1. 急性血栓化 AD 与 IMH　急性血栓化 AD 和 IMH 中,对比剂均不会流入主动脉壁。当主裂口较小、流出道不存在或迅速封闭时,假腔会迅速血栓化。急性血栓化 AD 中可见主动脉壁轮廓发生改变,即原本主裂口所在位置,而 IMH 则通常无明显主裂口或主裂口非常微小,难以在影像学检查中看到。

2. 主动脉炎与 IMH　IMH 可表现为主动脉管壁"新月形"增厚,管腔表面光滑,即使在平扫 CT 中,也可见主动脉管壁显著增厚。在增强 CT 中,主动脉炎患者可表现为主动脉管壁环形增厚,密度呈均质型增强,采用正电子成像技术可以显示炎症部分。

3. 附壁血栓与 IMH　在扩张的血管中,附壁血栓可表现为主动脉管壁"新月形"增厚,管腔不规则,在平扫 CT 中密度较低。在 IMH 中,钙化位于血管壁内侧,附壁血栓中钙化则位于血管壁外侧。

4. PAU、ULPs 与 IBPs　ULPs 发生不良主动脉事件的概率更高(形成动脉瘤、局限性夹层、破裂),通常不伴有粥样硬化性损伤(钙化斑块)。PAU 为伴有粥样硬化斑块的溃疡,通常伴有 IMH,且主动脉管壁会发生重塑。大部分 PAU 位于降主动脉,很少成为局限性夹层的破口。IBPs 是位于 IMH 内的小型血池,在 CT 中,IBPs 呈现为圆形高密度区别;在 TEE 中,IBPs 呈现为局灶性的小坑。血池通常位于降主动脉,与主动脉真腔通过肋间动脉和腰动脉交通,较 PAU 及 ULPs 与主动脉真腔的交通更小。IMH 内可见 IBPs,则提示其预后可能不良,须加强影像学监测。

病变的形态、与主动脉管壁间的关系、平扫 CT 中的密度、是否伴有粥样硬化斑块、钙化、血流与真腔的交通均是解读影像学结果需要注意的鉴别点。

五、AAS 的治疗

在发病的最初 24h,即超急性期内,应将患者收入心血管监护室行密切监护,同时行降压(目标:100~120mmHg)、降心率(目标：≤ 60 次 /min)和止痛治疗。静脉输注 β 受体拮抗剂和降压治疗的目标是迅速降压、降心率,可同时应用镇静剂。

1. A 型 IMH　A 型 IMH 的最佳治疗办法目前尚处于争议之中。西方指南推荐急诊手术治疗,而亚洲指南推荐首先进行药物治疗,必要时进行手术治疗同样可以取得良好的预后。A 型 IMH 患者的死亡率低于 A 型 AD,也更少发生主动脉瓣反流和灌注不良。另外,一些学者发现稳定的 A 型 IMH 患者延迟干预(超过 72h)后,预后仍然良好。

排查有无影响预后的危险因素在 A 型 IMH 患者的诊治中十分重要。根据日本循环协会的指南,A 型 IMH 患者中同时存在 ULPs 须行手术治疗,这类患者通常是假腔完全血栓化的 A 型 AD 患者,因此发生不良事件的概率更高。因此,我们建议对于无危险因素(无 ULPs,主动脉直径<50mm)、血流动力学稳定的 A 型 IMH 患者采取药物治疗、严密监测,尤其是老年、合并有多种并存病的患者,其余患者须及时行外科手术治疗。

2. B 型 IMH　首选药物治疗。须对同时存在 ULPs 的患者进行严密监测。行 TEVAR 治疗的适应证为:IMH 范围扩大、主动脉直径逐渐增大、主动脉周围血肿、局限性夹层。D- 二聚体有助于评估假腔情况,可为干预方式的选择提供证据。

3. PAUs　与 B 型 IMH 类似。有症状的、复杂性的、直径较大的 PAU 须考虑行 TEVAR。

AAS 一旦发生,即表明患者的动脉状况不佳,主动脉其他节段亦可发生 AAS,因此需要进行长期的监测。

六、AAS 的预防

预防 AAS 包括了解家族史、预防性手术、控制高血压和药物治疗等方面。

部分主动脉疾病存在家族聚集性。家族史是罹患 AAS 的重要危险因素,基因和环境因素都可以提高患 AAS 的风险,因此需要对有 AAS 或主动脉瘤家族史者常规进行影像和基因筛查。严密的监测、严格的控制甚至预防性的主动脉置换术可以降低高危患者发生 AAS 的风险。

主动脉瘤已明确是 AAS 的危险因素。因此,协会专家建议根据主动脉直径和增长速度预防性地修复此类患者的主动脉,但其降低 AAS 发病率的效能尚未得到证实。目前,主动脉瘤的发病率呈上升趋势,相应的手术治疗也逐渐增加,同时 AAS 的发病率也呈上升趋势。

A 型 AD 患者中多数升主动脉直径<55mm,指南中的推荐似乎过于保守了。现有的证据表明,AAS 患者升主动脉直径超过 55mm 的比例约为 20%,将这一标准降低至 50mm 可以减少 AAS 的发生,但同时会提高外科手术带来的并发症。此外,GenTAC(Genetically Triggered Thoracic Aortic Aneurysms and Cardiovascular Conditions)注册研究显示,女性发生 AAS 时主动脉直径小于男性,但根据体表面积进行换算后,男性和女性发生 AAS 时的主动脉尺寸相近。现有的指南是基于男性主动脉直径进行推荐的,这可能导致女性患者治疗的不及时。

高血压病史是 A 型 AD 的独立危险因素。许多高血压患者最终并不会罹患 AAS,因此高血压究竟如何导致 AAS 还有待解答。转化研究和基因组学的进展可能会为这个问题提供答案,进而实现预测未来发生 AAS 的风险。

β 受体拮抗剂、血管紧张素受体阻滞剂等能够稳定主动脉管壁的药物应在疾病早期尽早使用。这些药物能否降低 AAS 的发生率是值得研究的主题。人群研究表明,氟喹诺酮类药物的应用会增加罹患 AD 和主动脉瘤以及不良事件发生的风险。

(宋　超　乔　帆　陆方林　陆清声)

参考文献

[1] AKUTSU K. Etiology of aortic dissection [J]. Gen Thorac Cardiovasc Surg, 2019, 67 (3): 271-276.

[2] BIMA P, PIVETTA E, NAZERIAN P, et al. Systematic review of aortic dissection detection risk score plus D-dimer for diagnostic rule-out of suspected acute aortic syndromes [J]. Acad Emerg Med, 2020, 27 (10): 1013-1027.

[3] CHEN S W, CHAN Y H, CHIEN-CHIA W V, et al. Effects of fluoroquinolones on outcomes of patients with aortic dissection or aneurysm [J]. J Am Coll Cardiol, 2021, 77 (15): 1875-1887.

[4] CZERNY M, SCHMIDLI J, ADLER S, et al. Current options and recommendations for the treatment of thoracic aortic pathologies involving the aortic arch: An expert consensus document of the European Association for Cardio-Thoracic surgery (EACTS) and the European Society for Vascular Surgery (ESVS)[J]. Eur J Cardiothorac Surg, 2019, 55 (1): 133-162.

[5] ELBADAWI A, ELGENDY I Y, JIMENEZ E, et al. Trends and outcomes of elective thoracic aortic repair and acute thoracic aortic syndromes in the United States [J]. Am J Med, 2021, 134 (7): 902-909. e5.

[6] GREWAL N, VELDERS B J J, GITTENBERGER-DE GROOT A C, et al. A systematic histopathologic evaluation of type-A aortic dissections implies a uniform multiple-hit causation [J]. J Cardiovasc Dev Dis, 2021, 8 (2): 12.

[7] HILL J M, MURPHY T G, FERMANN G J. Aortic dissection detection risk score: A clinical decision rule that needs some parenting [J]. Acad Emerg Med, 2019, 26 (6): 695-697.

[8] HIRATZKA L F, BAKRIS G L, BECKMAN J A, et al. 2010 ACCF/AHA/AATS/ACR/ASA/SCA/SCAI/SIR/STS/SVM guidelines for the diagnosis and management of patients with Thoracic Aortic Disease: A report of the American College of Cardiology Foundation/American Heart Association Task Force on Practice Guidelines, American Association for Thoracic Surgery, American College of Radiology, American Stroke Association, Society of Cardiovascular Anesthesiologists, Society for Cardiovascular Angiography and Interventions, Society of Interventional Radiology, Society of Thoracic Surgeons, and Society for Vascular Medicine [J]. Circulation, 2010, 121 (13): e266-e369.

[9] KAGEYAMA S, MITAKE H, NAKAJIMA A, et al. A novel risk score on admission for predicting death or need for surgery in patients with acute type A intramural hematoma receiving medical therapy [J]. Heart Vessels, 2020, 35 (6): 1164-1170.

[10] KHACHATRYAN Z, LEONTYEV S, MAGOMEDOV K, et al. Management of aortic root in type A dissection: Bentall

approach [J]. J Card Surg, 2021, 36 (5): 1779-1785.

［11］KHAN H, HUSSAIN A, CHAUBEY S, et al. Acute aortic dissection type A: Impact of aortic specialists on short and long term outcomes [J]. J Card Surg, 2021, 36 (3): 952-958.

［12］LEONE O, PACINI D, FOÀ A, et al. Redefining the histopathologic profile of acute aortic syndromes: Clinical and prognostic implications [J]. J Thorac Cardiovasc Surg, 2018, 156 (5): 1776-1785. e6.

［13］LOMBARDI J V, HUGHES G C, APPOO J J, et al. Society for Vascular Surgery (SVS) and Society of Thoracic Surgeons (STS) reporting standards for type B aortic dissections [J]. J Vasc Surg, 2020, 71 (3): 723-747.

［14］MELVINSDOTTIR I H, LUND S H, AGNARSSON B A, et al. The incidence and mortality of acute thoracic aortic dissection: Results from a whole nation study [J]. Eur J Cardiothorac Surg, 2016, 50 (6): 1111-1117.

［15］MURILLO H, MOLVIN L, CHIN A S, et al. Aortic dissection and other acute aortic syndromes: Diagnostic imaging findings from acute to chronic longitudinal progression [J]. Radiographics, 2021, 41 (2): 425-446.

［16］PÁL D, SZILÁGYI B, BERCZELI M, et al. Ruptured aortic aneurysm and dissection related death: An autopsy database analysis [J]. Pathol Oncol Res, 2020, 26 (4): 2391-2399.

［17］ROSELLI E E, ATKINS M D, BRINKMAN W, et al. ARISE: First-in-human evaluation of a novel stent graft to treat ascending aortic dissection [J]. J Endovasc Ther, 2023, 30 (4): 550-560.

［18］SALMASI M Y, AL-SAADI N, HARTLEY P, et al. The risk of misdiagnosis in acute thoracic aortic dissection: A review of current guidelines [J]. Heart, 2020, 106 (12): 885-891.

［19］SHAO T, BORNAK A, KANG N. Penetrating aortic ulcer and aortic intramural hematoma: Treatment strategy [J]. Vascular, 2022, 16: 17085381221102785.

［20］SMEDBERG C, STEUER J, LEANDER K, et al. Sex differences and temporal trends in aortic dissection: A population-based study of incidence, treatment strategies, and outcome in Swedish patients during 15 years [J]. Eur Heart J, 2020, 41 (26): 2430-2438.

［21］TIMMIS A, VARDAS P, TOWNSEND N, et al. European Society of Cardiology: Cardiovascular disease statistics 2021 [J]. Eur Heart J, 2022, 43 (8): 716-799.

［22］VAN ANDEL M M, INDRAKUSUMA R, JALALZADEH H, et al. Long-term clinical outcomes of losartan in patients with Marfan syndrome: Follow-up of the multicentre randomized controlled COMPARE trial [J]. Eur Heart J, 2020, 41 (43): 4181-4187.

［23］WADA H, SAKATA N, TASHIRO T. Clinicopathological study on penetrating atherosclerotic ulcers and aortic dissection: Distinct pattern of development of initial event [J]. Heart Vessels, 2016, 31 (11): 1855-1861.

［24］SENST B, KUMAR A, DIAZ R R. Cardiac Surgery [M]. Treasure Island (FL): StatPearls Publishing, 2022.

第五章

外伤性主动脉损伤

主动脉损伤(aortic injury,AI)是指突然而强大的力量作用导致的主动脉损伤,往往同时合并其他多器官损伤,包括钝性主动脉损伤(也称"减震"伤或"冲击"伤)和锐性主动脉损伤。钝性主动脉损伤(blunt thoracic aortic injury,BTAI)最常发生于道路交通事故,损伤部位以胸主动脉峡部多见。在车祸中,钝性主动脉损伤的发生率为1.5%~1.9%,24h内病死率达50%,是车祸致人死亡的第二大致死因素,仅次于颅脑外伤。锐性主动脉损伤多见于腹主动脉,90%以上的腹主动脉损伤由腹部穿透伤引起,且常合并腹腔脏器损伤。近年来,我国主动脉损伤的发生率有上升趋势,其中交通发展、社会治安是其主要原因。

第一节　外伤性主动脉损伤病因

导致主动脉损伤的病因包括车祸、高处坠落、挤压、重物压迫、爆炸冲击或刀刺锐器伤等,少数为医源性,其中车祸伤是导致主动脉损伤最常见的原因。Parmley等在20世纪50—60年代报道275例主动脉损伤中80%为减速性损伤,其发生机制是迎面相撞导致伤者突然减速,从而胸部受伤,而Fabian等在20世纪70—80年代的报道则以侧位相撞为主,可能是由于安全带、安全气囊以及防撞杆的合理设计使正位相撞发生严重损伤的情形减少,乘车人主动脉损伤的发生率及死亡率有所降低。近年来由于汽车安全防护措施进一步改进,交通损伤中的主动脉损伤以骑摩托车或行人被车直撞形成加速性损伤的方式多见。全身损伤以肋骨骨折、四肢骨折及肝、脾破裂多见。高坠损伤时下肢骨折严重,交通损伤时并发多发性肋骨骨折。主动脉损伤在高坠损伤主要为暴力传导所致的间接性损伤,而在交通损伤则为暴力直接作用形成。高坠并发性损伤中,还可以见到暴力传导所致的肝、脾破裂,以及肺挫伤、骨盆骨折和颅脑损伤。交通伤并发损伤中,心、肺挫伤及肋骨骨折为直接撞击伤,部分伤者颅脑损伤为撞击后倒地形成的二次损伤。

外伤性主动脉破裂以26~40岁年龄段男性青壮年为主,可发生于外伤后即刻至数月。Von Oppell等对1972—1992年间1 742例主动脉破裂患者进行荟萃分析,发现10.3%术前病情平稳的患者发生破裂死亡。所以对于主动脉破裂患者,一经明确诊断,均应积极行手术治疗。据统计,美国每年主动脉损伤为7 500~8 000例,80%~85%在事故现场或送往医院途中死亡,仅有1 000~1 500例伤者达到医院进行抢救,抢救中由于伤者损伤严重,或其他损伤掩盖主动脉损伤等情况,入院的主动脉损伤患者中有30%因未得到及时的诊断而在24h内死亡。腹主动脉损伤多因失血性休克死于现场,少数患者发生腹膜后血肿或因周围组织填塞形成假性动脉瘤或动静脉瘘而获得治疗机会。

第二节　外伤性主动脉损伤发生机制及分型

一、发生机制

主动脉损伤最常见的发生部位为主动脉峡部,约占90%,其他少见的损伤部位包括升主动脉、主动脉弓、膈水平降主动脉和肾动脉水平腹主动脉等。国外一份尸检报告数据显示,主动脉峡部损伤占36%~54%,升主动脉损伤占8%~25%,主动脉弓损伤占8%~18%,降主动脉损伤占11%~21%。

关于主动脉峡部易损的原因目前主要有三种理论,似乎可以协同解释主动脉峡部损伤的发生机制:①主动脉峡部介于主动脉游离段(升主动脉和主动脉弓)与固定段(降主动脉)之间形成一个铰链区域,在突然减速下主动脉峡部撕裂是扭转力合并剪切力作用的结果(图5-2-1);②位于峡部和左肺动脉间的动脉韧带在突然减速下,由于和心脏连带的肺动脉向前急剧位移,可以牵拉峡部的前壁发生撕脱;③主动脉峡部组织结构与其余部分不同,该部位主动脉组织弹力纤维较少,抗拉能力弱。Landevaal等通过"水锤效应(waterhammer effect)"证实主动脉峡部有其内在的弱点。他们用测得的断裂强度迅速拉伸游离于主动脉外膜的条状带,发现峡部的主动脉壁强度约为升主动脉壁强度的2/3以及降主动脉壁强度的1/2,血管内的静水压力突然增加时,主动脉最薄弱的部位可能发生主动脉撕裂。然而,Crass等认为上述理论没有在实验模型上复制出主动脉损伤,所提机制也未能解释损伤的范围,故提出一种新的机制来解释主动脉弓的损伤,即"挤压效应(osseous pinch effect)"。胸主动脉位于骨性结构之间,来自胸部钝性创伤的压力会导致胸前部的骨性结构(胸骨柄、第1肋骨、锁骨)以第1后肋关节为轴心向后下方转动。当外伤性力变得足够大时,前面的骨结构冲击胸椎,切断其间的血管结构。Crass等通过这种机制在实验模型上成功复制出主动脉损伤(图5-2-2)。虽然目前对主动脉损伤的机制有了更深入的了解,但尚无一个理论被公认用于明确解释主动脉损伤发生机制。

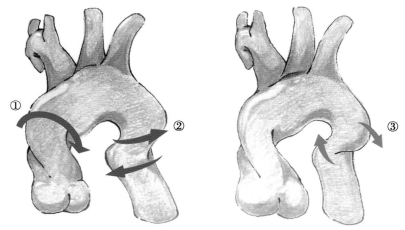

图 5-2-1　扭转力合并剪切力示意图
①扭转应力;②剪切应力;③弯曲应力。

二、分型

大多数主动脉损伤的破口为相对整齐的横断性撕裂,少数呈锯齿状、螺旋状或纵行断裂。病理变化从单纯的内膜下出血(伴或不伴血管内膜撕裂)到完全的主动脉撕裂。基于主动脉CTA影像学表现,国际上将主动脉损伤分为四级(图5-2-3):①Ⅰ级:内膜撕裂(intimal tear);②Ⅱ级:壁内血肿(intramural hematoma);③Ⅲ级:假性动脉瘤(pseudoaneurysm)形成;④Ⅳ级:完全破裂(rupture)。按破裂发生的时间,

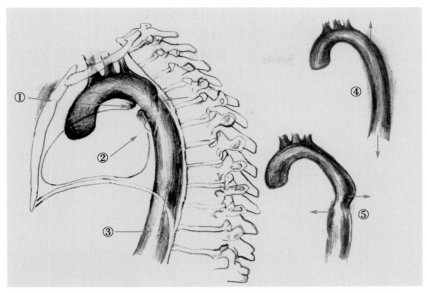

图 5-2-2　水锤效应与挤压效应示意图
①骨夹效应；②扭曲；③水锤效应；④拉伸；⑤剪切。

分为早期破裂（即遭受钝力作用当即发生的破裂）、晚期破裂（破裂发生于伤后一段时间，以假性动脉瘤形成最常见，是伤者猝死的常见原因）。

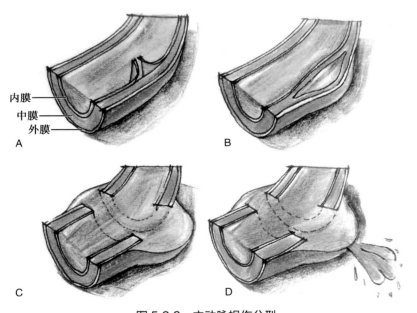

图 5-2-3　主动脉损伤分型
A. 内膜损伤；B. 壁内血肿；C. 假性动脉瘤；D. 主动脉破裂。

第三节　外伤性主动脉损伤临床表现及诊断

一、临床表现

主动脉损伤主要表现为剧烈的胸背痛、失血性休克、呼吸困难、窒息等，常合并肋骨、四肢及脊柱骨折、肺挫伤、颅脑损伤、腹腔内脏损伤、食管和心脏损伤而出现相应的临床表现,常可掩盖潜在主动脉损伤的表现。因此,获得全面而完整的外伤史十分重要。当患者有突然减速、坠落或碰撞等外伤史时,出现上述症状,须考虑主动脉损伤的诊断。在外伤性患者进行体格检查过程中,如果发现以下体征应高度怀疑主动脉损伤,包括休克、胸廓骨折、心脏杂音、声音嘶哑、呼吸困难、瘫痪或者不对称的肢体血压。主动脉损伤在胸骨骨折、锁骨骨折、肩胛骨骨折或多发性肋骨骨折也很常见。

二、诊断

主动脉损伤如被延误诊断,很多患者会因未得到及时处理将在24h内死亡,因此提高主动脉损伤的早期检出率十分必要。鉴于各种原因(如休克/低灌注、醉酒、气管插管或镇静状态),大多数创伤患者来院时意识上已丧失行为能力,接诊医生无法获取详细的问诊信息,体格检查往往也无特异性及敏感性。因此,对有明确创伤病史及可疑临床表现的患者应提高警惕,及时筛出潜在疑似患者,建议进一步检查,但最终确诊主要依靠影像学检查。

1. X 线检查 胸部 X 线片几乎在所有基层医院都已开展,因其检查方便、快捷,已成为创伤患者常规检查项目之一。胸部 X 线片如发现有意义的阳性征象,比如纵隔影增宽、纵隔移位、主动脉弓异常、气管右移、胸腔积液及肋骨骨折等(图 5-3-1),应想到潜在主动脉损伤存在的可能,尤其对于基层医院,认识上述征象对提高早期检出率有益。但是,胸部 X 线片正常并不能排除主动脉损伤的可能。

2. CT 血管造影(CTA) 影像学技术的发展提高了主动脉损伤诊断阳性率。随着 CT 技术的发展,CTA 已取代造影作为可疑主动脉损伤患者首选检查方法,灵敏度达 100%。CT 在诊断外伤方面有其独特的优势,扫描速度快,尤其适用于急症、重症患者的检查,可同时对颅脑、面部骨骼、颈部、胸部、腹部和盆腔进行扫描,三维重建可清晰地展示损伤的部位和程度,同时可对合并伤进行病情评估。一项美国创伤外科协会的多中心研究表明,在 1997—2007 年采用主动脉造影确诊的主动脉损伤病例从 87% 降至 8%,而通过增强 CT 扫描确诊的患者由 35% 增加

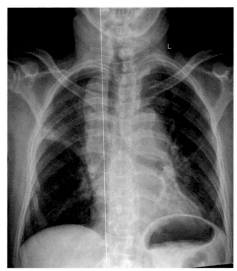

图 5-3-1 主动脉损伤 X 线片表现
X 线片示纵隔影增宽、纵隔移位、主动脉弓异常、气管右移。

至 93%。主动脉 CTA 可以识别主动脉损伤的部位、破口大小及累及范围,以及主动脉主要分支血管是否受累、头臂血管血供情况等,还可以精确测量病变近端至左锁骨下动脉或左颈总动脉开口的距离及病变近远端正常主动脉直径,指导选择介入治疗术中主动脉覆膜支架的直径及长度。主动脉损伤的 CTA 直接影像包括内膜破口、真假双腔、对比剂外渗、假性动脉瘤形成和管壁血栓形成的充盈缺损,间接影像包括动脉旁血肿和纵隔血肿等。主动脉损伤 CTA 影像表现多样,可表现为主动脉壁内血肿、主动脉夹层、动脉瘤或假性动脉瘤形成甚至主动脉破裂(图 5-3-2)。

3. 超声 经胸超声心动图(trans-thoracic echocardiography,TTE)检查快速、经济、方便、无创伤,且可重复性好,其最大优势为可随时对危重患者进行床旁检查,缺点为检查结果的准确性与操作人员的临床经验有关。对于升主动脉损伤,经胸超声心动图可清晰地观察升主动脉及主动脉瓣的受累情况,并可识别心包积液及胸腔积液。但对于降主动脉损伤,经胸超声心动图观察受限。经食管超声心动图(trans-esophageal echocardiography,TEE)检查与 TTE 相比,不受胸壁异常、肋间隙、肺气肿及肥胖等因素影响,能清晰地显示主动脉壁内的微细病变,同样适用于多发合并伤且病情不稳定的无法移动患者。TEE 可以观察主动脉内膜撕裂的位置、真假腔血流及心包内是否存在积液等,并可见真假腔间波动的内膜片,但 TEE 观察升主动脉及主动脉弓比较困难,这些部位的损伤容易被漏诊。

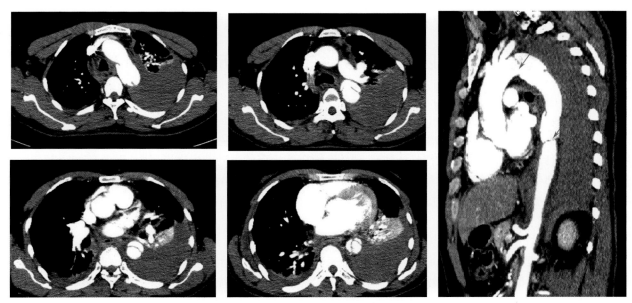

图 5-3-2　外伤性主动脉不完全离断 CTA 表现

箭头示主动脉离断部位。

近年来，血管内超声（intravascular ultrasound，IVUS）在主动脉损伤患者的应用逐渐增加，对主动脉损伤病情评估及治疗方案选择具有重要的指导意义。尤其目前有学者主张主动脉损伤 I 级患者行保守治疗，行 IVUS 对主动脉内膜损伤进行监测及病情评估避免了反复的主动脉 CTA 检查，尤其适用于肾功能不全的患者，减少对比剂的肾毒性损伤。

4. DSA　既往 DSA 检查被视为主动脉损伤诊断的"金标准"。目前，DSA 已被无创性影像学检查技术所代替，不作为首选诊断方法，仅用于指导主动脉介入治疗（图 5-3-3）。

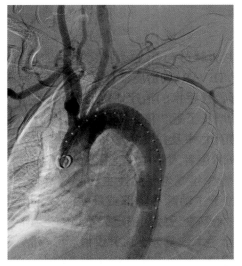

图 5-3-3　外伤性主动脉不完全离断 DSA 表现

第四节　外伤性主动脉损伤治疗

外伤性主动脉损伤早期结局可分为 3 类:①死于现场(占总数 70%~80%);②生命体征不稳定或逐渐不稳定(占总数 2%~5%,病死率高达 90%~98%);③生命体征平稳并于受伤后 4~18h 得到诊断(占总数 15%~25%,病死率为 25%,且大多数由其他相关损伤所致)。到达医院仍能生存的主动脉损伤患者中,至少有 20% 死于主动脉破裂,甚至那些最初血流动力学稳定的患者仍有 4% 因未及时手术治疗而死于主动脉破裂。故主动脉损伤一经诊断,均应及时治疗。目前,主动脉损伤的治疗方法有药物治疗、外科手术治疗和介入治疗。

一、药物治疗

药物治疗主要是控制血压及心率、镇静止痛、适当补液、输血等对症支持治疗。据文献报道,较好地控制血压和心率,可以将主动脉破裂发生率降至 2% 以下。一般要求控制患者收缩压低于 100mmHg,心率低于 100 次/min。常用药物包括艾司洛尔、硝酸酯类、地尔硫䓬及硝普钠等。同时积极治疗合并症,对患者的意识、血压、尿量、心率及中心静脉压等血流动力学指标进行严密监测。对于Ⅰ级主动脉损伤患者,美国创伤外科学会建议可在密切观察下采取药物保守治疗,但患者需要定期影像随访。

二、外科手术治疗

由于该类患者常合并其他多器官创伤,手术耐受性差,故传统外科手术治疗主动脉损伤风险大,围手术期死亡率及并发症发生率相对要高,目前主要用于升主动脉损伤及不适合介入治疗的降主动脉损伤患者。传统外科手术治疗为开放性手术,主要采用直接修补主动脉或行血管置换术,术中须在体外循环下阻断降主动脉,如果阻断降主动脉时间长,术后有发生截瘫的风险。因为术中需要肝素化,所以合并颅脑损伤或活动性出血的患者开放性手术为禁忌。据文献报道,主动脉损伤开放性手术治疗的截瘫发生率高达16%,围手术期死亡率高达 28%。

三、介入治疗

大多数主动脉损伤发生在主动脉弓与降主动脉交界处的主动脉峡部,为胸主动脉腔内修复术(thoracic endovascular aortic repair,TEVAR)的适应证(图 5-4-1)。近年来,采用 TEVAR 治疗主动脉损伤的手术量逐年递增,逐渐取代传统开放性手术的治疗地位。据美国创伤外科学会统计,2004—2007 年采用TEVAR 治疗主动脉损伤的手术量增长了近 7 倍,手术量占比由 11% 增长至 76%。TEVAR 因其创伤小、手术时间短、术中失血少、围手术期死亡率及并发症发生率低等优点,已成为主动脉损伤的首选治疗方法。

采用 TEVAR 治疗主动脉损伤对患者入路血管直径要求较高,一般要求入路血管直径大于 7mm,具体取决于选择的覆膜支架品牌。青少年或老年女性主动脉损伤患者或因入路血管及主动脉直径较细,限制了 TEVAR 的应用。若病变位于主动脉弓降部或降主动脉且病变近远端有足够的锚定区(一般要求 ≥15mm),可采用 TEVAR 治疗;若病变近远端锚定区不足,必要时可直接覆盖邻近分支血管、借助"烟囱"技术、带分支支架植入术或复合手术恢复分支血管供血。除覆膜支架外,主动脉损伤介入治疗的可用器材还包括封堵器、血管塞及弹簧圈等,主要适用于病变紧靠分支血管的局限性主动脉损伤,对病变部位进行栓塞治疗。

各级医院应为可疑主动脉损伤患者开辟绿色通道,快速完善术前检查,做好随时手术准备。对于生命体征不稳定的主动脉损伤患者,应快速建立中心静脉通路,进行适当补液或输血。患者如不合并其他致命性损伤,应尽快行 TEVAR 治疗,再处理其他合并损伤。当前,关于稳定型主动脉损伤患者最佳介入治疗时间选择尚存在一定争议,以往对于稳定型主动脉损伤,美国血管外科学会建议早期(24h 内)行 TEVAR治疗,然而近年来多项研究证实延迟腔内治疗(24h 后)会提高此类患者总体生存率。

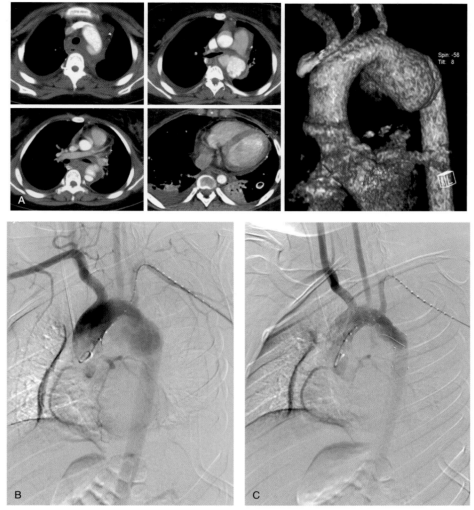

图 5-4-1　TEVAR 治疗外伤性胸主动脉假性动脉瘤

A. 外伤性胸主动脉假性动脉瘤术前 CTA；B. 外伤性胸主动脉假性动脉瘤 TEVAR 术前升主动脉造影；

C. 外伤性胸主动脉假性动脉瘤 TEVAR 术后升主动脉造影。

　　国内外多项大样本研究都已证实 TEVAR 治疗主动脉损伤的近中期疗效，但 TEVAR 术后远期并发症时有发生，国际指南建议此类患者术后仍需要定期复查，以及时发现潜在的远期并发症，包括内漏、支架移位、假性缩窄、支架感染等，部分可采取再次介入治疗，少数须转外科开放手术治疗。

（黄连军　薛玉国　李　磊）

参考文献

［1］DAHAL R, ACHARYA Y, TYROCH A H, et al. Blunt thoracic aortic injury and contemporary management strategy [J]. Angiology, 2022, 73 (6): 497-507.

［2］BOUTIN L, CABALLERO M J, GUARRIGUE D, et al. Blunt traumatic aortic injury management, a French trauma base analytic cohort [J]. Eur J Vasc Endovasc Surg, 2022, 63 (3): 401-409.

［3］ARBABI C N, DUBOSE J, STARNES B W, et al. Outcomes of thoracic endovascular aortic repair in patients with concomitant blunt thoracic aortic injury and traumatic brain injury from the Aortic Trauma Foundation global registry [J]. J Vasc Surg, 2022, 75 (3): 930-938.

［4］JACOB-BRASSARD J, AL-OMRAN M, NATHENS A B, et al. Management and In-hospital mortality of 2203 patients with a traumatic intimal tear of the thoracic aorta [J]. Ann Surg, 2022, 276 (1): 186-192.

[5] ZAMBETTI B R, HUANG D D, LEWIS R J, et al. Use of thoracic endovascular aortic repair in patients with concomitant blunt aortic and traumatic brain injury [J]. J Am Coll Surg, 2021, 232 (4): 416-422.

[6] MOUAWAD N J, PAULISIN J, HOFMEISTER S, et al. Blunt thoracic aortic injury-Concepts and management [J]. J Cardio-thorac Surg, 2020, 15 (1): 62.

[7] KAPOOR H, LEE J T, ORR N T, et al. Minimal aortic injury: Mechanisms, imaging manifestations, natural history, and management [J]. Radiographics, 2020, 40 (7): 1834-1847.

[8] OSMAN A, FONG C P, WAHAB S, et al. Transesophageal echocardiography at the golden hour: Identification of blunt traumatic aortic injuries in the emergency department [J]. J Emerg Med, 2020, 59 (3): 418-423.

[9] TOPCU A C, OZEREN-TOPCU K, BOLUKCU A, et al. Blunt traumatic aortic injury: 10-Year Single-Center Experience [J]. Aorta (Stamford), 2020, 8 (6): 163-168.

[10] MAKALOSKI V, SPANOS K, SCHMIDLI J, et al. Surveillance after endovascular treatment for blunt thoracic aortic injury [J]. Eur J Vasc Endovasc Surg, 2018, 55 (3): 303-304.

[11] TOMIC I, DRAGAS M, VASIN D, et al. Seat-belt abdominal aortic injury-treatment modalities [J]. Ann Vasc Surg, 2018, 53: 270. e13-270. e16.

[12] SHALHUB S, STARNES B W, TRAN N T, et al. Blunt abdominal aortic injury [J]. J Vasc Surg, 2012, 55 (5): 1277-1285.

[13] NESCHIS D G, SCALEA T M, FLINN W R, et al. Blunt aortic injury [J]. N Engl J Med, 2008, 359 (16): 1708-1716.

第六章

妊娠合并主动脉夹层

第一节 妊娠合并主动脉夹层流行病学和病因

一、流行病学

妊娠合并主动脉夹层(aortic dissection,AD)在临床上较为少见。1832 年 Elliotson 首次报道妊娠 AD 的个案,引起了人们的关注。根据文献报道,妊娠 AD 在妊娠期妇女中的发病率约为 14.5/100 万。国际主动脉夹层注册研究(IRAD)的数据显示,在所有 AD 患者中仅 0.3% 为妊娠 AD,同时妊娠 AD 患者在所有女性 AD 患者中的比例约为 1%。

在分型上,妊娠 AD 以 A 型更为多见,A、B 型比例约为 3∶1,而普通患者约为 2∶1。AD 可以发生在妊娠的任何时期,但在妊娠晚期和产褥期最为常见,发生率分别为 50% 和 33%。目前,对于妊娠 AD 在孕产妇群体中的发病情况,我国尚缺乏系统的流行病学数据。以不同地区和医院个案报道多见,对该病的人口学特征的研究也较为匮乏。

妊娠 AD 虽然发病率低,但后果严重,是妊娠的灾难性并发症。据报道,AD 造成的产妇病死率高达 30%,胎儿病死率高达 50%。另外,报道的病死率在 AD 发生后的 48h 内每小时增加 1%,发病后 1 个月病死率超过 80%。近年来,随着我国计划生育政策的全面放开,高龄孕、产妇增多,妊娠 AD 需要得到广大心血管科和产科医生更多的关注。

二、病因和危险因素

病因仍不十分明确,目前认为妊娠 AD 的发生是多因素共同作用的结果,主要包括以下几点。

(一) 妊娠期间血流动力学和激素水平的改变

妊娠本身就是 AD 发生的独立危险因素。妊娠 AD 发生与妊娠期血流动力学改变和雌孕激素分泌水平增高两个方面的因素有关。一方面,妊娠期母体循环系统负担显著增加,包括血容量增加、心排血量增加、心率增快,由此来适应母体子宫、胎盘及全身脏器所增加的血流量,因此也导致高压血流对血管壁的剪应力增强。此状况于妊娠晚期达到高峰,直到产后 2~3 周才恢复到未孕状态。据报道,产后 72h 内大量血液回流、组织间液被重吸收至体循环,血容量比未孕时增加 25%~30%,左心室每搏输出量随之增加 33%,高速血流对主动脉管壁的剪应力增加。另一方面,雌、孕激素分泌水平显著增高,雌激素的作用下胶原蛋白和弹性纤维在主动脉管壁的沉积受到抑制,使得管壁弹性减弱,而孕激素则可促进非胶原蛋白在管壁的沉积,导致管壁脆性增加。在此两方面的共同作用下,孕产妇发生 AD 的风险较非孕期明显升高。

(二) 先天性或后天性因素所导致的主动脉管壁缺陷

不同原因所致的主动脉管壁缺陷可能是妊娠 AD 发生的根本原因。

1. 先天性因素 先天性因素包括遗传性结缔组织病(如马方综合征、Ehlers-Danlos 综合征、Loeys-Dietz 综合征等)、主动脉瓣二瓣化畸形、主动脉缩窄、主动脉疾病家族史等。以马方综合征为例,其发生的重要分子机制之一是人类原纤维蛋白基因-1(fibrulin gene-1,*FBN1*)突变。*FBN1* 位于人类第 15 号染色体上,功能为编码结构蛋白原纤维蛋白 1。原纤维蛋白 1 是弹性基质形成和稳态的基础。此类患者妊娠后,由于疾病本身导致的主动脉中层结构存在先天性缺陷,加之妊娠期血流动力学改变,雌孕激素作用于主动脉壁使动脉结构发生改变,引起主动脉进行性扩张、主动脉瘤或 AD 形成。

2. 后天性因素　长期高血压且血压控制不良、动脉粥样硬化、既往妊娠史及主动脉手术史等,都显著增加了妊娠 AD 的易感性。高血压可以导致主动脉顺应性降低,僵硬度增加。同时,血流对主动脉的横向剪应力及纵向剪应力增加,使得主动脉中层平滑肌及弹力纤维代偿增生。当横向剪应力超过中层代偿能力时,就会对主动脉壁造成破坏,导致 AD 发生风险增高。纵向剪应力使夹层撕裂范围沿血流方向进展,破裂风险增加。对于先兆子痫血压控制不良的产妇,剪切力增加明显,更易发生 AD。

一项数据来源于 IRAD 的队列研究,包括 1998 年 1 月至 2018 年 2 月间 29 例确诊为妊娠 AD 的患者,有 20 例(69%)患者既往有遗传学结缔组织病和主动脉相关疾病或家族史,其中马方综合征 13 例(65%)、Loeys-Dietz 综合征 2 例(10%)、主动脉瓣二瓣化畸形 2 例(10%)、主动脉疾病家族史 2 例(10%)、胸主动脉瘤家族史 1 例(5%)。孙立忠等回顾性分析了 2009 年 1 月至 2021 年 1 月在首都医科大学附属北京安贞医院大血管中心收治的 35 例妊娠合并 A 型 AD 患者的临床资料,其中马方综合征 15 例(42.9%)、高血压 15 例(42.9%)、主动脉瓣二瓣化畸形 2 例(5.7%)。由此可见,先天性或后天性因素所导致的主动脉管壁缺陷是前提,同时在妊娠这一特殊时期(血流动力学改变、雌孕激素分泌增加)主动脉管壁弹性减弱、脆性增加、所受的剪应力增加,综合作用下使得妊娠 AD 的发生风险明显增高。

第二节　妊娠合并主动脉夹层诊断及鉴别诊断

一、诊断

由于目前对于 AD 认识的逐步深入以及影像学技术的迅猛发展,AD 的诊断准确率不断提高。大多数妊娠期相关 AD 与主动脉病变有关,但通常直到出现 AD 后才被诊断。由于妊娠期女性的特殊性,对于妊娠 AD 快速、精准的诊断存在一定的挑战性。其诊断困难的原因在于:①妊娠期 AD 发病率较低,多数患者发病后首诊科室并非心血管专科,易被漏诊;② AD 症状表现多样,并非所有患者均表现为突发、撕裂样胸背痛,根据夹层撕裂范围大小及受累分支血管的不同而表现为不同的症状,少数患者甚至无症状,易被妊娠相关的症状掩盖或混淆。对于妊娠 AD 的诊断,主要根据既往病史、临床表现及辅助检查等多个方面进行综合判断。

(一)病史

对于既往合并遗传性结缔组织病(如马方综合征、Ehlers-Danlos 综合征等)或主动脉疾病家族史、长期高血压且血压控制不良且此次妊娠发展为子痫或先兆子痫的妊娠期妇女,一旦出现突发的胸背痛、腹痛或不明原因的晕厥等,需要提高警惕,重点考虑 AD 的可能。

(二)临床表现

1. 症状　突发、剧烈、撕裂样胸背部、肩胛区或上腹部疼痛是急性 AD 发病的典型症状,且疼痛往往不能被吗啡、哌替啶等镇痛药有效缓解。因 AD 分型不同,疼痛部位也有所不同,对夹层累及的范围有一定指示作用。部分患者可表现为沿主动脉的走向的转移性疼痛,对诊断具有一定意义。少数患者可表现为非疼痛症状,如呼吸困难、心悸、晕厥等。

2. 体征　多数 AD 患者发病时表现为血压增高,且部分可出现双侧肢体血压不对称或者上下肢血压的异常差异。与此同时,根据夹层撕裂范围以及累及分支血管的不同可呈现出不同的体征,如累及主动脉瓣可致主动脉关闭不全,听诊可闻及主动脉瓣区舒张期杂音;夹层破入心包可引起心脏压塞,患者出现心音遥远、颈静脉怒张、血压下降等。

（三）辅助检查

1. 血清标志物 D- 二聚体的迅速升高也是主动脉夹层患者的特征之一,特别是胸痛后发病 1h 内。2014 年 ESC 主动脉疾病管理指南推荐,在临床低度可能的 AD 患者中,D- 二聚体阴性可以排除 AD 可能(Ⅱa 类推荐,B 级证据);在临床中度可能的 AD 患者中,D- 二聚体阳性则应该考虑行进一步检查(Ⅱa 类推荐,B 级证据);在临床高度可能的 AD 患者中,D- 二聚体检查无额外意义,不建议常规检查(Ⅲ类推荐,C 级证据)。对于急诊疑似 AD 的患者,可溶性生长刺激表达基因 2 蛋白(sST2)的总体诊断性能优于D- 二聚体。研究显示,在症状出现的 24h 内,急性 AD 患者的 sST2 水平显著高于急性心肌梗死(中位数 129.2ng/ml $vs.$14.7ng/ml,$P<0.001$)和肺栓塞患者(中位数 88.6ng/ml $vs.$9.3ng/ml,$P<0.001$)。

2. 超声心动图 超声心动图是获得心脏和大血管结构改变、血流速度和类型等信息的无创性、可重复的检查方法,能较为准确地定量评价心脏和大血管结构改变的程度、心脏收缩和舒张功能(图 6-2-1)。对于经胸超声心动图敏感性欠佳的问题,三维重建超声心动图和经食管超声心动图可以更全面地显示心脏和大血管的立体结构,为 AD 的早期诊断提供了新的检查方法。但经食管超声心动图检查为侵入性操作,部分患者配合度欠佳且操作前需要禁食。

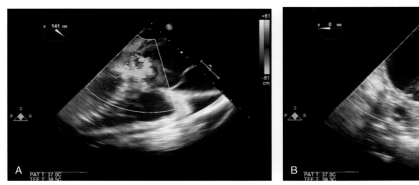

图 6-2-1 经食管超声心动图诊断主动脉夹层

31 岁女性患者,孕 29^{+1} 周,主诉为剧烈胸痛,经食管超声心动图提示 A 型 AD。A. 主动脉长轴切面显示主动脉根部和升主动脉瘤样扩张、升主动脉可见内膜片,彩色多普勒血流显像示严重主动脉反流;B. 食管中段短轴切面提示胸降主动脉可见内膜片。

3. 胸腹主动脉 CTA 对 AD 诊断的特异度和灵敏度接近 100%,不仅可以定性诊断,还能明确夹层的撕裂范围、破口大小、分支受累的情况等,为下一步治疗策略的制定提供精确的指导。但因 X 射线是影响胚胎发育的不良因素,原则上在妊娠早期禁用,妊娠中期应慎用,如情况紧急病情需要时,须权衡母婴利弊后谨慎使用,且应以铅裙保护腹部。

4. 磁共振成像 无辐射,非增强的磁共振成像检查对胚胎无致畸的不良影响,但特异度和灵敏度略低于主动脉 CTA,同时有心脏起搏器或金属异物的患者、循环或意识状态不稳定或具有幽闭恐惧症的患者均无法使用此检查。

5. 经皮主动脉造影 因为有创和 X 射线辐射的问题,目前已不作为诊断 AD 的常规检查手段,仅在患者接受腔内修复治疗术前应用。因需要在 X 射线直视下操作,妊娠期必须应用时需要操作熟练的技术人员、铅裙保护腹部下进行,并尽量缩短操作时间和减少母婴接受 X 射线的剂量。

二、鉴别诊断

妊娠期孕产妇出现胸背痛可能由诸多原因引起。据报道,有 85% 合并 AD 的孕产妇可被误诊为心肌梗死、子痫前期、肺栓塞、急性胰腺炎、胃肠炎等,从而延误了治疗。此外,产褥期发病的女性由于存在产后疼痛的情况,疼痛症状可能被掩盖而易被误诊。

首先,宫缩痛和产后疼痛是常见的引起疼痛的原因。宫缩往往开始是不规则的,强度较弱,逐渐变得有规律,强度越来越强,持续时间延长,间隔时间缩短。产后疼痛多为腹部伤口或会阴伤口所致,术后开始出现,其疼痛部位局限,且呈逐渐减轻趋势。其次,需要重点鉴别急性冠脉综合征(尤其是冠状动脉夹层)、急性肺栓塞、急腹症等疾病,D-二聚体、心电图、超声心动图、腹部超声等可以提供鉴别的手段。除此之外,还需要考虑急性心包炎、气胸可能致胸痛不适的情况。

第三节 妊娠合并主动脉夹层治疗

一旦妊娠期妇女确诊为 AD,应立即收治入院进行治疗。应遵循优先救治孕、产妇的原则,在此前提下尽量争取胎儿生存。应迅速建立由心血管外科、心血管内科、妇产科、新生儿科、麻醉科、超声影像科等多学科专家组成的心脏团队,进行综合诊治和管理,以达到最佳的治疗效果。根据夹层破口的部位、撕裂范围、胎儿的发育情况等,制定个体化的治疗方案。由于 AD 本身风险极高,加上同时涉及孕产妇和胎儿两者的生命安全,医患双方的充分沟通和理解尤为重要,要尽量避免医患矛盾的发生。

一、一般治疗

孕、产妇应严格制动、卧床,严密监测生命体征,保持大便通畅,同时避免咳嗽、呕吐等可能引起胸腹腔压力升高的情况。此外,还要兼顾对孕、产妇的心理疏导,减轻其焦虑、恐惧的情绪,避免由不良情绪引起的血压波动和心理疾病,必要时给予镇静、镇痛。

二、药物治疗

主要是降低左心室收缩力及收缩速率(dp/dt)和收缩压,避免夹层的进一步发展,为手术治疗争取时间。应在短时间内将心率控制在 75 次 /min 以下,收缩压控制在 110mmHg(1mmHg=0.133kPa)以下。如血压过高,则夹层继续进展或主动脉破裂的风险增高;如血压过低,则易导致胎儿缺血、缺氧。

1. 降低左心室收缩力及收缩速率(dp/dt) β 受体拮抗剂的应用是急性 AD 药物治疗的核心,也是妊娠合并急性 AD 的一线用药,在没有禁忌证的情况下,应初始静脉给药。静脉用美托洛尔、艾司洛尔应用较广泛,拉贝洛尔也可在孕产妇中应用,它具有 α 受体和 β 受体双拮抗作用,对 β$_1$ 及 β$_2$ 受体的拮抗无选择性,其阻断 α 受体和 β 受体的相对强度在口服时为 1:3,静脉注射时为 1:7,与单纯 β 受体拮抗剂相比,其降压作用更强,可有效降低血压和外周血管阻力。

上述药物具体使用的剂量应根据患者的心率进行调节,直到出现令人满意的 β 受体拮抗效应,即达到目标心率。如有对 β 受体拮抗剂有禁忌的患者,可换用非二氢吡啶类钙通道阻滞剂,例如地尔硫革或维拉帕米。二者均同时具有扩张血管和负性肌力的作用,适应于急性 AD 的治疗。在用药的同时,应密切监测孕妇的生命体征、自觉症状、主动脉情况以及胎儿的生长发育情况。

2. 降压 迅速、有效地控制血压,可以降低主动脉腔内血流对主动脉壁的冲击力,是防止夹层血肿进展、预防夹层破裂的基础保证。对于妊娠 AD 的治疗必须高度关注血压的控制,在心率控制达标后,如收缩压仍高于 110mmHg,应在能维持终末器官灌注和胎儿血供的前提下进一步降低血压。

对于孕妇的降压治疗,需要尽量避免对胎儿存在毒性的药物,不推荐静脉使用硝普钠或口服血管紧张素转化酶抑制剂(ACEI)、血管紧张素受体阻滞剂(ARB)降压治疗。2018 年欧洲心脏病学会(European Society of Cardiology,ESC)妊娠期心血管疾病管理指南推荐甲基多巴(B 级)、拉贝洛尔(C 级)和钙通阻滞剂(C 级)为妊娠期降压治疗的 I 类推荐药物,其中甲基多巴是唯一一经临床研究证实了妊娠期安全性的抗高血压药。对于急性妊娠 AD 患者,可静脉应用甲基多巴、钙通道阻滞剂或拉贝洛尔快速降低血压。甲基多巴是一种中枢性抗高血压药,服用后在体内产生代谢产物 α-甲基去甲肾上腺素,活化中枢 α 受体,从而抑制对心、肾和周围血管的交感冲动输出。同时,还可以降低外周血管阻力和血浆肾素活性,但甲基多巴目前在国内市场未能获得。静脉用钙通道阻滞剂(尼卡地平)的作用机制是抑制心肌与血管平滑肌的跨膜钙离子内流而不改变血钙浓度,其对于血管平滑肌的作用胜于心肌,故其血管选择性较强,可以快速降低血压。但降压时可引起反射性心率增快,故建议与β受体拮抗剂联合使用。妊娠 AD 一线常用药物详见表 6-3-1。

表 6-3-1　妊娠合并急性主动脉夹层一线常用药物

抗高血压药	半衰期	作用机制	临床常见不良反应
甲基多巴	1.7h	中枢 α 受体激动药	下肢水肿、乏力、口干、头痛、肝功能损害、溶血性贫血、白细胞或血小板减少
硝酸甘油	1~3min	血管扩张剂	低血压、头痛、头晕、呕吐、快速耐受、高铁血红蛋白血症
尼卡地平	2~4h	钙通道阻滞剂	心动过速、头痛、外周性水肿、心绞痛、恶心、麻痹性肠梗阻、房室传导阻滞、低氧血症
艾司洛尔	9min	β 受体拮抗剂	动脉低血压、支气管痉挛、房室传导阻滞、心力衰竭
拉贝洛尔	6~8h	α 受体 +β 受体双拮抗剂	直立性低血压、胃肠道不适、疲乏、哮喘加重
地尔硫䓬	3.4h	钙通道阻滞剂	心动过缓、房室传导阻滞、低血压、心力衰竭、外周水肿、头痛、便秘、肝毒性

三、外科手术

1. 手术的方式和策略　A 型 AD 由于进展迅速,母体和胎儿的病死率都较高,应按非孕期急性 A 型 AD 的诊疗原则处理,无论妊娠早期或晚期,都应在药物治疗的基础上积极行外科手术治疗。手术方式主要包括 Bentall 手术(包括主动脉根部置换 + 全主动脉弓置换 + 支架象鼻植入术)和保留主动脉窦的升主动脉置换术。保留主动脉瓣的根部置换术在年轻患者中有较好的远期疗效,但对于急性 A 型 AD 且合并严重主动脉瓣反流的妊娠患者,Bentall 手术仍是首选。

妊娠合并 A 型 AD 的治疗策略须根据孕产妇和胎儿的发育情况来制定,如果发病时孕周<28 周,考虑到此时娩出的胎儿存活可能性较小,应选择优先行急诊主动脉手术,并积极监测胎儿情况以决定是否继续妊娠;如果孕周≥32 周,胎儿娩出后存活可能性大,此时可选择急诊剖宫产同期行主动脉手术治疗;而对于 28~32 孕周的患者,胎儿是否娩出则取决于 AD 病情对胎儿的影响程度。乔志钰等回顾性分析了 2009 年 1 月至 2021 年 1 月在首都医科大学附属北京安贞医院血管外科中心救治的 35 例妊娠合并 A 型 AD 的患者,7 例(20%)孕周在 23.0(16.0,24.0)周的患者采用主动脉手术优先的策略,18 例(51.4%)孕周在 34.5(29.8,35.3)周的患者采用同期行主动脉手术联合剖宫产的策略,9 例(25.7%)孕周在 36.5(19.0,38.3)周的患者采用分娩优先的策略,另有 1 例(2.9%)采用保守治疗。结果显示,手术优先、同期处理和分娩优先组的患者病死率及胎儿病死率分别为 14.3%(1/7)、57.1%(4/7)、5.6%(1/18)、15.8%(3/19),以及 11.1%(1/9)、22.2%(2/9)。笔者认为,结合孕周制定的妊娠 AD 诊疗策略是切实可行的。AD 发生在 28 周后,同期处理可以挽救母婴生命,但 28 周前胎儿的死亡风险高,应优先挽救孕产妇的生命。

2. 终止妊娠的方式　终止妊娠的主要方式为剖宫产术。但也有文献报道,如产妇阴道分娩条件好、主动脉根部直径<4cm、心功能Ⅱ级以上者也可在严密观察的情况下多学科合作行阴道试产。有学者提出,如果同期行一站式剖宫产术联合主动脉手术,考虑到主动脉手术需要体外循环以及全身肝素化,在剖宫产术后可能带来的难以控制的出血,应在行剖宫产术时随即行子宫全切术以预防大出血。但考虑子宫切除术对于产妇带来的心理创伤、家庭社会影响以及本身手术的创伤,此方案目前仍存在争议。有中心提出在剖宫产术后于子宫内置入球囊或水囊压迫,防止术后子宫大出血,在一定程度上可替代子宫切除术。此方案的有效性仍需要进一步临床研究进行验证。

3. 体外循环的策略　体外循环及其影响是导致胎儿缺血缺氧性脑病和死亡的主要原因。体外循环可以导致胎盘流量和压力降低,深低温则加重了这种病理过程,导致胎盘灌注和气体交换受损。术中应尽量缩短体外循环的时间,以减少不良事件的发生。妊娠 AD 术中体外循环推荐策略为:①组氨酸 -

色氨酸 - 酮戊二酸液用于心脏停搏液(单次顺行输注 2 000ml,左冠状动脉口注入 1 200ml,右冠状动脉口注入 800ml);②如果右心房开放,则通过吸引冠状静脉窦来去除停搏液,否则通过超滤去除停搏液;③使用更高的温度(常温或亚低温),并尽可能避免停循环;④尽可能缩短体外循环时间;⑤维持高流量[>2.4L/(m²·min)]和平均动脉压(>70mmHg)(1mmHg=0.133kPa);⑥积极监测胎心和胎动。

四、胸主动脉腔内修复术

胸主动脉腔内修复术(thoracic endovascular aortic repair,TEVAR)是目前 B 型 AD 的一线治疗方式,大部分 B 型 AD 患者都可进行腔内介入治疗,极少数 A 型 AD 也有行单纯 TEVAR 治疗的报道,但目前并不推荐常规应用。妊娠合并 B 型 AD 较 A 型更为少见,处理的方式缺乏相应的临床证据和经验。目前多数认为,如患者病情平稳且为非复杂性 B 型 AD,可考虑早期优先行药物保守治疗,包括积极控制血压、止痛等,待胎儿发育成熟后,择期终止妊娠和 TEVAR。药物保守治疗期间,须定期行磁共振检查监测和评估主动脉病变情况,同时监测孕妇的生命体征和胎儿的生长发育情况,尽可能延长孕周。患者一旦合并有以下复杂性 AD 的表现,如主动脉破裂或濒临破裂、持续或反复疼痛、药物治疗难以控制的高血压、主动脉早期发生扩张、循环不稳定或脏器灌注不良(包括子宫缺血或胎盘功能不全)等,则有急诊 TEVAR 治疗的指征。对于近端锚定区不足的 B 型 AD 患者,复合手术(hybrid)即弓上分支转流术联合覆膜支架植入术,是一种较好的选择策略,此方法无须开胸和体外循环,微创且高效。由于 X 射线对胎儿生长发育的影响及可能的致畸作用,在行介入治疗时尽量以铅裙保护产妇腹部,避免对胎儿的 X 射线照射。

对于合并马方综合征的妊娠期急性 B 型 AD 患者,由于其本身血管壁的发育不良,部分观点认为考虑到再发夹层的风险以及支架边缘和介入操作可能对主动脉管壁的损伤,不宜单纯行 TEVAR,但此可作为外科开放手术的过渡治疗方法。

第四节　妊娠前风险评估及预防

一、风险评估

"防火胜于救火,防病胜于治病",由于妊娠 AD 严重威胁母体和胎儿的生命,需要重视育龄期妇女孕前心血管疾病的筛查和评估,尽量避免妊娠期发生严重心血管疾病对孕产妇和胎儿造影的严重不良影响。

2016 年,中华医学会妇产科学分会发布的《妊娠合并心脏病的诊治专家共识(2016)》中关于妊娠风险评估的内容参考了 WHO 心脏病妇女妊娠风险评估分类法,并结合中国育龄期女性心血管疾病的特点及我国国情,规定了不同分级心血管疾病的孕产妇应该到相应级别医院诊治的管理制度。共识将心脏病妇女妊娠风险分为 5 级(Ⅰ、Ⅱ、Ⅲ、Ⅳ、Ⅴ级),其中Ⅴ级具有极高的孕妇病死率和严重母儿并发症发生风险,属于妊娠禁忌证,一旦妊娠须考虑终止妊娠,若继续妊娠须充分告知妊娠风险。2018 年欧洲心脏病学会(European Society of Cardiology,ESC)妊娠期心血管疾病管理指南建议,对所有育龄期心脏病妇女在妊娠前后进行风险评估,使用改良版世界卫生组织孕产妇心血管风险分类法(modified WHO classification of maternal cardiovascular risk,mWHO)对其进行风险分类(Ⅰ类推荐,C 级证据)。2018 年 ESC 指南强调了 mWHO 在心脏病妇女妊娠风险评估中的临床应用,将孕产妇心血管风险分为Ⅰ~Ⅳ级。mWHO Ⅰ级为低危患者,未发现孕妇死亡风险增加,母亲心血管事件发生率为 2.5%~5.0%,推荐可以妊娠;mWHO Ⅱ级为中危患者,孕妇死亡风险轻度增加,母亲心血管事件发生率为 5.7%~10.5%,可根据具体情况考虑妊娠;mWHO Ⅲ级为高危患者,孕妇死亡风险显著增加,母亲心血管事件发生率为 19.0%~27.0%;mWHO Ⅳ级为极高危患者,孕妇病死率高,母亲心血管事件发生率高达 40.0%~100.0%,一旦妊娠应考虑终止妊娠。其中,mWHO Ⅲ~Ⅳ级患者妊娠和分娩期应就诊于具备产科和心脏科的医疗中心,且须增加妊娠期产检的次数(表 6-4-1)。

对于所有既往存在主动脉疾病或相关遗传性疾病的患者在计划妊娠前需要行主动脉 CT 或 MRI 造影检查以全面评估主动脉情况,根据评估的结果决定是否能够妊娠。如具备下列情况的患者应避免妊娠:①升主动脉直径>45mm 的马方综合征或 Loeys-Dietz 综合征患者(或升主动脉直径>40mm,同时有主动脉夹层或猝死家族史);②升主动脉直径>50mm 的二叶式主动脉瓣患者;③主动脉大小指数(ASI)>25mm/m^2 的特纳综合征患者;④所有血管型 Ehlers-Danlos 综合征患者。

表 6-4-1　mWHO 心血管疾病女性妊娠风险分级

	mWHO Ⅰ级	mWHO Ⅱ级	mWHO Ⅱ~Ⅲ级	mWHO Ⅲ级	mWHO Ⅳ级
疾病	①微小或轻度肺动脉瓣狭窄、动脉导管未闭、左房室脱垂;②已成功行手术治疗的单纯心脏病(房间隔缺损、室间隔缺损、动脉导管未闭、肺静脉畸形引流);③房性或室性期前收缩	①未行手术治疗的房间隔缺损或室间隔缺损;②法洛四联症修补术后;③大部分的心律失常(室上性心律失常);④无主动脉扩张的特纳综合征	①轻度左心功能不全(射血分数>45%);②肥厚型心肌病;③不能归属为 mWHO Ⅰ、Ⅳ级的瓣膜病(轻度左房室狭窄和中度主动脉瓣狭窄);④无主动脉扩张的马方综合征或其他 HTAD;⑤主动脉直径<45mm 的二叶式主动脉瓣疾病;⑥主动脉缩窄修复术后;⑦房室间隔缺损	①中度左心功能不全(射血分数 30%~45%);②既往围生期心肌病史,且没有任何残留的左心功能受损;③机械瓣膜置换术后;④右心室体循环;⑤Fontan 手术;⑥未行手术治疗的发绀型心脏病;⑦复杂型心脏病;⑧中度左房室狭窄;⑨部分主动脉疾病:马方综合征或其他 HTAD 的主动脉直径为 40~45mm;二叶式主动脉瓣主动脉直径为 45~50mm;特纳综合征主动脉大小指数为 20~25mm/m^2;法洛四联症主动脉直径<50mm;⑩室性心动过速	①肺动脉高压;②严重的心功能不全[射血分数<30% 或者纽约心脏病协会(NYHA)心功能分级Ⅲ~Ⅳ级];③既往围生期心肌病史,左心功能受损;④严重的左房室狭窄;⑤严重有症状的主动脉瓣狭窄;⑥右心室功能中、重度受损;⑦严重的主动脉扩张(马方综合征或 HTAD 主动脉直径>45mm,二叶式主动脉瓣主动脉直径>50mm,特纳综合征主动脉大小指数>25mm/m^2,法洛四联症主动脉>50mm);⑧血管型 Ehlers-Danlo 综合征;⑨严重的主动脉狭窄;⑩有并发症的 Fontan
母亲心血管事件发生率	2.5%~5.0%	5.7%~10.5%	10.0%~19.0%	19.0%~27.0%	40.0%~100.0%
妊娠风险	孕妇病死率未增加,母儿并发症无或轻度增加	孕妇病死率轻度增加,母儿并发症中度增加	孕妇病死率中度增加,母儿并发症中、重度增加	孕妇病死率和严重并发症发生风险显著增加	孕妇病死率和严重并发症发生风险极高,属妊娠禁忌证,一旦妊娠应讨论终止妊娠
妊娠期管理及分娩医院	当地医院	当地医院	二级医院	具备产科和心脏科的医疗中心	具备产科和心脏科的医疗中心
妊娠期随访频率(至少)	1~2 次	妊娠早、中、晚期各 1 次	每 2 个月 1 次	每月 1 次 / 每 2 个月 1 次	每月 1 次

注:HTAD,遗传性胸主动脉疾病(heritable thoracic aortic disease)。

二、预防

1. 药物预防　对于已合并主动脉疾病或具有 AD 高危风险的患者,孕期须严格控制血压(<140/90mmHg)。β 受体拮抗剂可以降低交感活性,减慢主动脉扩张速度,并显著降低 AD 的死亡率。对于有高危因素的孕妇,β 受体拮抗剂通常作为预防性药物治疗的首选。但是常规在此类患者中应用 β 受体拮抗剂目前仍具有争议,因为它对主动脉根部扩张和预防 AD 的作用尚未被完全证实,同时已被证实其

与胎儿低体重之间的相关性（β受体拮抗剂通过减少胎盘血流量造成胎儿生长受限），2018年ESC妊娠期心血管疾病管理指南推荐马方综合征和其他可遗传的胸主动脉疾病患者孕期常规预防性应用β受体拮抗剂治疗（Ⅱa类推荐，C级证据）。

具有β受体拮抗剂使用禁忌的患者可考虑使用甲基多巴和钙通道阻滞剂控制血压。血管紧张素转换酶抑制剂和血管紧张素受体阻滞剂由于其可能存在的致畸作用，孕期应停止使用。

2. 妊娠前预防性手术　妊娠前对已诊断为主动脉扩张且妊娠风险评估为高危的患者进行预防性手术，可以改善母胎的预后。2011年ESC妊娠合并心血管疾病管理指南建议，对于患有马方综合征的育龄期女性，当主动脉根部直径>45mm时，应行预防性手术以防止妊娠AD的发生；当主动脉直径在40~45mm时，应结合患者是否有AD家族病史以及主动脉扩张的增长速度综合判断患者发生AD的危险程度，再决定是否需要干预治疗。2010年美国心脏病协会指南建议，合并马方综合征且主动脉直径>40mm的育龄期女性在孕前行预防性主动脉置换术以预防妊娠AD的发生。目前，对于主动脉根部直径的界定以决定是否行预防性手术治疗并没有统一的定论，有观点认为即使主动脉根部直径<40mm的遗传性结缔组织病患者妊娠期间仍有可能发生AD，且即使在妊娠前行预防性主动脉置换术，也不能确保在妊娠期间不会发生AD。因此，对于是否行预防性主动脉置换术，须综合考虑患者的妊娠风险分级、主动脉根部直径的动态变化、外科手术本身的风险以及患者及家属的意愿等，在医患双方充分沟通的情况下，作出最终决定。

3. 哺乳和避孕　对于妊娠AD患者，无论心功能的情况如何，均建议人工喂养，使产妇可以保证充足的睡眠，同时避免母乳喂养的高代谢需求对疾病本身的影响。

关于AD患者的避孕方法鲜有文献报道和推荐，口服避孕药避孕法可能导致水钠潴留和血栓性疾病，应慎用。工具避孕和宫内节育器是安全、有效的避孕措施。对于已生育且不宜再妊娠的女性患者，建议行输卵管绝育术。男方输精管绝育术也是可供选择的避孕方法。

（曾和松　贺行巍）

参考文献

［1］ ELLIOTSON J. St. Thomas's Hospital: Clinical lecture [J]. Lancet, 1832, 19: 129-134.

［2］ PRENDES C F, CHRISTERSSON C, MANI K. Pregnancy and aortic dissection [J]. Eur J Vasc Endovasc Surg, 2020, 60 (2): 309-311.

［3］ BRAVERMAN A C, MITTAUER E, HARRIS K M, et al. Clinical features and outcomes of pregnancy-related acute aortic dissection [J]. JAMA Cardiol, 2021, 6 (1): 58-66.

［4］ BANERJEE A, BEGAJ I, THORNE S. Aortic dissection in pregnancy in England: An incidence study using linked national databases [J]. BMJ Open, 2015, 5 (8): e008318.

［5］ PATEL A Y, EAGLE K A, VAISHNAVA P. Acute type B aortic dissection: insights from the international registry of acute aortic dissection [J]. Ann Cardiothorac Surg, 2014, 3 (4): 368-374.

［6］ PONIEDZIALEK-CZAJKOWSKA E, SADOWSKA A, MIERZYNSKI R, et al. Aortic dissection during pregnancy-obstetric perspective [J]. Ginekol Pol, 2019, 90 (6): 346-350.

［7］ KAMEL H, ROMAN M J, PITCHER A, et al. Pregnancy and the risk of aortic dissection or rupture: A cohort-crossover analysis [J]. Circulation, 2016, 134 (7): 527-533.

［8］ JAYARAM A, CARP H M, DAVIS L, et al. Pregnancy complicated by aortic dissection: Caesarean delivery during extradural anaesthesia [J]. Br J Anaesth, 1995, 75 (3): 358-360.

［9］ TANAKA H, KATSURAGI S, OSATO K, et al. The increase in the rate of maternal deaths related to cardiovascular disease in Japan from 1991—1992 to 2010—2012 [J]. J Cardiol, 2017, 69 (1): 74-78.

［10］ WANG Y, TAN X, GAO H, et al. Magnitude of soluble ST2 as a novel biomarker for acute aortic dissection [J]. Circulation, 2018, 137 (3): 259-269.

［11］ KIM W H, BAE J, CHOI S W, et al. Stanford type A aortic dissection in a patient with Marfan syndrome during pregnancy:

A case report [J]. Korean J Anesthesiol, 2016, 69 (1): 76-79.

［12］ CH'NG S L, COCHRANE A D, GOLDSTEIN J, et al. Stanford type a aortic dissection in pregnancy: A diagnostic and management challenge [J]. Heart Lung Circ, 2013, 22 (1): 12-18.

［13］ ONG K T, PERDU J, DE BACKER J, et al. Effect of celiprolol on prevention of cardiovascular events in vascular Ehlers-Danlos syndrome: A prospective randomised, open, blinded-endpoints trial [J]. Lancet, 2010, 376 (9751): 1476-1484.

［14］ REGITZ-ZAGROSEK V, ROOS-HESSELINK J W, BAUERSACHS J, et al. 2018 ESC guidelines for the management of cardiovascular diseases during pregnancy [J]. Eur Heart J, 2018, 39 (34): 3165-3241.

［15］ 褚黎, 张军, 李燕娜, 等. 妊娠合并主动脉 24 例临床分析 [J]. 中华妇产科杂志, 2017, 52 (1): 32-39.

［16］ ZEEBREGTS C J, SCHEPENS M A, HAMEETEMAN T M, et al. Acute aortic dissection complicating pregnancy [J]. Ann Thorac Surg, 1997, 64 (5): 1345-1348.

［17］ 乔志钰, 陈苏伟, 里程楠, 等. 妊娠合并 Stanford A 型主动脉夹层的外科治疗 [J]. 中华血管外科杂志, 2021, 6 (1): 5-10.

［18］ BAAS A F, SPIERING W, MOLL F L, et al. Six uneventful pregnancy outcomes in an extended vascular Ehlers-Danlos syndrome family [J]. Am J Med Genet A, 2017, 173 (2): 519-523.

［19］ HAAS S, TREPTE C, RYBCZYNSKI M, et al. Type A aortic dissection during late pregnancy in a patient with Marfan syndrome [J]. Can J Anaesth, 2011, 58 (11): 1024-1028.

［20］ ERBEL R, ABOYANS V, BOILEAU C, et al. 2014 ESC Guidelines on the diagnosis and treatment of aortic diseases: Document covering acute and chronic aortic diseases of the thoracic and abdominal aorta of the adult. The task force for the diagnosis and treatment of aortic diseases of the European Society of Cardiology (ESC)[J]. Eur Heart J, 2014, 35 (41): 2873-2926.

［21］ 中华医学会妇产科学分会产科学组. 妊娠合并心脏病的诊治专家共识 (2016)[J]. 中华妇产科杂志, 2016, 51 (6): 401-409.

［22］ 张豪锋, 张军.《2018 ESC 妊娠期心血管疾病管理指南》解读 [J]. 中国全科医学, 2018, 21 (36): 4415-4423.

［23］ CAULDWELL M, PATEL R R, STEER P J, et al. Managing subfertility in patients with heart disease: What are the choices？ [J]. Am Heart J, 2017, 187: 29-36.

［24］ CAUDWELL M, STEER P J, CURTIS S L, et al. Maternal and fetal outcomes in pregnancies complicated by Marfan syndrome [J]. Heart, 2019, 105 (22): 1725-1731.

［25］ European Society of Gynecology (ESG), Association for European Paediatric Cardiology (AEPC), German Society for Gender Medicine (DGesGM), et al. ESC Guidelines on the management of cardiovascular diseases during pregnancy: The task force on the management of cardiovascular diseases during pregnancy of the European Society of Cardiology (ESC)[J]. Eur Heart J, 2011, 32 (24): 3147-3197.

［26］ HIRATZKA L F, BAKRIS G L, BECKMAN J A, et al. 2010 ACCF/AHA/AATS/ACR/ASA/SCA/SCAI/SIR/STS/SVM guidelines for the diagnosis and management of patients with thoracic aortic disease: Executive summary. A report of the American College of Cardiology Foundation/American Heart Association Task Force on Practice Guidelines, American Association for Thoracic Surgery, American College of Radiology, American Stroke Association, Society of Cardiovascular Anesthesiologists, Society for Cardiovascular Angiography and Interventions, Society of Interventional Radiology, Society of Thoracic Surgeons, and Society for Vascular Medicine [J]. Catheter Cardiovasc Interv, 2010, 76 (2): E43-E86.

第七章

主动脉瘤

主动脉病理性扩张超过正常血管直径的 50%,称为主动脉瘤(瓦氏窦)。按照主动脉管壁是否完整,可以将主动脉瘤分为真性主动脉瘤和假性主动脉瘤。真性动脉瘤是血管变宽,涉及血管壁的 3 层结构。假性动脉瘤是动脉局部破裂,由血块或邻近组织封住而形成。按照主动脉瘤的发生部位,可以将主动脉瘤分为升主动脉瘤、主动脉弓动脉瘤、胸降主动脉瘤、胸腹主动脉瘤、腹主动脉瘤等。本章将根据主动脉瘤的发生部位,逐一阐述其病因、发生机制、临床表现及诊断、治疗。

第一节　主动脉瘤定义及发生部位

一、升主动脉瘤

升主动脉瘤即升主动脉扩张后直径超过正常直径的 50%,马方综合征是其最常见的病因,其次为动脉粥样硬化、主动脉环扩张症、升主动脉夹层、主动脉瓣二瓣化畸形。与腹主动脉瘤不同,动脉粥样硬化在升主动脉瘤的病因中所占比例较小。多数升主动脉瘤病因不清,为特发性。细胞外基质重塑、主动脉壁长期受到高压血流冲击(如高血压)等都可能导致升主动脉扩张。在主动脉壁的重塑、主动脉瘤形成过程中,细胞外金属蛋白酶与其抑制因子之间的失衡起重要作用,主动脉壁炎症细胞浸润、分泌细胞因子亦可能参与其中。升主动脉扩张时,主动脉壁内膜中层可出现囊性退行性变,中层平滑肌细胞缺失,弹力纤维断裂,囊腔内充满黏液样物质。年轻患者内膜中层的囊性坏死与多种结缔组织病相关,如马方综合征。除了结缔组织病外,高血压使动脉壁张力增加也与主动脉扩张显著相关。此外,慢性夹层、创伤、主动脉手术、心肺复苏、主动脉瓣狭窄、吸烟都与升主动脉瘤形成有关。一些炎性疾病如细菌性或真菌性主动脉炎、川崎病、巨细胞动脉炎也可导致主动脉扩张。

二、主动脉弓动脉瘤

主动脉弓动脉瘤位于主动脉弓部,常累及头臂血管,广义的定义是指患者的胸主动脉瘤累及主动脉弓部,手术治疗时需要停循环、开放吻合,其发生率约占胸主动脉瘤的 10%。主动脉弓动脉瘤的手术操作比较复杂,术中必须保护脑和心脏的供血、供氧以避免心、脑损害。深低温停循环以及顺行或逆行灌注是术中常用的脑保护方法。

大部分升主动脉瘤累及主动脉弓的右半弓和全弓,少部分升主动脉瘤累及全弓和降主动脉,动脉硬化性降主动脉瘤可累及主动脉弓的左半弓。存在独立的弓部动脉瘤,但数量较少。主动脉弓动脉瘤的常见病因与升主动脉瘤相似,以动脉粥样硬化、退行性变多见。其他原因包括先天性因素(如双位动脉弓、右位动脉弓、主动脉缩窄等)、遗传性疾病(如马方综合征、Ehlerus-Danlos 综合征)、创伤性、感染性(真菌感染、梅毒、巨细胞动脉炎等)疾病也可导致主动脉弓动脉瘤。

胸主动脉瘤的发病率国内目前还无准确的统计,美国 Bickerstaff 报道的人群中发病率为每年 5.9/10 万,平均年龄在 59~69 岁,男女比例为(2~4):1。欧洲近 10 年的研究报道发现,胸主动脉瘤发病率随着年龄的增长而增加,40~70 岁比较多见,目前报道的发病率为每年 10.4/10 万。瑞典在尸检的研究中发现,男性患病率为 489/10 万,女性为 437/10 万,因此,胸主动脉瘤并非少见。

未经治疗的主动脉弓动脉瘤预后很差。当主动脉瘤直径大于 5cm 后扩张速度明显加快,尤以主动脉弓部扩张速度最快(5.6mm/年,升主动脉和降主动脉为 4.2mm/年),但单纯弓部动脉瘤的统计资料较少,真正的自然预后尚不明了。患者诊断胸主动脉瘤后,如未经手术治疗,其破裂的发生率为 42%~70%,破裂的平均时间仅 2 年,平均生存时间小于 3 年,破裂是其主要的死亡原因。除此以外,主动脉夹层、动脉瘤压迫气管出现肺炎等并发症也可导致患者的死亡。

三、胸降主动脉瘤

胸降主动脉瘤是胸主动脉瘤中最常见的类型,发生在近段降主动脉,位于左锁骨下动脉的远侧,病变的主动脉多呈梭状扩大,长度不一,有时可涉及降主动脉全长甚至延伸入腹主动脉近段。胸降主动脉瘤主要由动脉粥样硬化病变引起,其他如动脉中层坏死、创伤和细菌性感染等也可以导致降主动脉瘤的形成。本病发展缓慢,早期可无任何症状,动脉瘤长大后可压迫周围组织而产生相应症状,最终穿破血管,出血致死。由于胸降主动脉瘤发病率远低于升主动脉瘤,故其单独的流行病学资料较少,大多数统计学资料将胸降主动脉瘤和升主动脉瘤一起统计,统称为胸主动脉瘤,其流行病学资料可参考升主动脉瘤。

四、胸腹主动脉瘤

胸腹主动脉是指左锁骨下动脉以下至两侧髂动脉以上之间的主动脉,膈肌以上部分的主动脉称为胸降主动脉,膈肌以下部分的主动脉称为腹主动脉。胸腹主动脉瘤是一类同时侵犯胸主动脉以及腹主动脉的凶险病例,其病变范围复杂且广泛,动脉瘤从胸延伸至腹,累及肋间动脉、腹腔动脉、肠系膜上动脉及两侧肾动脉等重要内脏血管,可发生致死性动脉瘤破裂,约占所有主动脉瘤的 10%。

近年来,人们寿命延长,胸腹主动脉瘤发病率逐渐升高,随着检出手段进步,其检出率达 10.4/10 万以上。研究提示,高达 80% 胸腹主动脉瘤患者瘤体会破裂,未经治疗的患者 5 年生存率不足 20%。当胸腹主动脉瘤瘤体直径达到 7cm 时,未经治疗的患者瘤体破裂的可能性为 40% 以上,2 年病死率为 76%,5 年病死率超过 95%。胸腹主动脉瘤病因尚未明确,与腹主动脉瘤相似,吸烟、高血压、慢性阻塞性肺疾病和外周血管疾病等是此病的危险因素。与男性相比,女性出现胸腹主动脉瘤的年龄更晚,瘤体破裂的风险更高。年龄增加与动脉瘤破裂直接相关。此外,动脉瘤直径>5cm 时,每增加 1cm,瘤体破裂的风险会增加 1 倍,同时慢性阻塞性肺疾病也会使动脉瘤的破裂风险增加至 3.6 倍。胸腹主动脉瘤也可能继发于主动脉夹层,多为夹层后期的自然进化或腔内治疗后仍有假腔扩张导致的夹层动脉瘤。但大多数胸腹主动脉瘤是退行性的,可能与动脉粥样硬化有关。另外,感染性疾病如梅毒和真菌感染,自身免疫病如大动脉炎和巨细胞动脉炎等也会导致此病发生。部分已知先天性遗传性疾病,如结缔组织病马方综合征、Ehler-Danlos 综合征和 Loeys-Dietz 综合征,常因先天性动脉中层结缔组织发育缺陷、胶原纤维薄弱致血管脆弱,容易发生胸腹主动脉瘤。截至目前,已有 29 个已鉴定的基因被证明与胸腹主动脉瘤的发生相关,如 *ACTA2*、*BGN*、*COL1A2*、*FBN1* 及 *ELN* 等,这些基因通常编码细胞外基质成分(ECM),即转化生长因子途径(TGF-β),或参与平滑肌细胞(SMC)的运动功能。

胸腹主动脉瘤通常分为 5 型,称为 Crawford 分型,具体如下:①Ⅰ型胸腹主动脉瘤:始于左锁骨下动脉开口远端,累及肾动脉以上的主动脉;②Ⅱ型胸腹主动脉瘤:胸腹主动脉均已累及,始于左锁骨下动脉开口远端,向下侵及腹主动脉分叉以上;③Ⅲ型胸腹主动脉瘤:包括胸主动脉远端以及全部腹主动脉至主动脉分叉处;④Ⅳ型胸腹主动脉瘤:膈下(T$_{12}$)大部分或全部腹主动脉受累;⑤Ⅴ型胸腹主动脉瘤:动脉瘤起自 T$_6$ 肋间水平,累及肾动脉以上的主动脉。我国最常见的是 Crawford Ⅱ型,左锁骨下动脉远端扩展至肾动脉以下属于所有分型中最为复杂的,也是最能体现心脏大血管外科医生水平的疾病。

五、腹主动脉瘤

腹主动脉瘤为腹主动脉壁发生永久性、局限性扩张,腹主动脉直径相比邻近的正常腹主动脉直径扩大50%以上,或者腹主动脉直径>3cm,是受遗传与环境因素共同影响的复杂性疾病。该病隐匿性强,早期诊断率较低,仅在破裂前较短时间内或发生破裂后才出现症状。英国经过15年随访大样本临床随机对照试验发现,接受手术治疗的腹主动脉瘤患者超过50%因瘤体破裂而被诊断;我国香港大型筛检研究发现,腹主动脉瘤破裂前择期手术施行率仅为8%,而破裂后急诊手术施行率高达56%,提示有较大比例的腹主动脉瘤患者直到破裂才接受治疗。低诊断率将造成漏诊,导致患者腹主动脉瘤持续扩张,带来极大危害。Vega等随访小腹主动脉患者发现,直径小于40mm的腹主动脉瘤年扩张率仅为1.6~2.8mm/年,破裂风险仅为0.9%/年;直径为40~50mm的腹主动脉瘤年扩张率上升至3.0~6.9mm/年,2年内有2/3的腹主动脉瘤直径超过50mm;直径大于55mm的腹主动脉瘤破裂风险上升至28%/年。

腹主动脉瘤不仅具有低诊断率,还具有较高病死率,是西方发达国家重要的致死原因。在美国55岁以上男性人群中腹主动脉瘤的死因顺位为第10位,全人群中死因顺位为第13位。美国每年约9 000人确定死于腹主动脉瘤破裂,据估计每年全人群原因不明的突发性死亡约20万例,其中有4%~5%归因于腹主动脉瘤破裂。腹主动脉瘤一旦破裂,病情凶险,只有50%的患者有机会进入医院接受急诊治疗,但是急诊手术后30d病死率高达30%~70%,综合估计腹主动脉瘤破裂病死率高达80%。在英格兰和威尔士,每年65岁以上死于腹主动脉瘤破裂的男性和女性分别为1.36%、0.45%。2004年在澳大利亚年龄为65~83岁的男性人群中进行临床随机对照试验研究,干预组给予超声筛查,并对腹主动脉瘤患者进行手术治疗或随访干预,对照组不作任何干预措施,平均随访43个月,接受干预组、对照组年龄标化后与腹主动脉瘤有关的死亡率分别为每年7.48/10万、每年18.91/10万,差异具有统计学意义,证实了死亡主要由腹主动脉瘤破裂和未及时手术造成。

随着影像学和外科学技术的提高,及早筛查、诊断、治疗能够大幅度降低腹主动脉瘤的病死率。由于腹主动脉瘤进程隐匿,大规模筛查能够有效识别潜在的腹主动脉瘤患者,确诊后对患者进行随访观察或择期手术治疗等干预措施。有研究证实择期手术治疗腹主动脉瘤成功率高,术后30d死亡率仅为2%~6%,远低于破裂后进行急诊手术的死亡率。由于超声筛查的灵敏度、特异度高,分别为100%和98%,现已成为国际范围内腹主动脉瘤筛检的常用方法。丹麦、英国、澳大利亚、美国、意大利等国家已开展大规模高危人群超声筛查,Cochrane系统综述发现筛检确实降低了65~79岁男性腹主动脉瘤患者的死亡率,并且2005年美国预防服务工作组(USPSTF)推荐年龄在65~75岁、有吸烟史的男性均应进行腹主动脉瘤的筛查,并已在2007年1月开始实施。因此,流行病学研究对于识别腹主动脉瘤独立危险因素,开展高危人群筛查对降低腹主动脉瘤病死率具有重要意义。

第二节　主动脉瘤临床表现及诊断

一、升主动脉瘤

(一)临床表现

升主动脉动脉瘤如未侵及主动脉瓣瓣环,早期可无临床症状,若动脉瘤长大压迫上腔静脉或无名静脉,则导致颈部和上肢静脉怒张、扩大。晚期动脉瘤向前胸壁扩张,侵袭胸骨,产生剧烈疼痛,动脉瘤甚至穿出胸壁,呈搏动性包块。动脉瘤病变若侵及主动脉瓣瓣环,使其扩大,造成主动脉瓣关闭不全,临床上会呈现充血性心力衰竭的症状。体格检查可查到主动脉瓣关闭不全产生的舒张期杂音、脉压增宽和水冲脉。胸部X线检查显示升主动脉和左心室扩大。心电图检查常显示左心室肥厚和心肌劳损。主动脉造影显示升主动脉及主动脉瓣窦扩大。中层囊性变性引起的升主动脉动脉瘤,病变大多局限于升主动脉,从无名动脉起始部以下主动脉外径即接近正常。伴有主动脉瓣关闭不全者,对比剂在心脏舒张时反流入左心室,按对比剂反流的多少可判明主动脉瓣关闭不全的轻重程度。

(二)诊断

升主动脉瘤通常可在胸部 X 线片上见到。CT 和 MRI 特别有助于证实其范围和大小。经胸超声心动图检查对升主动脉瘤能精确测量其大小,经食管超声心动图检查能对升主动脉瘤精确测量。在胸主动脉瘤准备切除前,大多数患者有做主动脉 CTA 或 MRA 的指征。

梅毒性动脉瘤通过血清试验,特别是荧光密螺旋体抗体吸附试验和苍白密螺旋体(梅毒螺旋体)免疫试验,结果基本呈阳性,有助于明确梅毒所引起的特殊动脉瘤的病因筛查。

因此,通过影像学检查确诊升主动脉瘤往往不难。

二、主动脉弓动脉瘤

(一)临床表现

早期无症状,常在胸部 X 线检查时发现纵隔影增大,随着动脉瘤的发展,可产生压迫邻近组织或器官的症状,如压迫上腔静脉,患者会出现头面部肿胀和上肢静脉怒张;压迫左无名静脉,则出现左上肢肿胀和左侧颈静脉怒张、扩大;压迫气管或食管,出现呼吸困难、喘鸣、咳嗽、咯血、吞咽困难及胸痛等;压迫膈神经和喉返神经,可出现膈肌麻痹和声音嘶哑。动脉瘤破入肺动脉可形成主动脉 - 肺动脉瘘,产生大量左向右分流,导致心力衰竭而引起死亡。弓部动脉瘤亦可破入心包、胸膜腔、气管而产生急性心脏压塞或致死性大咯血。体格检查早期无明显体征,晚期邻近器官或组织受压时,患者可出现面部青紫、肿胀,左上肢静脉压高于右上肢,前胸上部可见异常搏动,有时有充血性心力衰竭等体征。

(二)诊断

胸部 X 线诊断非特异性,主要表现为纵隔影、主动脉影的增宽。超声心动图在胸骨上窝主动脉弓长轴切面可显示主动脉弓与升主动脉和降主动脉的延续关系。采用高频外周血管探头可显示无名动脉、左颈总动脉及左锁骨下动脉。近年来,多排螺旋 CT 可通过三维图像的重建来显示主动脉弓病变情况。因此,多排螺旋 CT 是目前临床上快速、简便、无创、准确率高的首选检查技术,而 MRI 检查可利用多体位、多平面成像提供准确的图像,显示胸主动脉瘤的病变情况,但检查时间较长仍是其不足之处。主动脉造影属于有创检查,具有潜在危险,存在需要准备和操作时间长等不足之处。目前,随着无创影像诊断技术的进展,主动脉造影很少作为主动脉弓动脉瘤的首选检查,而患者合并冠心病时采用此技术有助于确定诊断。因此,根据主动脉弓动脉瘤的临床表现,结合 X 线片、超声心动图、CT/CTA 和 MRI/MRA 的检查结果,基本可以确诊。

三、胸降主动脉瘤

(一)临床表现

本病在早期可不呈现任何症状,动脉瘤长大后可压迫周围组织而产生相应症状,患者常诉背部两肩之间疼痛,有时疼痛也会出现在下背部、肩部、上肢或颈部。疼痛为持续性钝痛,如疼痛急剧进展,预示动脉瘤趋于破裂。动脉瘤若压迫左主支气管,可引致呼吸困难;若穿破入肺或支气管,则产生咯血;若压迫食管,可引起吞咽困难;若压迫左侧喉返神经,则出现声音嘶哑症状。

(二)诊断

与主动脉弓动脉瘤一样,目前的影像学检查基本可以确定诊断。

四、胸腹主动脉瘤

(一)临床表现

1. 疼痛　肾区是最常见的疼痛部位,通常在动脉瘤破裂时疼痛较严重,同时伴有低血压。约 50% 的胸腹主动脉瘤患者因肾脏和内脏动脉硬化闭塞症的存在而有明显的肠绞痛或肾血管性高血压。

2. 邻近脏器压迫症状　胸腹主动脉瘤对邻近器官的压迫可产生相应的症状,动脉瘤增大可致胸闷、腹胀。压迫喉返神经或压迫迷走神经,可致声带麻痹、声音嘶哑;压迫肺动脉,可致肺动脉高压和肺水肿;压迫食管,可致吞咽困难;压迫支气管,可致呼吸困难;压迫胃时,患者无饥饿感而致体重减轻。

3. 多发动脉瘤　约有 20% 的患者同时有多部位的动脉瘤,最广泛者为主动脉动脉瘤,可发生于升、降主动脉和胸腹主动脉。

4. 其他症状　可有其他合并症的症状,如高血压、慢性阻塞性肺疾病、冠心病、肾功能衰竭、动脉瘤破裂、糖尿病。动脉瘤夹层可引起腰背部撕裂样疼痛、截瘫和休克。

5. 体征　90.4% 患者在腹部可扪及膨胀性搏动性肿物,但不像腹主动脉瘤可在腹部清楚、确切地扪及瘤体上缘。瘤体轻度压痛,并且在相应的内脏血管开口区(如肾动脉及腹腔动脉开口、双髂动脉处)可闻及收缩期杂音。

（二）诊断

和前述其他主动脉瘤一样,根据患者动脉瘤各种症状及伴发症状,首先行无创检查,然后依次选择 2~3 项辅助检查,至今动脉造影还是最好的检查手段。疑有夹层或动脉瘤破裂时,可选择用 MRI、CT 等检查代替动脉造影。

五、腹主动脉瘤

（一）临床表现

多数患者无症状,常因其他原因查体而偶然发现。典型的腹主动脉瘤是一个向侧面和前后搏动的膨胀性肿块,半数患者伴有血管杂音。少数患者有压迫症状,以上腹部饱胀不适为常见。症状性腹主动脉瘤多提示需要手术治疗,其症状主要包括以下几点。

1. 疼痛　为破裂前的常见症状,多位于脐周及中上腹部。动脉瘤侵犯腰椎时,可有腰骶部疼痛,若近期出现腹部或腰部剧烈疼痛,常预示瘤体濒临破裂。

2. 破裂　急性破裂的患者表现为突发腰背部剧烈疼痛,伴有休克表现,甚至在入院前即死亡。若破入后腹膜,出血局限形成血肿,腹痛及失血休克可持续数小时或数天,但血肿往往有再次破裂入腹膜腔致死的可能。瘤体还可破入下腔静脉,产生主动脉静脉瘘,可出现心力衰竭。瘤体偶尔可破入十二指肠,引起胃肠道大出血。

3. 其他严重并发症　瘤内偶可形成急性血栓,血栓脱落可造成下肢动脉栓塞。十二指肠受压可发生肠梗阻,下腔静脉受压阻塞可引起周围水肿。

（二）诊断

根据病史及腹部脐周或中上腹扪及膨胀性搏动的肿块,有时有轻压痛,可同时伴有下肢急性或慢性缺血症状,一些患者可以听到腹部血管杂音及震颤等,即可怀疑腹主动脉瘤,进一步行彩色超声检查、CTA 或 MRA 检查可确立诊断。

第三节　主动脉腔内修复

一、升主动脉瘤

升主动脉瘤是主动脉腔内修复术的相对禁区,一直以来,虽有少量尝试,但总体进展较为缓慢,这主要是因为升主动脉瘤的腔内修复治疗面临很多挑战。这些挑战主要来自以下几点。

1. 主动脉分支血管的腔内重建　升主动脉瘤往往累及主动脉瓣、冠状动脉、头臂动脉(无名动脉、左颈总动脉、左锁骨下动脉),因此升主动脉瘤的腔内修复面临冠状动脉区和弓上分支血管的重建问题,故此区域"前有心脏",会造成冠状动脉隔绝、心肌梗死、主动脉瓣关闭不全、心脏穿孔、致命性心律失常等;"后有大脑",会造成颈或椎动脉隔绝,导致大脑或脑干梗死等。如何通过腔内技术既隔绝升主动脉瘤,又能使主动脉的分支血管保留下来,是主动脉腔内修复技术发展过程中最难解决的技术难题之一。当升主动脉瘤累及冠状动脉时,也将面临冠状动脉的重建问题。

2.定位技术　瘤颈和主动脉常有在三维空间中的扭曲,移植物在瘤腔内的路径也并非直线,术前对升主动脉瘤移植物所需长度的测量和评估的精确性仍显不足。

3.输送和释放技术　主动脉弓与降主动脉交界处明显弯曲,血流阻断难度大,移植物由于柔韧度不够,造成输送和释放困难。

4.内漏、再狭窄等并发症的处理　长期植入移植物的主动脉壁可能发生变性、坏死或扩张,从而使移植物失去支撑而出现移位和内漏。

因此,升主动脉瘤的腔内修复仍然是未来需要攻克的难题之一。

二、主动脉弓动脉瘤

(一)腔内治疗手术适应证

主动脉弓动脉瘤的腔内治疗手术适应证包括:有症状的弓部动脉瘤;弓部动脉瘤直径>6cm;主动脉弓动脉瘤增长速度>1cm/年;易破裂的弓部假性动脉瘤,囊状或偏心性弓部动脉瘤;合并升主动脉瘤、主动脉瓣疾病或降主动脉瘤,即使弓部动脉瘤无症状或直径小于6cm,也应同期手术治疗;以上有手术适应证且不能耐受外科开放手术治疗的患者。

(二)治疗方法

主动脉弓动脉瘤往往累及弓上三分支血管(无名动脉、左颈总动脉、左锁骨下动脉),单纯的腔内修复术无法完全解决动脉瘤修复和分支动脉保留之间的矛盾,因此需要一些特殊的技术在行腔内修复的同时来保留弓上分支动脉的通畅。

1.烟囱(chimney)技术　包括"单、双、三烟囱"技术。即预先在可能要隔绝的弓上动脉中放一个覆膜支架,但不释放,然后用标准的主动脉覆膜支架进行隔绝后再释放小的覆膜支架,这样就给分支动脉提供了一个血流通道。烟囱技术使用标准的腔内移植物即可,不需要进行定制。

2.豁口/开槽(scallop)技术　即在支架型血管的末端做成豁口形状,使用时将豁口朝向重要的分支血管以保证分支血管的通畅性。

3.开窗(fenestration)技术　即按照分支血管开口在主动脉上的位置,分别在覆膜支架上开上不同的"窗口",使用时将窗口准确对应分支血管开口。如此一来既隔绝了动脉瘤,又保留了弓上分支血管。

4.分支型支架技术　即将覆膜支架设计成单分支或多分支型,甚至模块型。使用时将人造分支放入分支血管内,从而实现血管重建。同时提高重建分支血管内移植物的精细性、耐久性、柔韧性,将使腔内隔绝动脉瘤治疗时的损害降至最低,远期并发症大大降低。

5.以上各种技术相结合　如分支型支架+开窗、分支型支架+烟囱、开窗+烟囱等组合的方式,将各种弓上分支重建方法综合利用,以期取长补短,达到最好的疗效。

三、胸降主动脉瘤

(一)腔内治疗手术适应证

详见胸腹主动脉瘤手术适应证。

(二)治疗方法

自20世纪90年代以来,血管腔内治疗技术的出现使胸降主动脉瘤的微创腔内治疗最先成为可能。近年来,随着腔内治疗技术和设备的不断进步,微创技术已逐步取代传统的手术治疗,成为胸腹主动脉瘤治疗的主流方法。具体方法为在X线透视下,将压缩在一根输送系统内的支架经过大腿根部的股动脉输送到病变的降主动脉,撤出输送系统,释放出导管内的支架,依靠支架头端的扩张金属丝固定在正常血管的管壁上(又称"锚定区"),支架也因此能够与血管紧密贴合,血流从支架内通过,从而隔绝了扩张的降主动脉,瘤腔内的血液凝结成血凝块,压力降低,瘤腔本身也逐渐萎缩。

与传统的外科手术相比,降主动脉瘤的腔内治疗创伤明显减小,手术并发症发生率和死亡率也明显降低,是许多高龄、合并多种慢性基础性疾病患者的治疗首选。

四、胸腹主动脉瘤

胸腹主动脉瘤的腔内治疗已成为其治疗的重要手段,随着技术进步及器具改进,胸腹主动脉瘤的全腔内治疗取得越来越好的效果。腔内修复与开放手术相比有两个优势:第一,避免创伤很大的胸腹大切口,对心、肺功能影响小;第二,无须阻断主动脉,避免重建过程中的内脏缺血等情况。不过,采用全腔内治疗也有其不足,如无法对大的肋间动脉进行血运重建,长段肋间动脉的覆盖意味着胸腹主动脉瘤全腔内修复可能有更高的脊髓缺血率。另外,全腔内治疗的远期疗效尚有待更多数据证实。

（一）腔内治疗手术适应证

胸腹主动脉瘤腔内手术治疗适应证包括:①瘤体破裂;②急性夹层形成;③临床症状持续不缓解;④瘤体直径迅速增大;⑤瘤体直径达到干预标准。

（二）治疗方法

目前,胸腹主动脉瘤的腔内治疗主要包括开窗动脉瘤腔内修复术、分支支架腔内修复术和八爪鱼腔内技术。

1. 开窗动脉瘤腔内修复术和分支支架腔内修复术技术　开窗动脉瘤腔内修复术是指在覆膜支架主体上存留与需要被覆盖区域分支动脉相对应的侧孔,在术中从该侧孔导入球扩式或自膨式覆膜支架至目标动脉,从而重建分支动脉血运。1996年,Park等学者首次报道了2例使用开窗技术治疗动脉瘤的患者,2例分别为在肠系膜下动脉处开窗和肾动脉处开窗。2018年,陈岩等学者回顾性随访分析7例台上开窗动脉瘤腔内修复术治疗胸腹主动脉瘤患者,6例术后主体开窗支架和内脏分支支架均保持通畅,1例术后2d死于心肌梗死,在随访期间,4例出现Ⅱ型和Ⅲ型内漏。分支支架腔内修复术采用的覆膜支架由主体及其相连接分支支架组成。2001年,Chuter等成功地应用分支型支架治疗Ⅲ型胸腹主动脉瘤。随后,如何实现胸腹主动脉瘤全腔内治疗成为全球研究热点。

Verhoeven等报道了应用Zenith定制分支支架治疗30例胸腹主动脉瘤患者(动脉瘤平均直径为70mm,Ⅰ型8例,Ⅱ型5例,Ⅲ型12例,Ⅳ型5例),结果显示手术成功率为93%(28/30),2例(6.7%)出现靶动脉闭塞,术后30d死亡率为6.7%(2/30),6个月、1年生存率分别为89.3%、76.0%。由于既往定制支架需花费大量工艺制作时间,为了节省该时间以及增加胸腹主动脉瘤腔内治疗范围,Sweet等尝试采用标准化分支支架技术。他们认为标准化分支支架适用范围包括:①需要重建的内脏动脉不超过4支;②腹腔干和肠系膜上动脉直径为6~10mm;③肾动脉直径为4~8mm;④所有目标动脉重建入路须经肱动脉;⑤每枚延长型支架(Cuff)和对应动脉开口距离≤50mm;⑥沿主动脉长轴,延长型支架与内脏动脉开口偏差≤45°。

Schneider等学者对50例(194支内脏动脉)行开窗动脉瘤腔内修复术/分支支架腔内修复术治疗胸腹主动脉瘤的患者进行了前瞻性、非随机化、单中心研究,结果显示技术成功率为99.5%(193/194),30d主要不良事件发生情况为3例(6%)死亡,1例(2%)新发透析,3例(6%)尿失禁或截瘫,2例(4%)脑卒中。

开窗支架分为商品化定制和医生台上自制两种,商品化定制开窗支架对主动脉解剖有较高要求,在解剖不良的胸腹主动脉瘤中植入定制开窗支架时会遇到诸多问题,且定制支架价格高昂,时限较长,一般需要4~6周。医生台上自制开窗支架是指许多医生会在手术台上根据血管状况现场制作开窗支架,国内刘昭等采用3D打印技术引导支架开窗位置,提高了手术安全性及疗效,但对于主动脉明显扭曲的病变,在分支动脉的精准对位方面仍存在挑战。支架植入定位不精准,不仅会导致内脏动脉缺血、脏器丢失、远期分支支架闭塞,而且可能会因内漏导致封堵失败。分支支架与开窗支架相同,也需要在术前进行定制或台上自制。一般来说,与开窗支架相比,分支支架的内漏发生率较低,可以根据瘤体管腔大小、分支动脉位置等调整分支支架的长度和路径。为了更好地适应解剖形态,减少内漏发生,也可以将分支支架设计为内嵌式。但同样要求分支支架对位精准,这对主动脉及分支动脉的解剖形态也有一定要求。

开窗动脉瘤腔内修复术/分支支架腔内修复术围手术期动脉瘤相关死亡率和发病率较低,但开窗技术操作复杂、费时以及内漏发生率高。标准化分支支架技术目前仍处于探索阶段,台上自制分支型支架重建胸腹主动脉瘤技术需要术者有丰富的经验,仅有部分临床中心可开展,且远期分支通畅率、内漏发生率、支架移植物完整性等均须进一步评估。

2. 平行支架 / 八爪鱼支架技术　鉴于商品化的开窗或分支支架存在的时效问题,以及台上自制支架存在破坏产品构造、潜在伦理因素、无统一标准等不足,平行支架技术则利用现有支架,通过八爪鱼、烟囱、潜望镜等技术,为腔内治疗胸腹主动脉瘤提供了另一种选择。

八爪鱼支架技术(图 7-3-1)是一种新颖的胸腹主动脉瘤腔内治疗手段。它重新组合目前上市的主动脉和外周动脉覆膜支架,来实现动脉瘤腔内隔绝和内脏动脉血供重建。八爪鱼技术在 2011 年首次被应用于胸腹主动脉瘤的治疗,由美国医师 Kasirajan 完成。国内谷涌泉等最早应用八爪鱼技术治疗 1 例胸腹主动脉瘤患者,术中未出现并发症及不良事件,随访期间内脏区分支动脉通畅,未发现内漏、支架闭塞及脊髓缺血等并发症。该技术所采用的支架由 2 枚或多枚主体覆膜支架加上多枚外周覆膜支架组合而成,因最终组合完成后伸入至内脏动脉内的覆膜支架外形酷似章鱼触角而得名。该术式基本操作步骤:①选择合适的主体支架植入胸腹主动脉瘤上方健康的主动脉部位,向后延伸的腹主动脉主体覆膜支架短腿支作为腹腔分支血管支架的共同开口(支架入路经由肱动脉、腋动脉、锁骨下动脉及颈动脉);②选择适合长度、内径的覆膜支架植入对应内脏动脉内;③连接第 2 枚腹主动脉主体覆膜支架,如同常规腹主动脉瘤支架植入术。

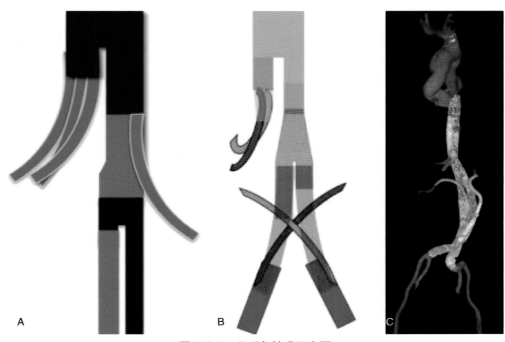

图 7-3-1　八爪鱼技术示意图

A. 经典八爪鱼技术重建方式;B. 改良八爪鱼技术;C. 改良八爪鱼技术随访期主动脉
CTA 示主动脉病变隔绝良好,分支动脉通畅。

相对而言,平行支架更为简便、易施,但采用平行支架技术治疗胸腹主动脉瘤,存在的缝隙造成的Ⅰa 型内漏是其天生的不足,八爪鱼技术因桥接的分支支架较多,暴露在瘤腔内多段支架在血流冲击下的摆动,可能导致后期Ⅲ型内漏发生率增加,甚至桥接支架脱落。王文闻等回顾开窗分支支架技术治疗共 16 例,结果显示临床技术成功率为 100%,1 例患者术后发生近端Ⅰ型内漏,二期腔内处理后内漏消失。Gallitto 等报道了腔内治疗的 33 例胸腹主动脉瘤,Ⅰ型、Ⅱ型、Ⅲ型和Ⅳ型的比例分别为 4%、21%、57% 和18%。分别采用开窗或分支支架技术,无术中死亡,术后 30d 病死率为 6.6%,内脏动脉通畅率为 97%,术后第 6、12、24 个月生存率分别为 90%、85%、68%,内脏动脉在术后第 3、6、24 个月的通畅率分别为 95%、90%、90%,术后没有出现内漏,无胸腹主动脉瘤相关死亡。Spanos 等报道 42 例分支支架治疗先兆破裂或破裂胸腹主动脉瘤,内脏动脉分支支架成功重建率为97%。术后脊髓缺血发生率为21%,术后肾功能不全发生率为23%,其中包括2例需要永久性透析的患者;30d病死率为14%,没有发生术中死亡;术后1个月,Ⅰ型、Ⅱ型内漏发生率分别为0和43%;分支支架通畅率为99%。这提示全腔内治疗胸腹主动脉瘤同样有不低的并发症发生率和病死率,应值得重视。

3. 腔内治疗围手术期并发症 胸腹主动脉瘤腔内修复术治疗围手术期并发症主要包括术后内漏(9%~38%)、心血管并发症(6%~14%)、支架移位或闭塞(0.7%~3.9%)、脑卒中(3.1%~4.8%)、截瘫(2.3%~10%)、支架塌陷(罕见)、瘤体持续扩大(7.1%~14.5%)和肾功能损伤(8%~14.5%)等。

(1)内漏:内漏是胸腹主动脉瘤腔内治疗后最为常见的并发症之一,目前将内漏分为5型。

Ⅰ型:覆膜支架两端与血管壁间贴壁不紧密(近端为Ⅰa型,远端为Ⅰb型),其预防需要基于术前测量分析选择适当的支架,有效处理方法是植入额外支架,延长锚定区或增大锚定力,以更好地贴附支架移植物,隔绝内漏。

Ⅱ型:血液自肋间动脉、腰动脉和肠系膜下动脉反流入假腔。可定期随访,若内漏血流量较大,可经肠系膜下动脉、腰动脉和髂动脉等分支行栓塞治疗。

Ⅲ型:血液自移植物连接处流入瘤腔,处理原则是选用合适口径的移植物将连接处再次隔绝修复。

Ⅳ型:血液自覆膜支架自身途径流入瘤腔(如支架覆膜材料孔隙),反流血流量不大,往往可自闭。

Ⅴ型:未见明显对比剂外溢,但瘤腔始终增大,提示血液可能通过未知的途径进入瘤腔。因此,术中准确评估、手术技术改进和器械改良是预防内漏发生的关键。

(2)支架塌陷或血栓闭塞:支架塌陷往往导致脊髓、内脏器官和肢体缺血损害。文献报道,髂支闭塞发生率较高,为3%~5%。支架释放区域主动脉内径过小、髂支并行段两侧髂支口径相差悬殊、一侧髂支在开口处遮蔽另一侧髂支、一体化腹主动脉支架移植物在分叉部扭曲、内脏动脉平行支架塌陷或狭窄导致栓塞闭塞等均为支架塌陷的潜在危险因素,通常需要紧急再次手术治疗。目前对大多支架塌陷或血栓闭塞均可予以腔内治疗二次处理,但也有严重患者需外科手术干预。

(3)血管并发症:髂动脉明显狭窄或严重钙化易引起手术入路相关血管并发症,如血管破裂、血管撕裂、血栓形成、动静脉瘘形成和器械推送取出受阻等。因此,术前影像学检查确定手术路径非常重要,必要时可通过球囊预扩张或放置髂支移植物后扩张等方法处理高度狭窄、钙化、扭曲的入路。

(4)神经系统并发症:神经系统并发症包括脑卒中和截瘫。脑卒中可能与升主动脉或主动脉弓血栓形成并脱落、覆膜支架导致颈动脉分支闭塞等相关。截瘫是腔内治疗最严重并发症。近期研究表明,相比较传统开放手术,胸腹主动脉瘤腔内治疗脊髓缺血损伤或截瘫发生率下降2.3%~10%,通过术中降低颅内压、避免血压过低、围手术期纳洛酮抑制神经过度兴奋性、预防性脑脊液引流等积极措施,可使围手术期脊髓缺血发生率控制在1%左右。也有研究表明,分期手术可减少截瘫发生,该结果可能与脊髓前动脉侧支循环形成有关。

(5)肾功能不全和对比剂肾病:胸腹主动脉瘤患者腔内隔绝治疗后对比剂肾病发生率与对比剂用量、术前存在肾功能不全病史密切相关,其他危险因素包括糖尿病、年龄超过75岁、围手术期体重下降、心功能不全、肝硬化、高血压、蛋白尿、围手术期应用非甾体抗炎药。对比剂肾病发病率高、治疗困难、后果严重,除了予以及时透析治疗外,目前尚未发现特异性治疗,因此预防对比剂肾病发生显得尤其重要。研究证实,术前和术后水化、适当碱化尿液等是对比剂肾病预防的"金标准"。

不管是何种完全性的腔内隔绝治疗都还存在不足,如需要较多的对比剂用量,患者和术者可能接受较长时间的辐射暴露,其远期治疗效果仍须验证,可能存在更高的再次干预概率。另外,目前还缺乏腔内治疗与开放治疗两者疗效的对照研究,且该技术多集中于高度专业的大中心实施,以及高昂的耗材价格,限制了该技术的广泛应用。总的来说,腔内治疗应选择外科手术的高危患者,以及解剖形态适合行腔内治疗的患者,对于脊髓缺血的高危患者,围手术期选择性做好预防性脑脊液引流、维持良好的脊髓灌注压等措施,以尽可能减少脊髓缺血的发生。推荐胸腹主动脉瘤的腔内治疗技术在拥有足够病例的大中心实施,无疑对减少并发症、提高疗效是大有裨益的。

五、腹主动脉瘤

(一) 腔内治疗的历史和方法

1992 年,Parodi 等在世界上最早采用经股动脉的腹主动脉瘤腔内修复。1997 年,上海长海医院率先完成全国首例腹主动脉瘤腔内修复术,尝试应用于不适宜行开放手术的高危患者。由于腹主动脉瘤腔内修复术避免了腹部长切口,故大大减少了手术创伤,有时甚至可以用区域阻滞麻醉或局部麻醉,尤其适用于合并严重心肺功能不全及其他高危因素的患者。由于腹主动脉瘤腔内修复术的微创性,其适应证在一些国家和医学中心迅速扩大,现已开始替代传统开放手术应用于低危险因素的腹主动脉瘤患者。目前,腹主动脉瘤腔内修复术应用的支架型血管都是把人造血管缝合固定于金属支架而制成,以防止人造血管发生扭曲和异位,保持稳定性。目前大多数支架移植物产品都采用模块化设计,以适应主动脉分叉结构和增加支架血管的稳定性。主体和一侧髂支通过一侧股动脉植入,另一侧髂支通过对侧股动脉植入,定位对接。该术式实施的一个重要前提是肾动脉下方有足够长度的正常主动脉,可以作为支架的近段锚定区,以防止支架移植物向远端异位,并防止术后发生内漏。由于腹主动脉瘤腔内修复术对患者全身状况影响小,只相当于中到低等外科手术创伤,故其围手术期死亡率明显低于传统开放手术。但术前仍然需要评估心脏功能,了解患者既往是否有急性心肌梗死或心力衰竭病史,同时还应该评估其他器官功能,尤其注意肾脏功能,防止发生术后对比剂肾病。对病变的评估应有良好的 CT 资料,清楚地了解近端锚定区、远端锚定区和路径血管条件。

(二) 适应证和禁忌证

腹主动脉瘤腔内修复术是治疗腹主动脉瘤的微创手术方式,其手术适应证和禁忌证基本与开放手术相同,其特点是创伤小,避免了传统手术所带来的巨大创伤和痛苦,降低了患者心、肺等重要脏器并发症的发生率和死亡率,尤其对于一些有严重合并症、预期不能耐受传统开腹手术或手术后可能出现严重并发症的高危病例提供了治疗的机会。随着"开窗技术""烟囱技术"等的成熟和带分支支架及多层支架的出现,越来越多原本需要行开腹手术治疗的复杂腹主动脉瘤倾向于腔内治疗。另外,对于某些累及内脏动脉而不适合行腔内治疗,且合并其他严重疾病不能行开放手术治疗的患者,为了减少手术创伤,为微创腔内修复手术创造条件,可应用联合开放手术和腔内修复术的杂交技术来治疗。

根据欧洲心脏病学会(ESC)公布的有关主动脉疾病的指南,腹主动脉瘤的手术适应证包括:①有腹痛等症状;②无症状,但是动脉瘤直径 ≥ 5.5cm;③无症状,但动脉瘤直径>4.0cm,且增长速度>1cm/年。

即使腔内修复治疗的创口较小,但它仍然不适用于部分人群,包括:①瘤颈过短并极度扭曲;②导入动脉无法通过移植物输送系统;③预计生存时间低于 1 年;④肠道的主要血供来自肠系膜下动脉者;⑤孕妇;⑥凝血功能严重不全者;⑦全身处于感染状态者;⑧对比剂过敏者;⑨年龄<18 岁者。简单来说,动脉瘤的上端距离肾动脉过于近,不能留给支架足够空间锚定的患者;动脉过细过硬或者斑块过多,支架无法进入的患者;感染的患者、易出血的患者、孕妇、过于年轻的患者以及对比剂过敏的患者都不能采用微创治疗的方法。

(三) 围手术期结果

有关比较腹主动脉瘤开放手术和腹主动脉瘤腔内修复术围手术期死亡率的资料大多为非随机对照研究,这是因为选择腹主动脉瘤腔内修复术的多为高危手术患者。尽管如此,腹主动脉瘤腔内修复术后围手术期死亡率<3%,低于开放手术。另外,同开放手术相比,腹主动脉瘤腔内修复术术后恢复快,ICU 治疗时间和整体住院时间都大大缩短。

(四) 长期生存率和术后并发症

术前的高危因素很大程度上决定了腹主动脉瘤腔内修复术后患者的长期存活率。综合文献报道,高危患者和普通患者腹主动脉瘤腔内修复术后 3 年生存率差别明显,分别为 68% 和 83%。内漏、支架移植物异位、扭转、移植物闭塞、感染等为腹主动脉瘤腔内修复术后主要的并发症。研究表明,术前腹主动脉瘤的瘤体直径越大,术后内漏、支架异位及其他并发症发生率越高。

（五）腹主动脉瘤腔内修复术存在的问题

随着器材和技术的不断改进，腹主动脉瘤腔内修复术已经日趋成熟，但目前该术式仍存在一些问题，有待进一步发展和完善。

1. 血管解剖局限性　与传统开放手术相比，腹主动脉瘤腔内修复术对血管解剖条件的要求更高。首先，要求肾动脉下至少需要 1.5cm 长的正常主动脉作为近端锚定区，即瘤颈至少要 1.5cm 长；同时要求瘤颈直径 ≤28mm，不能严重成角；其次还要求髂外动脉及股动脉有足够直径，保证携带移植物的输送器可以通过。由于女性髂外动脉细，故因输送途径差而放弃腔内治疗的女性比例大大高于男性，文献报道女性大约为 17%，而男性只有 2.1%。

2. 内漏　内漏指腹主动脉瘤腔内修复术后被封闭的瘤腔内持续有血流进入（详见胸腹主动脉瘤相应描述）。正是由于存在内漏等不确切因素，腹主动脉瘤腔内修复术后患者需要定期随访。随访间期一般为术后第 3、6、12 个月，以后每年 1 次。如果影像学资料发现瘤体进行性增大，则需要进一步检查以明确原因。

3. 支架移植物闭塞　早期的腹主动脉瘤腔内修复术后，支架移植物闭塞的发生率很高。发生闭塞的一个重要原因是移植物扭曲成角，后来有人发现用金属支架作为外支撑可以减少血管移植物的扭转，从而大大降低移植物闭塞的发生率。

4. 瘤颈扩张　腹主动脉瘤腔内修复术后，近端锚定区的主动脉可能随时间延长而进一步扩张，从而可以导致支架移植物向远端发生异位。目前在进行腹主动脉瘤腔内修复术时，一般选择的支架主体直径比近端瘤颈直径超出 10%~20%。

（六）腔内治疗的最新进展

1. 蛋白胶技术　蛋白胶又称纤维蛋白黏合剂，是一种局部止血药物，它可以使液体的血液迅速结成血凝块。对于可能出现内漏或瘤腔较大、濒临破裂的不稳定动脉瘤，术中阻断近端主动脉，把蛋白胶注入腹主动脉瘤腔内，使整个瘤腔快速填满，瘤腔内的血液凝固成块，就能达到预防内漏和实化瘤腔、稳定瘤体的目的。蛋白胶适用于破裂腹主动脉瘤的治疗，它有快速促凝、迅速止血的功效。对于已经发生内漏的腹主动脉腔内修复术后患者，也可在内漏处注入蛋白胶进行补救治疗。

2. 无对比剂腔内修复术　无对比剂腔内修复术主要针对对比剂过敏或者肾功能不全、肌酐值升高、肾小球滤过率 $<60ml/(min \cdot 1.73m^2)$ 的患者。术前进行薄层 CT 平扫，通过影像工作站做骨性定位来代替术中 DSA 下的对比剂定位。初步临床试验已经明确，不用对比剂行腹主动脉瘤腔内治疗在少数特殊患者中是可行的，术中联合预置导管瘤腔内测压并使用纤维蛋白黏合剂，能够及时发现并治疗内漏，短期疗效尚可。

第四节　主动脉瘤外科治疗及杂交治疗

一、升主动脉瘤

升主动脉瘤手术的关键技术：一是缝合确实、可靠、无出血；二是左、右冠状动脉开口无狭窄；三是妥善处理夹层。

具体方法举例如下：取胸骨正中切口，在中度低温体外循环下手术。经主动脉根部或左、右冠状动脉开口直接灌注首剂量冷晶体停搏液，后改用冠状静脉窦持续或间断灌注含血心肌保护液。根据主动脉根部病理解剖情况，施行 Bentall、Wheat 手术，或同时行主动脉瓣置换等。对合并主动脉夹层者，在真腔内放置毛毡条，部分在腔外同时放置毛毡条，血管成形后再与人工血管吻合。如同时合并弓部动脉瘤，则采用深低温停循环逆行脑灌注方法降温至肛温 18~22℃，鼻咽温 13~15℃时停循环，开放升主动脉远端阻断钳；经上腔静脉引流管行持续逆行脑灌注；远端夹层处理和血管吻合后排气，阻断人工血管，恢复正常体外循环，再将近端和远端人工血管吻合，开放人工血管阻断钳，行心内排气。

升主动脉瘤同时合并主动脉弓部病变者,详见主动脉弓动脉瘤的治疗。

二、主动脉弓动脉瘤

(一)手术适应证

有症状的弓部动脉瘤;弓部动脉瘤直径>6cm;主动脉弓动脉瘤增长速度>1cm/年;易破裂的弓部假性动脉瘤;囊状或偏心性弓部动脉瘤;合并升主动脉瘤、主动脉瓣疾病或降主动脉瘤需要手术治疗者,即使弓部动脉瘤无症状或<6cm,也应同期手术治疗。

(二)治疗方法和选择

单纯弓部动脉瘤比较少见,多伴有升主动脉瘤、主动脉瓣病变或降主动脉病变。因此,术前应了解动脉瘤病变的位置、大小及受累动脉数量,制定详细的手术方案。临床上常见的弓部动脉瘤为升主动脉瘤累及弓部,绝大多数仅须行右半弓置换;当全弓受累,弓部明显扩大时,则须行全弓置换;如合并降主动脉瘤,则须行象鼻手术或在术中行降主动脉支架植入术,或全胸主动脉置换术。

1. 升主动脉瘤合并主动脉弓近心端(右半弓)受累 须继续行 Bentall、Wheat 等升主动脉置换加右半弓置换术。

(1)主动脉根部瘤伴主动脉瓣重度关闭不全常见于马方综合征,须行 Bentall 加右半弓置换术。具体方法:正中开胸,右腋动脉或股动脉和右心房插灌注管,建立体外循环,可以在深低温停循环时经右腋动脉行选择性脑灌注,或者经股动脉、上腔静脉、下腔静脉分别插管,在深低温停循环时阻断上腔静脉行腔静脉逆行灌注。具体应用哪种方法,根据外科手术组及体外循环医生对脑保护方法的熟悉情况来选择。

(2)升主动脉瘤伴右半弓受累,常见于主动脉瓣二瓣化,可行 Wheat 加右半弓置换术,如主动脉瓣无病变,可保留主动脉瓣,行升主动脉置换 + 右半弓置换术。

2. 全弓置换 单纯巨大主动脉弓动脉瘤可行全弓置换。

基本方法同上,在降温过程中游离无名静脉、右无名动脉、左颈总动脉、左锁骨下动脉,并套带备用(有时须切断无名静脉,暴露头臂动脉分支,吻合完毕后,重接无名静脉)。降温至鼻咽温 20℃,阻断升主动脉,主动脉根部灌注心脏停搏液,同时阻断无名动脉、左颈总动脉、左锁骨下动脉,经右腋动脉进行选择性脑灌注,根据头臂动脉是否受累,采用下列不同方法。

(1)头臂动脉受累:应用四分支人工血管分别吻合,在左锁骨下动脉以远 1cm 处横断降主动脉,先将四分支人工血管主干远端与降主动脉吻合,用 3-0 或 4-0 Prolene 线连续吻合,吻合完毕后,就可经四分支人工血管的 1 个独立分支插入动脉灌注管,进行远端动脉灌注,恢复体外循环流量。然后再分别行左锁骨下动脉、左颈总动脉、无名动脉与人工血管三分支吻合,吻合 1 支,开放灌注 1 支,缩短脑和上肢缺血时间。吻合完毕,待静脉血氧饱和度大于 70% 时开始复温。在复温阶段,将四分支人工血管主干近端与升主动脉吻合。心脏及升主动脉排气,开放主动脉阻断钳,复温至 28℃,心脏复苏后完成手术。

(2)头臂动脉分支正常:应用单根血管,头臂动脉采用大片状吻合,先吻合主动脉弓远端(峡部),吻合完成后,在人工血管前下壁插 20~22F 动脉导管,人工血管斜行阻断恢复远端动脉灌注,再行头臂动脉吻合,最后将人工血管近心端与升主动脉吻合。部分患者主动脉弓动脉瘤较大,左锁骨下动脉较远、较深,正中切口不易暴露,如年龄小于 40 岁,可以结扎左锁骨下动脉,只吻合左颈总动脉和无名动脉。大于 40 岁患者一般需要用直径为 8~10mm 的人工血管重建左锁骨下动脉。

3. 升主动脉和主动脉弓部均有瘤样病变

(1)升主动脉和主动脉弓受累,但头臂血管无病变:根据主动脉根部和主动脉瓣病变的情况,选择 Bentall、Wheat 等手术合并全弓置换术。手术在全身麻醉、深低温停循环以及脑保护(选择性或逆行脑灌注)下进行,一般在降温阶段先行升主动脉或根部的手术操作,继续降温到鼻咽温 18~20℃时停体外循环,进行弓部吻合,弓部快吻合完毕时在弓部吻合口排气、打结,阻断人工血管近段,恢复循环复温。如根部手术未完成,可在复温阶段继续完成主动脉根部手术操作。

(2)升主动脉和主动脉弓部头臂血管受累:选用四分支人工血管进行升主动脉合并全弓置换术,手术方法同前。

4. 升主动脉、主动脉弓和降主动脉均有瘤样病变

(1)传统的主动脉弓部置换术合并象鼻手术：基本方法同上，深低温停循环后，开放阻断钳，将头臂血管和上腔静脉阻断，进行选择性或逆性灌注脑保护，在左锁骨下动脉远端 1cm 横断降主动脉，选择口径大小相适应的人工血管(直径为 26~28mm，长约 20cm)，先向管腔内翻入 8cm，然后将此血管送入降主动腔内约 10cm，近心端反折用 3-0 Prolene 线与降主动脉近心端连续吻合，缝合先从 11 点位置逆时针缝合至 5 点位置，再用另一针顺时针缝到 5 点位置汇合，拉紧打结。完成后，将内翻的人工血管拉出，3 支头臂动脉开口处剪成椭圆形，拉出部分人工血管与头臂血管片对应部位也剪成相应大小的椭圆孔，用 3-0 Prolene 连续吻合，从术者远端开始，先缝后壁，再缝前壁。完成人工血管与头臂血管开口处的吻合，吻合完成后，弓部排气，阻断人工血管，恢复循环、复温，人工血管近端与升主动脉或升主动脉的人工血管相吻合，完成象鼻手术。术后定期复查，如降主动脉瘤继续扩大，可在一期手术后 3~6 个月行二期手术，进行降主动脉置换术。

(2)主动脉弓置换合并降主动脉支架植入术：基本方法同上，分别阻断头臂动脉后，开放升主动脉阻断钳，切开主动脉弓，如有主动脉夹层，则探查真腔、假腔及内膜破口，在左锁骨下动脉远端横断主动脉，如显露欠佳，可在左颈动脉和左锁骨下动脉之间横断，向降主动脉内(或真腔内)植入直径为 26~32mm 带支架的人工血管，支架近端人工血管与横断的降主动脉近心端用 3-0 Prolene 线连续吻合，吻合完成后再行主动脉弓置换术。此外，也可选用四分支人工血管行主动脉弓部置换术，降主动脉植入带支架的人工血管后，降主动脉近心端与支架近端人工血管和四分支血管主干远端吻合，吻合完成后通过一独立分支插入动脉供血管进行动脉灌注，排气后在四分支人工血管上阻断恢复降主动脉血流灌注，再依次完成左锁骨下动脉、左颈总动脉和无名动脉与相应分支的吻合，完成吻合后恢复循环、复温，将分支人工血管主干近端与升主动脉做端端吻合，升主动脉排气后，复温到鼻咽温 28℃，心脏复苏，完成手术。

5. 左半主动脉弓和降主动脉瘤样病变

(1)左心转流下左半弓合并降主动脉置换术基本方法：全身麻醉下双腔气管插管，患者取右侧卧位，从左侧第 4 肋间进胸，显露病变部位，如主动脉弓部钙化不严重，能在左颈总动脉和左锁骨下动脉之间进行阻断，选择左心转流进行手术。在股动脉和心耳插管建立左心转流，左颈总动脉和左锁骨下动脉间阻断主动脉弓，锁骨下动脉单独阻断，降主动脉瘤远端阻断，切开瘤体，缝扎瘤壁内肋间动脉，左弓部从左向右下作斜切口，切除左弓部瘤，人工血管剪成相适应的斜面行左半弓吻合，使用 3-0 或 4-0 Prolene 线连续吻合，修剪人工血管至适当长度与降主动脉远端吻合，降主动脉排气打结完成手术。如左锁骨下动脉受累，可用直径为 8mm 的人工血管进行左锁骨下动脉重建。

(2)深低温停循环下左半弓合并降主动脉置换术基本方法：患者取右侧卧位，从左侧第 4 肋间进胸，如果显露较差或拟行全胸主动脉置换术，可在第 7 肋间另做切口。选用股动脉 - 股静脉体外循环，左侧股动脉插管(18~24F)，股静脉选用长约 60cm 的专用长插管(20~24F)，直接插入右心房，有时也可选用肺动脉或右心房插管，左心室可通过左心耳或左心室尖插管减压。当鼻咽温降至 18~20℃ 时保持头低位 20°~30°，停止体外循环，注意保护膈神经和迷走神经，切开降主动脉和左弓部，选择合适的人工血管先进行左半弓置换，用 3-0 或 4-0 Prolene 线连续吻合，主动脉弓部排气，将阻断钳移至人工血管上阻断，在阻断插入另一动脉灌注管，恢复头部和心脏的循环，再进行降主动脉远端吻合，如降主动脉切除较长，第 6 胸椎以下肋间动脉开口处主动脉壁剪成一血管片，在人工血管相应部位开窗后，用 4-0 Prolene 线全周连续缝合，重建肋间动脉。主动脉排气后打结，恢复循环、复温，完成手术。

三、胸降主动脉瘤

(一)外科治疗适应证
详见胸腹主动脉瘤手术适应证。

(二)治疗方法
降主动脉瘤的外科治疗方法是切除动脉瘤，以人造血管替换。术中须阻断降主动脉，为了避免由此而引起的躯体上半部高血压和脊髓、内脏发生缺血及缺氧损害，可在动脉瘤近、远侧主动脉之间植入直径为 7~9mm 的硅胶临时外分流导管，从左锁骨下动脉或主动脉弓分流部分血液入股动脉或远段降主动脉，完

成人造血管替换术后,拔除外分流导管。另一个术式是做左心转流术,可采用以下术式。

1. 左心房股动脉转流术 全身肝素化后,在左心房插入导管,股动脉插入给血导管,从左心房引出的部分氧合血液通过血泵注入股动脉,供血到躯体下半部,而由心脏搏出的血液则供应躯体上半部。

2. 股静脉股动脉转流术 全身肝素化后,在左侧股静脉插入引血导管,左侧股动脉插入给血导管,从股静脉引出的血液进入氧合器进行氧合,氧合后的血液通过血泵输送入股动脉。应用左心转流术,躯体下半部灌注量应维持在 1 000ml/min 左右,灌注压力在 4kPa(30mmHg)以上即可保护肾脏功能。

动脉瘤病变若比较局限,阻断主动脉血流的时间在 30min 以内,仅须应用体表降温以增强脊髓对缺血、缺氧耐受力,术中静脉滴注硝普钠,控制上半身高血压,无须应用外分流或左心转流等方法。进入胸腔后,先局部游离动脉瘤近、远侧主动脉。大多数病例动脉瘤近端在左锁骨动脉下方,仅须在主动脉弓远段放置阻断钳。如动脉瘤近端紧靠左锁骨下动脉开口,则须在左颈总动脉与左锁骨下动脉之间钳夹主动脉弓,同时钳夹左锁骨下动脉,在动脉瘤远侧放置降主动脉阻断钳。阻断血流后,纵向切开动脉瘤,缝扎主动脉后壁肋间动脉开口。对于降主动脉动脉瘤的长段,应注意尽可能保留数支肋间动脉。可斜向切断降主动脉的一端,保留肋间动脉开口部位的主动脉后壁,用口径比主动脉略小、长度适当并经过预凝处理的人造血管,分别与主动脉近、远段切端行不漏血对端吻合术。吻合术完成后,先放松远段主动脉阻断钳,排尽人造血管内存留的气体,并观察吻合口有无漏血,缓慢地取除主动脉远段和近段阻断钳,用动脉瘤壁包绕裹紧人造血管缝合切缘。

四、胸腹主动脉瘤

胸腹主动脉瘤病变累及范围广,自然预后差,尤其当病变涉及多支内脏动脉,给治疗带来极大难度。目前对于胸腹主动脉瘤尚无有效的治疗药物,保守治疗的目的在于控制血压,缓解疼痛等对症治疗。手术治疗方式主要有 3 种,即完全开放手术、腔内修复术和杂交手术治疗。胸腹主动脉瘤手术治疗的适应证仍然存在一些争议,特别是对于无症状的动脉瘤。根据 Laplace 定律,破裂的风险与动脉瘤的直径直接相关,超过 5cm 的胸腹主动脉瘤每增长 1cm,每年破裂的风险就会翻倍。鉴于其不良的自然预后,虽手术治疗有很高的风险,但大多学者仍支持对胸腹主动脉瘤进行外科治疗。目前一般对以下情况建议外科干预:①破裂或有破裂前兆的胸腹主动脉瘤;②出现急性夹层并有灌注不良或其他并发症;③有症状的胸腹主动脉瘤;④每年瘤体直径增长>1cm;⑤虽然瘤体直径<6.0cm,但合并有结缔组织疾病者。

(一)完全开放手术

1955 年,Etheredge 等在美国首次进行了胸腹主动脉瘤开放手术,随后 DeBakey 等采用主动脉置换技术证实治疗胸腹主动脉瘤的外科方法,后续并对该式式进行改良并证实治疗胸腹主动脉瘤的可行性。因为当时受相关辅助技术及器械、材料的限制,所以采用近远端分流方式,采用人工血管行降主动脉与腹主动脉或髂动脉的吻合,切除瘤体并重建腹腔动脉、肾动脉等重要分支,未对肋间动脉和腰动脉进行重建,不过该手术时间长,出血多,术后病死率较高,截瘫风险大。

随着对胸腹主动脉瘤认识增加及器械材料的进展,1978 年 Crawford 等报道采用改良手术治疗 82 例胸腹主动脉瘤,首次通过主动脉内吻合完成近端重建,并采用脑脊液引流、体外循环、深低温停循环等现代技术,依次完成主动脉和分支血管片的吻合。该式式不切除瘤体,重建或保留了肋间动脉和腰动脉,降低了病死率和截瘫率,是现代胸腹主动脉外科手术方式的基石。国内 Wang 等对 Crawford 术式进行改良,降低了手术创伤,提高了手术安全性。Coselli 等报道了近 30 年共 3 346 例通过传统开放手术治疗胸腹主动脉瘤的数据资料,年龄<50 岁组的手术病死率和并发症发生率较低。Kahlberg 等报道胸腹主动脉瘤采用开放手术治疗患者 382 例,住院期间病死率和截瘫率分别为 7.6% 和 8.1%,5 年随访内脏动脉均保持很高的通畅率(腹腔干为 98%,肠系膜上动脉为 100%,右肾动脉为 96%,左肾动脉为 82%),显示胸腹主动脉瘤的开放手术具有理想的中远期疗效。

胸腹主动脉瘤经典开放手术需要医生有较高的技术,同时 Crawford 分型也与术后并发症相关,Ⅱ型和Ⅲ型术后不良事件发生率最高,可达 20%,其中Ⅲ型有高达 7.6% 的永久性截瘫发生率。随着外科技术和术后监护技术的发展,手术病死率和后期并发症发生率已经降到了最低点,预后一般良好。对于技术成熟的医生和中心,可接受的手术病死率应低于 5%,截瘫发生率低于 5%。对于较为年轻的胸腹主动脉瘤患者推荐开放手术治疗,这些患者能良好地耐受手术创伤,术后并发症相对较低,远期效果好,但仍建议这类患者集中在手术量较大的中心进行治疗。

（二）杂交手术治疗

杂交技术又称去分支技术,是介于完全开放手术和腔内修复术的一种手术方式,既减少了完全开放手术的治疗时间和巨大创伤,又规避了腔内修复术分支支架所带来的高内漏发生率及高额费用,更由于不结扎腰动脉和肋间动脉,大大降低了围手术期截瘫的风险。

Quiñones-Baldrich 在 1999 年首次报道通过杂交手术治疗胸腹主动脉瘤。杂交技术结合腔内修复术及开放手术,通过开放手术重建内脏分支动脉,介入技术完成主动脉支架植入,为开放手术的高危患者提供了更多的治疗机会和选择。杂交手术避免了开胸带来的巨大创伤,以及主动脉阻断带来的缺血损害。另外,对于需要大范围覆盖节段动脉的胸腹主动脉瘤,手术可以分期完成,有利于降低脊髓损伤风险。

杂交手术均先行肠系膜上动脉、肾动脉和／或腹腔干血管旁路手术,再行动脉瘤腔内隔绝术。患者取仰卧位,全身麻醉,取腹部正中切口或正中胸腹联合切口,根据主动脉病变情况需要,分别显露肾下腹主动脉、髂动脉、肾动脉、肠系膜上动脉和／或腹腔干。人工血管近端流入道选择升主动脉或双侧髂总动脉。升主动脉旁路术方法如下:主体旁路血管采用分叉型人工血管,自膈肌穿孔,从肝左叶后方入腹腔,再通过胰腺后路径分别吻合于肝动脉和肠系膜上动脉,附加分支人工血管吻合于主体人工血管,并于腹膜后隧道端侧或端端吻合于双肾动脉。双髂总动脉旁路术方法如下:左侧选择带环人工血管以"C"形弯吻合于肠系膜上动脉,另于人工血管上相应位置去环,分别吻合人工血管,从胰腺后腹主动脉前方做隧道连接肝总动脉,另于人工血管外侧缘于腹膜后隧道连接于左肾动脉,右侧选择带环人工血管吻合于右肾动脉。两者分支远端与内脏动脉行端端或端侧吻合,结扎吻合口近端内脏动脉开口以防止Ⅱ型内漏。腹腔干近端狭窄者如肝功能正常,也可不重建肝动脉,直接结扎近端腹腔干或直接腔内隔绝。如肾动脉受动脉瘤影响,显露困难,只能显露远端肾动脉或者肾动脉分支,则可用自体大隐静脉行人工血管与肾动脉或其分支旁路,以避免人工血管打折,提高远期通畅率。人工血管旁路建立后,分期或同期完成腔内修复术,具体操作同其他主动脉瘤的腔内治疗。

杂交技术的核心是先行内脏动脉旁路术,保证内脏动脉的血供后,同期或者分期行动脉瘤腔内隔绝术。其中,流入道的选择相对重要,选择途径包括升主动脉、正常段腹主动脉、双侧髂总动脉甚至髂外动脉。选择升主动脉作为流入道,其顺行血流无论是方向还是血流量都足以保证内脏动脉的血供及远期通畅率。然而,杂交手术需要开胸及穿过膈肌的长隧道。相对于完全开放手术,其创伤并不明显减少,因此常不为患者所接受。正常段肾下腹主动脉作为流入道,常用于Ⅰ型胸腹主动脉瘤,但肾下腹主动脉瘤常用于腔内治疗的锚定区,因此应用相对较少。若选择双侧髂总动脉作为流入道,便于游离,且血流量相对较大,人工血管向上吻合于内脏动脉,走行较为柔和,不宜发生人工血管扭曲。双侧髂外动脉仅在口径足够而其他流入道由于钙化等因素无法使用时作为备选。

去分支重建腹部内脏血管治疗胸腹主动脉瘤难度有所不同。对于腹腔干和肠系膜上动脉而言,由于动脉瘤的占位效应,常将系膜根部连同这两根分支动脉向前方抬起,解剖相对容易。肠系膜上动脉必须重建,而腹腔干未必需要保留,因腹腔干和肠系膜上动脉通过胰十二指肠和胃的血管网相交通,无缺血之虞,是否重建看具体情况,如肝功能及侧支循环等。

相对而言,胸腹主动脉瘤去分支技术的难点在于两侧肾动脉的解剖与吻合。动脉瘤膨胀后,由于占位效应,肾动脉主干常受累及,留给血管外科医生分离和吻合的主干多只有 1cm 左右,而肾动脉在出腹主动脉后很快向后下垂直走行,吻合常在很深的位置进行。两侧肾动脉的解剖和吻合又以右侧难度更大,因其受肾静脉和下腔静脉的影响。肾动脉常在静脉后方,左肾静脉有腰静脉、肾上腺静脉、生殖腺静脉等众多属支,必要时可以靠近下腔静脉结扎左肾静脉,将断端掀起,便于显露左肾动脉。而右肾动脉自腹主动脉发出后,从下腔静脉后方绕到右侧肾门,常规从下腔静脉和腹主动脉之间显露右肾动脉吻合较为方便。然而,动脉瘤由于长期膨胀性生长与下腔静脉常有粘连,两端又都"破不起",因此只能从下腔静脉外侧解剖右肾动脉,加上动脉瘤占位效应,使得右肾动脉比左肾动脉解剖距离更短。更加麻烦的是,右肾静脉无属支,不能结扎,一旦在分离肾动脉时静脉破裂出血,将是进退两难的局面。

部分单位认为,去分支技术与腔内治疗同期手术可以减少两次麻醉带来的副损伤,而且并不明显增加手术时间,较分期手术效果更好,在杂交手术室条件合适时同期手术不仅可以减少创伤,还可以通过造影及时明确内脏动脉通畅情况,避免内脏动脉的早期闭塞。至于分期手术两次手术的间隔时间,由于公认的大手术炎症反应高峰是术后 3~5d,故二期手术最好在一期手术 1 周后进行,以避免两次手术的应激反应叠加,两次手术间隔时间及并存病对预后的影响需要继续研究。

总体而言,胸腹主动脉瘤杂交治疗的早期结果令人鼓舞(图 7-4-1),在单中心报道中,手术病死率为8.6%~13.5%,5 年生存率为 62%,截瘫和肾衰竭发生率接近或优于开放手术组。但也有部分作者认为,胸腹主动脉瘤的杂交手术与开放手术相比并未体现出明显的优势,杂交手术同样有较大的创伤、不低的并发症发生率。对于患者选择杂交手术而未选择开放手术,常因合并症或其他开放手术的高危患者,或是胸腹主动脉瘤破裂与灌注不良的需要紧急手术的病例,目前还缺乏随机或对比研究来证实杂交手术相对于开放手术的优势。因此,目前杂交手术尚不能作为胸腹主动脉瘤治疗的标准方式,仍需要技术和器材的进步,以及长期的随访结果评价。

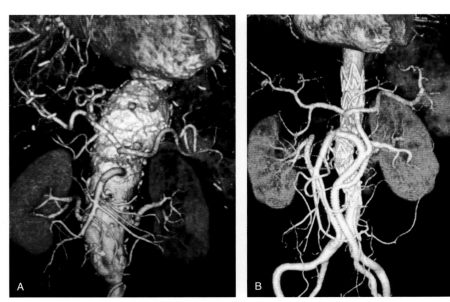

图 7-4-1 胸腹主动脉瘤杂交手术术前(A)和术后(B)

五、腹主动脉瘤

(一)外科治疗适应证
详见腹主动脉瘤的腔内治疗部分。

(二)治疗方法
传统的开放手术方法是充分暴露主动脉及病变的动脉瘤,用人工制作的血管替换膨胀的动脉瘤。选用正中切口和脐下弧形切口开腹,充分显露分离出腹主动脉瘤,阻断动脉瘤两端的血管,将腹主动脉瘤及病变血管切除,选取直径和长度大小合适的人工血管与原来动脉瘤两端的切口缝合起来。这种方法的优点在于开腹后腹部暴露多,能够仔细探查腹腔,可能发现其他伴随的疾病。缺点在于开放手术创伤大,出血多,术后并发症发生率和死亡率高,尤其对于心、肺功能较差的老年人来说,手术危险性大,手术并发症很多。

由于开放手术的创伤巨大,故手术前,要对患者的情况进行全面、谨慎的评估,以下患者不能进行开放手术:①心肌梗死后不到 3 个月;②难以纠正的心力衰竭和心律失常;③严重心肌供血不足;④进展期恶性肿瘤。

1. 切口选择　经典的腹主动脉瘤开放手术切口选择腹部正中切开,逐层进入腹腔,打开后腹膜,暴露腹主动脉瘤。也有人尝试左侧腹膜外切口入路,该入路适用于曾多次腹部手术、腹腔粘连重的患者。但目前还没有确切的循证医学证据表明两种切口入路在围手术期手术并发症及远期治疗效果上存在明显差异。

2. 术前评估　腹主动脉瘤患者同时也是心血管疾病的高危人群,因此,手术前的心脏评估尤为重要。研究证明,腹主动脉瘤开放手术的围手术期病死率与术前患者心脏功能明显相关,如果患者术前心脏功能差,病死率会明显增加。因此,术前须详细评估心脏,进行心电图和超声心动图检查,必要时须行冠状动脉造影检查以充分评估冠状动脉狭窄程度。除此以外,术前还应进行肺功能及肝肾功能的仔细评估。

3. 围手术期结果　综合文献报道,腹主动脉瘤择期开放手术治疗的死亡率在 2%~8%,由于经验差别,结果有所不同。破裂性腹主动脉瘤手术死亡率则要高很多,各中心都在 40%~70%。围手术期的死亡率随着患者年龄的增高而增高,女性患者死亡率明显高于男性。术前患者的心脏功能、肺功能和肾脏功能都是影响围手术期死亡率的独立因素。

4. 长期生存率及并发症　腹主动脉瘤择期手术 5 年存活率为 60%~75%,10 年存活率为 40%~50%。由于累及肾动脉的腹主动脉瘤须行肾动脉移植,预后和长期存活率低于普通的肾下型腹主动脉瘤,5 年存活率<50%。腹主动脉瘤开放手术并发症主要包括吻合口出血、假性动脉瘤、结肠缺血、移植物闭塞、移植物感染、合并十二指肠瘘等,发生率在 0.5%~5.0%。

(张 雷　陆清声　张 磊)

参考文献

［1］陆信武. 临床血管外科学 [M]. 北京: 科学出版社, 2018.

［2］蒋米尔. 临床血管外科 [M]. 北京: 科学出版社, 2014.

［3］柯罗恩威尔. 卢瑟福心血管外科学 [M]. 北京: 人民卫生出版社, 2001.

［4］郑哲. 成人心脏外科学 [M]. 北京: 人民卫生出版社, 2016.

［5］张雷. 血管外科专业知识 500 问 [M]. 上海: 第二军医大学出版社, 2020.

［6］陆清声. 血管外科典型病例荟萃 [M]. 上海: 第二军医大学出版社, 2022.

［7］陆清声. 主动脉腔内球囊阻断在休克复苏中的应用 [M]. 上海: 上海科学技术出版社, 2022.

［8］LI X, ZHANG L, SONG C, et al. Outcomes of zone 1 thoracic endovascular aortic repair with fenestrated surgeon modified stent-graft for aortic arch pathologies [J]. J Endovasc Ther, 2022, 2: 15266028221108903.

［9］LI X, ZHU L, ZHANG L, et al. Anatomical feasibility study on novel ascending aortic endograft with more proximal landing zone for treatment of type A aortic dissection [J]. Front Cardiovasc Med, 2022, 9: 843551.

［10］ZHANG L, WU M T, ZHU G L, et al. Off-the-shelf devices for treatment of thoracic aortic diseases: Midterm follow-up of TEVAR with chimneys or physician-made fenestrations [J]. J Endovasc Ther, 2020, 27 (1): 132-142.

［11］ZHANG L, ZHAO W, WU M T, et al. Long term outcome of sac filling with fibrin sealant following EVAR for abdominal aortic aneurysm with challenging aortic neck anatomy [J]. J Vasc Surg, 2019, 70 (2): 471-477.

第八章

主动脉缩窄及主动脉弓中断

第一节 主动脉缩窄

一、主动脉缩窄临床表现

(一)主动脉缩窄的定义

主动脉缩窄(coarctation of the aorta)指主动脉管腔的局限性狭窄。该狭窄由动脉内侧壁增厚及主动脉壁组织内折叠构成,主动脉缩窄通常位于左锁骨下动脉的远端,动脉导管或动脉韧带与主动脉连接的相邻部位,多数患者在动脉导管接入处出现降主动脉分散性狭窄,缩窄动脉可累及较长节段。

(二)主动脉缩窄的分型

依据解剖学结构进行分类,主动脉缩窄可分为动脉导管(ductus arteriosus,DA)前型和动脉导管后型(图 8-1-1)。其中,动脉导管前型是指脉缩窄段位于动脉导管或动脉韧带近端,此型常合并其他畸形,又称复杂型;动脉导管后型的动脉缩窄段位于动脉导管或动脉韧带远端,常表现为单纯性的梗阻,又称单纯型。根据目前国际先天性心脏病手术命名与数据库的分型,将主动脉缩窄分为孤立性主动脉缩窄、主动脉缩窄合并室间隔缺损以及主动脉缩窄合并畸形三种类型。

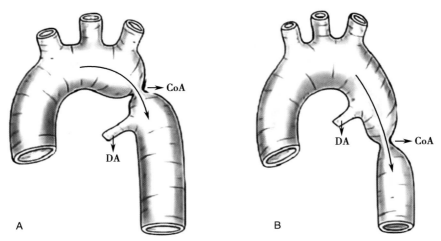

图 8-1-1 主动脉缩窄的解剖学分型

A. 动脉导管前型;B. 动脉导管后型。DA,动脉导管;CoA,主动脉缩窄。

(三)主动脉缩窄的流行病学

主动脉缩窄患者的构成比占先天性心脏病患者的 5%~8%,其每 1 万名新生儿可有 3~4 例,患病男性与女性比例为 2:1.2。对于单纯型主动脉缩窄,未经治疗患者中的 50% 于出生后 10 年内死亡,90% 的患者于 50 岁前死亡。导致死亡的原因包括充血性心力衰竭、主动脉破裂、细菌性心内膜炎以及颅内出血等。复杂型主动脉缩窄常合并其他先天性心脏缺陷,包括主动脉弓发育不良、完全型大动脉转位、主动脉瓣二瓣化畸形、主动脉瓣下狭窄、二尖瓣畸形、室间隔缺损以及左心发育不良综合征等,未经治疗的复杂型主动脉缩窄患者的平均生存时间为 34 年。

(四)主动脉缩窄的病因

主动脉瓣缩窄的组织学具有血管特性受损和炎症反应的特征,表现为显著的内皮功能障碍和血管弹性异常。主动脉缩窄患者的主动脉导管内膜及其内侧成分构成的组织向后折叠,并且沿主动脉壁进行延伸,随着时间的推移,主动脉管壁逐渐增厚,可发生平滑肌细胞表型的改变,血管内侧壁的囊性坏死以及弹性纤维的形成。目前主动脉瓣缩窄发病的根本原因尚未完全阐明,但相关研究表明其与胚胎发育异常、主动脉发育不全、动脉导管未闭等多种因素具有关联性,发病机制可能是动脉导管组织环形扩展到主动脉壁内,从而引发动脉管腔局部狭窄,既往研究的结果表明 NOTCH1、6MCTP2、FOXC1 以及 MYH6 等基因与主动脉瓣缩窄发病也存在相关性。

(五)主动脉缩窄的临床表现

主动脉瓣缩窄的临床表现取决于动脉缩窄的部位、严重程度、有无合并畸形以及年龄等多种因素。由于主动脉瓣缩窄常合并左心室后负荷的增加,可导致左室壁代偿性肥厚,并最终发展为心力衰竭。动脉狭窄段近端动脉压力增高所导致的血管扩张,患者头颈部及上肢血压可出现增高。狭窄远端降主动脉的血压降低可导致下肢血供不足,从而代偿性地形成广泛的侧支循环。主动脉瓣缩窄的典型临床表现为上肢收缩期血压的增高,下肢动脉血压偏低或无法测出,当主动脉瓣缩窄伴下肢大量侧支循环形成时,股动脉波动减弱程度更低,跨瓣区收缩压的差值低于预估主动脉的梗阻程度。依据年龄,可将主动脉瓣缩窄划分为婴儿型及成人型,两者的临床表现具有一定的差异性。

1. 婴儿型主动脉缩窄　大多表现为充血性心力衰竭症状,如气短、多汗、喂养困难。心脏听诊可闻及奔马律及收缩期杂音,股动脉搏动减弱或消失,约半数病例在出生 1 个月内因动脉导管闭合导致症状加重,可出现烦躁、呼吸困难等症状,部分患儿的下肢皮肤颜色较上肢略有暗紫。

2. 成人型主动脉缩窄　患者幼年时期一般无自觉症状,常因上肢高血压、高血压并发症就诊,临床症状随年龄增长而逐渐加重,可出现头痛、视物模糊、头颈部血管搏动强烈、股动脉搏动减弱或消失等症状,因下肢血供不足出现怕冷、易疲劳甚至发生间歇性跛行。

二、主动脉缩窄临床诊断

主动脉缩窄是一种较为复杂的先天性心脏病,可单独发病,也可合并其他心脏缺陷,临床症状因病情严重程度而不同,产前筛检对于该疾病的预防并降低发病率具有重要意义。伴随着现代医疗技术的发展以及诊疗水平的不断提升,主动脉缩窄的诊断及治疗均较前取得了进步(表 8-1-1)。

表 8-1-1　主动脉缩窄的临床表现及诊断学检查

症状	体格检查	辅助检查
头痛、鼻出血、颅内出血、心力衰竭、上腹部绞痛、下肢疼痛、间歇性跛行、体力活动不耐受	上肢血压增高,上下肢血压的压差降低;心尖搏动明显,A$_2$心音亢进;股动脉搏动微弱或消失;如伴有主动脉瓣二瓣化畸形,则可闻及主动脉瓣收缩中期杂音,收缩期或持续性杂音可传导至肩胛骨或胸廓上方	X 线检查:心影正常或增大,左锁骨下动脉近端狭窄和远端狭窄后扩张所形成的"E"字形切迹,如合并主动脉瓣二瓣化畸形,可见升主动脉扩张 ECG 检查:正常或提示左心室肥厚 超声心动图:主动脉弓形态,是否合并其他畸形,判断主动脉缩窄部位及长度,测量狭窄两端压差,评价心脏功能 心导管造影检查:逆行性左心导管及主动脉造影可了解左心室压力的大小、缩窄范围、累及大血管的严重程度以及侧支循环的状况 心脏 CTA 检查:显示主动脉弓的立体形态、解剖结构,主动脉缩窄狭窄位置及程度的判别,侧支循环建立情况 心脏磁共振检查:三维成像显示主动脉形态、狭窄的位置及程度,获得双心室容积、质量和收缩功能的定量数据

（一）体格检查

患者体格检查可出现上肢血压增高，下肢血压明显降低，上下肢压差降低。若主动脉缩窄累及锁骨下动脉开口处，则会出现左侧桡动脉搏动较右侧明显减弱，而股动脉及足背动脉搏动延迟、减弱或消失。因此，在疑似主动脉缩窄的高血压患者进行体格检查时，应测量四肢血压并对上下肢的压差进行评估，但在已有侧支循环建立患者中的评估结果可能存在差异性。主动脉缩窄患者的心尖部搏动较明显，叩诊心界可向左下扩大，听诊可及胸骨左缘第 2~3 肋间闻及柔和收缩中期喷射性杂音。年长儿童在肩胛骨附近、胸骨旁、腋窝处可听到侧支循环形成的连续性杂音，若同时伴主动脉瓣狭窄，则在右侧第 2 肋间近胸骨旁听到粗糙 Ⅱ ~ Ⅳ 级喷射性收缩期杂音并向颈部传导。

（二）辅助检查

1. 心电图检查　心电图可表现为正常或提示左心室高电压、左心室肥厚，心电图标准导联 R 波及左胸导联 V_5、V_6 波均增高，T 波可平坦、双向或倒置。

2. 胸部 X 线检查　X 线检查可见心影正常或增大，大多显示左心室增大，肺动脉及肺血管影正常。升主动脉段突出明显，有时可出现缩窄后扩张，食管吞钡时见降主动脉处形成 "E" 字形的两个切迹，第一切迹在缩窄前，第二切迹为缩窄后扩张所致，中间为缩窄部分，如合并主动脉瓣二瓣化畸形，可见升主动脉扩张。

3. 超声心动图检查　超声心动图是主动脉缩窄诊断的常规检查手段之一，通过超声心动图可探及主动脉弓部的形态，并显示主动脉缩窄的部位及其长度，能够进一步测算狭窄两端的压差，有助于发现主动脉缩窄是否合并动脉导管未闭、室间隔缺损、主动脉瓣畸形、二尖瓣畸形、侧支循环等心内畸形，并且可对心脏功能进行评估。但经胸超声心动图对狭窄程度的评估受成像质量与角度影响，尤其年长患儿难以获取较为准确的狭窄严重程度的评估，由于胎儿在宫腔内动脉导管保持开放，血流通过主动脉峡部有限，利用超声心动图进行主动脉缩窄的产前诊断仍有局限性。

4. 主动脉弓发育不良判定标准　主动脉弓发育不良的诊断标准有如下判定方法：①主动脉近弓、远弓和峡部直径分别小于升主动脉直径的 60%、50% 和 40%；②新生儿或小婴儿的横弓直径（mm）<体重数（kg）+1；③横弓直径小于膈肌水平降主动脉直径的 50%；④近弓直径的 Z 值 <-2。

5. 心脏增强 CT 检查　心脏 CTA 具备较为优越的空间分辨力，在血管解剖、主动脉形态及尺寸方面具备优势，能够清晰地显示主动脉缩窄的部位、主动脉弓发育以及侧支循环建立等情况，并可通过三维重建技术较为直观地显示主动脉弓部的解剖结构（图 8-1-2）。心脏 CTA 对主动脉缩窄的外科手术治疗具有重要的指导意义，也适用于术后患者的随访与疗效评价。CTA 检查的主要缺点是重复检查累积的辐射剂量以及对比剂相关的并发症。

6. 心脏磁共振检查　心脏磁共振成像是主动脉缩窄无创诊断的重要方式之一，能够较好地实现主动脉解剖的可视化，并且还提供了双心室容积、质量和收缩功能的定量数据。基于相位对比序列可对离散缩窄以及再发缩窄的血流速度进行量化，并可通过分流分数以评估心脏内部分流状况。通过三维钆增强成像的磁共振造影，可精确地显示主动脉形态、狭窄的位置及程度（图 8-1-3），并能够描述侧支循环的分布情况。相较于心脏的 CTA 检查，磁共振检查能够避免因对比剂应用所导致的并发症，为外科治疗以及患者的随访提供依据。

7. 心血管造影　心导管检查及心血管造影是

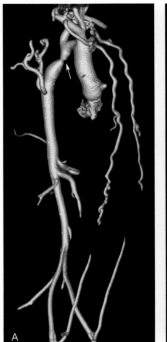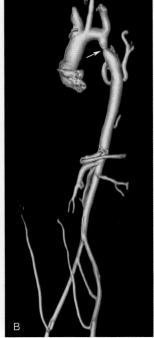

图 8-1-2　主动脉 CTA 三维重建诊断主动脉缩窄
A. 后位；B. 前位。箭头示缩窄部位。

诊断主动脉缩窄较为经典的"金标准",但目前已很少将其作为首选检查方案进行单纯的诊断与评估,典型主动脉缩窄可不必将心导管造影作为常规检查手段,但若合并其他复杂的心内畸形,可考虑在同期进行支架植入或球囊扩张治疗时进行检查。主动脉造影仍是观察主动脉缩窄较为直观的方法,能够显示缩窄部位、范围、累及的大血管及侧支循环的分布情况,为后期的外科治疗提供重要依据。

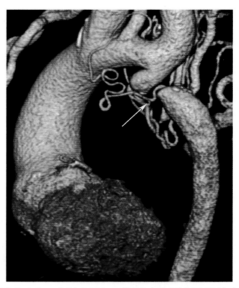

图 8-1-3 心脏 MRI 三维重建诊断主动脉缩窄
箭头示缩窄部位。

三、主动脉缩窄治疗

主动脉缩窄患者预期寿命在很大程度上取决于狭窄的严重程度以及合并症的存在,一般认为应尽早外科干预(表 8-1-2)。2020 年版《先天性心脏病外科治疗中国专家共识》中成人型主动脉缩窄患儿外科手术适应证包括:①静息时缩窄段两端压差>20mmHg;②虽缩窄段两端压差 ≤ 20mmHg,但膈水平主动脉狭窄程度 ≥ 50%,并且已建立丰富的侧支循环或已存在收缩期高血压。AHA/ACC 及 ESC 指南关于成人主动脉缩窄患者治疗的指南推荐见表 8-1-3。婴幼时期的动脉导管前型主动脉缩窄在出生后不久即可并发心力衰竭,应尽早干预,但出生后 2 个月内主动脉缩窄有进一步纤维化趋势,无症状的患儿可择期手术。儿童进行手术的年龄不应超过 5 岁,成人手术的年龄应小于 20 岁。

表 8-1-2 主动脉缩窄外科干预的适应证

外科治疗适应证
► 上肢和下肢间的仰卧位无创压力梯度>20mmHg
► 上肢高血压
► 运动时病理性血压反应
► 主动脉缩窄两端压力峰值之差 ≥ 20mmHg
► 缩窄两端压力峰值之差<20mmHg,但放射学证据显示明显的缩窄和侧支循环
► 显著的左心室肥厚
► 相对于膈肌水平的主动脉直径,主动脉狭窄处直径 ≥ 50% 并伴有高血压

表 8-1-3 AHA/ACC 与 ESC 指南对于成人主动脉缩窄的治疗推荐

AHA/ACC 指南建议	推荐级别	ESC 指南建议	推荐级别
对于有高血压以及确诊或复发主动脉缩窄的成年患者,推荐手术修复或经导管支架植入术	I /B	所有上肢和下肢无创压差>20mmHg,无论症状如何,有上肢高血压(成人>140/90mmHg),运动期间病理性血压反应或显著左心室肥厚患者均应进行外科干预	I /C
对于主动脉缩窄合并的高血压患者,建议采用指南建议进行管理和治疗	I /C	不考虑狭窄两端压差,相对于主动脉直径,伴有高血压的患者主动脉狭窄 ≥ 50%(CMR、CTA 或有创血管造影)应考虑进行治疗	IIa/C
对于外科手术或支架植入困难的成年主动脉缩窄以及复发型主动脉缩窄患者,可考虑主动脉球囊血管成形术	IIb/B	不考虑狭窄两端压差,相对于膈肌水平的主动脉直径,主动脉狭窄 ≥ 50% 并伴有高血压的患者(CMR、CT 或浸润血管造影)可以考虑进行治疗	IIb/C

(一)外科治疗的手术时机

1. 急诊手术 患有主动脉缩窄的新生儿及婴儿因动脉导管的闭合极易出现急性心力衰竭和心源性

休克,应在内科治疗稳定全身情况的同时,及时选择手术治疗。一旦动脉导管有闭合趋势、少尿、乳酸进行性升高等临床表现,须进行急诊手术治疗。

2. 限期手术　主动脉缩窄婴儿如存在呼吸费力、喂养困难、生长发育落后等慢性心功能不全等症状,应在药物治疗调整心功能后,行限期手术治疗。

3. 择期手术　对于无症状的成人型主动脉缩窄患儿,影像学显示明确解剖狭窄证据且有丰富的侧支循环建立或已存在收缩期的高血压,可行择期手术治疗。一般认为治疗时间越晚,出现高血压、动脉瘤以及死亡风险会增高,尽早手术是目前治疗的共识。

(二) 手术治疗方案

应依据患儿病情不同,采取不同的手术方案,常见手术方案包括缩窄段切除端端吻合术、补片扩大成形术、主动脉弓滑动成形术以及旁路移植术等。

1. 主动脉弓的外科重建　手术方式须根据患儿病情综合判断选取。扩大的端端吻合术适用于主动脉峡部狭窄或远弓狭窄段较短的患儿,能够利用患儿自体组织进行修复,从结构上完全修复主动脉弓发育不良的远端结构异常。扩大的端侧吻合适用于主动脉近弓狭窄或全弓狭窄,能够利用患儿自体组织进行修复,保证主动脉弓的进一步发育,但由于吻合口两端距离较远,吻合后张力较大。主动脉弓位置较低导致的弓弦效应易引起术后左支气管受压,由于主动脉弓横部的长度增加后进一步提升了弓部的高宽比,该手术可能会增加远期高血压的发生率。

2. 人工补片成形术　扩大端端或扩大端侧吻合时,若预计吻合口张力较大,可使用心包补片或自体肺动脉组织加宽吻合口前壁,能够在减轻吻合口张力的同时,将主动脉弓横部充分扩大,接近主动脉弓正常的几何构型,尤其适合于主动脉弓横部近端发育不良及术前存在左支气管受压狭窄者。目前常用的自体材料有自体锁骨下动脉、自体肺动脉及自体心包等,基本术式包括以下几种。

(1) 锁骨下动脉翻转术:锁骨下动脉翻转术虽避免了环形吻合口及使用人工补片材料,且修复后的主动脉具有继续生长的潜力,理论上可用于长节段主动脉缩窄修复,但其最大缺点是需要牺牲左锁骨下动脉,锁骨下动脉结扎后常导致左臂缺血,不仅影响左上肢的正常发育和功能,出现类似间歇性跛行等症状,且术后易出现锁骨下动脉盗血现象,故该术式现已不常采用。

(2) 自体心包及肺动脉补片成形术:自体肺动脉片及自体心包补片均未使用人工血管材料,且使用该两种补片材料成形主动脉均已取得了较好的临床疗效,为较理想的加宽材料。但相对来说,肺动脉补片具有弹性好、易止血的优点,理论上与自体主动脉具有同源性,远期不会钙化,具备生长潜力,优于其他修补材料如同种血管片、牛心包和自体心包等。对于主动脉缩窄伴弓发育不良患者,缩窄段切除加主动脉心包/肺动脉补片成形术是较为理想手术方法。

3. 主动脉缩窄旁路移植术　即主动脉转流术,目前常用路径主要包括升主动脉-胸降主动脉、左锁骨下动脉-降主动脉、升主动脉-腹主动脉、胸主动脉-腹主动脉。该术优点在于无须将缩窄部游离,不会破坏侧支循环,术中亦不用完全阻断主动脉,现主要适用于少见的缩窄范围广泛、手术时游离或切除困难者。

4. 主动脉缩窄合并其他心内畸形的处理

(1) 合并室间隔缺损的处理:如果室间隔缺损较小,对血流动力学影响不显著并有自然愈合的倾向,或存在体外循环的反指征,可考虑采取侧开胸入路的方法,手术局限于主动脉弓重建。伴有中到大型室间隔缺损,通过胸骨正中切口一期手术已成为主要手术方式。

(2) 合并左室流出道梗阻:引起左室流出道梗阻的原因包括圆锥隔后移、主动脉瓣环直径小、呈二叶瓣或瓣发育不良等,即存在主动脉瓣下或者瓣水平的梗阻。对于新生儿和小婴儿,如果患儿主动脉瓣环直径(mm)>体重数(kg)+1.5,适用于一期主动脉弓重建,术后早期发生左室流出道梗阻的概率较低;如患儿主动脉瓣环直径(mm)<体重数(kg),一期主动脉弓重建术后左室流出道梗阻的发生率很高,此时可考虑采取左室流出道"改道"手术;介于两者之间的患儿则是处在"灰色区域",需要根据个体情况做进一步评估。

(三) 术后并发症

1. 早期并发症

(1) 吻合口出血:吻合口出血是术中和术后常见的并发症,与吻合口张力过大或术前状况差导致组织脆弱、凝血功能差相关。控制出血的关键在于良好的吻合技术，尽可能无张力吻合并针对出血点进行有效缝合止血和压迫止血。新鲜血浆、血小板、冷沉淀、凝血因子等是重要的辅助止血手段。术后监测胸腔引流管内出血量，如果胸腔引流管内出血量突然增多，须密切观察，必要时尽快剖胸探查止血。

（2）术后早期高血压：术后早期高血压一般出现在术后即刻与术后 48~72h 两个时间段中。前者是由于解除主动脉梗阻后，颈静脉和主动脉弓压力感受器张力降低引起的，大多数会在术后 24h 内消退；后者通常合并有肾素和血管紧张素水平的升高，可静脉使用抗高血压药逐步控制血压。

（3）低心排血量综合征：新生儿及小婴儿术后可发生急性低心排血量，可能与术前左心功能不全、术中阻断时间较长相关，应用正性肌力药物，联合降低后负荷药物，有助于改善左心室室壁应力。必要时，可借助机械循环辅助如体外膜肺氧合（ECMO）进行支持。

（4）主动脉弓附近结构损伤：结构损伤与术中分离操作相关。在松解动脉韧带时，应该显露并看到左侧喉返神经。主动脉弓部再手术时，喉返神经区域有致密瘢痕形成。术后因喉返神经损伤引起声带麻痹的发生率各异。在游离主动脉弓峡部时易损伤胸导管，造成术后乳糜胸。

（5）左支气管狭窄：术后左支气管狭窄是因新建的主动脉弓对气管支气管压迫所致，与术中主动脉游离不足相关。胸部 X 线片上可见左肺过度充气膨胀，影响气管插管和呼吸机撤离时间。可通过纤维支气管镜或胸部 CT 气道重建来确定诊断。重度者须行主动脉悬吊术，解除支气管受压的情况。

（6）脊髓缺血性损害：脊髓缺血性损害表现为下肢不同程度瘫痪，是主动脉缩窄术后最严重的并发症，可能与侧支循环形成少及内在的前脊髓动脉解剖相关。术中保护脊髓的方法以预防为主，尽量缩短主动脉阻断的时间，术中血氧饱和度监测有助于评估阻断远端组织的灌注情况。

2. 远期并发症

（1）主动脉缩窄术后再狭窄：主动脉缩窄后再狭窄与年龄、手术入路及手术方式、术中补片的选择以及吻合方式等多种因素相关。术后再狭窄或残留狭窄的诊断如下：

1）症状：高血压及其所诱发的头痛、运动力减弱、下肢疲劳、跛行。

2）体征：如心前区连续性杂音、视网膜病变、股动脉搏动减弱或消失、下肢体温降低。其他可表现为左心室肥厚、心律失常、心力衰竭、感染性心内膜炎、主动脉夹层或破裂、颅内出血。

3）超声心动图检查：可利用缩窄指数预测再狭窄（最窄主动脉弓段的直径与降主动脉的直径的比值<0.7），术后超声心动图峰值速度 ≥ 2.5m/s、缩窄近远端峰值多普勒梯度>20mmHg、缩窄近远端峰值速度>3.5m/s 对术后缩窄具有诊断价值。

4）其他影像学检查：增强 CT、MRI 及造影检查可进一步明确诊断。

依据上述诊断依据，当患者出现上述临床表现，臂 - 腿收缩压差>20mmHg，结合辅助检查如超声心动图峰值多普勒压差>20mmHg、峰值速度>3.5m/s，CT 重建显示狭窄段，心导管介入造影显示修复区域的大小与降主动脉相比减小 50% 以上或狭窄近远端的峰值梯度>20mmHg 等表现时，可作出确定诊断。主动脉缩窄术后再狭窄的治疗可根据患者具体情况，选择主动脉球囊扩张、支架植入以及再次开胸手术进行治疗。

（2）远期高血压：远期高血压是影响患儿远期生存率的重要因素，具有较高的发病率，目前主动脉缩窄修复后继发性高血压的确切病理生理机制尚不明确。高血压的发生可能与主动脉顺应性降低、压力感受器功能异常、血流动力学改变等因素相关。继发性高血压多见于单纯性主动脉缩窄术后的患者，目前被认为是一种系统性动脉血管病变，对主动脉缩窄术后的高血压应进行积极治疗，患者的随访应包括 24h 的血压测量和运动测试。

（四）球囊血管扩张术

由于患儿动脉导管未闭合以及主动脉组织的高弹性的特征，首次手术采用球囊扩张术的主动脉缩窄患儿具有较高的再狭窄发生率，故该手术通常在患儿出生 3~6 个月后进行。高危患者（小早产儿或早产儿）可采用球囊血管扩张术进行姑息治疗以稳定病情。球囊血管扩张术的常见并发症包括主动脉壁撕裂、主动脉夹层以及主动脉瘤的形成，该手术方案相对于外科手术的优势在于缩短了住院时间，并逐渐成为主动脉缩窄外科手术后再狭窄的治疗方式之一。

（五）主动脉支架植入术

主动脉缩窄患者的支架植入治疗被认为是一种有效、安全的治疗方式,由于婴幼儿在进行支架植入后会因为机体生长发育而造成主动脉支架段的相对狭窄,故对于单纯型主动脉缩窄患者且年龄在 13 岁以上的青少年(主动脉直径接近成人水平)及成人是一个较为合理的选择(图 8-1-4,图 8-1-5)。对于更复杂的缩窄解剖结构,包括主动脉横弓发育不全以及 Norwood 手术后的主动脉弓阻塞,支架植入仍可作为一项可行的解决方案,甚至轻度原发缩窄的患者也可考虑采用支架植入治疗。目前覆膜支架的临床应用具备较高的成功率,能够有效地降低动脉夹层、动脉瘤甚至动脉破裂的风险。生长支架、可降解支架的研究和临床应用会进一步提升治疗的安全性及有效性。血管内支架植入的罕见并发症包括支架移位及栓塞、侧支血管闭塞、主动脉夹层和破裂、动脉瘤形成以及罕见的脑血管意外等,长期并发症包括再狭窄、支架塌陷及动脉瘤的形成。

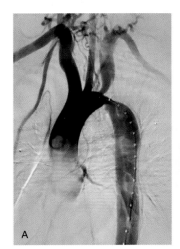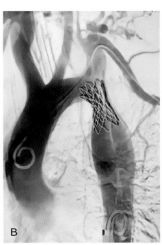

图 8-1-4　主动脉缩窄支架植入术

A. 经导管逆行主动脉造影术；B. 主动脉缩窄支架植入术。

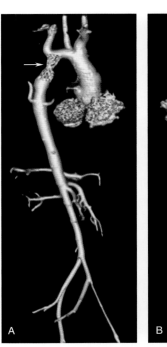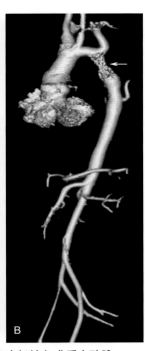

图 8-1-5　主动脉缩窄支架植入术后主动脉
CTA 三维重建

A. 后位；B. 前位。箭头示植入的支架。

第二节　主动脉弓中断

一、主动脉弓中断分型及临床表现

（一）主动脉弓中断的定义

主动脉弓中断(interrupted aortic arch, IAA)是指主动脉弓两个相邻节段之间的管腔与解剖的连续性中断,占所有先天性心脏病的 1.5% 左右。超过 95% 的 IAA 患儿合并室间隔缺损,多为对位不良型。IAA男女患者的比例为 1:1,在出生后 2 周内致死率极高,约 75% 的患儿于出生后 1 个月内死亡,90% 的患儿于 1 岁内死亡。

（二）主动脉弓中断的分型

根据中断的位置及主动脉弓分支情况,将 IAA 分为 3 种类型,其中 A 型中断发生在主动脉峡部,位于左锁骨下动脉远端;B 型中断发生在左颈总动脉和左锁骨下动脉之间;C 型中断发生在无名动脉和左颈总动脉之间(图 8-2-1)。

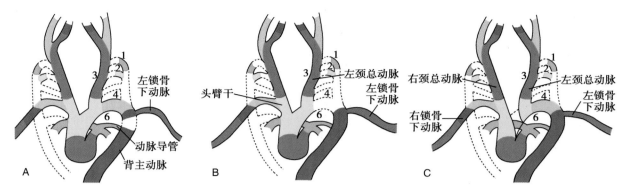

图 8-2-1　主动脉弓中断的解剖分型

A. A 型主动脉弓中断示意图(左锁骨下动脉起始处及远端中断);B. B 型主动脉弓中断示意图(左颈总动脉与锁骨下动脉之间中断);C. C 型主动脉弓中断示意图(左右颈总动脉之间中断)。图中数字分别代表第 1 肋、第 2 肋、第 3 肋、第 4 肋及第 6 肋。

A 型:此型约占患儿总数的 1/3,中断位置位于左锁骨下动脉的起始部,在胚胎发育的过程中右侧的背主动脉正常消退吸收,左侧第 4 号动脉正常发育,而左侧背主动脉近端消退吸收后与第 4 号动脉的连接中断,此型 IAA 患者的左侧第 6 号动脉持续存在,取代第 4 号动脉供应降主动脉,约有 5% 的 A 型 IAA 可合并右锁骨下动脉迷走划分为 A Ⅱ亚型。

B 型:此型约占患儿总数的 2/3,中断部位在左颈总动脉和左锁骨下动脉之间,此型右侧的背主动脉正常消退吸收,左侧第 4 号在胚胎发育中也发生消退吸收而形成 B 型 IAA;当 B 型 IAA 合并右锁骨下动脉迷走时,称为 B Ⅱ亚型。室间隔缺损在 B 型 IAA 中的发病率占比达到了 94%~100%,染色体 22q11 微缺失和 B 型 IAA 之间有密切关联,由于主动脉及肺动脉瓣的下段圆锥间隔发育异常,可导致不同程度的主动脉瓣下狭窄。

C 型:常见于左和右颈总动脉之间的中断,此型占比不足 1%。主要病因是主动脉囊发育异常。C 型 IAA 主要表现为主动脉囊的部分及其相关的第 3 号动脉近端、第 4 号动脉全程和第 3~4 号动脉间的背主动脉退化。

(三)主动脉弓中断的临床表现

IAA 新生儿的存活依赖于未闭的动脉导管,伴随动脉导管的自发关闭,导致离断远端血管床灌注减少,患儿病情会迅速出现恶化。IAA 患儿可出现呼吸困难、发绀、外周血管搏动减弱,临床表现为充血性心力衰竭、肾功能衰竭、代谢性酸中毒以及严重的肺动脉高压等。在新生儿中可偶尔出现动脉导管未闭合,伴随肺动脉压力的逐渐增高,患儿可出现心力衰竭和生长发育的迟缓。50% 以上的胎儿可经超声进行产前诊断,但在动脉导管通畅的条件下早期诊断准确性降低。新生儿在动脉导管关闭后可表现为下肢灌注不足,并出现酸中毒、心肌损伤、肝功能受损以及无尿等临床表现。

二、主动脉弓中断临床诊断

IAA 患者治疗策略制定需要准确的影像学评估,通过影像学检查能够正确描述主动脉和心脏的解剖特征并确定分类。IAA 的影像学检查需要了解主动脉缺损的位置和长度、胸主动脉的起源及两端口径、主动脉的起源及分支模式、动脉导管的位置和通畅程度、心室流出道的外观,以及任何其他的心脏畸形。

(一)主动脉弓中断的超声心动图特征

超声心动图能够对 IAA 作出较为准确的判断,可提供主动脉弓中断的部位、弓不连续的长度、左室流出道的大小、主动脉瓣发育情况、升主动脉直径以及是否合并其他心血管畸形等较为详细的信息。通常 50% 以上的 IAA 胎儿可通过超声心动图进行诊断,超声心动图特征表现为血管比例失调,主动脉弓内径明显减小,肺动脉、动脉导管增宽,主动脉弓与降主动脉连续性中断,可见动脉导管与降主动脉之间有延续性,常合并较大的室间隔缺损,缺损直径大于主动脉瓣环直径,血流在两个心室间自由交通,因此左、右室大小一般对称,也可表现为右心稍偏大。

IAA 新生儿超声心动图特征是主动脉弓连续性缺乏,胸骨上窝切面可观察到主动脉弓的形态、离断的位点及距离、头臂动脉的起源位置以及动脉导管形态等图像信息。二维结合彩色多普勒对于图像的观察以及判别有较大帮助,并且对左室流出道、主动脉瓣的发育、室间隔缺损的类型和大小以及是否合并其他畸形进行观察也较为重要。锁骨上窝主动脉弓长轴切面不能完全显示典型分支血管,升主动脉走行陡直呈"W""V"或"I"形,彩色多普勒可见主动脉弓连续血流消失,可见心脏朝向颈部的直行血流以及动脉导管至主动脉的弓形血流。心底短轴切面可见室间隔缺损的左向右分流,由于粗大动脉导管的存在,主动脉的血流及频谱可表现为正常(图 8-2-2)。

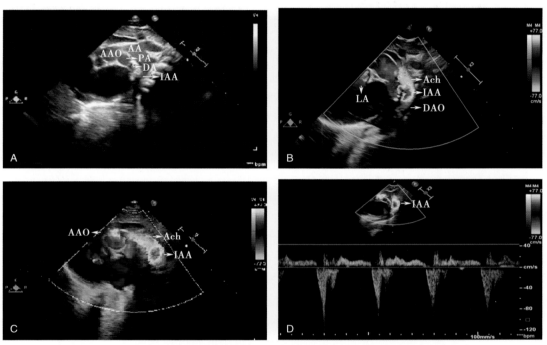

图 8-2-2　新生儿 A 型主动脉弓中断的超声心动图特征(主动脉弓长轴切面)

A. 二维超声心动图;B、C. 彩色多普勒超声心动图;D. 频谱多普勒超声心动图。IAA,主动脉弓中断;
Ach,主动脉弓;AA,主动脉;PA,肺动脉;DA,动脉导管;AAO,升主动脉;LA,左心房;DAO,降主动脉。

(二)主动脉弓中断的磁共振诊断

MRI 及 MRA 常用于复杂先天性心脏病的诊断,MRI 可较为清晰地显示 IAA 的心血管解剖结构,能够提供主动脉、心室、瓣膜功能以及其他心脏畸形的相关信息。最具特征的 MRI 影像学表现为主动脉弓的连续性缺失,并可在多个成像序列和平面上得以确认,通过三维重建技术能够进一步清晰地显示 IAA 患者血管结构的异常以及是否合并其他心脏畸形。

(三)其他相关检查

新生儿期的胸部 X 线检查可提示心脏增大和肺血管分布增加。在罕见的 IAA 新生儿存活至婴儿期患者中,可出现升主动脉段的突出以及类似于主动脉缩窄患者的胸部 X 线特征,心电图检查常提示右心室肥厚。

三、主动脉弓中断治疗

IAA 新生儿一期手术修复已成为多数病例治疗的首选方案。前列腺素的临床应用降低了新生儿的酸中毒以及器官损伤的风险,现代新生儿重症监护技术的发展也为 IAA 的手术治疗奠定了基础,IAA 新生儿较为理想的手术时机是出生后 1 周。手术团队应对患儿进行充分评估,对主动脉弓吻合与其他心脏畸形的手术方案作出决策。

(一) 术前准备

新生儿出生应进行重症监护,避免高水平的氧气吸入以及过度通气,最大限度地提升生理性血液分流。为准确地评估修复后主动脉弓上可能存在的压力阶差,IAA 患儿的血流动力学监测须对动脉内压力以及对预期弓吻合或重建两端的压力进行监测,并确定在体外循环期间上、下半身循环灌注的充分性。

(二) 体外循环的构建

IAA 手术过程所采用的体外循环技术的重要原则是,维持脑灌注,并降低神经损伤风险。较为常用的方案包括直接插管或通过 Gortex 侧移植物插管,通过移植物以端到侧的方式吻合至无名动脉,利用止血带控制脑部供血,在修复过程中,大脑从体外循环回路接受持续的顺行灌注,其他形式的神经监测(如近红外监测)已被应用于 IAA 手术过程以提升安全性。动脉插管是 IAA 修复的关键步骤,主动脉插管可以通过单个动脉来实现,同时体外循环的早期冷却升温、最佳的脑灌注以及组织器官灌注尤其重要。

(三) 手术方式

IAA 手术一般采用升主动脉和肺动脉分别插管的方法灌注上、下半身,联合灌注降温。应注意在转流开始后,尽快阻断左、右肺动脉,防止血液过多灌注肺循环导致灌注肺。阻断降主动脉时,必须降低流量,防止脑部过高的灌注流量及灌注压力,以免导致术后脑部并发症。

1. 主动脉弓的外科重建　在 IAA 患者的主动脉弓重建过程中,动脉吻合口的张力可导致早期出血风险增加,并可能在后期出现吻合口狭窄,因此,整个升主动脉、大血管和动脉导管的完全剥离对于成功完成主动脉弓无张力重建尤为重要。对于 B 型 IAA,分割左锁骨下动脉以进一步确保无张力修复可能有效。

2. 主动脉弓滑动成形术　该术式利用自体主动脉组织扩大了吻合口周径,达到了较好重建主动脉弓的目的,为新型弓部重建技术。该术式需多个主动脉切口,对术者技术及熟练水平要求较高,选择性脑灌注时间较长,对各个器官的保护要求较高。

3. 合并室间隔缺损的处理　IAA 合并室间隔缺损的患者应根据辅助检查做充分评估,对合并室间隔缺损的手术入路进行规划,在手术过程中应维持正常的肺动脉解剖结构。主动脉弓重建手术中,如室间隔缺损较小,对血流动力学影响不显著并具有自然愈合的倾向,或存在体外循环的反指征,可考虑采取侧开胸入路的方法。伴有中到大型室间隔缺损,通过胸骨正中切口一期完成缺损闭合已成为主要选择方案。

4. 合并房间隔缺损的处理　由于术后心脏左侧的顺应性差,即使较小的房间隔缺损,也可导致术后较大的左至右分流。完全或部分的房间隔缺损通常可通过小的右房切开术、低流量体外循环或极短时间的低温循环停止来直接缝合闭合。

5. 合并左室流出道梗阻　患儿圆锥隔后移,主动脉瓣环直径小、呈二叶瓣或瓣发育不良等因素均可引起左室流出道的梗阻,根据梗阻位置可分为主动脉瓣水平以及瓣下梗阻。IAA 术后左室流出道梗阻与患儿主动脉瓣环直径、体重相关,如一期主动脉弓重建术后左室流出道梗阻发生率高,此时可考虑采取左室流出道"改道"手术。

(四) 术后并发症及处理方案

IAA 术后应常规进行超声心动图检查,必要时可通过心导管检查,排除流出道梗阻或残留的室间隔缺损。早期并发症包括出血、左侧喉返神经和膈神经的损伤,晚期并发症包括左室流出道梗阻、左支气管狭窄以及 DiGeorge 综合征的发生。IAA 术中应进行有效缝合及压迫止血,新鲜血浆、血小板、冷沉淀、凝血因子输注等是重要的辅助止血手段。IAA 修复手术可能导致左侧喉返神经和膈神经的损伤,因此手术过程应尽量避免此类并发症的发生。多数左室流出道梗阻发生在术后 6~12 个月内,其中 B 型 IAA、合并迷走右锁骨下动脉的发生率较高。梗阻处理方法视具体解剖情况而定,切除主动脉瓣下肥厚肌肉或主动脉瓣交界切开的操作较为简单,但术后左室流出道再梗阻发生率高。若左室流出道狭窄的解剖情况较为复杂,可考虑行 Yasui 或 Ross/Konno 术进行纠治。DiGeorge 综合征常见于 B 型 IAA 患儿,表现为胸腺缺失或严重的发育不全,术后维生素 D 的补充有助于维持血清钙离子水平。虽然术后左支气管狭窄发生率较低,但与术中主动脉游离不足从而导致气体被陷闭在左肺内相关,可在胸部 X 线片上看到左肺过度充气膨胀,可能影响气管插管和呼吸机撤离时间,可通过纤维支气管镜或胸部 CT 气道重建进一步确诊,重度狭窄者须行主动脉悬吊术解除支气管受压。

（五）术后随访要点

IAA 术后均应进行长期、密切的随访,每年随访内容除超声心动图评估主动脉弓部及左室流出道情况外,尚需复查静息血压、上下肢血压差,进行 24h 血压监测等。5 岁以上患儿仅行超声心动图无法明确主动脉弓部情况时,可每 3~5 年行心脏 MRI 或 CT 检查以及必要的心导管造影检查。

（马　翔　秦　练　王亚松）

参考文献

［1］张波, 李守军. 先天性心脏病外科治疗中国专家共识 (十一): 主动脉缩窄与主动脉弓中断 [J]. 中国胸心血管外科临床杂志, 2020, 27 (11): 1-5.

［2］CZERNY M, PACINI D, ABOYANS V, et al. Clinical cases referring to current options and recommendations for the use of thoracic endovascular aortic repair in acute and chronic thoracic aortic disease: An expert consensus document of the European Society for Cardiology (ESC) Working Group of Cardiovascular Surgery, the ESC Working Group on Aorta and Peripheral Vascular Diseases, the European Association of Percutaneous Cardiovascular Interventions (EAPCI) of the ESC and the European Association for Cardio-Thoracic Surgery (EACTS)[J]. Eur J Cardiothorac Surg, 2021, 59 (1): 74-79.

［3］SOPHOCLEOUS F, BIFFI B, MILANO E G, et al. Aortic morphological variability in patients with bicuspid aortic valve and aortic coarctation [J]. Eur J Cardiothorac Surg, 2019, 55 (4): 704-713.

［4］DEVORE G R, JONE P N, SATOU G, et al. Aortic coarctation: A comprehensive analysis of shape, size, and contractility of the fetal heart [J]. Fetal Diagn Ther, 2020, 47 (5): 429-439.

［5］FREYLIKHMAN O, TATARINOVA T, SMOLINA N, et al. Variants in the *NOTCH1* gene in patients with aortic coarctation [J]. Congenit Heart Dis, 2014, 9 (5): 391-396.

［6］SANCHEZ-CASTRO M, ELDJOUZI H, CHARPENTIER E, et al. Search for rare copy-number variants in congenital heart defects identifies novel candidate genes and a potential role for FOXC1 in patients with coarctation of the aorta [J]. Circ Cardiovasc Genet, 2016, 9 (1): 86-94.

［7］STILLER B, SCHUNKERT H. Fifty generations of Icelanders help to explain a cause of aortic coarctation [J]. Eur Heart J, 2018, 39 (34): 3250-3252.

［8］KIM Y Y, ANDRADE L, COOK S C. Aortic Coarctation [J]. Cardiol Clin, 2020, 38 (3): 337-351.

［9］ALKASHKARI W, ALBUGAMI S, HIJAZI Z M. Management of coarctation of the aorta in adult patients: State of the art [J]. Korean Circ J, 2019, 49 (4): 298-313.

［10］EGBE A C, QURESHI M Y, CONNOLLY H M, et al. Determinants of left ventricular diastolic function and exertional symptoms in adults with coarctation of aorta [J]. Circ Heart Fail, 2020, 13 (2): e006651.

［11］AVENDAÑO P L, SOTO M E, ÁVILA V N, et al. Mechanical deformation in adult patients with unrepaired aortic coarctation [J]. Int J Cardiovasc Imaging, 2018, 34 (5): 735-741.

［12］EGBE A C, MIRANDA W R, OH J K, et al. Prognostic implications of left heart diastolic dysfunction in adults with coarctation of aorta [J]. Eur Heart J Cardiovasc Imaging, 2021, 22 (11): 1332-1340.

［13］DUIJNHOUWER A, VAN DEN HOVEN A, MERKX R, et al. Differences in aortopathy in patients with a bicuspid aortic valve with or without aortic coarctation [J]. J Clin Med, 2020, 9 (2): 290.

［14］FROSO S, BENEDETTA B, GIULIA M E, et al. Aortic morphological variability in patients with bicuspid aortic valve and aortic coarctation [J]. Eur J Cardiothorac Surg, 2019, 55 (4): 704-013.

［15］莫绪明. 主动脉弓发育不良诊治焦点解析 [J]. 中华小儿外科杂志, 2018, 39 (8): 561-563.

［16］LEONARDI B, D'AVENIO G, VITANOVSKI D, et al. Patient-specific three-dimensional aortic arch modeling for automatic measurements: Clinical validation in aortic coarctation [J]. J Cardiovasc Med (Hagerstown), 2020, 21 (7): 517-528.

［17］BAUMGARTNER H, DE BACKER J, BABU-NARAYAN S V, et al. 2020 ESC guidelines for the management of adult congenital heart disease [J]. Eur Heart J, 2020, 42 (6): 563-645.

［18］李志敏, 李晓峰. 主动脉缩窄手术后再狭窄的研究进展 [J]. 临床小儿外科杂志, 2021, 20 (6): 545-548.

［19］ SANDOVAL J P, KANG S L, LEE K J, et al. Balloon angioplasty for native aortic coarctation in 3-to12-month-old infants [J]. Circ Cardiovasc Interv, 2020, 13 (11): e008938.

［20］ GIORDANO U, CHINALI M, FRANCESCHINI A, et al. Impact of complex congenital heart disease on the prevalence of arterial hypertension after aortic coarctation repair [J]. Eur J Cardiothorac Surg, 2019, 55 (3): 559-563.

［21］ CHO S, LEE C H, KIM E R, et al. Outcomes of aortic coarctation surgical repair in adolescents and adults [J]. Interact Cardiovasc Thorac Surg, 2020, 30 (6): 925-931.

［22］ MEIJS T A, MINDERHOUD S C, MULLER S A, et al. Cardiovascular morbidity and mortality in adult patients with repaired aortic coarctation [J]. J Am Heart Assoc, 2021, 10 (22): e023199.

［23］ ABJIGITOVA D, MOKHLES M M, WITSENBURG M, et al. Surgical repair of aortic coarctation in adults: Half a century of a single centre clinical experience [J]. Eur J Cardiothorac Surg, 2019, 56 (6): 1178-1185.

［24］ 吴雨昊, 辛良靖, 周悦航, 等. 球囊扩张术与外科手术治疗儿童主动脉缩窄疗效的 Meta 分析 [J]. 中国循环杂志, 2019, 34 (10): 1005-1012.

［25］ ERBEN Y, ODERICH G, VERHAGEN H J M, et al. Multicenter experience with endovascular treatment of aortic coarctation in adults [J]. J Vasc Surg, 2019, 69 (3): 671-679.

［26］ HATOUM I, HADDAD R N, SALIBA Z, et al. Endovascular stent implantation for aortic coarctation: Parameters affecting clinical outcomes [J]. Am J Cardiovasc Dis, 2020, 10 (5): 528-537.

［27］ ALVAREZ-FUENTE M, AYALA A, GARRIDO-LESTACHE E, et al. Long-term complications after aortic coarctation stenting [J]. J Am Coll Cardiol, 2021, 77 (19): 2448-2450.

［28］ BAMBUL HECK P, FAYED M, HAGER A, et al. Sequential dilation strategy in stent therapy of the aortic coarctation: A single centre experience [J]. Int J Cardiol, 2021, 331: 82-87.

［29］ PAN M, OJEDA S, HIDALGO F, et al. Percutaneous reintervention on aortic coarctation stenting [J]. EuroIntervention, 2020, 15 (16): 1464-1470.

［30］ VAN NISSELROOIJ A E, LUGTHART M A, CLUR S A, et al. The prevalence of genetic diagnoses in fetuses with severe congenital heart defects [J]. Genet Med, 2020, 22 (70): 1206-1214.

［31］ 崔虎军, 陈寄梅, 庄建, 等. 主动脉弓中断的外科治疗及早中期结果 [J]. 中华外科杂志, 2018, 56 (12): 916-921.

［32］ GOLDMUNTZ E. 22q11. 2 deletion syndrome and congenital heart disease [J]. Am J Med Genet C Semin Med Genet, 2020, 184 (1): 64-72.

［33］ 杨水华, 覃桂灿, 何桂丹, 等. 早孕期胎儿孤立性血管环的超声诊断及预后分析 [J]. 中华超声影像学杂志, 2021, 30 (3): 225-230.

［34］ 郑淋, 马宁, 张鑫, 等. 主动脉弓离断及其合并畸形和综合征的超声心动图表现 [J]. 中华医学超声杂志, 2021, 18 (4): 391-397.

［35］ VAIDYANATHAN B, VIJAYARAGHAVAN A, KARMAGARAJ B, et al. Prenatal diagnosis of distal aortopulmonary window with type a aortic arch interruption with 4-dimensional spatiotemporal image correlation rendering [J]. Circ Cardiovasc Imaging, 2018, 11 (5): e007721.

［36］ DESAI L P, BERHANE H, HUSAIN N, et al. Altered 4-D magnetic resonance imaging flow characteristics in complex congenital aortic arch repair [J]. Pediatr Radiol, 2020, 50 (1): 17-27.

［37］ TAWFIK A M, SOBH D M, ASHAMALLAH G A, et al. Prevalence and types of aortic arch variants and anomalies in congenital heart diseases [J]. Acad Radiol, 2019, 26 (7): 930-936.

［38］ OTA N, TACHIMORI H, HIRATA Y, et al. Contemporary patterns of the management of truncus arteriosus (primary versus staged repair): Outcomes from the Japanese National Cardiovascular Database [J]. Eur J Cardiothorac Surg, 2022, 61 (1): 787-794.

［39］ 王刚, 周更须, 王辉, 等. 新生儿主动脉弓中断一期手术治疗 [J]. 心肺血管病杂志, 2019, 38 (5): 515-521.

［40］ 许伟滨, 李虹, 黄景思, 等. 新生儿主动脉弓中断一期矫治的疗效及随访结果 [J]. 中华胸心血管外科杂志, 2021, 37 (12): 721-724.

［41］ LUCIANI G B, HOXHA S, ANGELI E, et al. Selective versus standard cerebro-myocardial perfusion in neonates undergoing aortic arch repair: A multi-center study [J]. Artif Organs, 2019, 43 (8): 728-735.

［42］ FELMLY L M, KAVARANA M N. Composite subclavian artery flap repair of truncus arteriosus-interrupted aortic arch [J]. Ann Thorac Surg, 2020, 110 (5): e425-e426.

［43］ MALLIOS D N, GRAY W H, CHENG A L, et al. Biventricular repair in interrupted aortic arch and ventricular septal defect with a small left ventricular outflow tract [J]. Ann Thorac Surg, 2021, 111 (2): 637-644.

［44］ PAJĄK J, KAROLCZAK M A, MĄDRY W, et al. Staged and primary Yasui repair in infants with interrupted aortic arch [J]. Kardiol Pol, 2022, 80 (2): 235-236.

［45］ SANCHEZ M A, CAMBRONERO N, DONGARWAR D, et al. Hospital outcomes among infants with interrupted aortic arch with simple and complex associated heart defects [J]. Am J Cardiol, 2022, 166: 97-106.

［46］ NAIMO P S, FRICKE T A, LEE M G Y, et al. Long-term outcomes following repair of truncus arteriosus and interrupted aortic arch [J]. Eur J Cardiothorac Surg, 2020, 57: 366-372.

第九章

主动脉根部病变

随着诊断手段的不断进步,越来越多的主动脉疾病得以确诊。在众多主动脉疾病中,以主动脉根部病变十分常见。主动脉根部又称主动脉根部复合体,指的是窦管交界与主动脉瓣环之间的范围(图 9-0-1),其中所含的主动脉瓣叶、瓣环、窦部、窦管交界等结构在生理功能上相互配合,维持主动脉根部最佳的血流动力学状态。主动脉根部病变主要累及主动脉瓣、主动脉窦及升主动脉壁,扩张性病变占绝大多数。

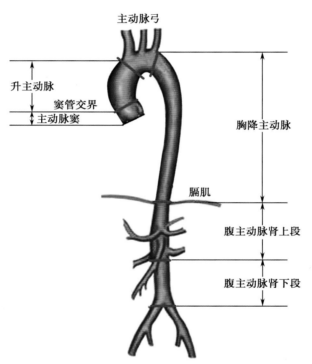

图 9-0-1　主动脉根部的解剖定位

第一节　主动脉根部疾病诊断

一、主动脉根部疾病的解剖和生理

(一)主动脉根部的解剖

主动脉根部是一个复杂的结构,主要包括左心室 - 主动脉连接、主动脉瓣、主动脉瓣环、主动脉窦部以及窦管交界五个部分(图 9-1-1)。

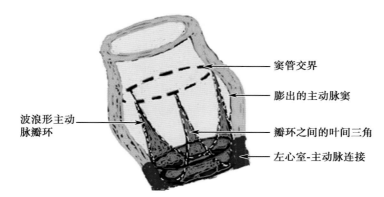

图 9-1-1　主动脉根部解剖
图中显示窦管交界、波浪形主动脉瓣环、左心室 - 主动脉连接、
膨出的主动脉窦以及瓣环之间的叶间三角。

1. 主动脉瓣　主动脉瓣通常由 3 个半月瓣组成,呈三叶王冠形,其顶部为一虚拟的环,即窦管交界。瓣叶附着缘以弧线形跨过另一个环,即左心室 - 主动脉连接。在每个瓣叶后面,主动脉壁向外膨出,形成了主动脉窦。瓣膜与二尖瓣前叶和室间隔膜部呈纤维性连续,每片瓣膜的游离缘比它的其余部分更坚韧。

2. 主动脉瓣环　主动脉瓣环为心脏纤维结缔组织构成的三个首尾相连的半环形结构,是沿着瓣叶附着线的波浪形曲线。

3. 左心室 - 主动脉连接　左心室 - 主动脉连接是心室肌肉的附着终点,并延续为主动脉的袖口状主动脉壁。

4. 主动脉窦　主动脉瓣相对的动脉壁向外膨出形成主动脉窦,主动脉窦可分为左冠窦、右冠窦和无冠窦。冠状动脉一般开口于主动脉窦,主动脉窦的上界为弧形,左、右冠状动脉分别开口于左冠窦和右冠窦内,绝大多数开口于窦的中 1/3 部位。主动脉窦壁上界稍高于瓣膜游离缘处有一明显的弧形隆崎,称为窦管嵴。主动脉窦深埋于心脏底部。无冠窦邻接右心房和左心房,右冠窦邻接右心房和右心室,左冠窦邻接左心房和肺动脉根部。主动脉窦瘤破裂,血流可注入相邻的心腔。

5. 窦管交界　位于主动脉瓣叶游离缘开口水平的连线处,是主动脉根部与升主动脉管部的交界线。

(二) 主动脉根部的生理

主动脉根部作为一个复合体,在血流动力学中起重要作用。主动脉窦在解剖结构上提供了空间,使冠状动脉开口在瓣叶开放时不受阻。此外,主动脉瓣瓣叶的开放和关闭受主动脉根部解剖结构和血流动力学变化的影响,心室收缩、主动脉瓣开放时,主动脉窦内血液形成湍流,湍流不仅对瓣叶形成压力,从而有利于防止瓣膜贴壁(减轻组织疲劳和优化瓣叶力学),还可以保障冠状动脉的血流供应。

主动脉瓣环、纤维三角、主动脉瓣、主动脉窦和窦管交界等这些主动脉根部结构共同起动态协调作用,以保证大量血液能间歇性地泵入主动脉,同时在很广的变化范围和频繁的变化条件下保持层流、最小血流阻力、最佳冠状动脉血流量以及对血液成分的最小损害。

二、主动脉根部病变的病因及病理

正常的主动脉因其特殊的中层结构而具有弹性和伸展能力,主动脉中层包含 45~50 层弹性纤维层、胶原纤维、平滑肌细胞以及基质。动脉基质的维持需要在平滑肌细胞、巨噬细胞、蛋白酶和蛋白酶抑制剂之间进行复杂的物质交换,任何改变这种精妙平衡的情况都可以引起主动脉疾病。

主动脉根部病变有多种病因,尽管这些不同的病理过程在生物学机制和组织学上各不相同,但是它们都可以导致相同的病程,包括血管壁损伤、进行性动脉扩张和最终破裂。主动脉根部的血流比其他任何血管中的压力都要高出许多。因此,任何影响胸主动脉完整性的疾病,例如主动脉夹层、动脉瘤破裂或者外伤性损伤都可以引起灾难性的后果。

（一）主动脉根部病变常见病因

主动脉根部病变常见病因包括如下几种。

1. **不典型中层退行性病变**　是主动脉疾病最常见的病因。在主动脉的逐渐老化进程中，轻微的中层退行性变的组织学发现弹力纤维断裂和平滑肌细胞消失。但是，中层退行性变的进行性加速形式导致主动脉壁进行性薄弱，导致动脉瘤或夹层，或者两者共存，最终血管破裂。

2. **主动脉夹层**　各种原因（高血压、动脉粥样硬化、退行性病变、外伤等）导致主动脉内膜撕裂，血液由内膜破裂口进入血管壁中层，使得中层出现进行性分离并在主动脉形成真假两腔。主动脉夹层可导致不同程度的主动脉根部受累。

3. **基因失调导致的遗传性疾病**　马方综合征、Ehlers-Danlos 综合征、家族性动脉瘤、先天性主动脉瓣二瓣化畸形。

4. **狭窄后扩张**　常见于主动脉瓣二瓣化畸形或风湿性主动脉瓣狭窄，主动脉的扩张可能是由狭窄瓣膜导致的血流动力学因素引起的，包括狭窄处下游的高速涡流，或者主动脉壁自身也存在病理改变，包括细胞外基质蛋白合成、降解和转运的缺陷。

5. **主动脉炎性病变（如大动脉炎、白塞病等）**　常表现为主动脉及其分支炎症的闭塞性变化，也可因动脉壁变薄弱导致局限性动脉瘤。

6. **感染、外伤等**　可出现真性或假性动脉瘤。

（二）主动脉根部病变常见的病变类型

1. **主动脉瓣狭窄或关闭不全**　参见相关书籍，本文不予详述。

2. **主动脉根部瘤**　主动脉根部内径的正常值，男性为 33~36mm，女性为 28~32mm。各种原因导致的主动脉病理性扩张，直径 >5cm 或超过正常血管直径的 50%，称为主动脉根部瘤（图 9-1-2）。病因包括遗传性疾病，例如马方综合征、Ehlers-Danlos 综合征、Loeys-Dietz 综合征等，动脉粥样硬化可以降低主动脉弹性，使血管壁变薄，与根部瘤密切相关。另外，该病还可继发于主动脉瓣狭窄或二瓣化畸形的狭窄后根部扩张以及大动脉炎、白塞病等炎症性疾病。

血流动力学因素对主动脉病程有明确的影响。根据拉普拉斯定律（张力 = 压力 × 半径），直径扩张使主动脉壁张力增加，并形成了一种恶性循环。紊乱的血流同样是一种影响因素，比如主动脉的狭窄后扩张会在一部分主动脉瓣狭窄的患者中发生，但是，血流动力学紊乱只是这一复杂机制中的其中一种因素。

3. **主动脉夹层**　主动脉夹层是指主动脉腔内的血液从主动脉内膜撕裂处进入主动脉中层，继而沿主动脉长轴方向扩展至整个主动脉，可累及分支动脉。主动脉夹层是急性主动脉综合征的一个主要部分，急性主动脉综合征还包括穿透性溃疡和急性壁内血肿，具有相似的临床特征和形成条件，均危及生命。根据 Stanford 分型规则，无论原发破口位置是否在升主动脉，夹层累及升主动脉即定义为 A 型主动脉夹层。根据 DeBakey 分型规则，按夹层累及的范围，A 型主动脉夹层被分为 I 型 / II 型主动脉夹层。

A 型主动脉夹层常有主动脉根部受累（图 9-1-3），夹层可累及主动脉瓣叶交界导致主动脉瓣反流（图 9-1-4A），反流的严重程度根据瓣叶交界处撕裂的程度不同而不同，例如单个交界的局部分离仅仅造成轻度的瓣膜反流，而三个瓣叶交界处的完全分离可导致瓣叶严重脱垂和重度瓣膜反流。夹层还可以延伸至冠状动脉或撕裂冠状动脉开口，从而导致急性冠状动脉阻塞，常累及右冠状动脉（图 9-1-4B）。冠状动脉血流的突然中断可以导致心肌梗死。撕裂的升主动脉外壁常较薄且伴有炎性浸润，常会有血性液体从血管向心包腔内渗出并积聚，最终导致心脏压塞。此种渗出有一定自限性，当血管内压降低或心包腔内压力升高时，渗血将减慢，具有提示意义的体征包括颈静脉充盈、心音遥远、奇脉及心电图低电压。如果主动脉壁全层破入心包腔，常导致急性心脏压塞并导致患者迅速死亡。

4. **主动脉窦瘤破裂**　多为先天性，由于主动脉窦壁中层弹力纤维及肌肉组织减少或缺乏，在主动脉高压血流冲击下向邻近心腔呈瘤样突出，如果破裂，则形成心腔内瘘。常起源于右冠窦，以破入右心室最为常见，起源于左冠窦少见，可合并室间隔缺损等畸形。主动脉窦瘤破裂后的临床表现和病情轻重可因瘘口大小、破入心腔的不同和有无合并畸形而存在较大差异，如果窦瘤破裂合并主动脉瓣关闭不全，则极易出现失代偿心力衰竭。

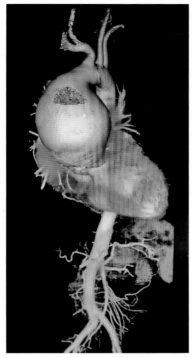

图 9-1-2　主动脉根部瘤（累及升主动脉）

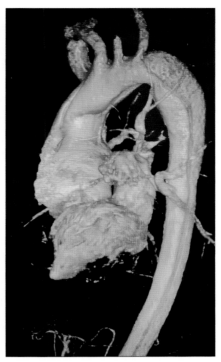

图 9-1-3　A 型主动脉夹层（合并主动脉根部瘤样扩张）

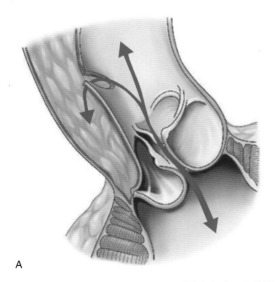

A

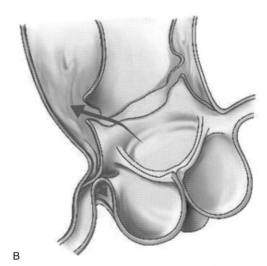

B

图 9-1-4　主动脉夹层的部分并发症

A. 主动脉夹层累及主动脉瓣叶交界导致主动脉瓣反流；B. 主动脉夹层累及冠状动脉导致其梗阻。

三、临床表现和诊断

（一）临床表现

病情的严重程度和潜在临床表现各不相同，可表现为无症状仅体检发现，或长期胸痛、心力衰竭等慢性病表现，或表现为急性主动脉综合征，甚至猝死。

1. 破裂　为最严重的情况。主动脉根部瘤破裂时，血流通常流入心包腔内，引起急性心脏压塞和死亡。

2. 主动脉瓣反流　升主动脉瘤可以引起主动脉瓣连接部移位和瓣环扩张，夹层可导致瓣交界撕脱或主动脉瓣本身的病变,均可导致主动脉瓣受累变形,出现进展性主动脉瓣反流。因为容量过负荷,心脏重构并逐渐扩大,患者可表现为进行性心力衰竭、脉压增大和舒张期杂音。

3. 冠状动脉受累　可出现心肌缺血、心肌梗死等表现,夹层的假腔压迫真腔可导致冠状动脉急性重度狭窄甚至完全闭塞,患者出现血流动力学不稳定甚至猝死。右冠状动脉最常受累而表现为急性右心衰竭。冠状动脉夹层远端也可出现再破口或冠状动脉开口可撕脱而导致冠状动脉腔压迫减轻,从而临床症状缓解。

4. 疼痛　动脉瘤样扩张对邻近组织的压迫和侵犯可引起轻微的慢性疼痛。升主动脉瘤患者中最常见的症状是前胸部的不适,疼痛通常局限在心前区,也可放射到颈部和下颌,类似于心绞痛。急性起病的胸部、背部或者腹部的剧烈疼痛提示主动脉夹层病变,这种疼痛常突然发生,呈尖锐或者撕裂样,并且伴随主动脉的撕裂而进展。

5. 局部压迫和侵犯　升主动脉瘤样扩张还可以引起与上腔静脉、肺动脉、呼吸道或者胸骨受压迫相关的症状。

（二）影像学和实验室检查

尽管特殊的症状和体征表现可以高度支持主动脉根部疾病的诊断,但是主动脉根部疾病的诊断高度依赖影像学检查。

1. 胸部 X 线片　升主动脉瘤表现为凸向心影右侧的阴影,侧位观由于胸骨后间隙的消失,升主动脉瘤表现为向前的凸出,主动脉的钙化及其移位也有提示作用。然而,正常的胸部 X 线表现并不能排除动脉瘤的诊断。

2. 超声心动图　主动脉根部瘤样病变通常是因患者有主动脉反流的症状或体征而进行超声心动图检查时发现的。经胸和经食管超声心动图都可以提供良好的升主动脉和主动脉根部的成像。经食管超声心动图可准确地判断和区分升主动脉瘤、主动脉夹层和内膜血肿,同样可以提供胸降主动脉的成像,但是对主动脉弓的评估并不理想(被气管支气管树内的气体所遮挡)。有效的超声心动图在获得足够的影像和解释图像方面都要求相当的技术。

3. 计算机断层扫描(CT)　血管 CT(CTA)应用广泛,能提供整个胸腹主动脉的成像,二维图像重建和三维主动脉重建也已广泛应用,可帮助外科医生确定手术方案。CT 扫描可以探测钙化区域,明确夹层和瘤体位置范围、解剖异常和主要分支血管的关系。当有附壁血栓形成或假腔内血凝块形成时,CT 扫描可以较动脉血管造影对动脉瘤大小提供更准确的判断。增强 CT 提供关于主动脉腔的信息,可以检测附壁血栓、主动脉夹层、感染性主动脉纤维化,以及由于动脉破裂而造成的纵隔或腹膜后血肿。CT 在评价胸主动脉疾病中是最常用且最有效的检查。增强 CT 最主要的不足是高风险的患者(如患者有已存在的肾脏疾病或糖尿病)会出现对比剂相关的急性肾损伤。

4. 磁共振血管造影(MRA)　MRA 已经广泛地应用并且可以方便地进行整个主动脉的成像,这种模式可以提供类似于对比剂增强 CT 的成像效果,但不需要暴露在电离辐射下,而且 MRA 提供分支血管细节的良好成像,在检测分支血管狭窄上非常有用,还可以看到矢状面和冠状面像。目前,MRA 的应用局限包括高价格、耗时长等。此外,MRA 环境对于大多危重患者并不适合。

5. 主动脉造影及心导管检查　主动脉造影可以提供主动脉准确的轮廓,被认为是评价胸主动脉疾病的"金标准",但是 CT 和 MRA 技术上的进步使其在很大程度上替代主动脉造影检查,并且相比于导管相关的检查可引起较少的并发症,因此,目前在胸主动脉疾病的患者中进行诊断性血管造影的应用有所局限。然而,腔内治疗的出现为基于导管的血管成像技术提供了新的应用途径,因为腔内血管造影是腔内操作的重要组成部分。某些疾病的主动脉造影有非常特征的影像表现,如主动脉瓣环扩张呈"梨形"的形态,主动脉窦处显著扩张而升主动脉扩张不明显,向上逐渐变细直至到无名动脉时达到正常大小,假性动脉瘤表现为不规则外形的囊袋。患者如果大于 40 岁或者有相关的病史,可同时检查有无冠状动脉疾病及评价左心室功能。

6. 实验室检查　不幸的是,实验室检查对诊断急性主动脉夹层或主动脉瘤几乎没有帮助,D- 二聚体在绝大多数急性主动脉夹层患者中有明显增高。用于诊断急性冠状动脉疾病的检查,包括心电图和心肌损伤的血清标志物的结果等均需要慎重对待。有急性胸痛而心电图和血清标志物正常的患者应警惕主动脉夹层的可能。应注意的是,即使是心电图发生改变并且血清标志物水平升高的心肌梗死,仍不能除外累及主动脉根部的主动脉夹层的诊断,因为夹层也可造成冠状动脉缺血。

第二节　主动脉根部病变治疗

一、主动脉根部不同类型病变的外科手术指征

1. 主动脉根部真性动脉瘤　此类患者手术适应证的主要依据是动脉瘤直径。当动脉瘤直径>5cm 时,其发生主动脉瘤破裂的可能性大幅度增加,很多此类患者术中瘤壁可见内膜断裂,易出现夹层,而且可能导致主动脉瓣环扩大和主动脉瓣关闭不全。因此,经验认为动脉瘤直径>5cm 时应考虑行主动脉根部替换术,主动脉扩张、瘤体不断扩大、直径每年增加 1cm 以上者也应该接受手术治疗。对于无法修复成形的主动脉瓣病变患者,若存在窦部和升主动脉直径扩张>4cm,并且冠状动脉移位比较明显,技术上可以完成冠状动脉重建,此类患者为避免因窦部血管扩张甚至夹层再次手术,应该尽量积极行根部替换术。主动脉瓣形态和功能尚可的患者也可选择保留主动脉瓣的主动脉根部替换术。主动脉根部瘤手术指征参见表 9-2-1。

表 9-2-1　2014 年欧洲心脏病学会(ESC)主动脉疾病指南的主动脉根部外科手术指征

主动脉根部外科手术指征	推荐级别	证据等级
有主动脉根部瘤且最大升主动脉直径>50mm 的马方综合征患者,指南推荐进行手术治疗	I	C
以下类型的主动脉根部瘤患者可考虑进行手术治疗:①最大升主动脉直径>45mm 且存在风险因素的马方综合征患者;②最大升主动脉直径>50mm 且存在风险因素的二尖瓣病变患者;③最大升主动脉直径>55mm 且无其他弹性组织缺乏症的患者	Ⅱa	C
身材娇小的患者,或者病情进展快、主动脉瓣关闭不全或有妊娠打算的患者,可考虑根据患者体表面积,适度减低干预治疗的主动脉直径阈值	Ⅱb	C

2. A 型主动脉夹层　A 型主动脉夹层需要急诊手术,须综合考虑患者的临床表现和 CT 断面影像提供的解剖信息来详细评估主动脉根部的结构和功能,包括分析主动脉瓣反流的严重程度和机制、主动脉根部夹层累及的范围和冠状动脉受累方式,以此来决定是保留还是替换主动脉根部(表 9-2-2)。原则是通过手术恢复主动脉瓣的功能,消除或关闭假腔,减轻冠状动脉灌注不良。在决定具体手术方式时还应考虑术者的手术经验,同时还须平衡患者最大化长期获益和降低早期手术风险的两种需求。患者夹层累及主动脉瓣叶、交界、瓣环等可以考虑行主动脉根部替换术,尤其是在经验不够丰富的血管中心。对于经验丰富的大血管中心,可以试行交界悬吊、窦部成形或其他保留主动脉瓣的主动脉根部置换术等技术,力争挽救主动脉瓣叶,避免瓣膜置换。

表 9-2-2　2021 年美国胸外科协会(AATS)专家共识急性 A 型主动脉夹层(ATAAD)的主动脉根部外科处理

主动脉根部处理	推荐级别	证据等级
ATAAD 患者推荐实施主动脉瓣悬吊	I	B
合并主动脉根部瘤或原发性破口位于主动脉根部的 ATAAD,推荐行主动脉根部置换术	I	B
马方综合征或其他遗传性主动脉疾病并发 ATAAD 时,可考虑行主动脉根部置换术	Ⅱa	C
在部分 ATAAD 患者中,可考虑行保留主动脉瓣的主动脉根部置换手术	Ⅱb	C
ATAAD 术后出现持续冠状动脉灌注不良时,推荐立刻施行冠状动脉旁路移植术	I	C

二、动脉根部外科手术方式

通常选择在全身麻醉下,常规正中开胸或者胸骨上端小切口。急性主动脉 A 型夹层患者采用右腋动

脉插管深低温停循环,余患者多采用右股动脉插管单纯低温体外循环。对于升主动脉远端直径正常的患者,切除瘤体后,如插管近端主动脉有足够缝合缘,也可行升主动脉插管转机。静脉插管则选择右心房,心房插管位置选择应考虑避开根部到右心房分流位置,也可选择在上、下腔静脉插管,右上肺静脉插左心引流管。阻断升主动脉后,纵行切开主动脉壁,近端切口朝向无窦方向,显露左、右冠状动脉开口,直视灌注停跳液,心脏表面可予冰屑以保护心肌。选择合适的人工血管或带瓣管道,选择适宜的外科术式进行主动脉根部的置换或成形。

主动脉根部病变的常见外科术式包括 Wheat 手术、Bentall 手术、Carbrol 手术、David 手术,以及处理主动脉瓣上狭窄的各种手术,如 Ross 手术等。

(一) Wheat 手术

Wheat 手术是保留主动脉窦的主动脉瓣和升主动脉替换术。1964 年,Wheat 等设计并完成该术式,适用于升主动脉瘤合并主动脉瓣病变,主动脉窦无明显病变,非马方综合征患者。

手术具体操作:切除主动脉瓣叶,用人工心脏瓣膜替换主动脉瓣,保留主动脉窦,取一段人工血管修剪至合适形状,在窦管交界以上替换病变的升主动脉(图 9-2-1)。

该术式操作相对简单,止血较方便,手术风险较小,手术后的中远期效果较好。但此法亦存在以下缺点:残余的主动脉窦壁有再次瘤变的可能,尤其是马方综合征患者进行 Wheat 手术后会遗留病变的主动脉窦壁,随着时间的延长,该处的病变组织会继续演变、扩张,最终形成动脉瘤或夹层,甚至出现破裂,有再次手术的可能。

(二) Bentall 手术

Bentall 手术是应用带瓣人工血管替换主动脉根部(包括主动脉窦和主动脉瓣),并移植双侧冠状动脉开口。该术式由 Bentall 于 1968 年在英国率先完成,此后成为主动脉根部病变手术的最经典术式。此方法主要适用于主动脉根部明显扩张,形成瘤样改变、双侧冠状动脉开口明显移位、主动脉瓣重度关闭不全且无法成形修复等的患者。可根据冠状动脉开口的不同,处理方式分为经典法 Bentall 手术和纽扣法 Bentall 手术。

经典法 Bentall 手术具体操作:切开病变的升主动脉,保留主动脉窦部瘤壁,切除病变主动脉瓣,用带瓣人工血管替换主动脉瓣,并于人工血管相应位置分别切开 2 个 0.8~1cm 的小孔,将双侧冠状动脉开口连同附近瘤壁吻合于其上,最后将带瓣人工血管与升主动脉远端吻合。

纽扣法 Bentall 手术具体操作:切除主动脉窦部瘤壁,游离并修剪双侧冠状动脉开口,保留开口少部分瘤壁,使开口呈纽扣状,将冠状动脉起始段游离 1~2cm,以防植入时张力过高。将冠状动脉"纽扣"式吻合在带瓣人工血管相应位置上(图 9-2-1)。

Bentall 手术杜绝了主动脉窦再次病变的发生,相较其他主动脉根部替换或成形手术,操作相对简单且手术时间短,手术风险低,近期及远期效果较好。

经典法 Bentall 手术不游离冠状动脉开口而将其直接吻合在人工血管上,可用残余瘤壁包裹人工血管,并与右心房建立分流,便于止血,但易存在冠状动脉吻合口张力、扭曲而导致心肌缺血的情况,严重者体外循环撤除困难。另外,还应注意全层缝合冠状动脉开口,以避免冠状动脉内膜撕裂,术后发生假性动脉瘤。术中人工血管开孔应与冠状动脉开口直径相吻合,不宜过大,避免遗留过多病变的主动脉壁,尤其是马方综合征等动脉中层有问题的患者。采用纽扣法 Bentall 手术易保证吻合口无张力,但易造成患者术中止血困难,停循环止血过程大量失血,甚至出现无法控制的局面,造成不良后果。纽扣法 Bentall 手术也存在冠状动脉扭曲的可能。

冠状动脉开口的吻合质量对 Bentall 手术的成功至关重要。对于主动脉窦部过大或过小;或冠状动脉开口紧邻瓣环;或冠状动脉开口受累,内、外膜较脆弱,不耐受牵拉;或以前做过手术而有瘢痕形成,需要避免过多游离的患者,常规冠状动脉开口吻合会有较大困难,可选用特殊的手术方法,如用带有窦部的人工血管,将冠状动脉开口移植在膨起的人工血管窦部,或采用"城门洞"法吻合冠状动脉开口。此外,也可选用下述的 Cabrol 手术方式,必要时也可以直接封闭冠状动脉开口,行冠状动脉旁路移植术。

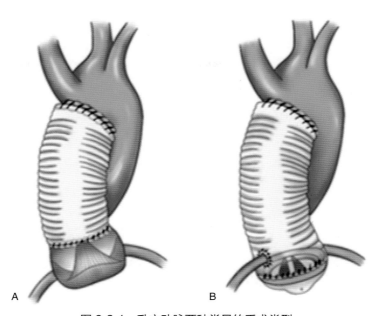

图 9-2-1 升主动脉两种常见的手术类型

A. 升主动脉扩张合并主动脉瓣关闭不全行 Wheat 手术；B. 升主动脉
及主动脉窦部扩张合并主动脉瓣关闭不全行 Bentall 手术。

Bentall 手术是治疗主动脉根部瘤或夹层最为有效的经典术式，并已成为各种新术式对照的"金标准"。通过 Bentall 手术进行治疗的患者，其术后死亡率仅有 2.6%，术后 5 年死亡率为 4.2%，术后 10 年死亡率为 10.4%，但是该手术的操作比较复杂，如果处理不好，患者术后可能出现难以控制的出血、晚期冠状动脉吻合处及主动脉远端吻合口假性动脉瘤形成等并发症。

（三）Cabrol 手术

Cabrol 手术对 Bentall 手术的左、右冠状动脉开口吻合方法进行一定程度的改良，选用直径为 8~10mm 的人工血管，其两端分别与左、右冠状动脉开口进行良好的端端吻合，人工血管中间再开孔与置换升主动脉的带瓣管道进行优良的侧侧吻合。此法双侧冠状动脉吻合口的张力小，出血发生率低，进而避免患者手术后出现的恶性出血和冠状动脉吻合口假性动脉瘤等并发症，从而确保手术具有良好的治疗效果，但这根 8~10mm 的人工血管较易发生扭曲变形，且人工血管内容易形成血栓，影响心肌供血。

Cabrol 手术也可进行改良，包括制作游离的冠状动脉纽扣，使小尺寸的 Dacron 人工血管可以与冠状动脉周围全层主动脉组织进行吻合，或采用两段短的小尺寸人造血管分别与左、右冠状动脉开口和带瓣管道行端端吻合（图 9-2-2）。

（四）David 手术

Bentall 手术或 Cabrol 手术均须用人工心脏瓣膜替换主动脉瓣，可能发生术后的相关并发症，如机械心脏瓣膜噪声、血栓形成、出血或生物瓣退行性变等，此外有部分患者主动脉瓣病变可能并不显著。因此，加拿大学者 David 于 1992 年提出保留主动脉瓣的主动脉根部替换术，即 David 手术（常用术式有 David Ⅰ型、David Ⅱ型和改良 David Ⅱ型）。该术式适用范围包括：①主动脉根部明显瘤样扩张或夹层撕裂，但未严重侵及主动脉瓣环和主动脉瓣叶，且主动脉瓣功能良好的患者；②虽然合并主动脉瓣关闭不全，但主动脉瓣叶正常或基本正常（没有瓣叶撕脱或风湿性等病理性改变）；③瓣环正常或轻度扩张、变形，但超高速 CT 和超声检查示瓣环扩大不超过正常范围的 1/3。保证 David 手术效果的关键是能有效地重建主动脉瓣生理结构和功能。

1. David Ⅰ型手术 David Ⅰ型手术具体操作：切除主动脉根部，游离左、右冠状动脉开口呈纽扣状，沿主动脉瓣环上 3~5mm 与瓣环平行切除主动脉窦的窦壁，在主动脉瓣环下方由内向外预置多条水平褥式缝线，取合适口径的人工血管，近心端不做修剪，将预置缝线从内向外穿过人工血管末端打结将主动脉瓣环固定至人工血管内,将 3 个瓣交界向上缝合悬吊至人工血管内,再将主动脉窦壁边缘缝合固定于人工血管内,重新将游离好的纽扣状冠状动脉开口端侧吻合至人工血管相应位置上(图 9-2-3)。

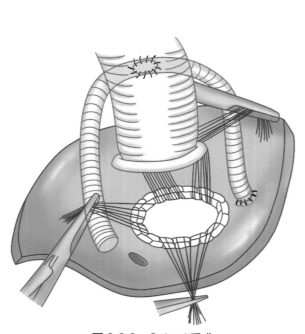

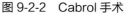
图 9-2-2　Cabrol 手术

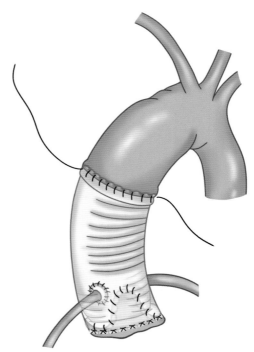
图 9-2-3　David Ⅰ型手术

David Ⅰ型手术行主动脉窦部置换的同时保留了患者自身的主动脉瓣,避免了人工心脏瓣膜置换术后血栓、出血等并发症,患者术后生活质量较高。但与 Bentall 手术比较,该手术的成功实施对影像诊断和术者的要求都非常高,且术后止血较困难。

此外,David Ⅰ型手术还固定了主动脉瓣环,可有效防止主动脉瓣环进一步扩张,预防主动脉瓣反流。然而,David Ⅰ型手术强行将主动脉窦拉升至同一水平位置,又增加了术后出现主动脉瓣关闭不全等并发症的机会。此外,David Ⅰ型手术重建的主动脉根部为一直径相同的柱状结构,而非原本的窦部形态,在收缩期与主动脉瓣碰撞,有可能影响瓣叶开放,增加瓣叶损伤。

2. David Ⅱ型手术　David Ⅱ型手术具体操作:沿主动脉瓣环切除主动脉窦,仅留 5~6mm 边缘,将合适口径的人工血管近心端三等分修剪成扇贝状,与残留主动脉窦壁边缘吻合,从而分别替代相应主动脉窦壁。瓣交界固定于人工血管近心端“扇贝”交界处,重新移植冠状动脉开口于人工血管合适位置(图 9-2-4)。

David Ⅱ型手术将人工血管近心端剪成扇贝状,模仿主动脉瓣窦自然形态,主动脉瓣不受人工血管限制,可自然运动,但该术式未加固主动脉瓣环,主动脉瓣环进一步扩张有可能导致主动脉瓣反流。David Ⅱ型手术将 3 个主动脉瓣窦作为整体处理,未考虑到各个窦结构的差异性,比如通常无冠窦最大,也最易扩张,其次是右冠窦,最后是左冠窦,因而窦部修复常不够精确。

3. 改良 David Ⅱ型手术　一名法国医生在 David Ⅱ型手术基础上进行改良,切除病变主动脉窦,精确测量主动脉窦高度,将人工血管裁成相应大小的 3 片,按照测量的主动脉窦高度,将人工血管修剪成主动脉窦相应形状,分别与 3 个主动脉窦壁边缘吻合,人工血管片远端至窦管交界处形成同一平面,再将 3 个血管片缝合在一起。置换升主动脉的人工血管近端与人工血管片远端连续缝合行端端吻合(图 9-2-5)。

该法有利于针对性处理各瓣窦,更能精确重建主动脉窦,避免主动脉窦扭曲,更好地保留各主动脉瓣叶功能,但改良 David Ⅱ型手术更加复杂,操作时间延长,体外循环时间相应延长,缝线过多,出血概率增加。

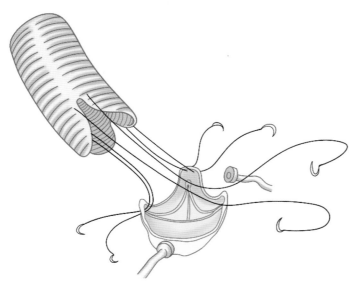

图 9-2-4　David Ⅱ型手术

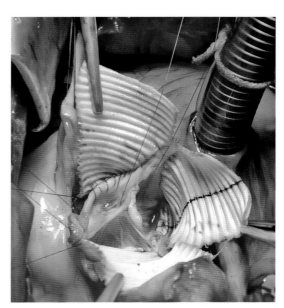

图 9-2-5　改良 David Ⅱ型手术

影响 David 手术术后远期结果的主要因素为主动脉瓣叶的质量、最初主动脉瓣重建的几何形态的准确性、主动脉瓣叶尖端的对合,以及主动脉瓣叶游离缘在人工血管中的形态和位置。虽然 David 手术中行主动脉瓣成形术,仍有部分患者术后存在轻中度主动脉瓣反流。但由于 David 手术消除了主动脉根部瘤,消除了瘤体扩张所带来的对瓣环和瓣叶的进一步影响,轻中度主动脉瓣反流加重为重度主动脉瓣反流的可能性明显降低。David 手术的近期及长期疗效好。David 等研究结果显示,David Ⅰ型手术 5 年生存率为 (94 ± 4) %,David Ⅱ型手术 5 年生存率为 (83 ± 7) %。主动脉瓣免于主动脉关闭不全者所占比例,David Ⅰ型手术为 (96 ± 4) %,David Ⅱ型手术为 (71 ± 21) %。David Ⅰ型手术远期疗效优于 David Ⅱ型手术,可能与 David Ⅰ型手术可固定主动脉瓣环、防止主动脉瓣环进一步扩张有关。

（五）Ross 手术

Ross 手术即自体肺动脉主动脉根部置换术,采用自体肺动脉管道置换主动脉根,然后用同种异体带瓣主动脉或肺动脉管道连接右心室和肺动脉。

手术具体操作:将主动脉、肺动脉及其分支充分游离,横断肺动脉,自主动脉根部锐性分离出主肺动脉瓣基部,将主肺动脉后壁与左冠状动脉完全游离开,直至能见到右心室肌肉。将右室流出道前壁和后壁切开离断,获得带瓣肺动脉。切除主动脉根部,保留动脉壁宽度 2~4mm。切除主动脉瓣,距冠状动脉开口 2~3mm 的主动脉壁上切下左、右冠状动脉。参照应用同种带瓣主动脉置换主动脉方法,将摘下自体肺动脉瓣移植于主动脉根部,并将切下左、右冠状动脉分别吻合于移植的肺动脉相应部位。应用同种带瓣主动脉重建右心室 - 肺动脉通道。

ROSS 手术的成功率已经在近年取得了巨大进步,该术式在理论上存在以下优点:自体肺动脉瓣具有生长潜力,因此适合于年轻,尤其是未成年患者;具有良好的血流动力学特性,无阻塞或湍流出现;无血栓形成风险,术后无须抗凝治疗。然而,该术式缺点仍很突出,操作复杂,难度比较大、创伤大;置换后的肺动脉瓣能否经受得住左心室高压所产生的张力值得关注;肺动脉瓣须用同种或异种生物材料替换,因而将患者的一个瓣膜问题变成了两个瓣膜问题,以后这两个瓣膜中的任何一个出现问题都需要再次手术。

（六）其他手术方式

1. 窦管交界成形术　单纯窦管交界扩张导致主动脉瓣叶交界向外分离而影响瓣叶在舒张期的对合,

出现主动脉瓣反流。如果患者主动脉瓣叶基本正常、主动脉窦和瓣环没有明显扩张,可选用合适的涤纶人造血管连续缝合于窦管交界水平来重建正常的窦管交界,以恢复主动脉瓣功能。移植血管的直径及交界间的间距可以通过测量器来准确测量。

2. 主动脉瓣环成形术　如果患者主动脉瓣环明显扩张而拟保留主动脉瓣者,须行主动脉瓣环成形术,可于左室流出道部位的左心室-主动脉连接的纤维部分的同一平面进行多针间断水平褥式缝合,并穿过置于左室流出道外面的 Dacron 条片,通过调整针距使主动脉瓣环直径缩小至合适水平。大部主动脉瓣环扩大发生于无冠瓣交界下方,主动脉瓣环应该在此被重点缩小。

3. 主动脉窦瘤破裂修补术　显露和剪除瘤体。破口直径<5mm 者可用 4-0 带垫片双头针直接缝合;破口直径>5mm 者须用涤纶补片修补。

(陈　军　魏　翔)

参考文献

［1］SPRAY T L, ACKER M A. Rob & Smith's operative cardiac surgery [M]. 6th ed. Boca Raton: CRC Press, 2019.

［2］BRUNICARDI F C. Schwartz's principles of surgery [M]. 9th ed. New York: McGraw-Hill, 2009.

［3］COHN L H, EDMUNDS L H Jr. 成人心脏外科学 [M]. 北京: 人民卫生出版社, 2007.

［4］KOUCHOUKOS N T, BLACKSTONE E H, HANLEY F L, et al. Kirklin/Barratt-Boyes cardiac surgery [M]. 4th ed. Philadelphia: Saunders Press, 2012.

［5］ERBEL R, ABOYANS V, BOILEAU C, et al. 2014 ESC Guidelines on the diagnosis and treatment of aortic diseases: Document covering acute and chronic aortic diseases of the thoracic and abdominal aorta of the adult. The task force for the diagnosis and treatment of aortic diseases of the European Society of Cardiology (ESC)[J]. Eur Heart J, 2014, 35 (41): 1169-1252.

［6］MALAISRIE S C, SZETO W Y, HALAS M, et al. 2021 The American Association for Thoracic Surgery expert consensus document: Surgical treatment of acute type A aortic dissection [J]. J Thoracic Cardiovasc Surg, 2021, 162 (3): 735-758. e2.

［7］陶凉, 胡大清, 宋来春, 等. 实用主动脉根部重建术 [M]. 北京: 中国科学技术出版社, 2019.

［8］崔金帅, 晁文晗, 高秉仁, 等. 主动脉根部疾病手术选择的研究进展 [J]. 中国胸心血管外科临床杂志, 2019, 26 (5): 504-508.

［9］DAVID T E, FEINDEL C M, WEBB G D, et al. Aortic valve preservation in patients with aortic root aneurysm: Results of the reimplantation technique [J]. Ann Thorac Surg, 2007, 83 (2): S732-S735.

［10］PRIFTI E, BONACCHI M, FRATI G, et al. Early and long-term outcome in patients undergoing aortic root replacement with composite graft according to the Bentall's technique [J]. Eur J Cardiothorac Surg, 2002, 21 (1): 15-21.

［11］王韧, 孙立忠, 常谦, 等. 保留主动脉瓣的根部重建术治疗马方综合征主动脉根部瘤 [J]. 中华外科杂志, 2010, 48 (3): 217-220.

［12］李军, 王春生, 赖颢, 等. David Ⅰ 与 Bentall 手术行急性 Stanford A 型主动脉夹层根部重建的近期疗效比较 [J]. 中华胸心血管外科杂志, 2015, 31 (12): 719-724.

［13］王春生, 李军, 赖颢. Stanford A 型主动脉夹层根部重建技术的应用现状与思考 [J]. 中华外科杂志, 2017, 55 (4): 245-250.

［14］GOTT V L, CAMERON D E, ALEJO D E, et al. Aortic root replacement in 271 Marfan patients: A 24-year experience [J]. Ann Thorac Surg, 2002, 73 (2): 438-443.

［15］BÖHM J O, BOTHA C A, HEMMER W, et al. The ross operation in 225 patients: A five-year experience in aortic root replacement [J]. J Heart Valve Dis, 2001, 10 (6): 742-749.

［16］KARANGELIS D, TZERTZEMELIS D, DEMIS A A, et al. Eighteen years of clinical experience with a modification of the Bentall button technique for total root replacement [J]. J Thorac Dis, 2018, 10 (12): 6733-6741.

［17］YANG B, PATEL H J, SOREK C, et al. Sixteen-year experience of David and Bentall procedures in acute type a aortic dissection [J]. Ann Thorac Surg, 2018, 105 (3): 779-784.

［18］ 孙立忠, 刘宁宁. 保留主动脉瓣的根部替换术 (David 手术)[J]. 中华胸心血管外科杂志, 2012, 28 (9): 572-576.

［19］ COSELLI J S, WELDON S A, PREVENTZA O, et al. Valve-sparing versus composite root replacement procedures in patients with Marfan syndrome [J]. Ann Cardiothorac Surg, 2017, 6 (6): 692-696.

［20］ LANSAC E, CENTA I D, BLIN D, et al. 327 A standardized approach of aortic valve sparing combining root remodeling and aortic annuloplasty: Impact of additional cusp repair ? [J]. Arch Cardiovasc Dis Suppl, 2010, 2 (1): 107.

［21］ 石秋霞, 徐志伟, 侯晓彤, 等. 单中心 Ross 手术长期随访总结 [J]. 中华胸心血管外科杂志, 2018, 34 (3): 157-160.

第十章
先天性主动脉瓣二瓣化畸形合并主动脉疾病

先天性主动脉瓣二瓣化畸形(bicuspid aortic valve)是最常见的先天性主动脉瓣狭窄畸形,占 50%~60%,可以单独出现,但临床上往往合并其他先天性心脏病及主动脉疾病,最常见的是合并继发于主动脉中膜异常的近端升主动脉扩张,以及主动脉瓣二瓣化畸形引起血流动力学改变而继发升主动脉扩张。该病的临床症状通常在患者成年期表现,但表现谱宽广,发病时间跨度也很大。并发症包括主动脉瓣狭窄或功能不全、心内膜炎、主动脉瘤和 / 主动脉夹层形成。尽管有潜在的并发症,2 个大型临床研究已经证明与普通人群相比,先天性主动脉瓣二瓣化畸形患者的预期寿命并不缩短。由于该病常同时累及瓣膜和主动脉,手术决策更为复杂,许多接受主动脉瓣置换的患者还需要进行主动脉根部手术。无论是否进行手术,患者都需要持续进行影像学监测。最近的研究提高了我们对该疾病的理解,但许多问题仍未得到解答。

第一节　先天性主动脉瓣二瓣化畸形概述

先天性主动脉瓣二瓣化畸形是国人较最常见的先天性心脏缺陷,全球范围内其患病率估计在0.5%~2%,中国尚没有该病大规模流行病学调查数据。男性患者和女性患者的比例约为 3∶1。成年先天性主动脉瓣二瓣化畸形患者容易合并多种并发症,该病的临床表现比任何其他先天性心脏病都更复杂。先天性主动脉瓣二瓣化畸形不仅是一种单纯的瓣膜发生障碍,还影响着主动脉和 / 或心脏的发育。

先天性主动脉瓣二瓣化畸形除瓣叶数量变异外,常见瓣叶增厚、形态异常和瓣叶黏液样变性等病理改变。可能出生时即伴有主动脉瓣狭窄,或无狭窄,但由于瓣叶结构异常,长期受到血流的不断冲击,易引起瓣膜增厚、钙化、僵硬、纤维化,最终导致瓣膜狭窄。典型的主动脉瓣二瓣化畸形是由两个大小不等的瓣叶构成的,较大的一个瓣叶是由两个瓣叶连接融合而成,因此在连接处通常有一个脊,这个连接的脊在进行瓣膜手术时(如球囊瓣膜成形术)容易发生断裂,增加手术风险。一大一小两个瓣膜的形态根据融合瓣膜的不同可分为几种模式:① 0 型:对称的二叶主动脉瓣没有脊的结构,较少见,可以前后分布,也可以左右分布;② 1 型:(两个瓣膜发生融合)左冠瓣和右冠瓣融合,最常见,常合并主动脉的缩窄,右冠瓣和无冠瓣融合,左冠瓣和无冠瓣融合;③ 2 型:三个瓣叶发生融合,形成独立一个瓣叶(图 10-1-1)。

在成年的先天性主动脉瓣二瓣化畸形患者中,非瓣膜并发症罹患比例可高达 50%,其中最常见的并发症是胸主动脉扩张(直径达到 4.0~4.5cm,发生率约为 40%)。研究表明,一旦罹患了先天性主动脉瓣二瓣化畸形,主动脉瘤的患病风险为正常人群的 80 倍。1928 年,Abbott 教授首次描述了先天性主动脉瓣二瓣化畸形与主动脉疾病的关系。虽然有学者认为这有些并发症可能是继发于血流动力学改变,即所谓的"狭窄后扩张",但最近的研究表明主动脉的结构异常发生在细胞水平,而不依赖于血流动力学病变。患者的胸主动脉病理学检查可以发现病变区域原纤维蛋白减少,弹性蛋白断裂,细胞凋亡。缺乏原纤维蛋白会导致平滑肌细胞脱离、细胞外基质破坏和细胞坏死。病变主动脉区域基质金属蛋白酶的增加也被认为是导致这一病理过程的重要原因。除了主动脉外,部分患者的肺动脉干也会出现类似的病理改变,但相较主动脉扩张,肺动脉受累的临床表现较少。

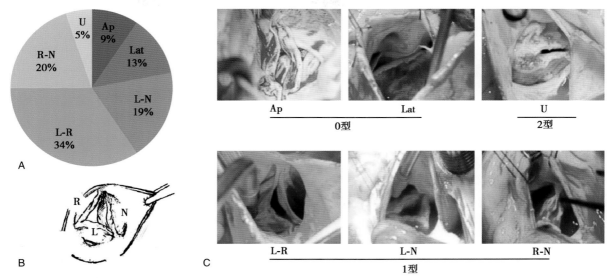

图 10-1-1　先天性主动脉瓣二瓣化畸形的分类

A. 先天性主动脉瓣二瓣化畸形表型组成;B. 正常主动脉瓣的解剖;C. 术中证实的二瓣化畸形表型分类。U 为 unicuspid,单叶主动脉瓣畸形;Ap 为 anterior-posterior,前后主动脉瓣畸形;Lat 为 lateral,左右主动脉瓣畸形;L 为 left coronary sinus,左冠窦;R 为 right coronary sinus,右冠窦;N 为 non-coronary sinus,无冠窦;L-N 为左无融合主动脉瓣畸形;L-R 为左右融合主动脉瓣畸形;R-N 为右无融合主动脉瓣畸形。

心脏和瓣膜的形态发育发生在胎儿发育早期。最初,细胞外基质增厚并形成心内膜垫,最终形成 4 个心脏瓣膜。先天性主动脉瓣二瓣化畸形形成的具体机制尚不清楚。早期的理论认为,发育中的瓣膜血供异常可能导致瓣膜分离失败,最近的理论则涉及细胞迁移、信号通路和遗传易感性。目前部分学者认为,异常的神经嵴迁移导致瓣膜垫融合,可能是这种疾病发生的一种解释。其他学者则认为,细胞外基质蛋白在瓣膜发生和疾病发展中也发挥了关键作用。除此之外,内皮来源的一氧化氮在血管和瓣膜的形成中也起到了重要作用,研究表明,没有内皮型一氧化氮合酶的基因敲除小鼠模型可发生先天性主动脉瓣二瓣化畸形。

第二节　先天性主动脉瓣二瓣化畸形遗传学病因

先天性主动脉瓣二瓣化畸形具有明确的家族聚集性。研究统计提示,确诊患者的一级亲属有 9%~15% 的风险同样罹患该病,且男女比例相当,这些线索提示先天性主动脉瓣二瓣化畸形可能是孟德尔遗传病。然而,决定该病的遗传学病因却十分复杂,因为从目前的研究看来,该病可能存在较强的遗传异质性,有多个致病基因。迄今为止,仅鉴定出了部分致病基因。

信号和转录调控因子 NOTCH1 的编码基因(基因位于 9q34.3)的致病突变首先被证实可以导致先天性主动脉瓣二瓣化畸形,并在后期病程中导致瓣叶钙沉积。*NOTCH1* 基因的致病突变不但在家族性病例中可以共分离,还可以解释 4% 的散发先天性主动脉瓣二瓣化畸形患者,这提示新发突变可能也是该病的遗传模式之一。随后,通过进一步的遗传学研究发掘出了一系列可能的致病基因,编码平滑肌 α- 肌动蛋白的 *ACTA2* 基因突变可导致胸动脉瘤合并先天性主动脉瓣二瓣化畸形。除此以外,*TGFBR2*、*FBN1* 及 *SMAD6* 基因的致病突变也被陆续发现可以导致相应表型。

209

第三节　先天性主动脉瓣二瓣化畸形临床表现及诊断

一、先天性主动脉瓣二瓣化畸形的临床表现

先天性主动脉瓣二瓣化畸形有时单独存在,但更多的情况下会合并其他心血管疾病,最常见的是合并升主动脉扩张 / 动脉瘤。先天性主动脉瓣二瓣化畸形也可与其他先天性血管缺陷并存,其中常见的是合并主动脉缩窄。流行病学统计发现,在主动脉缩窄的患者中,50%~75% 同时合并有先天性主动脉瓣二瓣化畸形。先天性主动脉瓣二瓣化畸形还可以合并左心发育不良综合征,以及合并一些左心梗阻相关综合征,如多发左侧流出道和流入道梗阻的 Shone 综合征、合并瓣膜上狭窄的 Williams 综合征、合并主动脉缩窄的 Turner 综合征。先天性主动脉瓣二瓣化畸形还可以合并室间隔缺损、房间隔缺损、动脉导管未闭等先天性心脏病。先天性主动脉瓣二瓣化畸形甚至还有报道合并冠状动脉发育异常以及心内膜炎的情况存在。从这些疾病看来,先天性主动脉瓣二瓣化畸形与其说是一种瓣膜发育异常,更像是心脏发育的系统性疾病。

先天性主动脉瓣二瓣化畸形合并主动脉根部扩张,在患者幼年时期即开始出现主动脉直径的扩大。罹患该病的儿童,主动脉直径明显较正常儿童大。持续的主动脉根部扩张可以导致主动脉根部动脉瘤,大大增加了主动脉夹层的风险。主动脉夹层是该病最危险的并发症,其患病率不同地区差异较大。先天性主动脉瓣二瓣化畸形合并的主动脉夹层多累及升主动脉,但在老年患者中也有累及降主动脉的病例报道。

独立存在的先天性主动脉瓣二瓣化畸形通常不引起临床症状,有时会在心脏影像学检查中被发现,但合并其他心血管问题时,则会出现相应的症状和体征。合并主动脉夹层的危险因素包括主动脉大小、男性、家族史以及合并其他病变(如主动脉缩窄或 Turner 综合征)。

主动脉瓣狭窄的患者可以出现呼吸困难、心绞痛、晕厥等症状。体格检查时,收缩压降低,脉压减小,心界可能向左扩大,心尖区可触及收缩期抬举样搏动,听诊第二心音可能出现逆分裂。若主动脉瓣尚能正常活动,胸骨左、右缘及心尖可以听到 3/6 级以上的粗糙响亮的主动脉射流音。若瓣叶已经严重钙化僵硬,主动脉射流音则会消失。

主动脉关闭不全的患者可以出现心悸、发绀等症状。体格检查时,可出现水冲脉、毛细血管搏动征、股动脉枪击音等周围血管征。主动脉区舒张期高调叹气样杂音,反流严重者心尖区可闻及 Austin-Flint 杂音。

合并升主动脉缩窄的患者可出现上肢血压升高,下肢血压下降,劳力性呼吸困难,下肢乏力,甚至间歇性跛行。心尖搏动增强,心界可能向左扩大,胸骨左缘到中上腹可闻及收缩期喷射性杂音。

合并房间隔缺损的患者可以出现劳力性呼吸困难,肺动脉瓣区第二心音亢进,固定分裂,可闻及 2/6~3/6 级收缩期喷射样杂音。

合并室间隔缺损的患者可出现劳力性呼吸困难,第二心音亢进,通常分裂,胸骨左缘 3~4 肋间可闻及 4/6~6/6 级收缩期喷射样杂音。

合并动脉导管未闭时,患者可出现胸骨左缘第 2 肋间连续性机器样杂音伴震颤。

二、先天性主动脉瓣二瓣化畸形的诊断

先天性主动脉瓣二瓣化畸形的诊断主要根据临床症状、体征及影像学检查来完成,考虑到该病有较强的遗传学病因,还应该进行基因诊断。当主动脉瓣畸形引起主动脉瓣狭窄或关闭不全,或合并其他心血管疾病时,患者会出现明显的症状和体征,给临床医生相应的提示和线索。

目前影像学检查手段丰富,经胸超声心动图是诊断先天性主动脉瓣二瓣化畸形的有效手段,方便、快捷,其诊断的灵敏度和特异度分别为 92% 和 96%。但是超声心动图也有其短板,即诊断瓣膜严重钙化的

患者,以及区分严重的二叶主动脉瓣狭窄和严重的单瓣主动脉瓣狭窄时,可能存在困难。上述指标在考虑主动脉瓣成形术时尤为重要。为了尽可能地明确诊断,必须在短轴视图中看到收缩的瓣膜,如果不能确定诊断,可以使用分辨力更高的成像手段,如心脏磁共振成像或计算机断层扫描,将有助于确认畸形瓣膜的解剖细节,还能进一步明确胸主动脉的情况。

对于先天性主动脉瓣二瓣化畸形的基因诊断,建议使用高通量二代测序技术(定制 Panel 或全外显子组/全基因组测序方法)进行初步筛查。针对发现的候选致病突变,使用 Sanger 测序方法进行验证,以排除假阳性结果。对于重点关注的致病基因如 *NOTCH1* 基因,若二代测序方法有未能完全覆盖的编码区及附近调控区域,建议单独设计引物使用 Sanger 测序法进行查漏补缺,以免出现该区域的假阴性结果。

第四节　先天性主动脉瓣二瓣化畸形治疗

一、先天性主动脉瓣二瓣化畸形的影像学随访和药物治疗

先天性主动脉瓣二瓣化畸形患者建议在主动脉根部直径 ≥ 40mm 时,至少每年进行一次主动脉影像学检查。当主动脉根部直径 < 40mm 时,至少每 2 年进行一次主动脉影像学检查。考虑到主动脉断层扫描的放射风险,建议将经胸超声心动图作为常规检查方式。

先天性主动脉瓣二瓣化畸形患者首先应该严格控制血压。美国心脏病学会关于先天性心脏病的指南中推荐使用 β 受体拮抗剂治疗该病。部分学者也推荐使用血管紧张素受体阻滞剂来治疗该病,但尚缺乏大型临床试验结果来证实有效性。

尽管动脉粥样硬化和主动脉瓣膜病及主动脉疾病的关联是明确的,但先天性主动脉瓣二瓣化畸形患者是否应该应用调血脂药治疗尚不清楚,目前尚缺乏可靠的证据证实调血脂药可以控制疾病进程,目前的指南也未推荐应用调血脂药治疗本病。

二、先天性主动脉瓣二瓣化畸形的介入治疗和手术治疗

先天性主动脉瓣二瓣化畸形合并主动脉根部扩张的患者因为存在主动脉根部夹层的风险,建议适时进行外科手术治疗。本病合并升主动脉瘤样扩张的手术方法主要有两类,一类是应用人工血管置换升主动脉,另一类是升主动脉瘤样扩张部分切除成形。本病手术时机可能比退行性主动脉疾病患者的手术年龄更早,既往指南建议当扩张的主动脉直径超过 5cm 时,应考虑进行外科手术,但经过进一步临床研究后发现,在过去 10 年里,该病升主动脉扩张合并主动脉夹层的风险并没有之前想象的那么高,因此,新的指南建议当扩张的主动脉直径超过 5.5cm 时,才考虑手术治疗。需要注意的是,针对不同的患者,应该个体化进行手术时机的选择。

在评估治疗严重主动脉瓣狭窄的患者中,80 岁以上的患者中 20% 有先天性主动脉瓣二瓣化畸形,而 60~80 岁的患者中 60% 有先天性主动脉瓣二瓣化畸形。因此,较年轻的严重主动脉瓣狭窄患者先天性主动脉瓣二瓣化畸形的患病率较高。这些数据具有重要意义,因为经导管主动脉瓣置换术(transcatheaortic valve replacement,TAVR)在治疗严重主动脉瓣狭窄(包括年轻患者)中的作用越来越大。目前已经有一些观察性研究结果提示,导管主动脉瓣置换术是一种治疗先天性主动脉瓣二瓣化畸形合并主动脉瓣狭窄安全、有效的方法,但术前介入医生需要获得足够多的影像学资料,仔细评估手术的成功率(瓣膜形态和钙化程度)。目前,对于不同类型的二叶主动脉瓣和不同种类的人造瓣膜,经导管主动脉瓣置换术的长期治疗效果是否有差异尚不清楚。随着研究的不断进展,经导管主动脉瓣置换术在先天性主动脉瓣二瓣化畸形患者中的应用将会越来越广。

(李宗哲　曾和松)

参考文献

［1］ SIU S C, SILVERSIDES C K. Bicuspid aortic valve disease [J]. J Am Coll Cardiol, 2010, 55 (25): 2789-2800.

［2］ MA M, LI Z, MOHAMED M A, et al. Aortic root aortopathy in bicuspid aortic valve associated with high genetic risk [J]. BMC Cardiovasc Disord, 2021, 21 (1): 413.

［3］ BORGER M A, FEDAK P W M, STEPHENS E H, et al. The American Association for Thoracic Surgery consensus guidelines on bicuspid aortic valve-related aortopathy: full online-only version [J]. J Thorac Cardiovasc Surg, 2018, 156: e41-e74.

［4］ VINCENT F, TERNACLE J, DENIMAL T, et al. Transcatheter aortic valve replacement in bicuspid aortic valve stenosis [J]. Circulation, 2021, 143 (10): 1043-1061.

［5］ YOON S H, KIM W K, DHOBLE A, et al. Bicuspid aortic valve morphology and outcomes after transcatheter aortic valve replacement [J]. J Am Coll Cardiol, 2020, 76 (9): 1018-1030.

第十一章

遗传性主动脉疾病

遗传性主动脉疾病（hereditary aortopathies）是指由明确遗传因素（相关致病基因的 DNA 突变或拷贝数改变）致病，引起主动脉瘤和 / 或夹层的一组疾病，包括马方综合征（Marfan syndrome）、Loeys-Dietz 综合征（Loeys-Dietz syndrome）、Ehlers-Danlos 综合征（Ehlers-Danlos syndrome）等。遗传性主动脉疾病患者通常有主动脉相关疾病或心源性猝死家族史，但也可以是家族史阴性的散发患者。主动脉夹层和动脉瘤患者约 20% 有家族史，这类患者大部分可以找到明确致病突变。在散发主动脉夹层和动脉瘤患者中，也有不少患者可以检测到致病突变，也属于遗传性主动脉疾病的范畴。遗传性主动脉疾病患者的临床表现可以仅局限于主动脉，亦可表现为累及眼、骨骼、皮肤、神经系统、消化系统等多个系统的综合征。

第一节　马方综合征

一、概述

马方综合征（Marfan syndrome）是一种致命的常染色体显性遗传病，也是最常见的综合征性主动脉疾病，1896 年 Antoine Marfan 首次描述了该疾病。据文献报道，世界范围内其患病率约为 6.5/10 万，我国的患病率尚缺乏流行病学调查研究。该病主要累及结缔组织，核心临床表现覆盖心血管、眼、骨骼三个系统，主要包括主动脉根部扩张、主动脉夹层、晶状体脱垂、近视、蜘蛛指等。未经治疗的马方综合征患者平均生存年龄仅为 30~40 岁，但若得到及时诊断和良好的治疗，预期寿命则可以提高到 75 岁。马方综合征有显著的家族聚集性，确诊的患者往往伴随相应的阳性家族史，但也可以见到没有家族史的散发马方综合征患者，这类患者多是新发突变（de novo mutation）致病的，占 25% 的比例。该病的变异性较强，不论是同一个家系内，还是不同家系间，哪怕是携带相同致病突变的患者，临床表现也不一定完全一致。马方综合征的患者并非出生时就发病，其症状暴露时间有一定的外显延迟性，但该病的遗传度很高（携带致病基因突变的患者通常都会发病）。

二、马方综合征的遗传病因

在 20 世纪 90 年代初期，位于 15 号染色体长臂的 *FBN1* 基因被鉴定为马方综合征的致病基因，该基因编码的原纤维蛋白 1（fibrillin-1）是一种细胞外基质糖蛋白，是细胞外基质 10~12nm 直径的钙结合微原纤维的重要组成部分，在整个身体的弹性和非弹性结缔组织中提供承重的结构支持。在骨骼、血管、皮肤、眼的重要结缔组织中，微原纤维围绕连接着弹力纤维，形成了弹性蛋白沉积的网格支架。微原纤维还可以在睫状肌、肌腱、角膜和肾小球等组织中以非弹性蛋白网络的形式出现，为这些部位的结缔组织增加抗拉伸强度并起到锚定的作用。除此以外，原纤维蛋白还可以与各种生长因子、细胞表面整合素、其他细胞外基质蛋白及蛋白多糖进行交互对话,在维持组织内稳态中发挥关键作用。

FBN1 基因是一个很大的基因,它包含 65 个编码外显子。迄今已报道了超过 1 500 个 *FBN1* 基因的致病突变(详见 http://www.umd.be/FBN1),这些突变分布贯穿了整个基因,没有明显的热点区域。*FBN1* 基因的致病遗传改变既包括基因内的单点突变,也包括大片段 DNA 拷贝数改变。基因内的单点突变是最主要的致病遗传改变形式。在 *FBN1* 基因的单点致病突变中,最常见的突变类型是错义突变,此外,无义突变、剪切位点突变、插入/缺失突变也可致病。除了单点突变外,大片段 DNA 的拷贝数变化(拷贝数增加或减少)若累及 *FBN1* 基因,亦可导致马方综合征(约 7%)。通常大片段 DNA 拷贝数减少致病的情况更常见,这种大片段的拷贝数变化既可以是基因内的,包含一个或数个外显子,也可以是覆盖整个 *FBN1* 基因的拷贝数变化。若大片段 DNA 拷贝数变化的区域包含多个基因,患者相应的临床表现往往更严重、复杂。

FBN1 基因的主要致病模式是单倍剂量不足(haploinsufficiency),因此其致病突变在患者的家族中以常染色体显性遗传模式传递。这种遗传模式意味着确诊患者的一级亲属(父母、同胞兄弟姐妹和子女),不论性别,有 50% 的概率也是马方综合征患者。约 25% 的 *FBN1* 基因致病突变携带者是新发突变(父母均不携带该突变,家族史阴性),他们后代也有 50% 的概率继承该致病突变。

在诸多 *FBN1* 基因致病突变和临床表型的关联研究中,得到普遍认可的结论是发生在该基因 24~32 号外显子上的新发错义致病突变,可能导致较为严重的临床表型,这类患者多发病较早,甚至婴幼儿时期发病。值得注意的是,早发严重表型的马方综合征致病基因突变虽然多位于该区域,但该区域大部分致病突变(>75%)不会导致早发马方综合征。此外,若致病突变破坏或取代了 *FBN1* 基因的半胱氨酸,患者更容易罹患晶状体脱垂。如果致病突变导致了编码蛋白的提前终止(如无义突变、框移突变、剪切位点突变等),则相应患者更容易出现主动脉疾病、骨骼系统异常,晶状体脱位反而发生率较低。

三、马方综合征的临床表现

马方综合征的临床表现主要涉及三大系统:心血管系统、骨骼系统和眼。由于该病具有很强的异质性,并非所有患者均会表现出三大系统的所有症状。不同基因突变致病的患者临床表型可能差异较大,即使是携带相同致病突变的同一家系中的不同患者,临床表现和发病时间也并不完全相同。有的患者仅出现单一系统的部分症状,有的患者则会出现多个系统受累。若只有骨骼系统或眼部受累,没有心血管症状出现,则患者的预期寿命较长。

(一) 心血管系统临床表现

心血管系统的临床表现是导致马方综合征患者死亡的主要原因,最危险的临床表现是主动脉根部夹层或动脉瘤。在病程早期,患者通常会出现主动脉根部扩张,这种扩张通常是对称的且局限在主动脉根部。尽管在生理状态下,主动脉根部随着年龄的增加也会发生扩张,但既往研究发现马方综合征患者的主动脉根部扩张速度比正常人更快。因此,主动脉根部扩张对于马方综合征具有诊断价值。严重的主动脉根部扩张更容易导致主动脉夹层(图 11-1-1),必要时需要进行外科手术治疗。除了主动脉根部扩张外,升主动脉扩张或腹主动脉瘤也是马方综合征可能出现的临床表现,但相对发生频率较少。

马方综合征患者还可以出现主动脉瓣二瓣化畸形,因为主动脉根部扩大及伴随的左心室扩大、主动脉瓣和二尖瓣常出现关闭不全,甚至脱垂。研究表明,二尖瓣脱垂的患病率在成年马方综合征患者中为 40%~68%,在正常成年人群中则为 1%~2%;在 18 岁以下的马方综合征患者中为 32%~38%,且发生率会随着年龄的增长而快速升高,女性较男性更容易出现瓣膜脱垂。

二尖瓣环分离(mitral annulus disjunction)也是马方综合征患者高发的心血管临床表现(图 11-1-2)。二尖瓣环分离是严重主动脉疾病和心脏瓣膜病的独立危险因素。

肺动脉扩张也可以发生在儿童和成年马方综合征患者中,其发生可能与主动脉根部扩张、既往主动脉根部手术史、左室射血分数降低和肺动脉收缩压升高相关。在少数情况下,若患者合并了肺动脉高压,还可以出现肺动脉根部扩张。

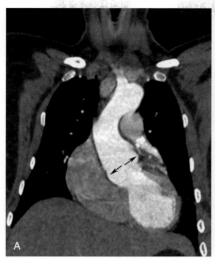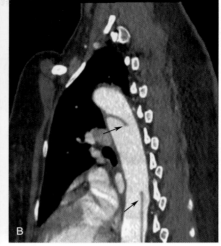

图 11-1-1　马方综合征患者的主动脉根部扩张（A）和主动脉夹层（B）

心力衰竭是马方综合征患者死亡的重要原因,可以解释 5%~30% 的死亡,造成心力衰竭的原因包括严重的瓣膜反流和内在的心肌功能障碍。部分学者提出"马方综合征心肌病"的概念,其患病率在不同人群中差别较大(3%~68%)。单纯的心肌舒缩功能受损和左心室扩大可能在病程中不造成严重后果,但可以在额外血流动力学改变时(如重度瓣膜功能障碍、主动脉根部手术等)导致心力衰竭。终末期心力衰竭可能让患者面临心脏移植的困境。

心律失常也是马方综合征的心血管临床表现之一。患有马方综合征的儿童和成人更容易发生室上性心律失常和室性心律失常,并且这并不总是与该病的瓣膜异常相关。既往研究发现,7%~9% 的患者发生过危及生命的室性心律失常,4% 的患者因心律失常引起过心搏骤停。

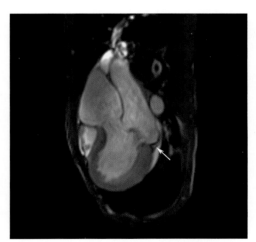

图 11-1-2　马方综合征患者心脏磁共振提示主动脉根部扩张及二尖瓣环分离（箭头）

（二）骨骼系统临床表现

骨骼系统的临床表现也是马方综合征患者诊断的重要因素。患者的管状骨不成比例地过度生长,会导致异常瘦高的身材、臂长 / 身高比例及下部量 / 身高比例明显上升(手长腿长)、蜘蛛指 / 趾(图 11-1-3)。肋骨不均衡生长导致鸡胸、漏斗胸,患者皮肤可出现紫纹(图 11-1-5)。患者的韧带松弛导致关节过度活动,尤其是指、肩、膝和踝关节,以及进行性脊柱畸形(脊柱侧弯,图 11-1-4)。由于骨盆的不均衡生长和渐进性畸形,患者会逐渐出现髋关节凹陷(髋臼突出)。硬膜扩张也是马方综合征患者常见的临床表现,是患者腰痛、腿无力甚至尿失禁的原因。硬膜扩张时,患者会出现腰椎椎弓根和椎板皮质变薄,神经根孔增宽,硬膜囊膨胀或增宽,常伴神经根袖从相应椎间孔突出,甚至伴锥体后壁扇形缺损。此外,大多数患者会发展为退行性关节炎。

（三）眼部临床表现

马方综合征患者眼部临床表现和致病突变的类型有较大关联。典型的患者通常会在 10 岁前出现近视,散光和弱视也是很常见的症状,弱视继发斜视可能在青少年出现。老年性白内障、开角型青光眼和视网膜脱离是导致马方综合征患者视力下降的重要原因。

大约 60% 的患者的单眼或双眼可能出现晶状体脱位(图 11-1-6),大多数患者的晶状体脱位在眼球已经发育完全后的青年时期发病,但晶状体脱位也可能会发生在 80 岁以后。因为晶状体脱位通常是不对称的,导致患者偏好使用受影响较轻的眼睛,由此可以导致对侧眼睛的弱视,这种弱视通常不严重,可以通过仔细的屈光评估和特殊眼镜来逆转。在没有晶状体脱位的情况下,眼球增大、角膜直径增大、角膜散光、瞳孔缩小和虹膜发育不全也可能提示马方综合征的诊断。

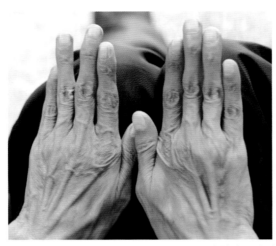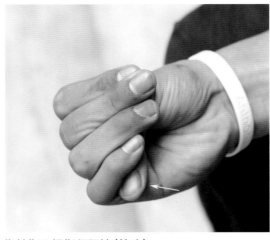

图 11-1-3　马方综合征患者蜘蛛指及拇指征阳性（箭头）

患者手指细长，指间关节膨大，形似蜘蛛。嘱患者拇指自然弯曲，剩余四指覆盖，拇指可在尾指下露出为阳性表现。

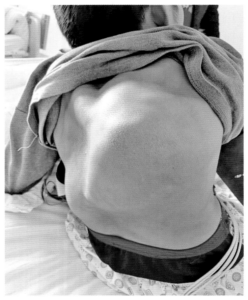

图 11-1-4　马方综合征患者严重的脊柱侧弯

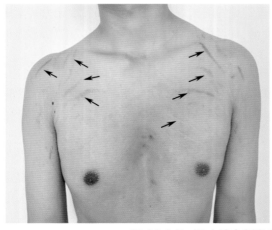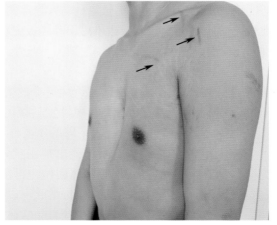

图 11-1-5　马方综合征患者的漏斗胸和皮肤紫纹（箭头）

（四）其他临床表现

随着年龄的增长，马方综合征患者还会出现一系列三大系统以外的结缔组织受累所导致的症状。患者的肾脏或肝脏可出现无痛的囊，通常这些囊肿不会引起功能性问题，往往是在行主动脉增强 CT 时偶然发现。由于口咽肌肉松弛和下颌骨后退，阻塞性睡眠呼吸暂停综合征在马方综合征患者中也很常见。女性可能较早发生泌尿生殖系统松弛，导致尿失禁。除此以外，患者还可能出现疝、胆道疾病、骨密度降低、萎缩瘢痕、龋齿、颞下颌关节紊乱综合征、偏头痛、认知功能障碍等问题。

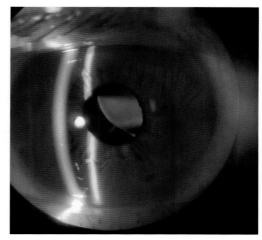

图 11-1-6　晶状体脱位

四、马方综合征的诊断

由于马方综合征是明确的单基因遗传病，临床表现复杂多样且异质性高，为准确诊断该病，诊断原则主要涉及家族史、基因诊断和临床症状三大方面。

（一）修订的根特Ⅱ诊断标准

目前公认的马方综合征的诊断标准是 2010 年修订版根特Ⅱ诊断标准（Ghent Ⅱ nosology）。

该诊断标准首先依据患者是否有明确的马方综合征家族史进行二分类，然后重点考察患者的主动脉根部扩张、晶状体脱位、*FBN1* 基因检测结果、系统症状评分四个方面，进而进行诊断评估（表 11-1-1）。

表 11-1-1　马方综合征 2010 年修订版根特Ⅱ诊断标准

若患者没有家族史	
（1）主动脉根部扩张（$Z \geqslant 2$）且晶状体脱位	可诊断
（2）主动脉根部扩张（$Z \geqslant 2$）且 *FBN1* 基因致病突变	可诊断
（3）主动脉根部扩张（$Z \geqslant 2$）且系统评分 ≥ 7 分	可诊断
（4）晶状体脱位且 *FBN1* 基因致病突变	可诊断
若患者有家族史	
（5）晶状体脱位	可诊断
（6）系统评分 ≥ 7 分	可诊断
（7）主动脉扩张（20 岁以上，$Z \geqslant 2$；20 岁以下，$Z \geqslant 3$）	可诊断

需要注意的是，该表格中诊断条目的判定均须基因诊断，以排除症状类似但致病基因不同的"马方样综合征"，如 Loeys-Dietz 综合征、Ehlers-Danlos 综合征等。

系统评分是指除主动脉根部扩张、晶状体脱位以外的马方综合征常见症状的评分表，具体的症状及赋分见表 11-1-2。

表 11-1-2　系统评分表

症状	评分
腕征和拇指征阳性	3
腕征或拇指征阳性	1
鸡胸	2
漏斗胸／胸部不对称	1
硬膜扩张	2
特殊面容	1

续表

症状	评分
足踝畸形	2
扁平足	1
气胸	2
髋臼突出	2
上部量 / 下部量比减少及无脊柱侧凸时臂长 / 身高比增加	1
脊柱侧弯或胸腰椎后凸	1
肘部伸展受限	1
皮肤紫纹	1
近视 300 度以上	1
二尖瓣脱垂	1

（二）基因诊断

马方综合征是明确的单基因遗传病,且遗传度高,因此指南推荐对疑诊和确诊马方综合征的患者,均应积极进行基因诊断和遗传咨询。该病的致病基因是 *FBN1*,由于基因大、外显子数量多,且致病突变没有显著热点区域,故不适合使用效率较低的 Sanger 测序方法直接测序筛查致病突变。推荐使用高通量二代测序方法进行初始筛查,如覆盖 *FBN1* 基因所有外显子区域及外显子周围调控区域的定制 Panel,或全外显子组 / 全基因组测序。需要注意的是,应该仔细确认选择的高通量测序方法能否完整覆盖 *FBN1* 基因的所有编码外显子区域。若有因技术问题无法覆盖的部分外显子区域,应该在高通量测序后使用 Sanger 测序法对遗漏的区域单独设计引物,进行补洞测序,以免遗漏该区域的致病突变。对于高通量二代测序方法筛查出的候选致病突变,应使用 Sanger 测序法进行验证,以排除假阳性。若使用高通量二代测序方法无法筛到候选致病突变,应考虑使用芯片法、MLPA 法或测序法进行 DNA 拷贝数检测,以发现大片段拷贝数变化导致的马方综合征。

所有找到了 *FBN1* 基因致病突变的患者均应去专业的遗传咨询门诊,对发现的突变进行致病性评估和进一步的遗传咨询。患者的直系亲属均推荐进行该致病突变的 Sanger 测序和遗传咨询,以明确患病风险。

（三）鉴别诊断

临床上累及胶原结缔组织的遗传病不只马方综合征一种,随着基因诊断的不断普及和发展,这一组临床表型相近的遗传性主动脉疾病才逐渐进入临床医生的视野。由于它们发现时间晚于马方综合征,临床上又有诸多类似之处使得鉴别困难,所以在早期也被称为"马方样综合征",这一组疾病包括 Loeys-Dietz 综合征、Ehlers-Danlos 综合征、先天性挛缩性蜘蛛指综合征等。因为致病基因各不相同,它们主要靠基因诊断来进行鉴别。临床表现上的具体差异详见本章第二节。

五、马方综合征的治疗

马方综合征患者的症状多样,不同的症状需要进行不同的治疗。最关键的治疗是对主动脉夹层的风险评估和管理,包括定期进行主动脉的影像学检查,药物治疗控制主动脉根部的扩张,适时对过度扩张的主动脉或直径超过 5cm 的主动脉瘤进行外科手术。对眼部和骨骼系统进行定期常规检查,积极治疗并发症。

（一）主动脉疾病的治疗

1. 生活方式的调整　升主动脉瘤扩张导致的 A 型主动脉夹层是马方综合征患者死亡的重要原因。生活方式的调整和常规的主动脉影像学检查是保护主动脉的第一步。哪怕是确诊了马方综合征的患者,也应该规律进行低至中等水平的日常有氧体育运动,但应该避免高强度运动或竞技性运动。

2. 药物治疗 药物治疗被证明可以有效减缓马方综合征患者主动脉扩张的进程和延缓主动脉手术的时间。有用的药物主要从改变心肌收缩力、控制心率、改变马方综合征致病通路三个方面起作用。

(1)β受体拮抗剂：β受体拮抗剂对于胸主动脉瘤有潜在有益的血流动力学效应，该药可以降低心脏的收缩性力，降低喷射血液对主动脉的冲击力，主要用于降低心率和血压。因此，有理论认为β受体拮抗剂治疗可能有利于马方综合征患者并降低其主动脉破裂的风险，这种猜想在小鼠主动脉夹层动物模型实验中得到了验证。在多项临床研究中，β受体拮抗剂被证实可以有效减慢马方综合征患者主动脉的扩张，以及改善患者的生存时间。因此，2010年起，美国心脏学会（AHA）/美国心脏病学会（ACC）胸主动脉疾病指南建议应用β受体拮抗剂治疗合并主动脉瘤的马方综合征，以降低主动脉扩张率。

(2)血管紧张素受体阻滞剂：在一项马方综合征小鼠模型的实验中，研究者发现氯沙坦可以拮抗主动脉瘤的扩大。之后多项临床研究对该药在马方综合征的治疗效果进行了评估，研究发现，无论是单用氯沙坦，还是和β受体拮抗剂合用，均可以有效减缓患者主动脉的扩张。

(3)儿童用药及药物负荷量滴定：基于多项研究提示药物治疗可以有效减缓主动脉扩张，建议马方综合征的儿童尽早开始进行药物治疗。有研究证实，越早开始药物治疗，马方综合征患者获益越大。

目前，建议患者同时使用β受体拮抗剂和血管紧张素受体阻滞剂，并且应该尽早将药物滴定到有效的负荷剂量，以获得最大疗效。对于β受体拮抗剂而言，滴定的目标主要是心率，建议减少20%的基础心率或将心率控制在以下标准：年纪较小的儿童，心率滴定到70~79次/min；年纪较大的儿童以及青少年，心率滴定到60~69次/min。同时，应关注其他可能出现的药物不良反应。对于血管紧张素受体阻滞剂而言，应在不出现药物不良反应前提下给予足量。目前，从临床试验的结果来看，两种药物的依从性均令人满意。此外，患者如果合并高血压，应加强血压的管理，在足量滴定应用这两种药物后若血压仍不能达标，应该加用其他抗高血压药有效控制血压。

3. 主动脉影像学随访 主动脉的扩张在马方综合征患者的病程中应该严密监测，定期随访复查，以确定在必要时进行外科手术以避免主动脉夹层的发生。目前推荐的检查方式是主动脉增强CT或者主动脉磁共振显像。若患者的主动脉直径已经通过上述两种方法和经胸主动脉彩超结果进行了一致性确认，也可以考虑在后续随访中使用经胸主动脉彩超进行测量，但目前认为该方法的精度逊色于主动脉增强CT或者主动脉磁共振显像。

欧洲心脏病学会的指南建议，主动脉直径每年增长>3mm时，须进行外科手术治疗；美国心脏病学会的指南则推荐，主动脉直径每年增长>5mm时，须进行外科手术治疗。目前推荐，诊断明确的马方综合征患者至少每3年进行一次有效的主动脉影像学评估。尽管患者常见主动脉病变在主动脉根部，但该病亦可累及腹主动脉，因此建议对主动脉全程进行仔细评估。

4. 主动脉手术治疗 及时对马方综合征的患者进行预防性外科手术，避免急性A型动脉夹层发生，是改善患者生存时间的重要因素。因为一旦发生了急性主动脉夹层，患者的长期生存率将显著降低。但在临床实践中，当患者发生主动脉夹层后，再进行主动脉外科手术却更为常见。目前，主流的马方综合征患者主动脉根部手术方法包括两种主要术式：联合主动脉瓣主动脉替换术（Bentall手术），以及保留主动脉瓣的主动脉替换术（David手术）。

许多因素都可以影响患者主动脉根部动脉瘤的手术修复时机，其中主动脉直径是最重要的指标。2010年美国胸外科协会胸主动脉疾病指南建议，当主动脉直径达到或超过5cm时，须对主动脉根部动脉瘤进行手术治疗，这项建议的制定是基于专家意见和观察性研究的结果。应由经验丰富的外科医生对马方综合征患者实施选择性主动脉根部置换术，手术风险较低。主动脉直径≥4.5cm且<5cm的患者考虑预防性的主动脉根部动脉瘤手术有多种适应证，这些适应证包括：主动脉体积相对较小时（<5.0cm）的主动脉夹层家族史、主动脉生长迅速（如果使用相同的成像技术，直径每年增长>3mm）、主动脉瓣大量反流、需要二尖瓣手术、既往有B型主动脉夹层病史、怀孕的愿望，以及患者或外科医生的愿望（特别是考虑保留瓣膜的置换手术时）。患者的年龄、性别、体型和身高也可能是决定主动脉根部置换术时机的重要因素。指南建议，如果主动脉根部的最大截面积（m²）/患者的身高（m）>10，就应进行手术。目前尚无对儿童马方综合征患者手术时机的建议，部分专家认为应该比照成年人的手术标准。

对于已经发生 B 型主动脉夹层的马方综合征患者,考虑到术后并发症的问题,目前的指南仍不推荐进行血管内覆膜支架介入治疗,优选的治疗方法仍是外科手术治疗。但在实践中,针对不能耐受外科手术高风险患者以及慢性主动脉夹层的患者,血管内覆膜支架介入治疗的应用越来越多。

(二)骨骼系统的治疗

马方综合征患者经常需要干预的主要骨骼问题是前胸畸形和脊柱畸形。漏斗胸(胸骨凹陷)是该病常见的症状,通常是不对称的。随着患者肋骨的生长,漏斗胸畸形会持续发展,一旦生长发育完成,胸骨畸形即不可逆转。手术修复的指征是肺活量明显减少、心血管结构受压或需要进行升主动脉手术。微创的 Nuss 手术在大多数漏斗胸患者中可以成功解决问题,但在那些最严重的胸部畸形患者中,可能需要插入胸骨后支撑物,直到胸骨和肋骨愈合完成。

在没有结缔组织疾病的人群中,脊柱畸形(脊柱侧弯、异常后凸或前凸)在骨骼生长过程中发生,通常随着生长发育成熟而稳定。在马方综合征患者中,脊柱畸形却可以在骨骼系统发育成熟后继续进展,这种进展尤其可能发生在严重畸形的个体中(如超过 30° 的脊柱侧弯)。这种脊柱畸形异常进展的后果之一就是腿部长度的差异越来越大。严重或快速进展的脊柱侧弯的儿童应考虑使用外支具,必要时应考虑脊柱畸形的手术矫正。

(三)眼部症状的治疗

被诊断为马方综合征或疑似马方综合征的患者应每年进行眼部检查,如果出现眼部并发症,则应更频繁地进行检查。

1. 晶状体脱位的治疗　马方综合征的晶状体脱位往往是不对称的,因此可以导致两眼视力和屈光度的差异、单侧弱视的发生。如果早期诊断和进行适当的屈光矫正,上述这些并发症是可以预防的。对于马方综合征的患者,角膜接触镜并不是禁忌。晶状体脱位不会对眼睛造成危险,其导致的瞳孔阻塞罕见,玻璃体腔内晶状体完全脱位也可以耐受。然而,如果脱位的晶状体在玻璃体腔内停留数十年,就可能发生晶状体溶解性青光眼,如果发生了这种情况,则需要摘除晶状体。

2. 视网膜脱离的治疗　在所有马方综合征患者中,高达 10% 的患者会发生视网膜脱离,这可能是由于巩膜中原纤维蛋白水平降低导致的眼球延伸所致。视网膜脱离需要尽早诊断,尽早治疗。视网膜再附可以采用激光手术、玻璃体切割术或巩膜扣压术治疗,手术成功率高(>85%)。患者应该知道视网膜脱离可能出现的症状如闪光、突然出现飞蚊症和 / 或视力模糊,一旦发现,要及时进行咨询。

3. 青光眼的治疗　马方综合征患者另一个严重的眼部并发症是青光眼,约 30% 的患者会发生青光眼。青光眼在患者每年的体检中都应该进行检测,一旦发现青光眼,需要积极治疗。青光眼可以发生在任何年龄,确切的发病机制尚不清楚。晶状体溶解性青光眼也很常见,如果发现眼内炎症的迹象,必要时应摘除晶状体,因为晶状体可能是晶状体溶解性青光眼的原因。

第二节　其他遗传性主动脉疾病

随着基因测序技术的不断进展,测序成本快速下降,基因诊断变得越来越方便,临床医生对不同类型遗传性主动脉疾病的认识也变得越来越深入。除了马方综合征以外,一组由明确遗传因素(相关致病基因的 DNA 突变或拷贝数改变)致病的,引起主动脉瘤和 / 或夹层的结缔组织疾病逐渐走入了临床研究者的视野。它们的发现晚于马方综合征,临床表现又有诸多类似之处,因此早期经常被临床医生误认为是马方综合征。随着对它们的认识不断深入,鉴别诊断的方法也越来越明确,将它们也称为“马方样综合征”。它们包括 Loeys-Dietz 综合征、Ehlers-Danlos 综合征等。

一、Loeys-Dietz 综合征

Loeys-Dietz 综合征最早在 2005 年被约翰霍普金斯大学 Bart Loeys 和 Harry Dietz 教授正式定义,在

这以前该病一直被误认为是马方综合征。Loeys-Dietz 综合征是一组罕见的常染色体显性的结缔组织遗传病,以快速进展的主动脉和周围动脉动脉瘤/夹层为特点,比马方综合征更凶险,患者预后更差,更容易发生猝死,平均死亡年龄仅为 26 岁。

（一）Loeys-Dietz 综合征的临床表现

1. 心血管系统　Loeys-Dietz 综合征和马方综合征一样,累及多个系统,临床表型谱和马方综合征有很多重叠。在心血管系统临床表现上,Loeys-Dietz 综合征患者主要表现为全身多处动脉(如主动脉、颅内动脉、髂动脉、肠系膜动脉等)出现动脉扭曲和快速进展的动脉瘤/夹层。主动脉夹层破裂以及颅内动脉破裂出血是患者的主要死亡原因。相较于马方综合征,Loeys-Dietz 综合征更容易累及主动脉以外的外周动脉血管,这也是一个重要的鉴别点。Loeys-Dietz 综合征患者的动脉夹层/破裂可以发生在动脉瘤尺寸较小的时候。Loeys-Dietz 综合征患者的动脉夹层破裂可以发生在非常早的时期,曾有文献报道患者 3 个月大时出现主动脉夹层破裂的案例,以及患者 3 岁时因颅内动脉破裂导致脑出血的案例。

除了动脉瘤和夹层外,先天性心脏病(如主动脉瓣二瓣化畸形、房间隔缺损或动脉导管未闭等)在 Loeys-Dietz 综合征患者中也更常见。主动脉瓣及二尖瓣脱垂和/或功能不全也经常在该病中发生,部分患者可能需要手术治疗。心房颤动和左心室肥厚在 Loeys-Dietz 综合征中也有报道。报道的左心室肥厚通常是轻度到中度的,主要是向心性的,并且发生在没有主动脉狭窄或高血压的情况下。

2. 其他系统　Loeys-Dietz 综合征患者在骨骼系统、眼部的临床表现和马方综合征非常类似,但也有独特的地方。在眼部症状上,Loeys-Dietz 综合征患者通常不出现晶状体脱位,并且容易出现蓝色巩膜。在骨骼系统中,Loeys-Dietz 综合征患者也可以出现蜘蛛指(图 11-2-1)、胸部畸形、脊柱侧弯等典型表现,但患者身高通常在正常范围。患者往往伴有关节活动度过大的问题,容易发生先天性髋关节脱位和复发性/多发性关节半脱位。患者的特征性面容与马方综合征有所不同,经常有眼距过宽。Loeys-Dietz 综合征患者往往可以出现指趾挛缩,以及有特征性的腭裂或悬雍垂裂(图 11-2-2)。除此以外,文献报道 Loeys-Dietz 综合征患者更容易合并过敏性疾病,如哮喘和鼻炎等。

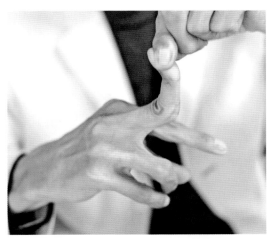

图 11-2-1　Loeys-Dietz 综合征患者蜘蛛指及指间关节活动度过大

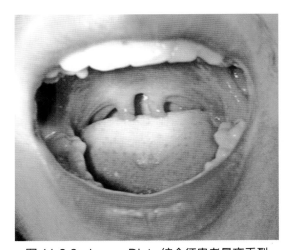

图 11-2-2　Loeys-Dietz 综合征患者悬雍垂裂

（二）Loeys-Dietz 综合征的诊断

确诊 Loeys-Dietz 综合征主要需要借助基因诊断。Loeys-Dietz 综合征有多个致病基因,根据致病基因进行分子分型,该病至少可以分为四个亚型,其致病基因分别是:Loeys-Dietz 综合征 1 型,*TGFBR1* 基因;Loeys-Dietz 综合征 2 型,*TGFBR2* 基因;Loeys-Dietz 综合征 3 型,*SMAD3* 基因;Loeys-Dietz 综合征 4 型,*TGFB2* 基因。有学者认为,*SMAD2* 基因和 *TGFB3* 基因也是该病的致病基因。这些基因都遵循常染色体显性遗传的模式,故杂合突变即可致病,患者一旦确诊,其直系亲属有 50% 的概率同样罹患该病。因此,指南建议所有疑诊和确诊 Loeys-Dietz 综合征的患者均应进行基因诊断和遗传咨询,对其亲属应进行致病基因的 Sanger 测序以明确患病风险。所有 Loeys-Dietz 综合征患者进行生育前应进行仔细的遗传咨询和选择性生育,避免将致病突变传递给下一代。对于该病基因检测方法的建议同马方综合征。

(三) Loeys-Dietz 综合征的治疗

Loeys-Dietz 综合征患者需要长期综合的治疗,其治疗主要由生活方式干预、药物治疗和手术治疗三部分组成。

定期的动脉血管检查对 Loeys-Dietz 综合征患者至关重要。患者一旦确诊,建议至少每 3~6 个月常规进行一次完整的主动脉影像学检查。主动脉彩超检查分辨力较低,更建议使用血管增强 CT 或血管磁共振显像进行完整的动脉检查(包括头颈部、腹部、盆腔动脉)。建议患者避免竞技性运动、力量训练(俯卧撑、仰卧起坐、引体向上或举重)、剧烈运动。女性患者应谨慎考虑妊娠,因为该病有出现妊娠相关子宫破裂的较高风险。

Loeys-Dietz 综合征患者的药物治疗主要包括 β 受体拮抗剂、血管紧张素转化酶抑制剂、血管紧张素受体阻滞剂等。患者要避免突然停用血管紧张素受体阻滞剂,应严格控制血压,必要时使用抗高血压药控制血压,同时应该避免应用血管收缩药物。

由于该病的动脉瘤可出现在主动脉的各个部位,动脉瘤破裂可能发生在尺寸相对较小的时候,因此,对于外科手术的时机目前作出如下推荐:①对于青年和成年患者,一旦影像学检查明确主动脉根部直径超过 4cm,或快速扩张(直径增长速度每年超过 0.5cm),建议进行外科手术治疗。②主动脉弓 / 升主动脉直径超过 4cm;胸部降主动脉直径超过 4.5~5.0cm,或快速扩张(直径增长速度每年超过 1cm);腹主动脉直径超过 4.0~4.5cm,或快速扩张(直径增长速度每年超过 1cm),建议进行外科手术治疗。③内脏动脉 / 髂动脉直径增长到预期尺寸的 2~3 倍,或快速扩张,建议进行外科手术治疗。④儿童主动脉直径超过 4cm,或快速扩张(直径增长速度每年超过 0.5cm),具有特殊面容,或有早期主动脉疾病家族史者,建议考虑更早地进行外科手术治疗。

二、Ehlers-Danlos 综合征

Ehlers-Danlos 综合征是一组罕见的异质性很强的结缔组织遗传性疾病,其共同特征为:关节过度活动、皮肤柔软伸展性强、创面愈合异常、易挫伤(瘢痕体质)。目前已知有 14 种不同类型的 Ehlers-Danlos 综合征,其中致病基因明确的分子亚型有 13 种,它们是由 20 个不同的致病基因突变所导致的。这些致病基因大多数是编码胶原蛋白 I 型、III 型和 V 型,以及编码修饰或加工这些蛋白的酶。其致病遗传模式主要为常染色体显性遗传模式,但也有隐性遗传模式的亚型存在。这些 Ehlers-Danlos 综合征累及全身所有的结缔组织,主要临床表现集中在皮肤、关节、血管和内脏。它们的临床表现多样,症状谱十分宽广,严重程度轻重不一,预后也参差不齐。

并非所有 Ehlers-Danlos 综合征都会累及主动脉,已知可以引起动脉疾病的亚型包括血管型 Ehlers-Danlos 综合征、经典型 Ehlers-Danlos 综合征、脊柱侧弯型 Ehlers-Danlos 综合征。此处重点阐述最常引起主动脉疾病的血管型 Ehlers-Danlos 综合征。

血管型 Ehlers-Danlos 综合征是一种危险的胶原病,其致病基因为 *COL3A1* 基因,编码 III 型胶原蛋白,为常染色体显性遗传。在世界范围内,它的患病率据估计为 1/(5 万 ~20 万),我国尚缺乏该病的大型流行病学数据。文献报道血管型 Ehlers-Danlos 综合征患者中位生存时间约为 51 岁(男性 49 岁,女性 53 岁),个体间差别较大,患者主要死于主动脉瘤 / 夹层破裂、妊娠子宫破裂或肠破裂。

(一) 血管型 Ehlers-Danlos 综合征的临床表现

血管型 Ehlers-Danlos 综合征患者的典型临床表现与马方综合征患者有相似之处,但也有一些特殊临床表现。

血管型 Ehlers-Danlos 综合征患者具有半透明的皮肤,皮下血管容易暴露,皮肤容易发生挫伤(瘢痕体质),碰撞后容易发生皮下出血导致的淤青(图 11-2-3)。患者也经常出现浅表静脉功能不全,必要时可进行静脉血管内激光治疗。普通的小手术(如包皮环切术)可能导致异常大量的出血。患者的动脉不论是主动脉还是小动脉均易出现动脉瘤 / 夹层,进而破裂出血,这也是这类患者最主要的死亡原因。

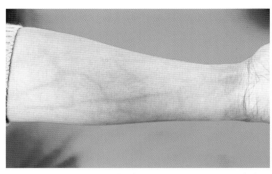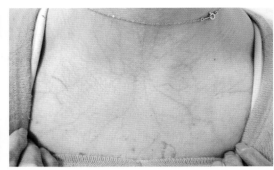

图 11-2-3　血管型 Ehlers-Danlos 综合征患者上臂淤青及菲薄皮肤下明显的静脉血管

肠破裂在儿童早期的患者并不常见,在儿童晚期开始被发现,其发病风险会持续到成年。肠破裂最终将影响 25%~30% 的患者,但相对较少导致死亡,最常破裂的肠管是结肠,小肠破裂较为少见,食管破裂和胃破裂也有报道。

自发性气胸可以在 12% 的患者中见到,其原因多为肺泡破裂。自发性气胸可以发生在儿童晚期,复发的风险很高。积极的干预措施,从简单的胸腔穿刺引流到手术治疗都是控制复发性气胸的必要手段。

该病不增加心脏瓣膜病和结构性心脏病的风险。血管型 Ehlers-Danlos 综合征患者二尖瓣脱垂的发生率与同年龄正常人群相当,但该病可以增加冠状动脉夹层的发病风险。若血管型 Ehlers-Danlos 综合征患者发生心肌梗死,其心脏破裂的风险较正常人有所上升。

其他可以引起警惕的临床症状还包括关节活动性明显增加,容易出现先天性的髋关节脱位或其他关节半脱位、肢端肥大、眼睛突出的特征性面部特征,以及部分女性患者出现明显的脱发。

(二) 血管型 Ehlers-Danlos 综合征的诊断和治疗

基因诊断对于血管型 Ehlers-Danlos 综合征患者的诊断至关重要,约 98% 的患者可以找到 *COL3A1* 基因的致病突变。剪切位点突变可以导致蛋白转录翻译时外显子发生跳跃,这类突变致病的患者中位生存时间最短。致病错义突变导致 *COL3A1* 基因的三联螺旋结构域(甘氨酸 -X 氨基酸 -X 氨基酸)中的甘氨酸被较大的氨基酸残基(精氨酸、天冬氨酸、谷氨酸和缬氨酸)替换时,临床症状通常没有剪切位点突变那么严重,但是比较小的氨基酸残基(丙氨酸、丝氨酸和半胱氨酸)替换严重。

妊娠与未妊娠过的血管型 Ehlers-Danlos 综合征患者的死亡率没有显著差异,但妊娠相关的致死性并发症仍是这类患者妊娠死亡时的重要风险。大约一半的孕妇会出现并发症,包括早产时胎膜过早破裂,分娩时子宫破裂,严重的会阴撕裂,以及产前和产后出血。其中一些并发症可以通过剖宫产避免。Ehlers-Danlos 综合征患者妊娠病死率约为 5%,她们中约一半的患者在首次妊娠时发生死亡。

Ehlers-Danlos 综合征患者的生活方式管理也包括运动的限制,这类患者通常可以进行常规的日常活动,但不鼓励进行竞技性运动、剧烈运动和力量训练(俯卧撑、仰卧起坐、引体向上或举重)。运动种类的限制应该个体化,要充分考虑到每个患者的体型、关节活动状态和脱位病史等因素。一般而言,轻到中度的有氧运动是可以接受的。

Ehlers-Danlos 综合征患者药物治疗的主要目标是将血压维持在正常或较低范围内,防止血压大幅波动,以最大限度地减少动脉夹层或破裂的可能性。类似于马方综合征和 Loeys-Dietz 综合征患者,推荐使用 β 受体拮抗剂、血管紧张素转化酶抑制剂、血管紧张素受体阻滞剂等药物进行治疗。

Ehlers-Danlos 综合征患者的动脉夹层是很常见的,并不是所有动脉夹层都需要进行手术治疗,部分小动脉的夹层是无症状的或者自限性的。急性的动脉夹层需要止痛、控制血压治疗。当动脉夹层引起外周血管狭窄或栓塞时,可以考虑短时间在密切监控下使用抗血小板药物治疗。对于 Ehlers-Danlos 综合征患者的主动脉夹层,可以考虑介入治疗或外科手术治疗。

三、先天性挛缩性蜘蛛指综合征

先天性挛缩性蜘蛛指综合征(congenital contractural arachnodactyly)又称 Beals 综合征,是一种罕见的

遗传性结缔组织疾病。这类患者的临床表现酷似马方综合征,若不通过基因诊断,很难仅通过临床表现和常规检查手段将其与马方综合征鉴别。因此,该病的患病率目前尚无法统计,世界范围内报道的病例也仅有数十例。

　　该病的致病遗传模式为常染色体显性遗传,遗传度接近100%,即携带致病突变的患者几乎都会发病。患者最常见的经典临床表现包括褶皱的耳郭、蜘蛛指(图11-2-5)、先天性关节挛缩变形(图11-2-4)、胸廓畸形(鸡胸、漏斗胸等)、脊柱侧弯等,与马方综合征的骨骼系统临床表现有很大的重叠。该病与马方综合征相鉴别的主要临床表现差异是,耳郭和大小关节的挛缩畸形更为常见,而眼部并发症和危及生命的心血管并发症(如主动脉夹层/动脉瘤)相对较少发生。因此,患者的预后更好,预期寿命相较正常人差别不大。但因为患者不能完全排除主动脉并发症的风险,建议患者定期体检,关注主动脉形态学改变。具体的临床表现在不同患者身上同样存在变异性大的问题,如最典型的耳郭畸形和关节畸形在部分患者中并不显著,部分患者的临床表现随着年龄的改变也会发生变化。

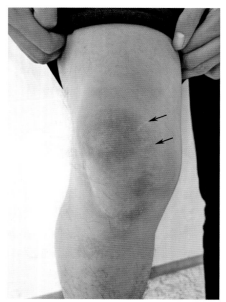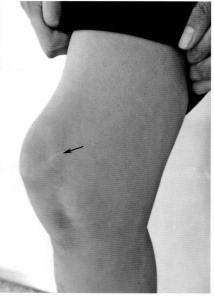

图 11-2-4　先天性挛缩性蜘蛛指综合征患者畸形的膝关节和皮纹(箭头)

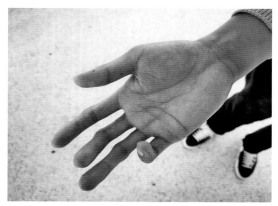

图 11-2-5　先天性挛缩性蜘蛛指综合征患者的蜘蛛指
(患者尾指关节挛缩无法正常伸展)

　　先天性挛缩性蜘蛛指综合征的主要诊断方法是基因诊断。该病的致病基因是 *FBN2* 基因,其编码的产物是原纤维蛋白 2(fibrillin-2)。*FBN2* 基因和马方综合征的致病基因 *FBN1* 高度同源,其编码的蛋白产物也十分相似,都是弹力蛋白的重要组成蛋白元件,甚至 *FBN2* 基因报道的致病突变也都主要集中在第 24~33 号外显子区域,与表型严重的马方综合征患者致病基因突变集中在 *FBN1* 基因的 24~32 号外显子区域十分类似。对于该病基因诊断和遗传咨询的建议,可比照马方综合征。

　　先天性挛缩性蜘蛛指综合征的患者因为临床表现主要累及骨骼系统,故其主要治疗为骨科手术治疗(如胸廓畸形和脊柱侧弯的手术治疗)。若骨骼畸形对生活影响不大,也可以不必治疗。值得注意的是,许多患者的耳郭和关节畸形随着年龄的增长会得到缓解,变得不再明显。

(李宗哲　曾和松)

参考文献

[1] MILEWICZ D M, BRAVERMAN A C, DE BACKER J, et al. Marfan syndrome [J]. Nat Rev Dis Primers, 2021, 7 (1): 64.

[2] PYERITZ R E. Marfan syndrome: Expanding the cardiovascular phenotype？ [J]. J Am Coll Cardiol, 2021, 77 (24): 3013-3015.

[3] BITTERMAN A D, SPONSELLER P D. Marfan syndrome: A clinical update [J]. J Am Acad Orthop Surg, 2017, 25 (9): 603-609.

[4] PYERITZ R E. Marfan syndrome: Improved clinical history results in expanded natural history [J]. Genet Med, 2019, 21 (8): 1683-1690.

[5] ARNAUD P, MILLERON O, HANNA N, et al. Clinical relevance of genotype-phenotype correlations beyond vascular events in a cohort study of 1500 Marfan syndrome patients with *FBN1* pathogenic variants [J]. Genet Med, 2021, 23 (7): 1296-1304.

[6] FAIVRE L, COLLOD-BEROUD G, LOEYS B L, et al. Effect of mutation type and location on clinical outcome in 1, 013 probands with Marfan syndrome or related phenotypes and *FBN1* mutations: An international study [J]. Am J Hum Genet, 2007, 81 (3): 454-466.

[7] SCHRIJVER I, LIU W, ODOM R, et al. Premature termination mutations in *FBN1*: distinct effects on differential allelic expression and on protein and clinical phenotypes [J]. Am J Hum Genet, 2002, 71 (2): 223-237.

[8] YETMAN A T, BORNEMEIER R A, MCCRINDLE B W. Long-term outcome in patients with Marfan syndrome: Is aortic dissection the only cause of sudden death？ [J]. J Am Coll Cardiol, 2003, 41 (2): 329-332.

[9] LOEYS B L, DIETZ H C, BRAVERMAN A C, et al. The revised Ghent nosology for the Marfan syndrome [J]. J Med Genet, 2010, 47 (7): 476-485.

[10] BROOKE B S, HABASHI J P, JUDGE D P, et al. Angiotensin II blockade and aortic-root dilation in Marfan's syndrome [J]. N Engl J Med, 2008, 358 (26): 2787-2795.

[11] ERBEL R, ABOYANS V, BOILEAU C, et al. 2014 ESC guidelines on the diagnosis and treatment of aortic diseases: Document covering acute and chronic aortic diseases of the thoracic and abdominal aorta of the adult. The task force for the diagnosis and treatment of aortic diseases of the European Society of Cardiology (ESC)[J]. Eur Heart J, 2014, 35 (41): 2873-2926.

[12] 2010 ACCF/AHA/AATS/ACR/ASA/SCA/SCAI/SIR/STS/SVM Guidelines for the Diagnosis and Management of Patients with Thoracic Aortic Disease Representative Members, HIRATZKA L F, CREAGER M A, et al. Surgery for aortic dilatation in patients with bicuspid aortic valves: A statement of clarification from the American College of Cardiology/American Heart Association task force on clinical practice guidelines [J]. Circulation, 2016, 133 (7): 680-686.

[13] MACCARRICK G, BLACK J H 3rd, BOWDIN S, et al. Loeys-Dietz syndrome: A primer for diagnosis and management [J]. Genet Med, 2014, 16 (8): 576-587.

[14] LOEYS B L, SCHWARZE U, HOLM T, et al. Aneurysm syndromes caused by mutations in the TGF-beta receptor [J]. N Engl J Med, 2006, 355 (8): 788-798.

[15] LOUGHBOROUGH W W, MINHAS K S, RODRIGUES J C L, et al. Cardiovascular manifestations and complications of Loeys-Dietz syndrome: CT and MR imaging findings [J]. Radiographics, 2018, 38 (1): 275-286.

[16] ROMAN M J, DE BACKER J. Hereditary thoracic aortic disease: How to save lives [J]. J Thorac Cardiovasc Surg, 2022, 163 (1): 39-45.

［17］ MALFAIT F, CASTORI M, FRANCOMANO C A, et al. The Ehlers-Danlos syndromes [J]. Nat Rev Dis Primers, 2020, 6 (1): 64.

［18］ BYERS P H, BELMONT J, BLACK J, et al. Diagnosis, natural history, and management in vascular Ehlers-Danlos syndrome [J]. Am J Med Genet C Semin Med Genet, 2017, 175 (1): 40-47.

［19］ PEPIN M, SCHWARZE U, SUPERTI-FURGA A, et al. Clinical and genetic features of Ehlers-Danlos syndrome type Ⅳ, the vascular type [J]. N Engl J Med, 2000, 342 (10): 673-680.

［20］ PEETERS S, DE KINDEREN P, MEESTER J A N, et al. The fibrillinopathies: New insights with focus on the paradigm of opposing phenotypes for both *FBN1* and *FBN2* [J]. Hum Mutat, 2022, 43 (7): 815-831.

［21］ TUNÇBILEK E, ALANAY Y. Congenital contractural arachnodactyly (Beals syndrome)[J]. Orphanet J Rare Dis, 2006, 1: 20.

第十二章

感染性主动脉瘤

第一节　感染性主动脉瘤发生机制

一、概述

1885 年美国宾夕法尼亚大学 William Osler 教授在描述一例由感染性心内膜炎引起的动脉瘤时,因赘生物有着类似于真菌的外观,首次使用了"霉菌性动脉瘤(mycotic aneurysm)"这一术语。随后的很多文献在报道由细菌、真菌、病毒等各种病原体引起的动脉瘤时,仍继续使用"霉菌性动脉瘤"这一术语。近年来,越来越多的学者提出应使用"感染性动脉瘤(infected aneurysm)"来概括由各种病原体感染导致的动脉瘤,从而避免概念上的混淆,也有利于比较不同诊疗策略的疗效与预后。感染性动脉瘤可发生在颅内动脉、胸主动脉、腹主动脉、内脏动脉、股动脉、腘动脉等。因篇幅所限,本章主要讨论感染性主动脉瘤。感染性主动脉瘤最常累及肾下腹主动脉,其次是髂动脉和肾上腹主动脉(图 12-1-1)。值得注意的是,大约 10%患者的病变可累及多个部位。

感染性主动脉瘤较为罕见,部分患者可无症状或症状不典型,在病程的早期容易发生漏诊,故感染性主动脉瘤的发病率及占所有主动脉瘤的比例可能被低估。既往文献报道,感染性主动脉瘤占所有主动脉瘤的 1.3%~3.3%。其中,波士顿城市医院在 1902—1951 年间超过 22 000 例尸体解剖中发现感染性主动脉瘤约占所有主动脉瘤的 1.5%。梅奥诊所的数据显示 1925—1954 年间超过 20 000 例尸体解剖中发现 178 例主动脉瘤,其中感染性主动脉瘤 6 例,约占 3.3%。

二、病因学

感染性主动脉瘤的形成过程较为复杂,主要与菌血症、血管损伤、局部扩散、脓毒性栓子和免疫力低下等因素有关。

1. 菌血症　对于本身存在主动脉瘤或动脉粥样硬化的患者,在斑块破裂时可能存在血管内膜不同程度的损伤。在严重感染或菌血症时,细菌等病原体容易定植在血管内膜损伤处,并逐步浸润血管壁,从而造成主动脉局部感染,随着病程的进展可导致血管扩张、破裂及假性动脉瘤形成。

2. 血管损伤　静脉注射滥用或毒品成瘾者、外伤、经皮血管介入等医源性原因均可能导致血管损伤,并将外界的细菌、真菌等各种外源性病原体接种到血管壁中。虽然这常见于四肢动脉,如股动脉、髂总动脉、锁骨下动脉和颈动脉,但也可通过血液循环定植到胸主动脉或腹主动脉。

3. 局部扩散　主动脉邻近器官的感染若未能有效控制时,可通过局部扩

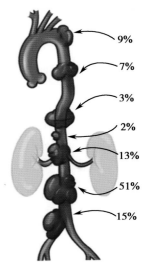

多处受累10%

图 12-1-1　感染性主动脉瘤
的分布情况

图片引自 Insights into Imaging [J].Insights Imaging,2022, 13(Suppl 2):92.版权遵照知识共享 CC BY 许可证相关条款(http://creativecommons. org/licenses/by/4.0/)。

227

散的方式造成邻近主动脉感染、血管壁坏死,并最终导致感染性主动脉瘤的形成。这种情况常见于未能及时有效控制的椎骨骨髓炎、阑尾炎、肾盂肾炎、胆囊炎、消化道穿孔、主动脉肠瘘、主动脉食管瘘、主动脉气管瘘等。

4. 脓毒性栓子 感染性心内膜炎可破坏心脏瓣膜并在瓣膜上形成赘生物,当含有病原体的赘生物或栓子脱落,可随着血液循环播散到全身各处,导致血管壁炎症和随后的感染性动脉瘤。这些感染部位一般为多灶性,并主要分布在血管狭窄处或血管终末端。因主动脉血管直径较大,故由此造成的感染性主动脉瘤相对较少。

5. 免疫力低下 近年来,糖尿病、恶性肿瘤、HIV 感染、需长期放化疗、长期血液透析、长期使用糖皮质激素或各种免疫抑制剂等患者增多。对于这些免疫力低下的患者而言,在上述各种因素的共同作用下,更加容易形成包括主动脉感染在内的各种感染灶,严重者可在后期形成感染性主动脉瘤。

三、病原学

根据文献的报道,能够造成感染性主动脉瘤的病原体多种多样,包括细菌、真菌、病毒、螺旋体等。其中,葡萄球菌属和沙门菌属最为常见。近年来,葡萄球菌属(包括金黄色葡萄球菌、凝固酶阴性葡萄球菌)已成为感染性主动脉瘤的最常见原因,占所有病例的 50%~60%。其次,革兰氏阴性杆菌,特别是沙门菌在感染性腹主动脉瘤中也较为常见,占病例的 30%~40%。非伤寒沙门菌对感染血管组织有特殊偏好,常在感染性动脉瘤的动脉粥样硬化斑块中分离出来。结核分枝杆菌是感染性主动脉瘤的罕见原因,可能是主动脉周围淋巴结侵蚀到主动脉壁。其他涉及的微生物有梅毒螺旋体、铜绿假单胞菌、李斯特菌、克雷伯菌、大肠埃希菌、梭菌、弯曲杆菌、流感嗜血杆菌、耶尔森菌、不动杆菌、布鲁氏菌等。真菌性主动脉瘤也很少见,但可能发生在免疫抑制、糖尿病或播散性真菌病治疗后的患者中,病原体包括念珠菌、隐球菌、曲霉菌等。

第二节 感染性主动脉瘤临床表现及诊断

一、临床表现

感染性主动脉瘤的临床表现取决于受累部位、感染范围、病程长短、瘤体是否破裂等。这些患者在疾病发作之前可能有很长的无症状期,即使有症状,也往往并不典型,并且临床医生对该病缺乏足够的认识,在疾病的早期阶段往往容易被误诊或漏诊。

对于感染性胸主动脉瘤而言,发热最为常见,但其特异性低。其次,部分患者可能会有胸背部疼痛或肩胛间疼痛,常见于感染性心内膜炎、人工瓣膜感染或病变累及升主动脉或降主动脉的患者。若感染性动脉瘤体积过大时,可压迫周围器官导致相应的症状,如声音嘶哑等。

感染性腹主动脉瘤的临床表现也是非特异性的。既往报道感染性腹主动脉瘤具有发热、腹部疼痛和腹部搏动性包块等三个特点,但实际上,同时具有这三种症状的患者实际上并不常见。在感染性腹主动脉瘤患者中,超过 70% 的患者会出现发热,65%~90% 的病例存在腰背痛;而在未感染的动脉粥样硬化性腹主动脉瘤患者中,发热和腰背痛并不常见。

当感染性主动脉瘤发生破裂或濒临破裂时,会出现突发性剧烈性疼痛,严重者会有血流动力学不稳定的相关症状,如头晕、低血压、心率增快等,严重者可出现休克甚至死亡。

二、辅助检查

(一)实验室检查

大部分感染性主动脉瘤患者的外周血会出现白细胞数量增多、中性粒细胞比例增高,红细胞沉降率和

C 反应蛋白等炎症反应标志物升高,但这些指标并非特异性,在其他感染性、炎症性、风湿免疫性疾病中均可出现。这些指标在感染性主动脉瘤得到有效控制后可逐步下降甚至恢复正常,可用于随访监测。

临床可疑的感染性主动脉瘤患者应进行外周血培养(含需氧、厌氧及真菌培养)。50%~90% 的感染性主动脉瘤患者的血培养结果为阳性,为感染性主动脉瘤的诊断提供重要依据,并可根据药物敏感试验的结果选择针对性的抗感染治疗方案。值得注意的是,对于近期接受过抗生素治疗的患者,其血培养结果可能为阴性。因此,血培养阴性并不能作为排除感染性主动脉瘤的依据。对于既往存在腹主动脉瘤的患者,若出现持续性非伤寒沙门菌菌血症时,应高度警惕是否存在感染性腹主动脉瘤。

(二)影像学检查

临床表现和常规实验室检查往往缺乏特异性,近年来,以计算机断层扫描为代表的影像学检查在感染性主动脉瘤的诊断及鉴别诊断中有着重要作用。

1. 计算机断层扫描血管造影　计算机断层扫描血管造影(computed tomography angiography,CTA)可作为感染性主动脉瘤的首选检查方法。主动脉 CTA 不仅能明确主动脉瘤的诊断,还能为感染性主动脉瘤与动脉粥样硬化性主动脉瘤的鉴别提供相关依据(表 12-2-1)。

表 12-2-1　感染性主动脉瘤与动脉粥样硬化性主动脉瘤的影像学特征比较

	感染性主动脉瘤	动脉粥样硬化性主动脉瘤
形态	分叶状、不规则状、囊状	梭形、囊状
内膜钙化	少见,但可出现	常见
附壁血栓	少见,但可出现	常见
动态改变	变化较快	相对稳定
主动脉周围积液积气	可见	无

主动脉 CTA 不仅能够对血管形态、位置、大小进行精确测量,为后续制定手术方案提供详尽的解剖学信息,还能评估主动脉周围(图 12-2-1)及邻近器官的受累情况(图 12-2-2)。

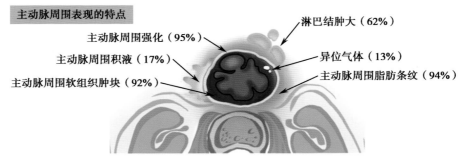

图 12-2-1　感染性主动脉瘤患者主动脉周围的 CTA 特征模式图

感染性主动脉瘤患者的主动脉周围可出现增强、脂肪条纹、软组织肿块、淋巴结肿大、气体或液体。

图片引自 Insights into Imaging [J].Insights Imaging,2022,13(Suppl 2): 92. 版权遵照知识共享 CC BY 许可证相关条款(http://creativecommons.org/licenses/by/4.0/)。

对于术前高度怀疑存在感染性主动脉瘤的患者,可在 CTA 精确定位下对主动脉周围的感染灶行经皮穿刺引流,并对引流物进行培养。在随访过程中,主动脉 CTA 可对动脉瘤的形态改变进行监测。但需要注意的是,在主动脉 CTA 检查过程中会产生一定的辐射,所使用的碘对比剂可能会对肾功能带来一定的影响。因肾功能不全或碘对比剂过敏而无法耐受 CTA 检查的患者可考虑行磁共振成像检查。

2. 磁共振成像　磁共振成像(magnetic resonance imaging,MRI)可作为一种替代性的检查手段。与CTA 相比,MRI 在检查过程中需要更长的时间,容易受到运动伪影的影响。一般适用于对碘对比剂过敏或严重肾功能不全,对 CTA 检查存在禁忌证的患者。

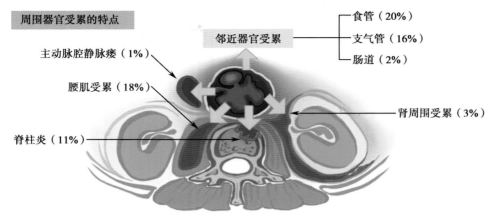

图 12-2-2 感染性主动脉瘤邻近器官受累的 CTA 特征模式图

感染性主动脉瘤患者可出现邻近器官受累,如腰大肌、肾周区、食管、气管、肠道等。

图片引自 Insights into Imaging [J].Insights Imaging,2022,13(Suppl 2): 92. 版权遵照知识共享 CC BY 许可证相关条款(http://creativecommons.org/licenses/by/4.0/)。

3. 数字减影血管造影 数字减影血管造影(digital subtraction angiography,DSA)作为一种有创性的检测方式,在临床上较少作为单独的检测手段进行使用,而是在计划接受血管腔内治疗的患者中应用。与 CTA 类似,DSA 检测也有辐射暴露和碘对比剂的缺点。

4. 超声心动图 超声心动图作为一种无创性检查手段,操作简单,在腹主动脉瘤的筛查中发挥重要作用,但对主动脉瘤的成因、类型等难以准确区分,并且测量结果容易受到腹部气体、操作者经验等多种因素影响。有个案报道利用经食管超声心动图识别主动脉窦和胸主动脉的感染性主动脉瘤,彩色多普勒超声可见由主动脉往脓腔的血流。

5. 正电子发射断层扫描 近年来,正电子发射断层扫描(positron emission tomography,PET)除了在肿瘤、代谢性疾病中广泛开展外,还在感染性、炎症性疾病中进行了应用。有文献报道 ^{18}F- 氟代脱氧葡萄糖正电子发射计算机断层扫描(^{18}F-FDG PET/CT)在感染性主动脉瘤中的应用,发现其灵敏度高,但特异度稍低,约为 70%,需要注意假阴性结果。

三、诊断及鉴别诊断

(一) 诊断

感染性主动脉瘤的诊断主要通过临床表现(发热、胸背痛 / 腰背痛、搏动性包块)、实验室检查(白细胞增多、红细胞沉降率 /C 反应蛋白升高、血培养阳性)、影像学检查(如主动脉周围积液积气等)等进行综合考虑(表 12-2-2),并需要排除移植物感染、动脉粥样硬化性主动脉瘤、炎症性主动脉瘤、大动脉炎、巨细胞动脉炎等。

表 12-2-2 感染性主动脉瘤的诊断依据

诊断依据	标准
临床表现	胸背痛 / 腰背痛;或发热;或败血症、休克
实验室检查	C 反应蛋白升高
	或白细胞计数升高
	或血培养阳性
	或主动脉组织培养阳性

续表

诊断依据	标准
CTA 特征	囊状 / 多小叶 / 偏心
	或主动脉周围气体 / 软组织肿块
	或数天内快速扩张和 / 或破裂
	或非典型位置（例如内脏旁）
	或不同位置的多个动脉瘤

注：①临床确诊：符合上述临床表现、实验室检查、CTA 特征中的 3 项标准，且不符合鉴别诊断中的其他疾病；②临床疑诊：仅符合上述临床表现、实验室检查、CTA 特征中的 2 项标准，且不符合鉴别诊断中的其他疾病；③病理确诊：术中发现动脉瘤壁有脓液、脓肿，或临床确诊 / 疑诊者的动脉瘤组织培养阳性。

（二）鉴别诊断

1. 血管移植物感染　血管移植物感染的临床表现、实验室检查、影像学检查与感染性主动脉瘤有许多相似之处，如两者均可能出现发热、C 反应蛋白升高、血培养阳性，在 CTA 上可见主动脉周围气体等。两者可从病史进行鉴别，血管移植物感染是因主动脉夹层、主动脉瘤、主动脉缩窄等植入血管移植物后，在移植物本身上发生的感染；而感染性主动脉瘤是指主动脉壁本身发生的感染，并逐步造成主动脉瘤样扩张。

2. 炎症性主动脉瘤　炎症性主动脉瘤常累及腹主动脉，CTA 或 MRI 检查可发现血管壁增厚、动脉瘤周围和腹膜后严重纤维化、主动脉与相邻的腹部器官致密粘连；但主动脉周围无积气或积液，血培养阴性。部分患者可有发热、红细胞沉降率及 C 反应蛋白升高。

3. 动脉粥样硬化性主动脉瘤　可累及胸主动脉、腹主动脉、髂动脉等，并常伴有其他血管床（如冠状动脉、颈动脉、下肢动脉等）动脉粥样硬化的表现，尤其在老年、男性、吸烟者中多见。影像学检查可见动脉瘤呈梭形或囊状，钙化常见，瘤腔内可能存在附壁血栓；但主动脉周围无积气、积液，血管壁无明显增厚，血培养阴性。一般无发热，炎症指标如红细胞沉降率、C 反应蛋白基本正常。

4. 大动脉炎　大动脉炎又称 Takayasu 动脉炎，是一种慢性肉芽肿性血管炎，在年轻女性中多见。大动脉炎主要累及胸主动脉及其主要分支，受累血管内膜增厚，导致血管狭窄、闭塞或血栓形成。部分患者因炎症破坏动脉壁中层、弹力纤维及平滑肌纤维，导致主动脉扩张、动脉瘤形成或主动脉破裂。临床表现取决于受累部位：当主动脉弓及其分支受累时，可有头昏、头痛、上肢无力等表现；当胸主动脉、腹主动脉受累时，可有下肢无力、间接性跛行等，伴有肾动脉狭窄者可出现肾血管性高血压；当肺动脉受累时，可在晚期出现肺动脉高压、心悸或心力衰竭等。CTA 等影像学检查无主动脉周围积液积气，外周血培养阴性。

5. 巨细胞动脉炎　又称颅动脉炎、颞动脉炎或肉芽肿性动脉炎。主要累及 50 岁以上患者颈动脉的颅外分支，累及胸主动脉或腹主动脉者少见。临床表现为单侧或双侧颞部张力性疼痛，严重者可有视力障碍甚至失明。活动期时红细胞沉降率和 C 反应蛋白升高，但外周血培养阴性，颞动脉活检有助于确诊。

第三节　感染性主动脉瘤治疗

感染性主动脉瘤较为罕见，难以通过开展高质量的前瞻性随机对照研究来比较不同治疗策略的优劣。尽管感染性主动脉瘤的最佳治疗策略尚未形成共识，但 2016 年美国心脏病学会发布的科学声明中，基于已发表的文献和专家个人经验，对感染性主动脉瘤的治疗策略提出了建议。

考虑到感染性主动脉瘤的病情复杂性，有必要组建由心血管内科、心血管外科、血管外科、重症医学科、影像科、感染科、检验科等多学科专家组成的诊疗团队，对感染性主动脉瘤患者进行全面、综合的评估，并结合当地的医疗条件、患者及家属意愿等，最终形成个体化的诊疗方案。

感染性主动脉瘤的管理策略包括抗感染治疗、外科开放手术治疗和血管腔内治疗。下面将对每种治疗策略的优缺点、适用性及文献所报道的疗效预后进行讨论。

一、抗感染治疗

无论后续是否接受手术治疗,感染性主动脉瘤患者在术前及术后均需要进行抗感染治疗。抗感染治疗的初始选择应根据临床情况,以最可能感染的微生物为指导。在获得培养结果之前,倾向于联合使用万古霉素和一种对革兰氏阴性菌,尤其是对沙门菌和肠道革兰氏阴性菌具有活性的药物。合理的选择包括头孢曲松、氟喹诺酮和哌拉西林-他唑巴坦。后续如果有病原学证据,应根据培养和药物敏感试验结果进行调整。

抗感染治疗的最佳持续时间仍有争论,并取决于多种因素,如患者的免疫能力、感染部位、感染的病原体、自体移植物与人工移植物、原位与解剖外重建以及对治疗的反应(发热、白细胞计数、血流动力学稳定性)等。抗感染的治疗周期一般为 6 周至 6 个月,对抗生素耐药、持续培养阳性、炎症标志物下降缓慢或难以恢复正常者,可能需要更长的抗感染治疗周期。各种原因无法通过手术清除感染病灶的患者,可能需要接受终身抗感染治疗。据文献报道,感染性主动脉瘤患者若仅接受抗感染治疗,其预后欠佳,病死率可高达 60%~100%。

二、外科开放手术治疗

外科开放手术的手术时机和方式取决于主动脉瘤是否破裂或濒临破裂,是否合并主动脉肠瘘、主动脉食管瘘或主动脉气管瘘,对抗感染治疗的反应,主动脉瘤的位置(胸主动脉或腹主动脉),邻近椎体是否合并感染、有无其他严重合并症等。

手术方式总体上可分为动脉瘤切除+原位血运重建或动脉瘤切除+解剖外旁路血运重建。其中,病灶切除+原位血运重建策略适用于大多数情况。伴有严重化脓、腹膜后或腰大肌脓肿、邻近椎体脓肿以及可能为沙门菌(非伤寒)感染的肾下型感染性腹主动脉瘤患者,可选择病灶切除+解剖外旁路血运重建。

原位血运重建的优点是手术时间相对较短,远期血管通畅率更高,长期并发症较少。解剖外旁路血运重建则避免了在原发感染区植入人工血管,理论上降低了再次感染的风险,但在累及胸主动脉或肾动脉以上的腹主动脉时,技术上面临巨大挑战。另外,解剖外旁路血管的远期通畅率较原位重建低,可能后期会出现肢体缺血等远端供血不足的相关症状。

在一项纳入病例数较大的研究中,作者回顾性分析了 1998—2007 年单中心行开放手术治疗的感染性腹主动脉瘤患者的相关资料,其中原位重建 13 例,解剖外旁路血运重建 15 例,平均随访 22 个月。围手术期死亡率为 18%(5/28),其中原位重建组的死亡率为 8%(1/13),解剖外旁路血运重建组死亡率为 27%(4/15),两组之间无统计学差异($P=0.333$)。尽管两组之间的累积生存率无显著差异,但解剖外旁路重建组的远期血管相关并发症发生率高于原位重建组(33% *vs.* 0,$P=0.044$)。

三、血管腔内治疗

血管腔内治疗虽然在主动脉瘤和主动脉夹层的诊治中积累了大量经验,对于感染性主动脉瘤,其应用尚有较大争议。因为单纯植入支架不仅未能解决原发感染病灶的问题,还会带来新的移植物感染风险。

一项来自瑞典的研究报道了该国 2000—2016 年收治的 52 例感染性胸主动脉瘤患者的临床特征、手术策略及预后转归。高达 83%(43/52)的患者接受了胸主动脉腔内修复术,13%(7/52)的患者接受了杂交手术,只有 4%(2/52)的患者行外科开放手术。平均随访 45 个月,5 年累积生存率为 71%。感染相关并发症发生率为 17%(9/52),大部分发生在术后第 1 年。

四、外科开放手术治疗与血管腔内治疗的预后比较

Razavi 等在一项纳入 91 例感染性动脉瘤患者的综述中,对血管腔内治疗与外科开放手术治疗的预后进行了比较。尽管血管腔内治疗组的 30d 死亡率低于外科开放手术组,但远期主动脉瘤相关并发症及

死亡要高于外科开放手术组。我国学者对 2001—2017 年在北京大学人民医院接受治疗的 43 例感染性主动脉瘤患者进行了回顾性分析,其中外科开放手术治疗 23 例、血管腔内治疗 20 例,平均随访 41 个月。尽管 5 年总体生存率在两组间无统计学差异(外科开放手术组 69% *vs.* 血管腔内治疗组 41%,*P*=0.21),但外科开放手术组的再入院次数较血管腔内治疗组低(外科开放手术组 0.6 次 / 人 *vs.* 血管腔内治疗组 1.3 次 / 人,*P*=0.037),3 年内因感染再次手术的累积风险也较血管腔内治疗组低(*P*=0.018)。

　　近期发表的荟萃分析表明,血管腔内修复治疗作为感染性主动脉瘤的初始治疗方式变得更加普遍。尽管外科开放手术治疗和血管腔内治疗的术后 1 年生存率相似,但血管腔内修复术后出现复发性感染的比例更高。这提示术后对于复发性感染的监测至关重要,尤其是进行了血管腔内修复治疗的患者。

　　既往文献在比较血管腔内治疗与外科开放手术治疗的疗效时,往往存在病变累及范围不同、病原体不同、随访时间短、病例数少等问题,难以准确评价这两种策略孰优孰劣。目前,血管腔内治疗仅作为后续外科开放手术前的一种过渡性治疗手段,仅适用于主动脉破裂合并血流动力学不稳定、主动脉肠瘘或主动脉支气管瘘合并持续性出血、合并严重并发症暂无法耐受外科开放手术等情况。待病情稳定后,仍需要通过外科开放手术彻底清除感染病灶、移除植入的支架并进行血运重建。

(罗建方　丁焕宇　刘　媛)

参考文献

［1］ OSLER W. The gulstonian lectures, on malignant endocarditis [J]. Br Med J, 1885, 1 (1263): 522-526.

［2］ SORELIUS K, WANHAINEN A, MANI K. Infective native aortic aneurysms: Call for consensus on definition, terminology, diagnostic criteria, and reporting standards [J]. Eur J Vasc Endovasc Surg, 2020, 59 (3): 333-334.

［3］ JUTIDAMRONGPHAN W, KRITPRACHA B, SÖRELIUS K, et al. Features of infective native aortic aneurysms on computed tomography [J]. Insights Imaging, 2022, 13 (1): 2.

［4］ SHIRASU T, CLOUSE W D. Emergency endovascular aneurysm repair and pre-operative antibiotics for infected aortic aneurysms [J]. Eur J Vasc Endovasc Surg, 2022, 63 (4): 662.

［5］ WILSON W R, BOWER T C, CREAGER M A, et al. Vascular graft infections, mycotic aneurysms, and endovascular infections: A scientific statement from the American Heart Association [J]. Circulation, 2016, 134 (20): e412-e460.

［6］ SORELIUS K, BUDTZ-LILLY J, MANI K, et al. Systematic review of the management of mycotic aortic aneurysms [J]. Eur J Vasc Endovasc Surg, 2019, 58 (3): 426-435.

［7］ HE H, WANG J, LI Q, et al. Endovascular repair combined with adjunctive procedures in the treatment of tuberculous infected native aortic aneurysms [J]. J Vasc Surg, 2022, 76 (2): 538-545.

［8］ HE H, LI Q, WANG J, et al. Early and midterm outcomes of endovascular repair of tuberculous infected native (mycotic) aortic aneurysms [J]. Eur J Vasc Endovasc Surg, 2021, 62 (2): 314-315.

［9］ MAJEED H, AHMAD F. Mycotic Aneurysm [M]. Treasure Island (FL): StatPearls Publishing, 2022.

［10］ HUSMANN L, HUELLNER M W, LEDERGERBER B, et al. Diagnostic accuracy of PET/CT and contrast enhanced CT in patients with suspected infected aortic aneurysms [J]. Eur J Vasc Endovasc Surg, 2020, 59 (6): 972-981.

［11］ WANHAINEN A, VERZINI F, VAN HERZEELE I, et al. Editor's Choice-European Society for Vascular Surgery (ESVS) 2019 clinical practice guidelines on the management of abdominal aorto-iliac artery aneurysms [J]. Eur J Vasc Endovasc Surg, 2019, 57 (1): 8-93.

［12］ HELLMANN D B, GRAND D J, FREISCHLAG J A. Inflammatory abdominal aortic aneurysm [J]. JAMA, 2007, 297 (4): 395-400.

［13］ BOSSONE E, EAGLE K A. Epidemiology and management of aortic disease: Aortic aneurysms and acute aortic syndromes [J]. Nat Rev Cardiol, 2021, 18 (5): 331-348.

［14］ ESATOGLU S N, HATEMI G. Takayasu arteritis [J]. Curr Opin Rheumatol, 2022, 34 (1): 18-24.

［15］ PUGH D, KARABAYAS M, BASU N, et al. Large-vessel vasculitis [J]. Nat Rev Dis Primers, 2022, 7 (1): 93.

［16］ LAOHAPENSANG K, RUTHERFORD R B, ARWORN S. Infected aneurysm [J]. Ann Vasc Dis, 2010, 3 (1): 16-23.

［17］ LEE W K, MOSSOP P J, LITTLE A F, et al. Infected (mycotic) aneurysms: Spectrum of imaging appearances and management [J]. Radiographics, 2008, 28 (7): 1853-1568.

［18］ STONE J H, PATEL V I, OLIVEIRA G R, et al. Case records of the Massachusetts General Hospital. Case 38-2012. A 60-year-old man with abdominal pain and aortic aneurysms [J]. N Engl J Med, 2012, 367 (24): 2335-2346.

［19］ LEE C H, HSIEH H C, KO P J, et al. In situ versus extra-anatomic reconstruction for primary infected infrarenal abdominal aortic aneurysms [J]. J Vasc Surg, 2011, 54 (1): 64-70.

［20］ SORELIUS K, WANHAINEN A, WAHLGREN C M, et al. Nationwide study on treatment of mycotic thoracic aortic aneurysms [J]. Eur J Vasc Endovasc Surg, 2019, 57 (2): 239-246.

［21］ RAZAVI M K, RAZAVI M D. Stent-graft treatment of mycotic aneurysms: A review of the current literature [J]. J Vasc Interv Radiol, 2008, 19 (6 Suppl): S51-S56.

［22］ LIU M Y, JIAO Y, YANG Y, et al. Open surgery and endovascular repair for mycotic aortic aneurysms: Benefits beyond survival [J]. J Thorac Cardiovasc Surg, 2020, 159 (5): 1708-1717. e3.

［23］ SHIRASU T, KUNO T, YASUHARA J, et al. Meta-analysis finds recurrent infection is more common after endovascular than after open repair of infected abdominal aortic aneurysm [J]. J Vasc Surg, 2022, 75 (1): 348-355.

［24］ HAN M, WANG J, ZHAO J, et al. Systematic review and Meta-Analysis of outcomes following endovascular and open repair for infective native aortic aneurysms [J]. Ann Vasc Surg, 2022, 79: 348-358.

［25］ TOUMA J, COUTURE T, DAVAINE J M, et al. Mycotic/infective native aortic aneurysms: Results after preferential use of open surgery and arterial allografts [J]. Eur J Vasc Endovasc Surg, 2022, 63 (3): 475-483.

第十三章

炎症性主动脉瘤

第一节　炎症性主动脉瘤发生机制

一、概述

炎症性主动脉瘤是主动脉瘤中的一种特殊类型，由 Walker 等在 1972 年首次报道。与动脉粥样硬化性动脉瘤不同的是，炎症性主动脉瘤具有如下特征：动脉瘤壁增厚、动脉瘤周围和腹膜后纤维化、相邻腹部器官致密粘连。炎症性动脉瘤通常发生在肾下腹主动脉，而较少累及胸主动脉，故本章重点介绍炎症性腹主动脉瘤（inflammatory abdominal aortic aneurysm，IAAA）。

IAAA 占所有腹主动脉瘤的 5%~10%，男性多见。其与动脉粥样硬化性腹主动脉瘤的特征比较参见表 13-1-1。

表 13-1-1　炎症性腹主动脉瘤与动脉粥样硬化性腹主动脉瘤的特征比较

特征	炎症性腹主动脉瘤	动脉粥样硬化性腹主动脉瘤
腹主动脉瘤中所占比例	约 5%	约 90%
男：女	（6~30）：1	5：1
中位年龄/岁	66	71
吸烟	80%~100%	75%
主动脉瘤家族史	15%	1.5%
症状性腹主动脉瘤	84%	9%
动脉瘤破裂	4%	20%

二、病因及发病机制

IAAA 的确切病因及发病机制尚未明确，仍有许多争议。许多研究者认为，IAAA 与由主动脉外膜的抗原引起的免疫反应有关，但精确的抗原靶标尚未明确，该假说认为在免疫反应过程中，主动脉壁浸润的巨噬细胞、T 淋巴细胞和 B 淋巴细胞会产生细胞因子，激活蛋白水解酶，导致基质蛋白、弹性蛋白和胶原蛋白发生降解，随后发生主动脉壁完整性丧失并形成动脉瘤。构成主动脉壁的主要细胞如内皮细胞、平滑肌细胞、巨噬细胞等的自噬反应也参与了动脉瘤的形成及发展过程，但此可能并非 IAAA 独有的病理过程。

部分研究者认为 IAAA 并非一种独特的临床病例实体，而是动脉粥样硬化性动脉瘤的一种"炎性变体"，其依据是在动脉瘤的组织标本检查中发现，所有动脉瘤壁均存在炎症反应，只是程度不同。

另一种假说认为 IAAA 是一种全身性自身免疫病，依据包括许多 IAAA 患者的全身炎症标志物（如红细胞沉降率、C 反应蛋白等）水平升高,自身抗体（抗核抗体和抗中性粒细胞胞质抗体）升高。还有数项研究报道部分 IAAA 患者同时并存其他自身免疫病,包括韦格纳肉芽肿、过敏性紫癜、结节性多动脉炎、自身免疫性甲状腺疾病等。在一项纳入 31 例 IAAA 患者的研究中发现,19%（6 例）的 IAAA 患者同时合并其他自身免疫病,而在对照组的 62 例动脉粥样硬化性腹主动脉瘤患者中均未合并自身免疫病。

近年来,随着对 IgG4 相关性疾病的认识加深,有研究者提出,部分 IAAA 是 IgG4 相关性疾病累及主动脉的表现之一。一项来自日本的回顾性研究纳入了 23 例 IAAA 和 40 例动脉粥样硬化性腹主动脉瘤,发现 IAAA 患者的血浆中 IgG4 浓度显著高于对照组,对手术标本进行免疫染色发现 IgG、IgG4 和 IgG4/IgG 在 IAAA 组均显著升高。

三、病理

组织病理学发现 IAAA 的内膜与典型的动脉粥样硬化性腹主动脉瘤相似,可见动脉粥样硬化斑块;血管中膜发生萎缩和弹性组织丧失;血管外膜炎症性增厚,淋巴细胞、浆细胞和巨噬细胞浸润,炎症和纤维化延伸到主动脉周围组织,并可能夹住邻近的腹膜后结构,如输尿管、十二指肠等。主动脉周围纤维化在动脉瘤前壁和侧壁周围最为突出,而后壁相对较少。动脉瘤壁周围伴有不同程度的炎症反应。

第二节　炎症性主动脉瘤临床表现及诊断

一、临床表现

1. 症状　约 80% 的 IAAA 会有腹痛或腰背部疼痛,与动脉瘤累及部位有关,但较少表现为突发性剧烈腹痛。当 IAAA 伴有广泛的腹膜后纤维化时,会出现十二指肠梗阻,从而表现为厌食、体重减轻。当纤维化导致输尿管显著受压时,可能会出现肾功能不全的相关症状。

2. 体征　大多数 IAAA 患者查体时无阳性体征。少部分患者会出现发热,约 1/3 的患者存在腹部压痛,伴或不伴腹部搏动性包块。

二、辅助检查

1. 实验室检查　外周血中的炎症指标,如红细胞沉降率和 C 反应蛋白常常升高,但贫血和白细胞增多则较为少见。部分患者的自身抗体,如抗核抗体和抗中性粒细胞胞质抗体也会升高。

2. X 线检查　X 线检查仅能粗略评估腹主动脉瘤的钙化情况,无法准确评估腹主动脉瘤的边界,也难以区分 IAAA 与动脉粥样硬化性动脉瘤。

3. 超声检查　腹部超声检查具有操作简便、价格便宜、无辐射等优点,在腹主动脉瘤的筛查中具有重要作用。但超声检查难以准确评估动脉瘤壁的厚度及主动脉周围的纤维化程度。在输尿管受压时,对肾积水的诊断有一定价值。

4. 计算机断层扫描　计算机断层扫描血管成像（computed tomography angiography,CTA）已成为评估 IAAA 的主要手段。CTA 作为一种无创性检测手段,除了可以显示主动脉钙化分布、动脉瘤大小、形态、主动脉壁厚度等外,还能评估主动脉周围的炎症和纤维化情况。在使用静脉注射对比剂时,可以将主动脉周围炎症与肿瘤淋巴结区分开来。值得注意的是,膀胱癌和脂肪肉瘤也可引起主动脉周围强烈的炎症反应及纤维化。与肿瘤相比,IAAA 的主动脉周围炎症很少使主动脉从椎骨上移位。IAAA 的主动脉壁增厚多位于前壁和侧壁,而主动脉的后壁常不受累。一项纳入 355 例腹主动脉瘤患者的研究发现,CTA 对诊断 IAAA 的灵敏度为 83.3%,特异度为 99.7%。

5. 磁共振成像　磁共振成像（magnetic resonance imaging,MRI）也是一种广泛使用的无创性检测手段,具有无电离辐射、无须使用具有肾毒性的碘化对比剂等优点。与 CTA 类似,MRI 也能提供腹主动脉瘤的大小、形态、瘤壁厚度等信息。IAAA 在 T_1 加权图像上呈低信号，但在 T_2 加权图像上呈高信号。在静脉注射钆对比剂后，主动脉周围炎症呈高信号，可与周围软组织区分开来（图 13-2-1）。但是，MRI 难以提供关于输尿管的准确信息。因此，MRI 更加适用于肾功能不全的患者，也可作为一种随访评估的检测手段。MRI 对 IAAA 的诊断仅有少数病例报道，灵敏度和特异度有待进一步研究。

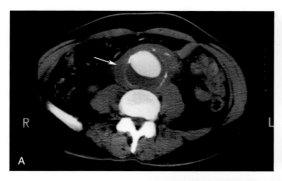
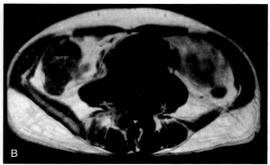
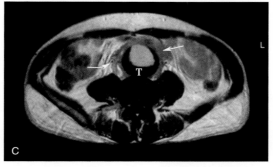

图 13-2-1　磁共振成像在炎症性腹主动脉瘤中的影像学特征

A. 主动脉增强 CT 在肾下主动脉段提示腹主动脉瘤，后壁为附壁血栓，主动脉壁钙化，主动脉壁外增厚（箭头）；B. 肾下主动脉瘤水平的 T_1 加权增强前 MR 图像显示来自管腔、血栓和炎症组织的近乎均匀的信号；C. 对比增强 T_1 加权 MR 图像：动脉瘤管腔明显强化，血栓（T）未见强化，周围炎症组织（箭头）呈中等强化，从而清楚地划分了炎症性腹主动脉瘤的所有三层。

6. 正电子发射断层扫描　最近的研究表明，正电子发射断层扫描（positron emission tomography，PET）是评估主动脉周围炎症代谢活动的敏感方法。最近，^{18}F-FDG PET 无论是单独使用还是与 CT 或 MRI 相结合，已成为初步诊断和评估炎症活动的工具之一。Imai 等报道了 1 例炎症性腹主动脉瘤患者在接受血管腔内治疗前后 PET/CT 的动态改变（图 13-2-2），显示出 PET/CT 可作为评估炎症性腹主动脉瘤炎症程度的工具之一。主动脉 ^{18}F-FDG PET 在 IAAA 患者诊断和随访中的作用仍需要通过更大样本的临床研究来确定。

三、诊断及鉴别诊断

（一）诊断

关于 IAAA 的诊断，尚无公认的诊断标准。总体而言，在符合腹主动脉瘤诊断标准的前提下，若具有主动脉瘤壁增厚、主动脉周围和腹膜后炎症纤维化、相邻器官致密粘连等特征时，应高度怀疑此病。外周血红细胞沉降率、C 反应蛋白升高对 IAAA 的诊断也有提示作用。

（二）鉴别诊断

1. 动脉粥样硬化性腹主动脉瘤　腹主动脉瘤中最常见的类型，通常其他血管床也存在动脉粥样硬化，在老年、男性和吸烟者多见。影像学检查可发现部分患者的瘤腔内具有附壁血栓，但主动脉血管壁无增厚，周围无显著的炎症及纤维化。

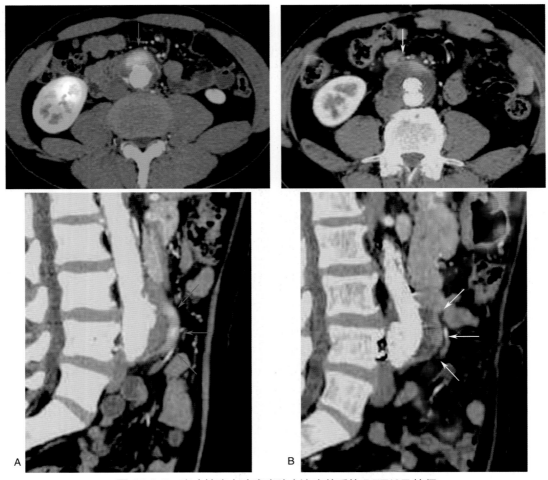

图 13-2-2 炎症性腹主动脉瘤腔内治疗前后的 PET/CT 特征
A. 腔内修复术前炎症性腹主动脉瘤炎症程度活跃(红色箭头);
B. 腔内修复术后炎症性腹主动脉瘤炎症程度显著减轻(白色箭头)。

2. 感染性腹主动脉瘤 感染性腹主动脉瘤通常有发热,红细胞沉降率及 C 反应蛋白升高,血培养可阳性。CTA 或 MRI 检查时,可见动脉瘤通常呈囊状、结节状,结构通常不规则,主动脉周围可有积气、积液。

3. 大动脉炎 又称 Takayasu 动脉炎,是一种慢性肉芽肿性血管炎,在年轻女性中多见。大动脉炎主要累及胸主动脉及其主要分支,受累血管内膜增厚,导致血管狭窄、闭塞或血栓形成。部分患者因炎症破坏动脉壁中层、弹力纤维及平滑肌纤维,导致主动脉扩张、动脉瘤形成或主动脉破裂。

4. 遗传性疾病 如马方综合征、Ehlers-Danlos 综合征等,可引起主动脉瘤,但一般不会引起主动脉周围炎症及纤维化。

5. 膀胱癌和脂肪肉瘤 具有恶性肿瘤的常见表现,如消瘦、体重减轻等,影像学提示远处转移,可通过病理检查进行确诊。

第三节 炎症性主动脉瘤治疗

一、最佳药物治疗

IAAA 的最佳治疗方式仍有争论。在回顾性研究中发现,IAAA 的破裂发生率为 3.3%~14%。Lindblad

等通过病例对照研究发现,IAAA 的破裂率低于非炎症性腹主动脉瘤。鉴于 IAAA 的真实自然病程尚不清楚,有人认为 IAAA 的动脉瘤周围纤维化能够降低腹主动脉瘤破裂的风险。虽然有许多个案报道糖皮质激素和 / 或免疫抑制剂可减轻症状以及主动脉周围炎症和纤维化的程度,但破裂的风险仍然存在。至于糖皮质激素和免疫抑制剂在 IAAA 中的作用及对预后的影响,需要开展病例对照研究并进行更长时间的随访。

二、外科手术治疗

虽然 IAAA 的破裂风险比动脉粥样硬化性动脉瘤要低,但当 IAAA 的直接超过 5.5cm 时,多数学者认为手术干预可能是合理的。IAAA 的动脉瘤周围常发生组织粘连,可累及十二指肠、下腔静脉、输尿管、左肾静脉等。Walker 团队最先报道了通过开放手术治疗 IAAA 的经验。但在早期,外科手术过程中对周围粘连组织的松解容易导致输尿管损伤、下腔静脉损伤等,增加了围手术期并发症发生率及死亡率。近年来的观点认为,应最大限度地减少对这些周围组织的分离,并且尽量在肾下段对腹主动脉进行夹闭,避免肠系膜以上的夹闭。随着外科技术的改进,术后死亡率由早期的 12.5% 降至目前的 5%。甚至有中心报道,IAAA 的术后死亡率与动脉粥样硬化性腹主动脉瘤的术后死亡率已无明显差异。尽管开放手术能够有效解决瘤体过大的问题,但部分患者的腹膜后纤维化无法消退。此外,开放手术还能同时解决合并的输尿管梗阻等问题。

Nuellari 等总结了单中心 1997—2014 年 35 例 IAAA 接受外科手术治疗的经验,围手术期死亡率为 5.7%(2/35),平均随访(5.8 ± 2.2)年,5 年存活率为 72%。通过 Cox 回归分析发现,术后红细胞沉降率升高、缺血性心脏病和肾功能不全是不良预后的独立危险因素。Cvetkovic 等通过倾向性匹配的方式对 76 例 IAAA 和 152 例动脉粥样硬化性腹主动脉瘤接受外科开放手术治疗的患者进行分析,发现 IAAA 组术中造成器官损伤的风险更高、住院时间更长、院内死亡率更高。尽管在长达 5 年的随访期间,两组总体生存率和主动脉相关不良事件发生率无统计学差异,但 IAAA 组发生移植物感染的比例更高。

三、血管腔内治疗

目前,血管腔内治疗在治疗动脉粥样硬化性腹主动脉瘤中积累了许多经验,并得到广泛应用。对于 IAAA 而言,腔内治疗后主动脉周围炎症及纤维化情况如何转变有待探讨。Massoni 等对德国 1998—2013 年三个中心收治的 22 例接受腔内修复治疗的 IAAA 患者进行随访,中位临床随访时间为 2.2 年,9 例患者在随访期间死亡。在第 1、2、4 和 6 年时,总生存率分别为 85.4%、74.3%、56.6% 和 49.5%。在存活的 13 例患者中,影像学随访提示仅 1 例(7.7%)患者检测到主动脉直径进一步扩大。动脉瘤周围炎症的中位最大厚度为 5mm(范围:2~11mm),92.3% 的患者减少或保持不变。在 5 名原有肾积水的患者中,有 3 例出现肾积水消退,无新发肾积水的病例,但仍须密切监测。

与开放手术相比,血管腔内治疗具有创伤小、恢复快、出血量少等优点。因此,在解剖特征合适时,血管腔内修复似乎对 IAAA 也同样有效。

四、外科手术与血管腔内治疗的比较

Paravastu 等系统回顾并比较了开放手术与腔内治疗对 IAAA 的疗效,发现 30d 死亡率无统计学差异(腔内治疗 2.4%,95%CI 0~7%;开放手术 6.2%,95%CI 6%~13%;P=0.1)。1 年内主动脉瘤相关死亡率也无显著差异(腔内治疗 0,开放手术 2%),但 1 年内的全因死亡率腔内治疗组更低(腔内治疗 2%,95%CI 0~13%;开放手术 14%,95%CI 6%~18%;P=0.01),1 年后主动脉周围炎症的变化两组也无统计学差异。关于开放手术与腔内治疗在 IAAA 中孰优孰劣尚无定论,因此,急需开展高质量的随机对照研究并进行长时间的随访。

(罗建方 丁焕宇 刘 媛)

参考文献

［1］WALKER D I, BLOOR K, WILLIAMS G, et al. Inflammatory aneurysms of the abdominal aorta [J]. Br J Surg, 1972, 59 (8): 609-614.

［2］TANG T, BOYLE J R, DIXON A K, et al. Inflammatory abdominal aortic aneurysms [J]. Eur J Vasc Endovasc Surg, 2005, 29 (4): 353-362.

［3］HELLMANN D B, GRAND D J, FREISCHLAG J A. Inflammatory abdominal aortic aneurysm [J]. JAMA, 2007, 297 (4): 395-400.

［4］COX K, SUNDARAM R D, POPESCU M, et al. A review on the deeper understanding of inflammation and infection of the thoracic aorta [J]. Vascular, 2023, 31 (2): 257-265.

［5］WANHAINEN A, VERZINI F, VAN HERZEELE I, et al. Editor's Choice-European Society for Vascular Surgery (ESVS) 2019 clinical practice guidelines on the management of abdominal aorto-iliac artery aneurysms [J]. Eur J Vasc Endovasc Surg, 2019, 57 (1): 8-93.

［6］OISHI K, MIZUNO T, FUJIWARA T, et al. Surgical strategy for inflammatory thoracic aortic aneurysms in the endovascular surgery era [J]. J Vasc Surg, 2022, 75 (1): 74-80.

［7］RAMADAN A, AL-OMRAN M, VERMA S. The putative role of autophagy in the pathogenesis of abdominal aortic aneurysms [J]. Atherosclerosis, 2017, 257: 288-296.

［8］VAGLIO A, CORRADI D, MANENTI L, et al. Evidence of autoimmunity in chronic periaortitis: A prospective study [J]. Am J Med, 2003, 114 (6): 454-462.

［9］HAUG E S, SKOMSVOLL J F, JACOBSEN G, et al. Inflammatory aortic aneurysm is associated with increased incidence of autoimmune disease [J]. J Vasc Surg, 2003, 38 (3): 492-497.

［10］SUEHIRO Y, SEO H, SUEHIRO S, et al. Surgical strategy of IgG4-related inflammatory abdominal aortic aneurysm with preoperative steroid therapy: A case report [J]. Ann Vasc Surg, 2021, 77: 351. e1-351. e6.

［11］KASASHIMA S, KAWASHIMA A, KASASHIMA F, et al. Exacerbation of immunoglobulin G4-related inflammatory abdominal aortic aneurysm after endovascular repair [J]. Pathol Int, 2020, 70 (10): 812-819.

［12］KASASHIMA S, ZEN Y, KAWASHIMA A, et al. A new clinicopathological entity of IgG4-related inflammatory abdominal aortic aneurysm [J]. J Vasc Surg, 2009, 49 (5): 1264-1271.

［13］SAKATA N, TASHIRO T, UESUGI N, et al. IgG4-positive plasma cells in inflammatory abdominal aortic aneurysm: The possibility of an aortic manifestation of IgG4-related sclerosing disease [J]. Am J Surg Pathol, 2008, 32 (4): 553-559.

［14］IINO M, KURIBAYASHI S, IMAKITA S, et al. Sensitivity and specificity of CT in the diagnosis of inflammatory abdominal aortic aneurysms [J]. J Comput Assist Tomogr, 2002, 26 (6): 1006-1012.

［15］ANBARASU A, HARRIS P L, MCWILLIAMS R G. The role of gadolinium-enhanced MR imaging in the preoperative evaluation of inflammatory abdominal aortic aneurysm [J]. Eur Radiol, 2002, 12 Suppl 3: S192-S195.

［16］KUZNIAR M, TEGLER G, WANHAINEN A, et al. Feasibility of assessing inflammation in asymptomatic abdominal aortic aneurysms with integrated ^{18}F-fluorodeoxyglucose positron emission tomography/magnetic resonance imaging [J]. Eur J Vasc Endovasc Surg, 2020, 59 (3): 464-471.

［17］IMAI S, TAHARA N, HIROMATSU S, et al. Endovascular repair for inflammatory abdominal aortic aneurysm [J]. Eur Heart J Cardiovasc Imaging, 2018, 19 (10): 1191-1192.

［18］HUSMANN L, HUELLNER M W, HASSE B. Therapy control in a patient with an inflammatory abdominal aneurysm: Potential pitfalls in PET/CT Imaging [J]. Clin Nucl Med, 2020, 45 (6): e288-e289.

［19］BOSSONE E, EAGLE K A. Epidemiology and management of aortic disease: Aortic aneurysms and acute aortic syndromes [J]. Nat Rev Cardiol, 2021, 18 (5): 331-348.

［20］Majeed H, Ahmad F. Mycotic Aneurysm [M]. Treasure Island (FL): StatPearls Publishing, 2022.

［21］PUGH D, KARABAYAS M, BASU N, et al. Large-vessel vasculitis [J]. Nat Rev Dis Primers, 2022, 7 (1): 93.

［22］KARKOS C D, PEPIS P D, THEOLOGOU M, et al. Retroperitoneal liposarcoma masquerading as an impending rupture of inflammatory abdominal aortic aneurysm [J]. Ann Vasc Surg, 2019, 56: 354. e21-354. e23.

［23］LINDBLAD B, ALMGREN B, BERGQVIST D, et al. Abdominal aortic aneurysm with perianeurysmal fibrosis: Experience from 11 Swedish vascular centers [J]. J Vasc Surg, 1991, 13 (2): 231-237.

［24］KELLIE J A, ROACH D, DAWSON J. Regression of a large inflammatory abdominal aortic aneurysm with high-dose steroids [J]. ANZ J Surg, 2021, 91 (9): E591-E593.

［25］ KIM Y, GHALY P, ILIOPOULOS J, et al. Management of an inflammatory abdominal aortic aneurysm causing ureteric obstruction: A case report [J]. J Surg Case Rep, 2020, 2020 (11): rjaa457.

［26］ NUELLARI E, PRIFTI E, ESPOSITO G, et al. Surgical treatment of inflammatory abdominal aortic aneurysms: Outcome and predictors analysis [J]. Med Arch, 2014, 68 (4): 244-248.

［27］ CVETKOVIC S, KONCAR I, DUCIC S, et al. Early and long-term results of open repair of inflammatory abdominal aortic aneurysms: Comparison with a propensity score-matched cohort [J]. J Vasc Surg, 2020, 72 (3): 910-917.

［28］ BIANCHINI M C, VON S P, SCHERNTHANER M, et al. Endovascular treatment of inflammatory infrarenal aortic aneurysms [J]. Vasc Endovascular Surg, 2016, 50 (1): 21-28.

［29］ PARAVASTU S C, GHOSH J, MURRAY D, et al. A systematic review of open versus endovascular repair of inflammatory abdominal aortic aneurysms [J]. Eur J Vasc Endovasc Surg, 2009, 38 (3): 291-297.

［30］ CAPOCCIA L, RIAMBAU V. Endovascular repair versus open repair for inflammatory abdominal aortic aneurysms [J]. Cochrane Database Syst Rev, 2015 (4): CD010313.

第十四章

大 动 脉 炎

第一节　大动脉炎概述

巨细胞动脉炎(giant cell arteritis,GCA)和多发性大动脉炎(Takayasu arteritis,TAK)的共同点是,它们主要累及具有三层膜结构的动脉。而两者在主要累及的人群和血管炎症的结局上具有显著差异。

TAK 最常见于年轻的亚洲女性,主动脉受累是该疾病的共同特征之一,合并主动脉反流可使病情加重。值得注意的是,这种疾病的并发症很常见,30%~60% 诊断为 TAK 的患者需要监测主动脉瓣功能,以便早期发现主动脉瓣功能衰退。该疾病也可累及的部位包括冠状动脉口、近端冠状动脉(50%)、肺动脉(7%~10%)和肾动脉。虽然 TAK 在 1908 年由一位日本眼科医生(Mikito Takayasu 博士)首次描述,但在目前的临床实践中,表现为视力下降和眼部并发症的患者并不常见。TAK 的血管外表现包括溃疡性结肠炎以及皮肤自身免疫病,特别是结节性红斑和脓皮病。血管炎和血管外表现在时间顺序上的关联目前仍未阐明。病变可能始于动脉,然后播散到胃肠道和 / 或皮肤,也有可能脉管炎在炎症性肠病之后发生。全身系统性炎症(通常表现为发育迟缓或不明原因的发热)可能是 TAK 患者的最初表现。

GCA 在白种人中很常见,尤其具有斯堪的纳维亚血统的人,并在 50 岁以上的患者中更易发生。与 TAK 一样,GCA 常见于女性,GCA 中女性与男性的比例为 3∶1,而 TAK 为 9∶1。GCA 患者很少发生主动脉瓣反流,但 20%~50% 的患者可能伴有主动脉壁受累。GCA 患者的高龄状态非常依赖影像学方法来评估主动脉受累情况,这些特殊性使得在手术前难以明确诊断巨细胞主动脉炎。动脉粥样硬化性疾病中可能出现轻微的主动脉炎症,主动脉直径是一个与年龄相关的参数,因此,主动脉结构改变是年龄因素和炎症相关因素共同作用的结果。鉴于以上原因,明确诊断 GCA 的主动脉受累有一定难度。失明被认为是 GCA 最严重的并发症,10%~20% 的患者主诉中有视觉变化,最常见的是视力模糊。在斯堪的纳维亚半岛的大型患者群中,由于组织缺血,1%~2% 的患者患有视力丧失,并且对大多数患者来说视力丧失不可逆转。如果视力丧失为主要症状,在治疗时很难逆转眼部缺血的改变。在 245 例 GCA 患者中,有 20 名患者出现了永久性视力丧失,其根本原因如下∶6.9% 有缺血性视神经病变,1.6% 有视网膜中央动脉闭塞,0.4% 有纤细视网膜动脉闭塞。血管外表现在 GCA 患者中经常发生,大约 50% 的患者出现肩部、骨盆和腰部肌痛或僵硬,与多发性风湿病的表现相类似。绝大多数 GCA 患者的红细胞沉降率和 C 反应蛋白水平升高。GCA 和 TAK 之间最明显的不同是发病年龄,二者在发病高危年龄无重合。

TAK 主要累及主动脉和其一级分支血管,常见于颈总动脉、锁骨下动脉、肠系膜动脉,若上述表现未发生,则需要考虑其他鉴别诊断。相比而言,GCA 很少累及颈总动脉、近端锁骨下动脉和肠系膜动脉,其主要累及远端的分支血管,如颞动脉(图 14-1-1)。TAK 中锁骨下动脉的狭窄病变导致左、右臂之间的血压差,也可导致单侧或双侧上肢无脉症。相比之下,GCA 更易见于远端锁骨下动脉和近端腋动脉,腋动脉受累同样会导致对应上肢的无脉和麻木。如前所述,大约一半的 GCA 患者会出现不同程度的主动脉壁病变。下肢动脉的脉管炎在两种血管炎中都不常见,但一旦出现,会引起典型的缺血症状。下肢 GCA 的诊断要与动脉粥样硬化性疾病、血管炎性疾病相鉴别,在年龄大于 70 岁的患者中,二者间鉴别诊断有一定难度。

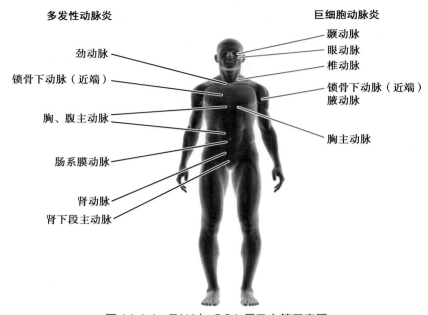

图 14-1-1　TAK 与 GCA 累及血管示意图

多发性大动脉炎(TAK)主要累及主动脉和胸、腹主动脉的主要分支,巨细胞动脉炎
(GCA)主要累及主动脉的分支。

　　主动脉壁是两种大动脉炎共同累及的组织。在这两种疾病中,由肉芽肿和多核巨细胞组成的免疫细胞主要浸润到血管中膜和内膜。主动脉内膜的免疫细胞浸润通常不是病理性的,而且巨细胞很少在动脉外膜形成。主动脉内膜因血管壁炎症反应发生增生,但增生的程度比远端主动脉分支血管要轻,因为远端主动脉分支血管管腔常被严重破坏或完全闭塞。主动脉瓣狭窄病变可以在 TAK 中发生,但在 GCA 中非常少见。GCA 和 TAK 大动脉炎的一个典型特征表现是内膜平滑肌细胞的坏死,引起主动脉壁发生动脉瘤性改变。弹性纤维组织的坏死最好用组织化学染色法,如 Verhoeff-Van Gieson 弹性染色法。主动脉瓣功能不全是 TAK 的常见并发症,但在 GCA 中很少见,这不禁引发人们思考,主动脉瓣本身是否参与自身免疫炎症反应? TAK 和 GCA 大动脉炎二者主要区别在于对血管内膜的影响。在 TAK 的病例中,主动脉内膜通常会大幅度扩张,病变产生的新生组织可以用 Masson 三色染色法进行染色,其中增厚的内膜被蓝色染色标记,因此可以确定新生组织是一种富含胶原的组织。

　　炎症性主动脉血管壁的各层都含有胶原蛋白,表明其中发生了纤维化反应,但外膜中胶原蛋白含量尤其高,内膜层也因内膜纤维增生而扩张。外膜扩张可以通过非侵入性影像学方法探及,外膜扩张也是鉴别 TAK、GCA 和其他非自身免疫性主动脉炎的重要标志。

第二节　大动脉炎发病机制

　　大动脉炎的病因及发病机制尚不完全清楚,目前认为大动脉炎发病与自身免疫因素及遗传因素等多种因素有关。

一、概述

　　1. 细胞免疫　T 细胞依赖的免疫反应被认为是大动脉炎患者血管壁细胞损伤的主要机制。大动脉炎患者外周血 CD4$^+$/CD8$^+$ T 淋巴细胞比值升高,表达人类白细胞 DR 抗原(human leukocyte antigen,HLA-DR)的循环淋巴细胞数量增多,细胞内蛋白激酶 C 的活性和钙离子水平也增高,激活淋巴细胞。免疫组化发现,大动脉炎患者血管病变浸润的细胞有自然杀伤细胞、细胞毒性 T 淋巴细胞等活性淋巴细胞,并且 T 细胞分泌的很多细胞因子如肿瘤坏死因子(tumor necrosis factor,TNF)、白细胞介素(interleukin,IL)-1、IL-6、IL-12、IL-18 等也被证实升高,细胞因子之间的协同作用进一步促进炎症和细胞毒性分子的产生,促进血管损伤、病变的进展。

2. 趋化因子和细胞因子依赖的血管炎性反应　研究发现,大动脉炎活动期患者血清 IL-6 浓度升高,并与疾病活动性相关。相关研究也报道了应用 IL-6 受体拮抗剂治疗难治性大动脉炎可使患者病情获得明显缓解,证实 IL-6 可能参与了大动脉炎发病。也有研究发现,基质金属蛋白酶(matrix metalloproteinases,MMP)-2、MMP-3、MMP-9 在大动脉炎患者血清中升高,并且与疾病活动呈正相关,应用金属蛋白酶抑制剂治疗可控制大动脉炎患者的活动性。Verma 等发现大动脉炎患者血清 IL-12 水平明显高于健康对照组,Park 等则发现大动脉炎患者血清 IL-18 水平升高,尤以活动期患者升高更为明显,这均提示 IL-12、IL-18 水平和大动脉炎疾病的活动度相关。TNF-α 除了自身免疫杀伤作用以外,尚可以通过调节多种细胞因子的免疫应答强度来介导血管细胞的炎症反应,研究显示活动期大动脉炎患者 TNF-α 水平较正常对照组及非活动期大动脉炎患者显著升高,中重度、难治性大动脉炎患者 TNF-α 也明显升高。近年来,以 TNF-α 为靶向的细胞因子拮抗剂治疗初步应用于难治性大动脉炎患者,并且对难治性大动脉炎治疗取得了一定的疗效,提示 TNF-α 水平可作为判断大动脉炎活动性、监测病情的血清学标志。以细胞因子为靶点是大动脉炎病情监测、评价和治疗的一个新策略。

3. 动脉壁的炎症反应　大动脉炎患者的血管炎性病变主要发生在中膜和外膜,也可以是全层的血管炎,因此炎症的扩散需要通过滋养血管内皮细胞活化以便淋巴细胞能够进入血管壁。大动脉炎患者血清可溶性血管内皮细胞黏附分子 -1(vascular cell adhesion molecule-1,VCAM-1)升高,病变主动脉组织的细胞间黏附分子 -1(intercellular cell adhesion molecule,ICAM-1)和 HLA- Ⅰ、HLA- Ⅱ 表达上调,参与浸润淋巴细胞的识别和黏附。同时,大动脉炎患者内皮素 -1 表达增加,血管内皮生长因子(VEGF)表达增加,新生血管形成,黏附分子表达上调引起相关炎症细胞的聚集,进而参与了大动脉炎的发病。

4. 体液免疫　体液免疫在大动脉炎发病中是否发挥作用,目前研究还存在很多争议,而且尚未发现大动脉炎患者特异性自身抗体存在。Park 等通过比较 72 例大动脉炎患者和 50 例对照组血清发现,与静止期患者相比,处于大动脉炎活动期的患者抗内皮细胞抗体(AECA)滴度升高,上述抗体和疾病活动的相关性提示其可能参与了血管损伤,IgM 抗内皮细胞抗体(AECA)可能与大动脉炎疾病的活动期相关。进而又有相关的研究报道,AECA 通过增加黏附分子表达、核因子 κB 激活及单核细胞黏附刺激内皮细胞,导致大动脉炎发生。近年的研究发现,大动脉炎患者抗膜联蛋白 V 抗体和大动脉炎患者抗单核细胞抗体、抗主动脉抗体滴度明显高于对照组,并有研究提示大动脉炎患者抗单核细胞抗体显著增加,且与疾病活动度相关。综上所述,目前尚未发现大动脉炎特异性自身抗原,大动脉炎特异性自身抗体 - 抗原反应研究将有助认识大动脉炎发病机制。

5. 遗传因素　目前认为大动脉炎发病与 HLA 基因密切相关,有研究发现双胞胎患者病变部位或死亡病因相同,不同环境中长大的双胞胎在同一个年龄发病,提示遗传机制在发病中可能起了作用。日本的人群研究发现,DQA1*0103 在患者中频率显著升高,DQA1*0301 在患者中频率显著低于正常对照。韩国人群的研究结果也验证了 HLA-B52 与大动脉炎易感性的关系,泰国和印度的研究也支持这一结果。有学者在墨西哥患者中发现易感基因型 DRB1*1301。北美人的研究未发现 HLA-B52 与大动脉炎易感性间的相关性,但需要注意的是北美人群的样本量较小,研究纳入的大动脉炎患者只有 21 名,可能是样本量的影响未得出阳性结果。中国大动脉炎患者与 HLA- Ⅱ 类基因相关性的研究发现 DRB1*04、DRB1*07 等位基因型与大动脉炎易感相关,此后 DQ 及 DP 基因的研究发现 HLA-DPB1*09 和 DPB1*1701 等位基因型与大动脉炎易感相关。从上述研究结果可知,遗传因素可能也参与疾病的发生、发展。关于 HLA 基因的研究,在不同人群中的研究结果差异较大,可能与种族的差异有关,也可能部分研究例数较少,难以揭示易感基因型。

6. 结核分枝杆菌感染和雌激素　以往研究报道,有结核病史的大动脉炎患者比例达到 48%,都支持结核分枝杆菌感染可能导致了大动脉炎的发病。但是,国内学者收集 10 例大动脉炎患者的新鲜动脉血标本,经过培养和直接扩增检测结核分枝杆菌,发现所有样本都是阴性的,推测大动脉炎和结核的抗原反应可能是非特异性的,感染因素是否参与其中尚需要进一步研究。流行病学研究表明,大动脉炎在女性中占优势。

二、巨细胞动脉炎的发病机制

GCA 是一种肉芽肿性血管炎,主要特征为血管壁炎症浸润,炎症反应中的关键细胞为 $CD4^+$ T 细胞和巨噬细胞,它们主要浸润血管中膜和内膜,很少累及外膜。发生炎症反应的动脉内膜通常发生淋巴细胞浸润,但很少有多核巨细胞参与。血管壁炎症会引起血管重塑,表现为微血管增生、中膜变薄和内膜增生。在未发生病变的动脉中,炎症细胞进入外膜、中层和内膜的途径受限,这是预防血管炎症的重要保护性因素。在未发生炎症反应的动脉中,营养血管完全向外膜提供氧气和营养物质。合并 GCA 的动脉的特点是 NOTCH 配体 Jagged1 的异常表达,使微血管内皮细胞与血液循环中的 T 细胞共同作用,使 NOTCH1 异常表达。在 GCA 患者中,T 细胞与内皮细胞的相互作用导致了微血管基底膜破裂,形成了免疫赦免的群落。同时,循环单核细胞中 MMP-9 的异常表达破坏了基底膜的完整性,因此,T 细胞和巨噬细胞能够通过基底膜进入细胞内。GCA 患者伴有 PD-1/PD-L1 识别位点的缺陷,而 PD-1/PD-L1 最近因其在抗肿瘤免疫中的关键地位而备受瞩目。

抗原提呈细胞和肿瘤细胞表达 PD-L1,从而抑制 PD-1 表达 T 细胞,该过程阻断了 T 细胞介导的免疫反应。在肿瘤患者中,上述反应抑制了抗肿瘤 T 细胞的作用。抑制 PD-1/PD-L1 相关免疫过程的治疗方法,能够成功启动破坏肿瘤细胞的免疫反应。GCA 患者血管壁上的树突状细胞未能表达 PD-L1,使得树突状细胞与 T 细胞不能相互识别。PD-1/PD-L1 免疫检查点功能阻断的 GCA 患者更有可能不发生恶性肿瘤。这一理论已得到一些流行病学研究的佐证,但需要进一步研究以了解脉管炎易感性和癌症风险之间的关系。GCA 中免疫抑制性 PD-1/PD-L1 检查点的功能抑制与过度的共刺激信号相结合,加重了对组织耐受性的破坏。具体来说,将 GCA 患者提纯的免疫细胞转移到人动脉中诱发脉管炎,结果显示在脉管炎病变中,共刺激受体 CD28 表达水平较高。

三、多发性大动脉炎的发病机制

研究发现,多发性大动脉炎的血管损伤可能与细胞及体液免疫机制有关。多发性大动脉炎患者 T 细胞免疫调节缺陷,CD4 细胞增多,CD8 细胞减少。患者的主动脉组织中有天然杀伤细胞释放的穿孔素,可导致细胞溶解,提示多发性大动脉炎中存在细胞介导细胞毒性免疫反应,通过热休克蛋白诱导,使 T 淋巴细胞参与多发性大动脉炎血管损伤。主动脉组织中的炎症部位主要组织相容性复合体 I 类分子和 II 类分子、ICAM-1 表达增强。用佛波醇肉豆蔻或植物血凝素刺激多发性大动脉炎患者的 T 细胞,佛波醇肉豆蔻使细胞增殖反应显著增强,植物血凝素使细胞内肌醇三磷酸增高,cAMP 降低,cGMP 增高,有利于激活蛋白激酶 C 信号转导途径,影响细胞周期,导致细胞分裂;多发性大动脉炎患者 IL-2 水平升高,而 IL-2 是促使 T 细胞从 G_1 期转至 S 期的关键因子,表明在多发性大动脉炎信号转导中 T 细胞反应性提高。在多发性大动脉炎患者的体液免疫介导机制中发现 γ 球蛋白升高、循环免疫复合物增加及类风湿因子阳性等,采用补体和血细胞凝集技术测定多发性大动脉炎患者抗主动脉抗体水平增高。有实验显示,将多发性大动脉炎患者主动脉壁提取物重复注射家兔,可诱发主动脉炎,但亦有否定的研究结果。也有的学者认为,多发性大动脉炎可能由链球菌、结核分枝杆菌、病毒或立克次体等感染后的体内免疫反应所致,或由未知的蛋白片段或超抗原所致,但迄今缺乏令人信服的直接证据。其可能因素是上述微生物感染诱发主动脉壁和/或其主要分支动脉壁的抗原性,产生抗主动脉壁的自身抗体,发生抗原抗体反应,引起主动脉和/或主要分支管壁的炎症反应。其理论依据:①动物实验发现长期给兔补含高效价抗主动脉壁抗原的患者血清,可产生类似动物炎症改变;②临床发现多发性大动脉炎患者可有红细胞沉降率、黏蛋白增高,α、γ 球蛋白及 IgG、IgM 的不同程度增高,服用肾上腺皮质激素有效;③本病患者血中有抗主动脉壁抗体,同时发现主动脉壁抗原主要存在于动脉中层组织;④在急性期患者血中可发现 Coomb's 抗体合并类风湿因子阳性。鉴于 Coomb's 抗体多见于自身免疫病,这种自身抗体出现提示自身免疫机制紊乱在多发性大动脉炎的病因学研究中占有重要地位。

近年来有研究发现,多发性大动脉炎的发病可能与主动脉系统的血管内皮细胞损伤有关。内皮素 -1 是血管内皮细胞产生的强大的血管收缩肽和促血管平滑肌细胞分裂因子。内皮素 -1 通过内皮素 A 受体促进生物活性因子如血小板生长因子的促增殖作用,并可直接促进血管平滑肌细胞的增殖,参与各种心血管疾病如缺血性心脏病、原发性高血压和动脉粥样硬化等的发病机制。循环中出现内皮细胞是血管内皮损伤的标志,研究发现伴有血管病理损害的疾病如高血压、外周血管病、川崎病等血管性疾病的血循环中内皮细胞增加。

此外,还有研究发现,多发性大动脉炎患者在活动期血浆内皮素 -1 和循环内皮细胞数量显著高于非活动期,提示大动脉炎的炎症过程中内皮素 -1 和循环内皮细胞的增高在该疾病进展中起重要作用。内皮素 -1 是由血管内皮细胞产生的强大的血管收缩剂和促血管平滑肌细胞分裂素。血浆内皮素 -1 不但在大动脉炎活动期患者比非活动期患者显著增高,而且与红细胞沉降率的增高呈显著的正相关,它可能在大动脉炎动脉损伤的发病机制中起一定的作用。内皮素 -1 的合成受多种激素或生物活性因子的影响,如在肾上腺素、血管紧张素 II、IL-1、TNF-α、转化生长因子 β 等刺激后,内皮素 -1 合成增加。因此,我们推测在大动脉炎活动期侵入血管外膜和中膜的炎症细胞引起上述激活因子的释放,进一步刺激内皮细胞产生过量的内皮素 -1。大量的内皮素 -1 又引起血管收缩和血管平滑肌细胞增殖,导致受累动脉管腔的狭窄。循环内皮细胞数量与内皮损伤有关,循环内皮细胞大量增加提示体内血管严重损伤。有报道在某些病理情况下循环内皮细胞增加。目前的研究已经表明大动脉炎存在血管内皮的改变,大动脉炎患者循环内皮细胞的数量明显高于正常人范围,且循环内皮细胞的数量在大动脉炎患者活动期显著高于非活动期,并且循环内皮细胞和红细胞沉降率呈正相关,可能与非特异性炎症导致的血管内皮损伤有关。内皮细胞可能是参与大动脉炎炎症和免疫反应的关键细胞之一,而炎症和免疫反应有可能导致内皮细胞死亡并从血管壁脱落。总之,大动脉炎患者存在血管内皮的损伤,后者在大动脉炎发病机制中可能起着重要作用。

多发性大动脉炎多发生于女性,起病年龄大都在青少年或成年早期,即内分泌不平衡最显著时期,因此关于多发性大动脉炎与雌激素相关性的研究也受到了相当的重视。大动脉炎与雌激素的相关性在临床上主要表现在下列两个方面:首先是本病患者中有雌激素的高分泌现象,有人对本病女性患者尿中的雌激素水平做了测定,结果发现在卵泡期仍保持雌激素的高水平状态。另外还有人观察了受孕的大动脉炎患者,分别测定了患者孕前 1 年、妊娠期间以及分娩 1 年后 CRP,结果发现这些大动脉炎患者 3 个时期 CRP 水平均显著上升。以上研究结果提示,大动脉炎的发生、发展可能与女性内分泌失衡有内在联系。流行病学调查表明,多发性大动脉炎中女性占优势,可高达 90% 以上,且好发于内分泌不平衡最显著的青少年和步入成年早期的女性中。多发性大动脉炎患者 24h 尿总雌激素缺乏正常生理情况下的双时相分泌规律,当这类患者妊娠后,由于雌激素水平下降,孕激素水平升高,C 反应蛋白转阴,血流动力学改善。动物实验表明,长期给家兔喂饲雌激素,可诱发与多发性大动脉炎相似的大、中动脉病理改变,说明雌激素过多是重要发病因素之一。研究还发现,正常人血管平滑肌细胞具有低水平的功能性雌激素受体。大量研究证实,雌激素可通过雌激素受体介导机制调控心血管系统功能,在正常代谢情况下发挥保护作用,如代谢异常,则产生损伤作用。雌激素受体分为 α 型和 β 型,二者在 DNA 连接区有 96% 的序列相同,在激素结合区有 60% 相同,激素结合区与雌二醇连接的亲和力相似。雌激素不仅可以通过经典的雌激素受体 α 影响血管基因表达,也可通过新近发现的雌激素受体 β 影响血管基因表达,从而改变细胞蛋白质的类型和表达水平。

综上所述,多发性大动脉炎好发于青少年女性,主要侵犯富含平滑肌及弹性纤维的主动脉及其分支,临床资料显示本病患者有雌激素的高分泌现象,而实验研究也提示长期应用雌激素能在动物模型上复制与多发性大动脉炎极其相似的动脉组织病理学变化,结合孕期大动脉炎患者有症状好转的迹象,学者们认为雌激素有可能参与多发性大动脉炎的发病过程。因此,研究人员也尝试使用孕激素等来拮抗雌激素作用以治疗大动脉炎,并取得了初步成效。尽管如此,目前的研究仍有一定的局限性。譬如雌激素引起动脉壁损伤,参与大动脉炎形成的具体机制尚不清楚,雌激素与动脉壁平滑肌细胞雌激素功能性受体所起的作用也尚待进一步研究。至于在此基础上的大动脉炎内分泌治疗,相信也将是今后的一个主要发展方向。

最近学者推测,本病的发生与遗传因子、雌激素和自体免疫紊乱共同作用有关。大剂量雌激素可造成主动脉肌层萎缩、坏死和钙化,主要发生于主动脉及其分支,即承受动脉血流和搏动最大的机械应力部位,从而推测在内分泌不平衡最显著时期,雌激素过多和任何营养不良因素(如结核病)相结合会导致主动脉平滑肌萎缩,抗张力下降,成为致病因素之一。总之,综合致病因素在不同的环境下作用于主动脉和/或其主要分支,产生多发非特异性动脉炎(图 14-2-1)。

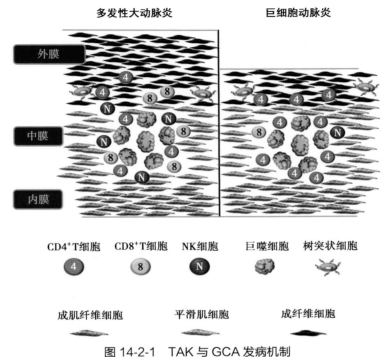

图 14-2-1 TAK 与 GCA 发病机制

多发性大动脉炎(TAK)和巨细胞动脉炎(GCA)均为肉芽肿性动脉炎,肉芽肿性浸润主要发生在中膜和外膜。肉芽肿浸润的细胞为 T 细胞和巨噬细胞。在 TAK 中 CD4/CD8[+] T 细胞的比例较低,在 GCA 中较高。

第三节　大动脉炎流行病学

一、多发性大动脉炎的流行病学

相较于 GCA,关于多发性大动脉炎的发病率的数据较少。通常情况下,该疾病的明确诊断需要一段时间,这使得发病率的研究数据存在误差。北欧白种人的发病率为(0.4~3.4)/100 万,其中发病人群以女性为主,多发性大动脉炎最初在日本被报道,曾长期认为东南亚人群中发病率最高。20 世纪 80 年代日本的发病率与当时的欧洲人群相近,为(1~2)/100 万。近 10 年的数据表明,美国的发病率为 8.4/100 万,挪威为 25.2/100 万,日本为 40.0/100 万。斯堪的纳维亚地区的研究报道显示,非北欧血统的人的发病率高于斯堪的纳维亚血统的人。在挪威,北欧血统的人(22.0/100 万)和亚洲血统的人(78.1/100 万)、非洲血统的人(108.3/100 万)之间的发病率相差 3.5~5.0 倍。

二、巨细胞动脉炎的流行病学

GCA 是年龄大于 50 岁的成年人中常见的全身性血管炎。颅内 GCA 的特点是急性发作的头痛、头皮压痛、颞下颌关节紊乱综合征和视力下降。颅外 GCA 患者有更严重的全身症状,如发热、体重减轻、大动脉炎和周围动脉受累。永久失明是未经治疗的 GCA 最严重的不可逆性并发症,发生率为 30%。现代影像学技术,包括正电子发射断层扫描(positron emission tomography,PET)、计算机断层扫描(computed tomography,CT)和血管超声扫描,已经证明颅外大血管受累非常普遍,高达 83% 的患者可发生颅外大血管病变。此外,有一部分 GCA 患者表现为全身性症状,而没有典型的颅内 GCA 特征。这种亚型的流行病学特征报道较少,可能与颅内 GCA 和多发性大动脉炎相互作用。在一些国家,血管造影(特别是颞动脉超声检查)正在取代传统的颞动脉活检(TAB)来用于 GCA 诊断,但血管造影并不是在所有国家和医学中心都能常规进行的。

众所周知,GCA 是一种在北欧人种中较常见的疾病。在斯堪的纳维亚和北美人群中,特别是在北美斯堪的纳维亚移民聚居区,两个地区呈现相似的发病率和流行病学特征。2021 年对包括 50 例以上且在 2019 年之前发表的研究进行了荟萃分析,在年龄 ≥50 岁的人群中,GCA 的总体发病率为 10.0/10 万,斯堪的纳维亚半岛的发病率最高(21.6/10 万),其次是北美洲和南美洲(10.89/10 万)、大洋洲(7.8/10 万)和欧洲(7.3/10 万)。

这项荟萃分析证实了既往认为的纬度与发病率的关系,但纬度与患病率或死亡率无关。值得注意的是,发病率与纬度的关系独立于北欧人群中 HLA-DRB1*04(GCA 易感等位基因)的增加。GCA 的流行病学特征在世界范围内有所不同,这取决于所使用的定义标准。一些研究只包括 TAB 确诊的 GCA 患者,而其他研究则通过临床表现诊断纳入了符合 1990 年 ACR 分类标准的患者(该标准未提及组织学诊断标准)或从影像学检查中查出大血管炎证据的患者。

可以预见的是,采用临床和组织学诊断标准的研究比不采用的研究的发病率略高;在一项系统回顾中,欧洲人群研究中仅使用 TAB 阳性的患者,GCA 在年龄 ≥50 岁(范围:6.0~43.6 岁)的患者中平均发病率为 14.6/10 万,而使用更广泛的临床标准的研究则为 15.2/10 万。然而,使用 TAB 确诊的 GCA 发病率可能正在下降,1976—1995 年瑞典年龄 ≥50 岁的居民中 TAB 证实的 GCA 发病率为 22.2/10 万,1997—2019 年下降到 13.3/10 万,而且行 TAB 的患者比率也同时下降,从 1997—2002 年的 74.1/10 万下降到 2015—2019 年的 50.2/10 万。行 TAB 检查的比率和 TAB 确诊的 GCA 发病率下降可能是由于其他影像学方法越来越广泛的使用以及瑞典人口结构的变化(来自 GCA 发病率较低地区的移民增加)。GCA 发病率的一个重要的影响因素是年龄,例如在瑞典一个有据可查的人群中,50~60 岁人群的发病率为 2/10 万,71~80 岁人群的发病率为 31/10 万,数据表明年龄大于 90 岁的人发病率可能有所下降,其原因可能是在这个年龄组的诊断率不高。1997—2010 年,GCA 的平均诊断年龄增加了 4.5 岁,主要是由于 70 岁及以上人群的发病率增加。其中,环境因素和免疫系统衰退共同参与该过程。此外,许多研究表明,在所有年龄组中,GCA 的女性发病率是男性的 2~3 倍。GCA 的病因不甚明了,但与宿主和环境因素的关系已被探索,肥胖和糖尿病与 GCA 呈负相关;接触不同的感染,特别是影响呼吸系统的感染,与 GCA 的风险增加有关;吸烟对男性 GCA 的发病具有保护性作用,而在女性中 GCA 的风险升高。季节对 GCA 发病的影响也产生了不同结论的数据:一些研究显示夏季或春夏季的发病率增加,而一项包括来自澳大利亚、新西兰、德国和荷兰的 2 200 名 GCA 患者的大型研究显示 GCA 诊断在四季中无明显差异。

与发病率研究相比,关于 GCA 患病率的研究较少,这种数据的匮乏可能是由疾病的性质所决定的,因为许多患者在不接受治疗的情况下获得了较长时间的病情缓解,故未被包括在关于患病率的报道中。与发病率估计类似,患病率的研究采用不同的标准、疾病定义和流行病学定义,这些研究要么报道时点流行率,要么报道累积流行率。一般来说,最近的研究报道的患病率要高于较早的研究,例如 2016 年在英国使用来自初级保健环境的数据报道了 250/10 万的累积流行率,然而这些结果是基于一个单一基层诊所。而英国 20 世纪 90 年代的一项研究报道的流行率为 84/10 万。北美的美国明尼苏达州奥姆斯特德县的数据表明 2015 年的患病率为 204/10 万,而在加拿大安大略省,2018 年的患病率为 235/10 万,2000 年为 125/10 万。20 世纪 90 年代日本的一项研究报道了一个非常低的患病率,即 1.47/10 万。

第四节　大动脉炎临床表现

一、巨细胞动脉炎的临床表现

主要见于 50 岁以上老年人,平均年龄为 70 岁,女性占多数,男女比例为 1:(2~4)。

1. 全身症状　患者常诉不适、乏力、发热、食欲减退、体重下降。发热一般为低热,偶可达 40℃,部分患者可以有盗汗。

2. 头痛及头皮触痛　头痛是 GCA 最常见的症状,半数以上患者以此为首发症状。GCA 的头痛具有特征性,位于一侧或双侧颞部,被描述为颅外的、钝痛、针刺样痛或烧灼痛,多为持续性,也可为间歇性。枕部动脉受累的患者可有枕部疼痛,并且梳头困难,以及睡觉时枕部与枕头接触易感疼痛。颞动脉受累时呈突出的、串珠样改变,有触痛,可触及搏动,但亦可无脉。

3. 间歇性下颌运动障碍　常表现为咀嚼时咬肌疼痛,颞下颌关节运动障碍,称"颌跛行"(jaw claudication),该症状对 GCA 具有很高的特异性,约发生于 50% 的 GCA 患者。上颌动脉及舌动脉受累时,可以在咀嚼和说话出现颞下颌关节以及舌部疼痛,并有舌坏疽的报道。

4. 视力受损　视力受损是继发于眼动脉血管炎的最常见的症状,多数患者陈述为"突然的"视力受损,也是较为严重的结果。GCA 眼部受累的患者可占眼科因视力受损就诊患者的 20%,而其中又有 60% 的患者可发展为失明。失明可为首发症状,或者在其他症状出现数周或数月后突然发生,失明可为双侧或单侧,如未经治疗,对侧眼可在 1~2 周内受累。约 10% 的 GCA 患者可以出现一过性黑朦,未经治疗的患者约 80% 可以发展为永久失明。

5. 大动脉受累　10%~15% 的患者可以出现主动脉弓、胸主动脉等大动脉的受累,可在颈部、锁骨下、腋下或动脉分支处闻及血管杂音并可有血管触痛。大动脉受累的主要症状为上肢和下肢的间歇性运动障碍,偶尔可因锁骨下动脉窃血综合征(subclavian steal syndrome)、主动脉弓处血管狭窄出现间断的或持续性的脑缺血,极少数亦可因大脑内动脉病变引起。腹主动脉亦可受累,GCA 可以出现腹主动脉瘤的症状以及肠坏死,但肾脏很少受累。

6. 神经系统受累　约 30% 的患者可以出现神经系统病变,病变可能多种多样,但最常见的是神经病变、短暂性脑缺血发作及脑卒中,前者包括单神经病、外周多神经病并可影响上、下肢。

7. 呼吸道受累　虽然 GCA 很少侵犯肺血管,但仍有 10% 的患者出现显著的呼吸道受累。呼吸道症状包括咳嗽,可有痰或无痰、咽痛或声音嘶哑。

8. 骨关节　GCA 本身并无滑膜炎病变,但膝关节中可以出现中等量的关节积液,偶尔肩关节、腕关节也可以出现该症状。风湿性多肌痛(poly myalgia rheumatica,PMR)合并 GCA 时关节炎的发生率为 56%,而单纯 GCA 关节炎的发生率为 11%。

9. PMR　PMR 是一种以四肢及躯干近端疼痛为特点的临床综合征,对小剂量激素治疗反应敏感。PMR 表现为颈、肩胛带及骨盆带肌中 2 个或 2 个以上部位疼痛和僵硬,持续 30min 或更长时间,不少于 1 个月时间,同时伴有红细胞沉降率增快。PMR 多见于 50 岁以上患者,诊断须除外类风湿关节炎、慢性感染、肌炎以及恶性肿瘤等疾病。GCA 和 PMR 在同一年龄组发病,且常见于同一患者,提示两者关系密切,但二者之间的确切关系尚不十分清楚。在一些 GCA 的病例分析中,40%~60% 的患者具有 PMR,20%~40% 的患者以 PMR 为首发症状。

二、多发性大动脉炎的临床表现

(一)多发性大动脉炎的一般表现

大动脉炎患者可完全无症状,偶然发现两侧肢体脉搏和血压不对称、血管杂音及高血压而做进一步检查。但有时临床症状可能是难以预料且严重的,如休克、心力衰竭和主动脉瘤破裂等事件。大动脉炎的病程可分为三个阶段:第一阶段主要为炎症反应阶段,表现为发热、关节痛、全身不适及体重减低等;第二阶段主要为血管炎症,包括血管痛及触痛;第三阶段为破坏及纤维化阶段,出现缺血症状及杂音。在一些研究中,低于 16% 的患者出现持续性症状,而 10% 的患者可完全无症状。另外,由于该病慢性、反复的特点,炎症和纤维化可同时存在,表明该病临床表现的多样性。

由于大动脉炎主要表现为主动脉分支的狭窄,肢体及器官的缺血、血压及脉搏的不对称是常见的症状,头臂动脉及上肢动脉较下肢动脉更常被累及。大动脉炎血管狭窄发展较慢,因此可形成丰富的侧支循环,临床症状主要依赖侧支循环形成情况。尽管大动脉炎常累及肠系膜动脉,但恶心、腹泻及腹痛等消化道症状很少见。四肢血压测定不仅可发现该病,而且可作为判断狭窄进展和肢体缺血程度的指标,但作为高血压治疗中的检测指标是不准确的。高血压在大动脉炎中占 3%~76%,主要由肾动脉狭窄所致。无肾动脉狭窄或肾动脉开口以上腹主动脉狭窄的高血压,其发病机制可能与肾素增高、血管适应性减低及压力感受器功能异常有关。

血管狭窄或闭塞引起的心脏受累占 6%~16%,主动脉瓣关闭不全占 7%~55%,主要由主动脉根部扩张所致。二尖瓣关闭不全占 11%,其发生机制仍不清楚,但与主动脉瓣反流无关。无冠状动脉狭窄及主动脉病变的心肌血管广泛受累可导致充血性心肌病或扩张型心肌病,心肌活检示心内膜炎。肺动脉受累率为 14%~100%(平均 49%)。

神经系统的症状主要依头臂动脉的受累程度而定,颈总动脉比椎动脉更易受累。临床症状包括眩晕、晕厥、头痛、短暂性脑缺血发作及休克。由高血压造成的脑病所致的癫痫较少见。33% 的患者可出现颈动脉疼痛及触痛。一些研究表明,30% 的患者可出现视力障碍,其中 8% 有短暂失明。

动静脉交通分三种形式:一是毛细血管前动静脉交通,为最常见的发展阶段;二是动静脉吻合处动静脉交通;三是动静脉直接通路。后者示血流未中断且管腔较邻近的毛细血管粗大,逐渐出现缺血症状,最终血管闭塞。最常见的皮肤病变为红斑结节及坏疽性脓皮病,发病率为 8%~18%,且呈区域性分布。红斑结节主要发生在欧洲及美国,而坏疽性脓皮病多发生在日本,皮肤病变发生部位与受累血管无相关性,但红斑结节发生在急性期,而坏疽性脓皮病发生在纤维化期。大动脉炎患者表现为雷诺病现象占 8%~14%,并且可独立于肢体血管受累。

实验室检查对大动脉炎无特异性,亦无特异性实验室参数表明大动脉炎为活动期。大动脉炎活动期可有贫血、血小板增多、丙种球蛋白增多及红细胞沉降率增快,但均不能作出特异性诊断。红细胞沉降率是判定大动脉炎活动期最常用的指标,但 1/3 以上的大动脉炎活动期红细胞沉降率为正常水平;相反,大动脉炎缓解期有 56% 以上患者红细胞沉降率增快。

(二) 特殊人群的多发性大动脉炎

1. 儿童的大动脉炎　据报道,20 岁以下大动脉炎患者占全部大动脉炎患者的 32%~77%,其中最小的患者仅 7 个月。儿童患者全身症状表现更明显,主要有发热、全身不适、头痛及高血压,常误诊为系统性红斑狼疮(SLE)或类风湿关节炎。全身症状及红细胞沉降率增快有助于大动脉炎的早期诊断。

2. 妊娠期大动脉炎　大动脉炎好发于年轻女性,因此认识孕期大动脉炎的特点非常重要。造成孕妇或胎儿预后不良的原因包括高血压(尤其在孕期后 3 个月)、动脉瘤、广泛病变(特别是腹主动脉及肾动脉的病变)及心力衰竭。子痫的发生可造成胎儿在子宫内发育障碍及窘迫。其中,高血压及心力衰竭是大动脉炎怀孕期妇女最常见的并发症。因此,在怀孕前 3 个月行控制性流产,分娩时用产钳协助分娩或剖宫产是必要的。尽管低剂量糖皮质激素对胎儿无影响,但在大动脉炎缓解期怀孕危险性最小。在怀孕期间,要求多方面的治疗方法来保证孕妇及胎儿的安全。

(三) 多发性大动脉炎不典型表现

通常认为大动脉炎是一种累及主动脉及其分支的慢性、进行性、炎症阻塞性疾病,但作为全身系统疾病,大动脉炎可表现为孤立的、不典型的和致命性的,包括孤立性肺动脉炎、孤立性冠状动脉炎或肉芽肿性心肌炎、孤立性胸主动脉瘤、主动脉和二尖瓣的肉芽肿性炎症、腹主动脉缩窄和周围血管疾病以及腹主动脉瘤。

1. 孤立性肺动脉炎　即在诊断肺动脉大动脉炎时,未发现主动脉或全身其他血管的大动脉炎。孤立性肺动脉大动脉炎的病理与主动脉大动脉炎的病理基本相同,根据血管的特征损害可分为 A、B、C 三种类型。

A 型:主要累及大的肺门弹性动脉和中等大小平滑肌动脉,病理损害表现为异体形态淋巴细胞孤立性肺动脉肉芽肿样增生,朗汉斯巨细胞浸润,伴有中层肌弹力板局灶性断裂,血管内、外膜纤维组织增生。A 型组织形态学与主动脉相同,动脉壁的增厚、动脉腔缩窄及血栓形成均可造成肺动脉阻塞性病变。

B 型:累及肺小的段动脉(直径 1~3mm)和周围动脉,特点主要为血栓阻塞机化伴有不同程度的再通及腔内新生血管形成,在增厚的动脉壁上可发现残余的巨细胞肉芽肿。

C 型:主要是小血管丛动脉病,临床特点是伴有严重肺动脉高压,且所有患者均伴有 A 型及 B 型病变。

2. 孤立性冠状动脉炎、冠状动脉小动脉炎及心肌炎　冠状动脉受累据估计约为 10%,而孤立性冠状动脉受累更少见,少于 5%,冠状动脉炎常是隐匿的,直到患者发生心肌缺血经冠状动脉造影证实为狭窄。根据病理学特点,冠状动脉炎可分三种类型。1 型,冠状动脉开口及相邻的近端狭窄及阻塞;2 型,弥漫性或局灶性冠状动脉炎;3 型,冠状动脉瘤。其中,1 型最常见,3 型最少见。

3. 孤立性胸主动脉瘤　大动脉炎引起的动脉瘤在 20 世纪 70 年代已有报道,但发生率仍不清楚,由于病例选择及诊断方法不同,差异较大。文献报道其发生率为 22%~67%,22% 的发病率是应用 X 线并结合临床表现作出的评估,而 67% 的发生率是经由超声心动图检测主动脉瓣反流作出的评估。一般认为,由升主动脉瘤样扩张引起主动脉瓣反流,除非有病理证实,否则不能以瓣膜受累来解释主动脉瓣反流。孤立性升主动脉瘤罕见。

4. 主动脉瓣和二尖瓣肉芽肿性瓣膜炎　1991 年,Rushing 等首次报道了一例 34 岁白种人女性的肉芽肿性主动脉瓣瓣膜炎且以主动脉瓣反流为首发的临床症状。Lie 等报道一例 3 岁男孩伴有主动脉瓣及二尖瓣瓣膜炎并以急性主动脉瓣及二尖瓣关闭不全为首发症状,经双瓣置换术后 3 年一般情况良好。Satoh 等报道一例 15 岁日本女孩有严重的主动脉瓣关闭不全,穿孔的主动脉瓣中可见淋巴细胞浸润。

5. 孤立性腹主动脉缩窄和外周血管病变　先天性腹主动脉缩窄占全部主动脉缩窄的比例少于 2%,缩窄可发生在肾动脉以下、肾动脉以上及肾动脉开口水平,且发生频率依次类减。腹主动脉缩窄可作为大动脉炎的一种表现形式。在 147 例病理证实的大动脉炎中,2 例为孤立性腹主动脉缩窄,2 例为孤立性腹主动脉缩窄伴股动脉阶段性狭窄,4 例均有肾动脉开口狭窄并肾血管性高血压,均行外科手术治疗。外周动脉的病变亦须治疗以减轻狭窄。

6. 孤立性腹主动脉瘤伴穿孔、夹层及破裂　此类腹主动脉瘤可能是大动脉炎最少见的表现。Lei 等 1987 年首次报道一例 65 岁白种人女性死于大量腹腔出血。1998 年,Lei 又报道第二例此类患者。事实上,大动脉炎不典型及致命的表现比我们认识到的更常见,所导致的病死率更高。因此,我们必须警惕和积极预防,以降低并发症发生率及病死率。

第五节　大动脉炎影像学检查

一、超声检查

超声可与病史采集和临床检查同时进行,目前在欧洲国家被广泛使用。超声检查的空间分辨力非常高,可达到 0.1mm(20MHz 换能器),在浅表结构中可达到 0.03mm(70MHz 换能器)。在 70 岁的患者群体中,颞动脉和腋动脉的平均内膜介质厚度(intima-media thickness,IMT)分别为 0.2mm 和

0.6mm。区分正常和脉管炎动脉的临界值是：颞部动脉约 0.4mm，腋下动脉约 1.0mm。"晕环征"和"压迫征"被认为是颅内 GCA 最重要的超声表现。晕环征被定义为均匀的、低回声的管壁增厚，向管腔一侧延伸。压迫征是指压迫时增厚的动脉壁仍然可见，低回声的血管壁增厚与周围组织的中回声至高回声形成对比。超声医师之间应用上述定义的图像和视频作出诊断的一致性较好，超声医师间可靠性的平均 Kappa 为 0.83~0.98。在一项比较超声和病理活检的诊断价值的研究中，超声医师的评判结果与病理学家的结果几乎一致。除了经食管超声心动图以外，超声的主要缺点是评估胸主动脉病变的功能有限。

1. 巨细胞动脉炎的超声检查 GCA 的标准化超声检查应至少包括颞动脉和腋动脉，对腋动脉的检查可以增加超声对 GCA 的诊断率。在最近一项研究中，在检查颞动脉的基础上增加颈动脉和腋动脉的检查，诊断的灵敏度从 71% 提高到 97%。如果临床诊断尚不明确，可进一步检查其他动脉，而只有在超声检查后仍不能确诊或排除的情况下，才需要另一种成像技术，如 PET/CT。

2. 多发性大动脉炎的超声检查 在多发性大动脉炎中，超声的表现与 GCA 相似。增厚的动脉壁最常见的超声表现是高回声图像，因为多发性大动脉炎的诊断往往是在慢性病变已经普遍存在的情况下才进行的。Maeda 等在 1991 年描述了"通心面征"，定义为颈总动脉一侧或两侧的特征性环状动脉壁增厚，作为多发性大动脉炎的一个疾病指标。通心面征类似于"晕环征"，是血管壁炎症反应的标志，并伴有 IMT 增加。

多发性大动脉炎最常累及左锁骨下动脉和颈总动脉。在疑诊多发性大动脉炎的病例中，应通过超声检查颈动脉、锁骨下动脉、椎动脉和腹主动脉。如果合并动脉性高血压，应额外检查肾动脉。与临床诊断标准和/或常规血管造影相比，多发性大动脉炎诊断的灵敏度为 81%，特异度大于 90%。

二、磁共振检查

磁共振成像的主要优点是可以通过对比剂进行增强检查将病变的动脉很好地显示，因此称为磁共振血管成像（magnetic resonance angiography，MRA），MRA 是没有辐射的。但相比于 CT 和超声检查，MRA 检测钙化和动脉硬化斑块的灵敏度较低。幽闭恐惧症、有心脏起搏器、有其他移动植入的金属装置或慢性肾脏病（CKD Ⅳ 或 Ⅴ 期）的患者不能进行磁共振（magnetic resonance imaging，MRI）检查，由于其成本较高，也限制了该检查的广泛开展。

1. 巨细胞动脉炎的磁共振成像 MRA 可显示动脉管腔和管壁的细微病变。欧洲防治风湿联盟关于大血管动脉炎成像的指南推荐，在超声检查不能进行或未能明确诊断的情况下，颅内动脉的高分辨力 MRI 可作为 GCA 的替代诊断方法，MRI 也可用于检查颅外动脉以明确大血管 GCA 的诊断。传统的二维（2D）黑血成像序列很耗时，提供的扫描区域有限，而且不能在不同的平面上进行重建。因此，不能对斜向走行的血管进行显示分析。最近，一种高分辨力的 T_1W 三维成像脂肪抑制自旋回波序列能够有效克服这些限制性。

2. 多发性大动脉炎的磁共振成像 欧洲防治风湿联盟建议将 MRA 作为诊断多发性大动脉炎的首选成像方式，这一推荐几乎完全基于专家意见和目前的临床实践。MRI 是一种没有辐射的技术，因此对于相当年轻的多发性大动脉炎患者来说，MRI 比其他成像方式更适合。MRI 可以评估血管壁和管腔的变化，并显示受累血管的分布情况。一项研究将 MRA 与血管造影作为参考标准进行比较，得出 MRA 对多发性大动脉炎的灵敏度为 98%，特异度为 100%。

三、^{18}F- 氟代脱氧葡萄糖正电子断层扫描

^{18}F- 氟代脱氧葡萄糖正电子断层扫描（^{18}F-FDG PET）检测炎症血管中增加的葡萄糖代谢，它最常与 CT 结合，以便将 PET 显像与特定的动脉结构相结合。PET/CT 对脉管炎的显像良好，特别是在炎症不明确的患者中，PET 可能会发现其他疾病，如肿瘤、淋巴瘤或脓毒症病灶。由于较低的敏感性，PET 应在开始使用糖皮质激素治疗后 3d 内进行。在最初 PET/CT 检查中发现阳性征象的患者中，10d 后只有 36% 的患者能再次查见阳性改变。然而，PET/CT 价格较高，而且辐射量很大。在血糖水平升高的患者中，其检查结

果会受到干扰。

1. ^{18}F-FDG PET 在巨细胞动脉炎中的应用　直到最近,PET 被认为仅用于颅外动脉的检查。然而,已有研究表明先进的设备可以检测到更小的动脉(如颞、面部和上颌动脉)的病变。在大血管巨细胞动脉炎中,锁骨下动脉 FDG 摄取最高(高达 75%),其次是腹主动脉和胸主动脉(约占 50%),而腋动脉、颈动脉、髂动脉和股动脉的 FDG 摄取增加(占 30%~40%)。FDG 摄取在 GCA 中通常是两侧对称的,下肢和腹主动脉 FDG 摄取增加的特异度较低(70%~80%),因为这些动脉更容易发生动脉硬化。由于动脉硬化时动脉壁的葡萄糖代谢增加,PET 可能会出现假阳性。

与 TAB 相比,PET/CT 的灵敏度和特异度分别为 92% 和 85%,表现出较高的阴性预测值。虽然 GCA 的血管 FDG 摄取强度随着糖皮质激素的治疗而下降,但仍可能存在持续的血管 FDG 摄取。因此,^{18}F-FDG PET 不能识别有复发风险的患者。大动脉炎的 FDG 摄取不能判断疾病的活动性。有观点认为持续 FDG 摄取是由于亚临床炎症的持续发生,但因为血管平滑肌细胞也摄取 FDG,所以血管重塑也可能是 FDG 摄取增高的原因之一。研究发现,55% 的临床缓解期患者有残留的 FDG 摄取。

2. ^{18}F-FDG PET 在多发性大动脉炎中的应用　PET/CT 可特异性地显示病变的动脉,即使是在动脉直径低于 4mm 的血管病变中。在随访期间,PET/CT 能够评估患者局部的血管炎症和血管重塑。^{18}F-FDG PET 对疾病活动的总体灵敏度为 81%,总体特异度为 74%。

四、计算机断层扫描血管造影在巨细胞动脉炎和多发性大动脉炎中的应用

计算机断层扫描血管造影(computed tomography angiography,CTA)检查是诊断大动脉炎的一种常用方法。动脉炎在 CTA 中的表现为壁层增厚和双环征。CTA 上的血管壁层增厚与 ^{18}F-FDG PET 的阳性预测值分别为 84.6% 和 100%,CTA 的灵敏度达到 73.3%,^{18}F-FDG PET 的灵敏度为 66.7%。以 ^{18}F-FDG PET/CT 作为参考的研究发现,CTA 检查具有较高的灵敏度(95%)和特异度(100%)。

五、超声造影检查

虽然 MRI 和 CT 可以发现提示血管炎的征象,但其对疾病活动或进展判断能力较差,而 PET/CT 在大动脉炎的患者随访中的作用存在争议。已有研究发现,超声造影检查(contrast enhanced ultrasound,CEUS)在大动脉炎患者随访中能够评估疾病的活动性。

由于对比剂在血液循环中保持足够高浓度的时间较短,一次 CEUS 检查只能检查几条血管,最常见的是颈动脉的检查。CEUS 检查本质上是定性分析,结果的判断可能依赖于超声医师的经验。为了克服这一影响,胡延禄等发表了基于 CEUS 的 TAK 颈动脉计算机辅助定量分析,但其方法需要进一步研究来验证(表 14-5-1)。

表 14-5-1　影像学检查方法总结

检查方法	经济性	检查易行性	检查目的	辐射量	主要缺点
CTA	高	高	诊断/随访	高	肾衰竭或对对比剂敏感的患者禁用
MRI	低	高	诊断	无	体内有金属植入物、心脏起搏器的患者禁用
CEUS	高	高	诊断/随访	无	检查结果受超声医师水平影响
PET	低	高	诊断/随访	高	小血管显影较差

注:CTA,计算机断层扫描血管造影;MRI,磁共振成像;CEUS,超声造影检查;PET,正电子发射断层扫描。

第六节 大动脉炎鉴别诊断

一、巨细胞动脉炎的鉴别诊断

1. PMR GCA 早期可能出现 PMR 综合征表现,在此情况时,应特别注意寻找 GCA 血管炎的证据,以作出正确的诊断。

2. 其他血管病变 如大动脉炎、动脉粥样硬化(尤其是颈动脉粥样硬化)、结节性多动脉炎、韦格纳肉芽肿等。

二、多发性大动脉炎的鉴别诊断

1. 血栓闭塞性脉管炎 该病亦多见于 40 岁以下的青年男性,多有吸烟史。发病前有患者曾发生过游走性血栓性浅静脉炎和血管痉挛症状,病变主要累及四肢中、小动脉和静脉,以下肢多发,表现为肢体缺血、剧痛、间歇性跛行,足背动脉搏动减弱或消失,重者可出现肢端溃疡或坏死,部分患者形成血栓可波及腹主动脉和肾动脉,引起肾性高血压。出现上述情况时不易与多发性大动脉炎鉴别,但本病全身炎症改变较轻,很少出现长时间发热及炎症指标的异常。

2. 结缔组织疾病 结缔组织疾病常在发病初期、未得到正确治疗或病情复发时出现高热。成人斯蒂尔病可表现为反复高热,自行降温,热退时一般情况较好,但该病以高热、皮疹、关节疼痛三联征为突出特点,可伴有咽痛,血白细胞明显升高。

3. 结节性多动脉炎 有发热、红细胞沉降率快和脉管炎等表现,与本病鉴别有一定困难,一般均须经过详细检查、皮肤和肌肉的活组织检查,才能作出正确的诊断。

4. 恶性肿瘤 肿瘤性发热多为弛张热或不规则热,通常无畏寒与寒战,早期全身症状可不明显。血液系统疾病如恶性淋巴瘤、急性白血病、恶性网状细胞增多症等也是引起长期发热的常见原因,多伴有肝大、脾大、淋巴结大。

5. 感染性疾病 感染是长期发热最常见的原因,腹部 X 线、B 超、CT 等各种影像学检查及血细菌培养可能有阳性发现,白细胞总数高,中性粒细胞比例升高。结核感染患者可出现发热呈弛张热型,伴乏力、食欲减退、多汗、贫血、体重减轻、红细胞沉降率明显增快等情况。

6. 先天性主动脉缩窄 为主动脉的局部狭窄,婴儿型位于主动脉峡部,成人型位于动脉相接处形成局限性缩窄,多见于男性。上肢血压高,脉压大,而下肢血压显著低于上肢血压,脉压也小。血管杂音局限于胸骨旁或背部脊椎旁。无全身炎症活动表现(无发热,红细胞沉降率正常,C 反应蛋白阴性等),选择性胸主动脉造影可以确诊。

7. 动脉粥样硬化 主要发生在 40 岁以上,动脉粥样硬化所致四肢动脉的狭窄和闭塞,下肢较上肢多见,男性较女性更易发生。有糖尿病、高脂血症和吸烟等危险因素存在,并常同时伴有冠状动脉及脑动脉硬化的临床特点,血清抗主动脉抗体测定阴性。

8. 胸廓出口综合征 由于胸廓出口解剖结构异常压迫锁骨下动、静脉及臂丛神经引起患侧上肢发凉无力,桡动脉搏动减弱的同时有明显臂丛神经受压表现,如臂及手部放射痛、感觉异常等。另外,还可因锁骨下静脉受压出现颈部和上肢静脉怒张。查体发现桡动脉搏动弱可随头颈和上肢的转动改变。X 线片有时可显示颈肋畸形(图 14-6-1)。

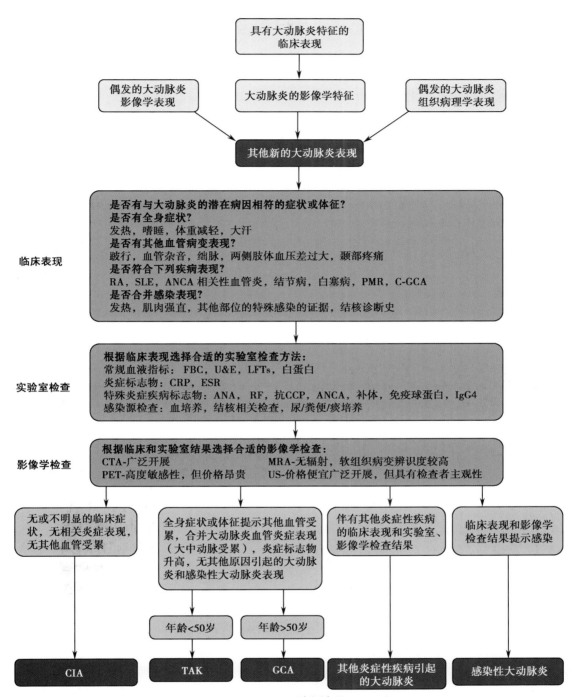

图 14-6-1　诊断流程

RA，类风湿关节炎；SLE，系统性红斑狼疮；ANCA，抗中性粒细胞胞质抗体；PMR，多发性肌炎；C-GCA，颅内巨细胞动脉炎；FBC，全血计数；U&E，尿素和电解质；LFTs，肝功能检查；CRP，C 反应蛋白；ESR，红细胞沉降率；ANA，抗核抗体；RF，类风湿因子；抗 CCP，抗环瓜氨酸肽抗体；CTA，计算机断层血管成像；MRA，磁共振血管造影；PET，正电子发射断层扫描；US，超声检查；CIA，临床孤立的大动脉炎；TAK，多发性大动脉炎；GCA，巨细胞动脉炎。

第七节　大动脉炎治疗

一、巨细胞动脉炎的治疗

为防止失明,一旦疑有巨细胞动脉炎,即应给予足量糖皮质激素并联合免疫抑制剂(如环磷酰胺)治疗,并尽可能明确受累血管的部位、范围及程度等,依据病情轻重和治疗反应的个体差异,调整药物的种类、剂型、剂量和疗程。

1. 初始治疗　首选泼尼松 1mg/(kg·d),多数患者予泼尼松 60mg/d、顿服或分次口服,一般在 2~4 周内头痛等症状可见明显减轻。眼部病变反应较慢,可请眼科会诊,进行眼部局部治疗。必要时可使用甲泼尼龙冲击治疗。免疫抑制剂一般首选环磷酰胺,根据病情可采用环磷酰胺 800~1 000mg 静脉滴注,3~4 周 1 次;或环磷酰胺 200mg 静脉注射,隔天 1 次;或环磷酰胺 100~150mg 口服,每天 1 次。疗程和剂量依据病情反应而定。甲氨蝶呤 7.5~25mg、1 次 / 周口服或静脉用药,也可使用硫唑嘌呤 100~150mg/d 口服。

2. 维持治疗　经过上述治疗 4~6 周,病情得到基本控制,红细胞沉降率接近正常时,可考虑激素减量维持治疗。通常每周减 5~10mg,至 20mg/d 改为每周减 10%,减到 10mg/d 之后减量更慢,一般维持量为 5~10mg/d。免疫抑制剂的减撤应依据病情,病情稳定后 1~2 年(或更长时间)可停药观察。

二、多发性大动脉炎的治疗

内科综合治疗多发性大动脉炎有着非常重要的作用,内科综合治疗的主要目的是控制炎症和感染,抑制病情的进展使活动性病变逐渐稳定,尽量改善脑、肾等主要脏器缺血症状,控制难治性高血压。一般来说,多发性大动脉炎的稳定期应行手术治疗,但在某些情况下仍可行内科综合治疗,其治疗基本原则为早期诊断、综合治疗、联合用药、个体化治疗。内科综合治疗用于手术前准备、手术后巩固、暂不手术、需手术又不能耐受以及慢性维持治疗者。只要血运障碍危及脏器血运都可以选择手术治疗,但以下特殊情况可用内科治疗:①初发者 6 个月以内;②复发者 3 个月以内;③病情变化或加重 1 个月以内;④病情活动指标控制之前;⑤合并感染控制之前;⑥病变较轻无明显血流动力学变化;⑦血管病变严重、阻塞范围广泛,全身情况较差不能耐受手术;⑧单纯上肢无脉症。内科综合治疗主张中西医结合,除药物治疗之外,还要结合精神治疗和理疗。多发性大动脉炎的主要内科综合治疗措施包括如下几方面。

(一)抗感染治疗

部分多发性大动脉炎患者的发病可能与感染有关,相关的感染包括分枝杆菌、链球菌、金黄色葡萄球菌、病毒等,如果证实患者体内存在上述感染,可给予相对应的抗感染治疗。有文献认为,年轻、初发患者除梅毒感染外,均应进行抗结核治疗。初发的发热患者还可进行抗病毒治疗。此外,有部分患者于发病早期常有上呼吸道、肺部或其他脏器感染,有效控制感染有利于阻止病情发展。

(二)激素治疗

1. 糖皮质激素　是治疗多发性大动脉炎的首选主要药物,及时用药可有效改善症状,能使血管炎的渗出病变得到有效的控制而使大多数患者获得缓解,5 年和 10 年生存率均可达到 90% 以上。糖皮质激素可单独应用,也可和细胞毒性药物联合应用。疾病活动期一般使用大剂量泼尼松 0.5~1mg/(kg·d),持续 1~3 个月;疾病活动控制后,缓慢减量至 10~15mg/d,维持 3~36 个月。病情复发时,可重新应用糖皮质激素。糖皮质激素不能阻止多发性大动脉炎的血管壁慢性纤维化、狭窄和闭塞进程,因此临床处于活动期的多发性大动脉炎患者可加用免疫抑制剂。如用常规剂量泼尼松无效,可改用其他剂型,危重者可大剂量泼尼松静脉冲击治疗。但要注意激素引起的库欣综合征、易感染、继发性高血压、糖尿病、精神症状和胃肠道出血等不良反应,长期使用要防止骨质疏松。另外,有激素抗性、减量反跳及激素不良反应太大者应及时停药。如患者就诊时已属非活动期,则不用激素。如红细胞沉降率低于 40mm/h,也可不用激素治疗。

2. 性激素替代治疗　多发性大动脉炎多发生于年轻女性,与雌激素分泌水平相关。有学者建议使用拮抗雌激素类药物,又称激素替代疗法。国外有报道使用雄性激素治疗的案例,如他莫昔芬 10mg、1 次 /d。

（三）免疫抑制剂治疗

免疫抑制剂与糖皮质激素合用能增强疗效。常用的免疫抑制剂包括抗肿瘤药物和生物制剂。抗肿瘤药物包括甲氨蝶呤、环磷酰胺、硫唑嘌呤、环孢素 A、吗替麦考酚酯、来氟米特等。生物制剂包括抗淋巴细胞球蛋白、TNF-α 拮抗剂等。

1. 抗肿瘤药

（1）甲氨蝶呤:有效率为 50%~81%,其剂量为每周 0.3mg/kg,也可为每周 10~15mg,最大不超过每周 25mg。

（2）环磷酰胺(治疗大动脉炎的适应证):①大动脉炎活动期,为尽快控制病情进展,可与泼尼松并用;②活动期用激素难以控制或激素减量时复发或加重者;③本病的脑动脉炎致脑缺血严重者,可用大剂量冲击。

用法:环磷酰胺 50~100mg/d 口服;环磷酰胺 200mg 静脉注射,隔日 1 次;0.5~1.0g 静脉滴注,2~4 周 1 次。

（3）硫唑嘌呤:激素减量困难的患者可加用硫唑嘌呤,有助于减少疾病反跳,剂量为 50~150mg/d。

（4）环孢素 A:口服环孢素 A 可被吸收,但不完全,其毒性反应主要在肝、肾,应用过程中宜监测肝、肾功能。用法为 100~150mg/d,分 2~3 次服用。

（5）吗替麦考酚酯:脱酯化合形成具有免疫抑制活性的代谢物——霉酚酸(MPA)。MPA 选择性地作用于 T、B 淋巴细胞,抑制其增殖。用法为 1.5g/d,分 3 次服用。

（6）来氟米特:是抗增殖活性的异唑类免疫调节剂,推荐用量为 10~20mg/d。

2. 生物制剂　包括抗淋巴细胞球蛋白和 TNF-α 拮抗剂。抗淋巴细胞球蛋白是直接抗淋巴细胞的抗体,它可与淋巴细胞结合,在补体的共同作用下使淋巴细胞裂解,此药多在其他免疫抑制药无效时应用,治疗剂量为 10~15mg/d。国外报道应用 TNF-α 拮抗剂有一定疗效,使用免疫抑制剂后,如果患者病情未改善或激素不能减量,则认为免疫抑制剂治疗无效,须停止用药。在免疫抑制剂使用过程中应注意查血、尿常规和肝肾功能,以防止不良反应出现。

（四）改善循环、抗凝治疗

扩张血管及改善微循环药物可使血液黏稠度下降,红细胞聚集减低,凝血时间延长,能部分改善因血管狭窄较明显所致的一些临床症状。地巴唑 20mg,3 次 /d;妥拉唑林 25~50mg,1 次 /d;706 代血浆 250~500ml,1 次 /d。抗血小板聚集药物阿司匹林 50mg,1 次 /d;双嘧达莫(潘生丁)25mg,3 次 /d。降纤酶主要成分为类凝血酶样酶,能使血液纤维蛋白原高效消除,血栓形成和增长受到抑制,还具有抗血小板及舒张血管的作用,改善纤溶系统整体功能,溶解血栓,疏通大血管的滋养动脉,改善动脉功能,因而治疗大动脉炎疗效迅速。

（五）降压及保护血管内皮治疗

1. 降压治疗　多发性大动脉炎患者出现高血压,主要由肾动脉受累、管腔狭窄引起。按治疗目的,分为一般降压、术前降压和术后降压。本病对一般的抗高血压药反应不佳,常须 2 种以上药物合并应用。降压治疗为口服药物治疗,包括以下几种。

（1）钙通道阻滞剂:常用硝苯地平、维拉帕米、氨氯地平等。

（2）血管紧张素转换酶抑制剂:常用卡托普利、依那普利、贝那普利等,但该类药可使肾小球滤过率降低,长期应用可影响肾功能,故须监测肾功能变化。

（3）血管紧张素 II 受体阻滞剂:常用氯沙坦、缬沙坦、伊贝沙坦等。

（4）β 受体拮抗剂:包括普萘洛尔、倍他洛尔等,用于术前降压可联合使用硝普钠、乌拉地尔等起效快、作用强的药物。在进行肾动脉重建手术治疗后,患者的血压一般不用抗高血压药即可恢复正常。有少数血压不稳定者应尽可能使其血压稳定,持续在正常水平。

2. 保护动脉内皮药物　这类物质具有大量阴性电荷,结合在血管内皮表面,能防止白细胞、血小板以及有害因子的黏附,因而有保护作用,对平滑肌细胞增生有抑制作用,对血管再造术后再狭窄有预防作用。这类药物包括硫酸多糖、肝素、硫酸类肝素、硫酸软骨素 A、硫酸葡聚糖、考来替泊、烟酸、吉非贝齐胶囊剂、苯扎贝特、乐伐他汀、普伐他汀等,但疗效尚不确定。

(六)中医中药

具有免疫抑制作用的药物包括雷公藤多苷、火把花根等,活血化瘀的药物包括川芎嗪、丹参等。

(七)妊娠期治疗

多发性大动脉炎患者妊娠期血容量的增加可使循环负荷加重,加重主动脉反流、高血压和心力衰竭。当患者病变广泛或有并发症时,母亲和胎儿的发病率和死亡率均升高。在疾病缓解期妊娠,可无须治疗。病情活动中妊娠时,用中剂量糖皮质激素治疗对胎儿比较安全。

在使用药物治疗时,应注意以下几种情况:①在多发性大动脉炎的活动期应给予大剂量糖皮质激素治疗,在症状缓解和实验室指标改善后,方可逐渐减少用量。目前仍然主要通过观察红细胞沉降率来判断大动脉炎的活动情况,但也不能过分依赖于此,而应结合其他各项实验室检查结果、临床症状及血管造影情况综合分析。很多患者在病程中出现病情反复或对糖皮质激素反应差,须加用细胞毒性药物。②应用甲氨蝶呤可使 80% 患者获得临床缓解。该药同各种烷化剂相比毒性要小得多,易于为医生和患者所接受。③其他内科治疗手段还有降血压、降血小板、补钙及降低血脂等。β 受体拮抗剂和血管紧张素转化酶抑制剂均可用于控制血压,但有双侧肾动脉狭窄者应慎用血管紧张素转化酶抑制剂类抗高血压药。④出现充血性心力衰竭时,可给予血管扩张剂。

(晋 军　高智春　王 君)

参考文献

［1］WATANABE Y, MIYATA T, TANEMOTO K. Current clinical features of new patients with Takayasu arteritis observed from cross-country research in Japan: Age and sex specificity [J]. Circulation, 2015, 132 (18): 1701-1709.

［2］GHINOI A, PIPITONE N, NICOLINI A, et al. Large-vessel involvement in recent-onset giant cell arteritis: A case-control colour-Doppler sonography study [J]. Rheumatology (Oxford), 2012, 51 (4): 730-734.

［3］CHEN J J, LEAVITT J A, FANG C, et al. Evaluating the incidence of arteritic ischemic optic neuropathy and other causes of vision loss from giant cell arteritis [J]. Ophthalmology, 2016, 123 (9): 1999-2003.

［4］汪忠镐. 血管淋巴管外科学 [M]. 北京: 人民卫生出版社, 2008: 331-340.

［5］WEN Z, SHEN Y, BERRY G, et al. The microvascular niche instructs T cells in large vessel vasculitis via the VEGF-Jagged1-Notch pathway [J]. Sci Transl Med, 2017, 9 (399): eaal3322.

［6］BRAHMER J R, TYKODI S S, CHOW L Q, et al. Safety and activity of anti-PD-L1 antibody in patients with advanced cancer [J]. N Engl J Med, 2012, 366 (26): 2455-2465.

［7］ZHANG H, WATANABE R, BERRY G J, et al. CD28 signaling controls metabolic fitness of pathogenic T cells in medium and large vessel vasculitis [J]. J Am Coll Cardiol, 2019, 73 (14): 1811-1823.

［8］LI K J, SEMENOV D, TURK M, et al. A meta-analysis of the epidemiology of giant cell arteritis across time and space [J]. Arthritis Res Ther, 2021, 23 (1): 82.

［9］SHARMA A, MOHAMMAD A J, TURESSON C. Incidence and prevalence of giant cell arteritis and polymyalgia rheumatica: A systematic literature review [J]. Semin Arthritis Rheum, 2020, 50 (5): 1040-1048.

［10］KOBAYASHI S, YANO T, MATSUMOTO Y, et al. Clinical and epidemiologic analysis of giant cell (temporal) arteritis from a nationwide survey in 1998 in Japan: The first government-supported nationwide survey [J]. Arthritis Rheum, 2003, 49 (4): 594-598.

［11］葛均波, 徐永健, 王辰. 内科学 [M]. 9 版. 北京: 人民卫生出版社, 2018: 1134-1135.

［12］黄连军. 主动脉及周围血管介入治疗学 [M]. 北京: 人民卫生出版社, 2018: 353-356.

［13］MAEDA H, HANDA N, MATSUMOTO M, et al. Carotid lesions detected by B-mode ultrasonography in Takayasu's arteritis: "macaroni sign" as an indicator of the disease [J]. Ultrasound Med Biol, 1991, 17 (7): 695-701.

［14］YAMADA I, NAKAGAWA T, HIMENO Y, et al. Takayasu arteritis: Diagnosis with breath-hold contrast-enhanced three-dimensional MR angiography [J]. J Magn Reson Imaging, 2000, 11 (5): 481-487.

［15］LARIVIERE D, BENALI K, COUSTET B, et al. Positron emission tomography and computed tomography angiography for the diagnosis of giant cell arteritis: A real-life prospective study [J]. Medicine (Baltimore), 2016, 95 (30): e4146.

［16］胡妍璐, 张麒, 李超伦. 计算机辅助定量分析多发性大动脉炎颈动脉病变的超声造影图 [J]. 生物医学工程学杂志, 2017, 34 (5): 790-796.

［17］孙明, 杨侃. 内科治疗学 [M]. 北京: 人民卫生出版社, 2010: 1034-1035.

第十五章

主动脉肿瘤

第一节　主动脉肿瘤定义及发生部位

主动脉可能受到原发性、继发性肿瘤以及以主动脉周围非肿瘤性疾病的影响,大血管的原发性肿瘤是原发性软组织肿瘤的一部分,在大多数情况下是罕见和恶性的。原发性软组织恶性肿瘤占成人所有恶性肿瘤的比例不到 1%,其中血管肉瘤占 5%。下腔静脉是大血管肉瘤最常见的发生部位,其次是肺动脉,主动脉是最不常见的部位。

主动脉肿瘤的真实发病率和潜在发病机制仍不清楚。研究显示,主动脉肿瘤部位肿瘤组织 p53 表达显著异常。在肺动脉大血管肉瘤中检测到血小板衍生生长因子受体 α 的基因扩增和过度表达,以及内皮生长因子受体的过度激活,这可能是主动脉肿瘤的发生潜在机制,这些发现对于确定这类患者的病理及分子特征也有帮助。有一些研究指出,与主动脉移植物相关的异物肿瘤形成是主动脉肿瘤的潜在机制,并且在动物模型中得到了很好的验证,Oppenheimer 等描述了皮下植入塑料材料后,70% 的部位发生间充质诱导的异物肿瘤形成,潜伏期为 7 个月至 2.5 年。主动脉移植物的病史是重要的诊断线索,有报道显示大约有 6.7% 的病例在移植 4 年后会发生移植物相关的异物肿瘤。

主动脉可能产生多种细胞分化不同的原发性肿瘤。主动脉原发良性肿瘤包括黏液瘤、纤维黏液瘤、乳头状纤维弹性瘤及脂肪瘤;主动脉原发恶性肿瘤包括未分化肉瘤、恶性纤维组织细胞瘤、血管肉瘤、平滑肌肉瘤、纤维肉瘤、上皮样血管内皮瘤及黏液纤维肉瘤。由于其发病率低,位置深,初始生长相对沉默,且临床和影像学表现均类似血栓形成,故大血管原发肿瘤的诊断往往存在困难。

主动脉原发肿瘤罕见。Brodowski 于 1873 年首次报道第一个主动脉肿瘤病例为胸主动脉纤维肉瘤。主动脉肿瘤可以根据其在主动脉壁内的定位(内膜、壁或混合)和组织学分化,以及形态学特征进行分类。中膜或外膜肿瘤被归类为壁肉瘤;累及内膜的肿瘤被认为是内膜肉瘤;涉及所有层面的肿瘤被归类为混合性肿瘤。内膜肉瘤是最常见的形态类型(70%),其次是壁型(20%),混合形态表现最不常见。

原发性主动脉恶性肿瘤可以有几种不同的组织学分化。目前发表的所有大型系列研究都是从以前病例报道中收集的回顾性分析研究,而这些研究具有不同的诊断标准和分类系统,因此不同细胞类型的患病率存在差异。在对 87 例患者的回顾性分析中,Seelig 等发现肉瘤(29%)、恶性纤维肉瘤(17%)、血管肉瘤(11%)、平滑肌肉瘤(10%)和纤维肉瘤(10%)是 5 种最常见的细胞类型。这 5 种组织学类型占所有原发性主动脉恶性肿瘤的近 80%。同样,在对 100 例病例的回顾性研究中,Böhner 等报道最常见的组织学是肉瘤,没有进一步分类(24%),其次是恶性纤维组织细胞瘤(16%)。在其他系列中,恶性血管内皮瘤和血管肉瘤是最常见的细胞类型。

一些研究人员主张根据组织病理学对主动脉肿瘤进行分类。1985 年,Wright 等提出了基于病理起源部位的内膜和壁肿瘤的基本划分,并提出了其他亚分类,重点分析探讨了将肿瘤分为内膜和壁类的价值,提出从解剖学上观察内膜肿瘤更容易栓塞,而较少导致主动脉壁直接受损。另外,虽然脑血管事件与主动脉弓受累高度相关,但肿瘤的组织学类型、肿瘤位置与脑血管事件似乎关系不大。Chad 等研究显示,未分化肿瘤组织学最常见(39.4%),其次是血管或血管肉瘤(37%)、平滑肌或平滑肌肉瘤(13.3%)和纤维/肌纤维母细胞肉瘤(7.3%)。最常见的病理起源部位是主动脉内膜(66.7%),其次是未指定部位(24.8%)和壁起源(8.5%)。与内膜肿瘤相比,壁肿瘤与主动脉壁损伤率较高相关(57.1% *vs.* 18.2%,$P<0.003$)。有报道的内膜肿瘤患者中临床栓塞事件约为41.8%,而在壁肿瘤中没有报道($P<0.002$)。

良性主动脉肿瘤的发生率远低于恶性肿瘤,黏液瘤是最常见的,其次是纤维黏液瘤,其临床和影像表现与恶性肿瘤相似,主要包括血管闭塞和远端栓塞。可能表现为腔内主动脉肿块的其他不常见良性肿瘤包括上皮样血管内皮瘤、乳头状纤维弹性瘤和脂肪瘤。多种恶性肿瘤均可继发主动脉受累,比原发性主动脉肿瘤更常见。继发性主动脉受累中,良性肿瘤和非肿瘤性肿块如血管瘤、淋巴管瘤、纵隔静脉曲张、纤维性纵隔炎、腹膜后纤维化、炎性动脉瘤和纵隔脂肪瘤病;恶性肿瘤如肺癌、食管癌、胸腺瘤、生殖细胞瘤、肉瘤、间皮瘤、淋巴瘤和白血病。

在胸部,肺癌、食管癌和胸腺瘤是主动脉侵犯最常见的恶性肿瘤。在腹部,腹膜后肉瘤和生殖细胞肿瘤也可能侵犯主动脉,导致主动脉破裂、动脉瘤或假性动脉瘤形成。淋巴瘤和白血病也可能在胸部和腹部表现为主动脉周围肿块,可继发或表现为主动脉瘤和夹层。原发性壁肉瘤和继发性主动脉肿瘤的影像学鉴别很困难,因为它们主要是外生生长,与肺癌或食管癌的继发性主动脉受累难以区分。良性疾病如血管瘤、淋巴管瘤、纵隔脂肪瘤病和纵隔静脉曲张也可能表现为包裹主动脉的软组织肿块。此外,由主动脉炎引起的非肿瘤性炎症过程,或由纤维性纵隔炎、腹膜后纤维化和炎性动脉瘤引起的主动脉周围炎症,可能出现主动脉壁的肿块样改变。

第二节　主动脉肿瘤临床表现及诊断

恶性主动脉瘤可影响胸、腹主动脉的所有节段,其临床表现和影像学特征往往与其他动脉瘤或肿瘤性疾病混淆,主要表现为主动脉腔内占位性改变引起的血流动力学改变,早期诊断困难。因此,只有通过术中标本的组织学检查或尸检后才能获得明确诊断,术后免疫组织化学是确诊的依据。

原发性主动脉恶性肿瘤的发病率男性明显高于女性[(2~5):1],平均年龄为60岁。腹主动脉和胸主动脉同样受到影响,最常见的临床表现为脑、下肢或腹部内脏的栓塞事件。腹部脏器受累可能表现为严重肾血管性高血压、肠梗死或腹部绞痛,局部主动脉闭塞伴疼痛和下肢跛行是另一种可能的表现。在一项包含223例患者的临床研究中,23例(10.3%)表现为发热,65例(29.1%)表现为乏力,主要症状为背痛(71例,31.8%)、间歇性跛行(35例,15.7%)、外周栓塞(56例,25.1%),13名患者(5.8%)有皮肤病变,表明癌症有皮肤转移。

另一项荟萃分析发现,最常见的主诉是急性动脉栓塞(34例,20.6%)、跛行(31例,18.8%)、腹痛(21例,12.7%)、背痛(15例,9.1%)、躯体症状(14例,8.5%),共占69.7%。急性主动脉夹层或破裂10例,占6.1%。74例(44.8%)在诊断时检测到有远处转移,98例(59.4%)在临床或尸检时确诊。11例(6.7%)在诊断时检测到区域淋巴结转移。临床栓塞事件报告56例(33.9%),临床或尸检78例(47.3%)。

本病患者常可出现肿块,不少患者因肿块而就诊,如肿瘤的部位较表浅,则常可被及时发现。疼痛是深部血管肿瘤的常见症状,但多不剧烈,或仅有胀痛、隐痛,且不少病例可无痛,或开始时无痛,但后来随着肿瘤的体积逐渐增大而出现疼痛。本病患者可有消瘦、体重减轻,尤以晚期病例为明显,但一般早期病例常无消瘦或体重减轻。

从临床和影像学角度来看,原发性主动脉肿瘤的诊断往往很困难。由于诊断时的平均年龄在60岁,大多数最初被认为是血栓形成或动脉粥样硬化性疾病。这些病变的病因尚不清楚,但在一些病例中,肿瘤与人造血管移植物有关,特别是与涤纶制成的移植物有关。

主动脉肉瘤的影像学表现非特异性,通常被误认为是严重的动脉粥样硬化性疾病或血栓形成,CT上不规则的腔内软组织密度可能是唯一的影像表现。因此,很少情况可以作出正确的术前诊断,即使是术中诊断,对外科医生来说也可能具有挑战性,手术标本的组织病理学分析往往会让人大吃一惊。原发性主动脉内膜肉瘤最常见,在临床诊断过程中最易诊断(图 15-2-1)。

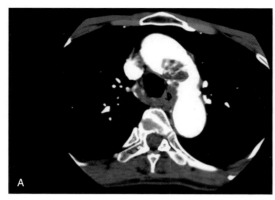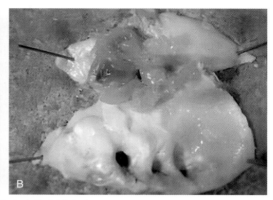

图 15-2-1　原发性主动脉内膜肉瘤

增强的计算机断层扫描结果:A.肿瘤黏附在主动脉内壁并生长到主动脉腔,像息肉样病变,没有发现直接侵入周围器官。B.包括肿瘤在内的切除主动脉的宏观表现。肿瘤起源于主动脉内膜,生长到主动脉腔,并沿主动脉内膜扩散,对中膜或外膜没有肉眼可见的侵犯。

　　内膜肉瘤累及内膜并沿主动脉腔方向生长,表现为血管阻塞或栓塞事件,而起源于中膜或外膜的壁肉瘤倾向于外生生长并侵犯邻近结构(图 15-2-2)。基于此,影像表现可能会有很大差异。在导管血管造影和横断面成像中,可以看到主动脉壁不规则、腔内息肉样病变,动脉瘤性主动脉扩张和主动脉壁破裂不太常见。在增强 CT 上,病变密度通常没有明显的增强改变。伴随动脉粥样硬化壁钙化和相关血栓的存在增加了诊断的难度(图 15-2-3)。超声检查对组织特征没有帮助,可能无法区分肿瘤和血栓。

　　在某些情况下,主动脉上或附近存在更明显的管腔外肿块,更容易诊断为肿瘤。钆磁共振成像(MRI)和磁共振血管造影(MRA)通过显示肿瘤增强可以区分肿瘤与主动脉壁和动脉粥样硬化血栓,并有助于识别主动脉周围扩张。不幸的是,肿瘤增强并不总是存在。原发性主动脉肉瘤在 CT 或 MRI 上没有增强,类似血栓(图 15-2-4)。在主动脉破裂的情况下,主动脉周围血肿是主要的影像学表现。正电子发射断层扫描(PET)结合 ^{18}F- 氟代脱氧葡萄糖(^{18}F-FDG)可能有助于区分肿瘤和血栓,因为主动脉肉瘤表现出显著高的糖代谢摄取率(图 15-2-5)。乳头状纤维弹性瘤的影像学表现有所不同,这些通常是主动脉瓣心内膜引起的小息肉样病变(图 15-2-6)。肉瘤是主动脉和大血管最常见的原发性肿瘤。CT 和 MRI 都是评估这些病变的有力成像工具。成像表现因位置、大小和生长模式而异。原发性血管肿瘤经常被错误诊断为血栓

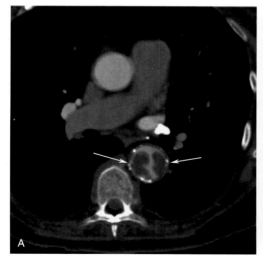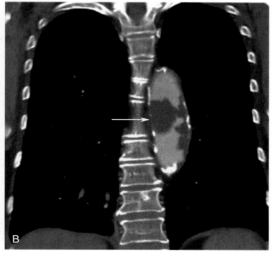

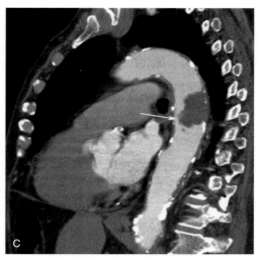

图 15-2-2　降主动脉内膜肉瘤

A. 横断位；B. 冠状位；C. 矢状位。胸降主动脉同一个位置增强 CT 显示不规则的低密度肿块
部分填充主动脉腔（箭头）。整个主动脉壁也可见广泛的动脉粥样硬化钙化。

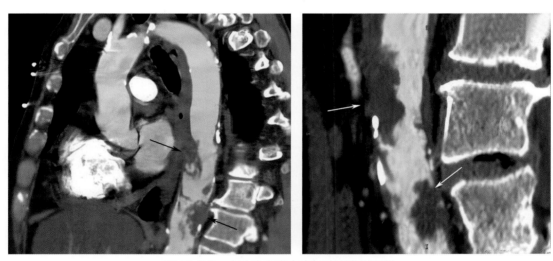

图 15-2-3　主动脉内膜肉瘤与动脉粥样硬化

增强 CT 矢状位重建显示主动脉壁内膜不规则、软组织密度填充缺陷（箭头）和相关动脉粥样硬化钙化。

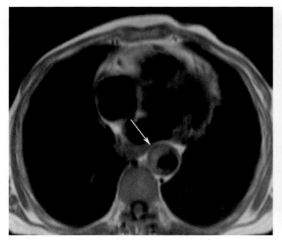
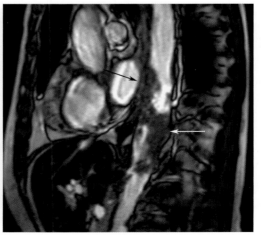

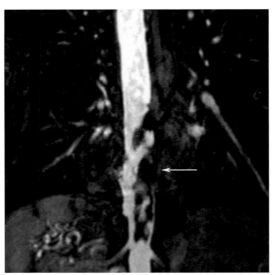

图 15-2-4 胸主动脉和腹主动脉内膜血管肉瘤

磁共振成像（MRI）轴向自旋回波、矢状面平衡快速场回波和冠状面 MRI 血管造影
显示主动脉壁和管腔内有不规则肿块（箭头），类似内膜血栓。

性疾病并被视为血栓症,延误了正确的诊断和适当的治疗。细微的影像学特征,如对比度增强和代谢活性
增加,可能为肿瘤和血栓的鉴别提供线索。最后,当存在累及主动脉的肿瘤性肿块时,需要注意的是腹部
恶性肿瘤的继发性受累比原发性肿瘤更常见。放射科医生应该熟悉这些罕见肿瘤的临床和影像学表现。
总之,主动脉肿瘤的诊断需要根据不同的肿瘤类型选择不同的检查手段,结合患者的临床表现及血液学检
查结果等综合诊断。

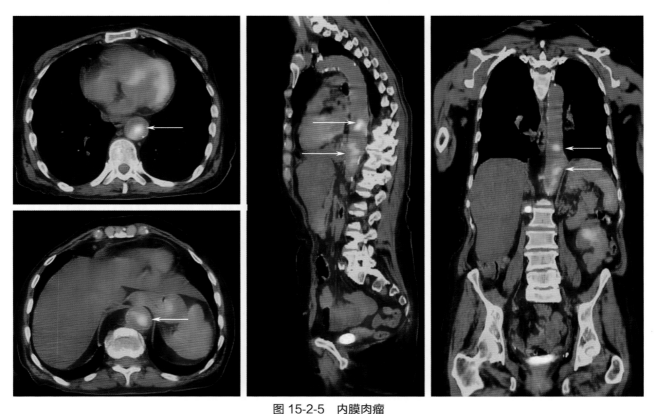

图 15-2-5 内膜肉瘤

^{18}F-FDG PET/CT 显示远端胸主动脉腔内代谢活性增加的病灶（箭头）。

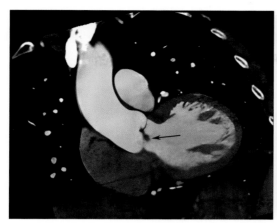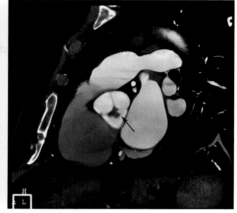

图 15-2-6　主动脉瓣乳头状纤维弹性瘤

经多平面斜位重建的心脏门控 CT 血管造影显示主动脉瓣出现息肉样病变（箭头）。

第三节　主动脉肿瘤化学治疗

主动脉肿瘤一旦确诊,保守治疗效果不佳。部分研究显示,化疗给药可能与中位生存率的提高有关,但化疗对主动脉肿瘤的作用总体上是有争议的。有研究显示,使用积极的系统治疗可能对主动脉肿瘤的患者预后更好。然而,主动脉肿瘤常见的其他因素,如肿瘤分化的组织学类型和手术切除不完全,显著影响化疗对患者的远期预后。总的来说,作为多学科治疗和评估的一个组成部分,如保守治疗后,早期转诊到肿瘤内科似乎是有必要的。另外,主动脉肿瘤的罕见性和遗传异质性使其难以进入大型临床试验,所以建立对这种肿瘤的治疗指南以及开发新的治疗方法一直具有挑战性。

一、紫杉醇

在所有主动脉肿瘤亚型中,血管肉瘤对紫杉烷类药物最敏感。紫杉醇单药治疗被认为是主动脉肿瘤的有效治疗手段,常用于转移性疾病的一线或二线治疗。在一项二期临床研究中,30 例接受紫杉醇每周治疗一次的血管肉瘤患者的整体反应率(*ORR*)为 19%。另一项回顾性研究纳入 32 例晚期血管肉瘤患者,每周或每 3 周用紫杉醇治疗一次,本研究的 *ORR* 为 62%,然而 40% 的患者曾接受过以多柔比星为基础的治疗方案。在一项较小的回顾性研究中,9 名患者仅接受紫杉醇治疗,大多数患者每 3 周接受紫杉醇治疗,*ORR* 为 89%,该研究中 9 名患者中有 4 人也在之前接受了多柔比星化疗。

临床前数据显示,血管内皮生长因子(VEGF)和受体在血管肉瘤中过表达,抗 VEGF 单克隆抗体——贝伐单抗在 23 例血管肉瘤患者的二期试验中产生了温和的反应。考虑到单药紫杉醇的疗效,一项临床研究对 50 例血管肉瘤患者进行每周紫杉醇或紫杉醇联合贝伐单抗治疗,令人惊讶的是单药紫杉醇组的 *ORR* 达 45.8%,而联合用药组的 *ORR* 却降低到 28.0%。这表明与新生血管肉瘤相比,放射相关性血管肉瘤可能对化疗更敏感。

吉西他滨联合多西他赛是大多数肉瘤亚型的二线化疗方案。许多肉瘤研究证实,吉西他滨联合多西他赛的临床效果优于单纯吉西他滨。然而,另一项关于转移性或复发性平滑肌肉瘤的随机二期试验显示,吉西他滨/多西他赛联合治疗与单药吉西他滨治疗效果相似。一项给予 25 例血管肉瘤患者单药吉西他滨治疗的患者的回顾性研究显示,*ORR* 为 64%。吉西他滨/多西他赛联合贝伐单抗的二期单臂开放标签试验纳入 5 例血管肉瘤患者,其中有 3 例患者反应较好。考虑到在研究中观察到的在紫杉醇中添加贝伐单抗的危害,这些发现是令人惊讶的,并且需要进一步研究来确定贝伐单抗与吉西他滨联合使用的影响。

目前还不清楚多柔比星和紫杉醇联合化疗的最佳选择和顺序。迄今为止，在血管肉瘤患者中还没有紫杉烷类药物和基于蒽环类药物的方案之间的前瞻性、面对面的比较试验。一些回顾性研究表明，两种主要的血管肉瘤治疗（应用紫杉烷类和蒽环类药物）的效果和生存率均相似。

总的来说，蒽环类药物和紫杉烷类药物对血管肉瘤都有显著的抑制作用，在大多数患者中应按顺序使用，但没有足够的数据支持其中一种作为最佳一线药物。

酪氨酸激酶抑制剂除了传统的细胞毒性化疗药物外，酪氨酸激酶抑制剂（TKI）已被用于治疗血管肉瘤。帕唑帕尼是另一种多靶点酪氨酸激酶抑制剂（TKI），作用于 VEGFR、血小板衍生生长因子受体（PDGFR）和血管内皮生长因子受体 2（KDR），具有明显的抑制作用，对血管肉瘤患者有一定的疗效。

二、普萘洛尔

临床前数据显示，许多恶性血管肿瘤（包括血管肉瘤）表达高水平的肾上腺素能受体，以这些受体为靶点的药物，如普萘洛尔，可抑制小鼠血管肉瘤细胞的生长。尽管在血管肉瘤的治疗中应用肾上腺素能拮抗剂取得了这些令人印象深刻的结果，但仍需要进一步的研究来充分评估这种额外治疗的益处，因为大多数反应都是与细胞毒性化疗联合进行的。法国肉瘤组（NCT02732678）计划将普萘洛尔与固定剂量的环磷酰胺联合应用于局部进展期或转移性血管肉瘤患者的一期和二期试验。

对于发生于主动脉或者肺动脉主干的血管内膜肉瘤，手术切除＋大动脉置换是首选方法。但对于一些特殊患者，如发生于右心房的心脏血管肉瘤，或者确诊时已经全身多发转移而无手术机会的患者，可考虑保守治疗。晚期血管内膜肉瘤罕见，目前暂无指南或相关诊疗经验可参考。此外，对于心功能Ⅲ～Ⅳ级、难以耐受传统放化疗的患者，还可以考虑免疫综合治疗。

PD-1 抗体是目前临床应用最广泛的免疫检查点治疗药物。软组织肉瘤在免疫学上更具有"冷肿瘤"的特征，目前有关免疫检查点药物的临床研究（例如 SARC028、Alliance A091401）均提示这类药物仅对于部分软组织肉瘤具有一定疗效。但免疫检查点治疗往往起效较慢，需要配合其他手段增强免疫检查点治疗的疗效。目前可采取的两种增效手段如下。

1. 安罗替尼　安罗替尼是一种小分子多靶点酪氨酸激酶抑制剂，能有效抑制 VEGFR、PDGFR、FGFR、c-Kit 等，具有抗肿瘤血管生成和抑制肿瘤生长的作用。ALTER0203 研究证实了安罗替尼对于部分软组织肉瘤的有效性，已被批准用于软组织肉瘤的二线以上治疗。在肺癌等实体瘤中，安罗替尼联合 PD-1 单抗已被证明具有协同作用。

2. A 群链球菌制剂　细菌作为肿瘤免疫治疗的方法已有 100 多年历史，也是我们团队近期一直关注的研究重点之一。细菌（活菌/灭活）进入肿瘤组织后，可诱发机体的固有免疫和适应性免疫，进而改变肿瘤免疫微环境，并借助其特殊的理化性质，通过树突细胞的交叉提呈作用，诱导 CD4$^+$ 和 CD8$^+$ 细胞相结合杀伤肿瘤。A 群链球菌制剂是商品化的细菌制剂，可用于控制胸腔积液，可被用于作为免疫综合治疗中的增效药物。

总之，主动脉肿瘤是一种罕见的恶性肿瘤，其有效的管理需要肿瘤医学、外科和放射肿瘤学专家的共同参与。虽然局部疾病的治疗标准是手术整块切除（无论是否接受放射治疗），但在复发或转移情况下的有效治疗仍然具有挑战性。随着对疾病生物学认识的提高，希望有更好的生物标志物能够指导血管肉瘤患者进行治疗选择，无论是采用传统疗法还是新兴的令人兴奋的新疗法。至关重要的是，只要有可能，主动脉肿瘤患者就应接受临床试验，尤其是联合治疗，以最终改善预后。

第四节　主动脉肿瘤外科治疗

主动脉内膜肉瘤的治疗策略应综合考虑。手术切除肿瘤、改善主动脉血流动力学、预防重要脏器栓塞是主要治疗目的。外科手术切除是有效的治疗方法，未进行外科手术切除的患者随访 40 个月时几乎全部死亡,而行手术切除的患者术后 40 个月生存率可达 25.5%,手术后可联合系统性放化疗。由于恶性肿瘤可导致高凝状态,为减少栓塞相关的并发症,应酌情考虑行预防性抗凝治疗。本病整体预后极差,平均生存时间约为 1 年。

在一项包含 122 例患者资料分析中,57 例(46.7%)接受手术切除,46 例(37.7%)进行姑息性手术(即动脉内膜切除术、动脉搭桥术或支架植入术),19 例(15.6%)未接受肿瘤切除手术。35 例(28.7%)使用化疗,18 例(14.7%)进行针对原发性主动脉瘤的放射治疗,17 例(13.9%)进行对转移灶的放射治疗。但治疗效果不一,有待进一步研究探索。总之,主动脉肿瘤的治疗需要多学科团队的参与。在病理确诊后,肿瘤学医生和血管外科医生应同时对该疾病进行管理,无论是手术治疗、内科治疗还是联合治疗,以制定最合适的治疗方法。在一项 7 个月的随访研究中,122 名患者的估计中位生存期为 11 个月,估计的 1 年、3 年和 5 年总生存率分别为 46.7%、17.1% 和 8.8%。在单变量分析中,与提高生存率相关的因素是诊断时没有转移性疾病。

自发性主动脉破裂伴大出血是一种罕见的表现,预后通常很差。据报道,80% 患者的转移性疾病是导致死亡的主要原因。常见的受累部位包括骨骼(25%~28%)、肾脏(7%~27%)、肝脏(12%~25%)、肾上腺(7%~20%)和肺部(15%)。受影响患者的平均生存时间为 14~16 个月。3 年和 5 年的累积总生存率分别为 11.2% 和 8%,平滑肌肉瘤和恶性纤维组织细胞瘤的预期寿命略高于未分化肉瘤。胸主动脉肿瘤的预后比腹主动脉肿瘤差。

最后,主动脉瘤很少见,目前文献中报道的病例不到 250 例。初步诊断后中位生存时间短证实了其高恶性潜能,这可能与特定临床因素的存在有关,如高血压、发热、背痛、乏力和外周栓塞症状。某些组织学亚型,如平滑肌肉瘤和血管肉瘤,可能与较长的生存率有关。尽管缺乏持续的数据,但手术和药物联合治疗,特别是化疗和放疗,显示出最高的生存率。

(崔广林 曾和松)

参考文献

［1］ TILKORN D J, HAUSER J, RING A, et al. Leiomyosarcoma of intravascular origin--a rare tumor entity: Clinical pathological study of twelve cases [J]. World J Surg Oncol, 2010, 8: 103.

［2］ RUSTHOVEN C G, LIU A K, BUI M M, et al. Sarcomas of the aorta: A systematic review and pooled analysis of published reports [J]. Ann Vasc Surg, 2014, 28 (2): 515-525.

［3］ THALHEIMER A, FEIN M, GEISSINGER E, et al. Intimal angiosarcoma of the aorta: Report of a case and review of the literature [J]. J Vasc Surg, 2004, 40 (3): 548-553.

［4］ SCHMEHL J, SCHARPF M, BRECHTEL K, et al. Epithelioid angiosarcoma with metastatic disease after endovascular therapy of abdominal aortic aneurysm [J]. Cardiovasc Intervent Radiol, 2012, 35 (1): 190-193.

［5］ OPPENHEIMER B S, OPPENHEIMER E T, STOUT A P, et al. The latent period in carcinogenesis by plastics in rats and its relation to the presarcomatous stage [J]. Cancer, 1958, 11 (1): 204-213.

［6］ RESTREPO C S, BETANCOURT S L, MARTINEZ-JIMENEZ S, et al. Aortic tumors [J]. Semin Ultrasound CT MR, 2012, 33 (3): 265-272.

［7］ WRIGHT E P, GLICK A D, VIRMANI R, et al. Aortic intimal sarcoma with embolic metastases [J]. Am J Surg Pathol, 1985, 9 (12): 890-897.

［8］ DEFAWE O D, THIRY A, LAPIERE C M, et al. Primary sarcoma of an abdominal aortic aneurysm [J]. Abdom Imaging, 2006, 31 (1): 117-119.

［9］ AKIYAMA K, NAKATA K, NEGISHI N, et al. Intimal sarcoma of the thoracic aorta; clinical-course and autopsy finding [J]. Ann Thorac Cardiovasc Surg, 2005, 11 (2): 135-138.

［10］ SEELIG M H, KLINGLER P J, OLDENBURG W A, et al. Angiosarcoma of the aorta: Report of a case and review of the literature [J]. J Vasc Surg, 1998, 28 (4): 732-737.

［11］ BOHNER H, LUTHER B, BRAUNSTEIN S, et al. Primary malignant tumors of the aorta: Clinical presentation, treatment, and course of different entities [J]. J Vasc Surg, 2003, 38 (6): 1430-1433.

［12］DAS A K, REDDY K S, SUWANJINDAR P, et al. Primary tumors of the aorta [J]. Ann Thorac Surg, 1996, 62 (5): 1526-1528.

［13］SCHRODER C, SCHONHOFER B, VOGEL B. Transesophageal echographic determination of aortic invasion by lung cancer [J]. Chest, 2005, 127 (2): 438-442.

［14］YAMATSUJI T, NAOMOTO Y, SHIRAKAWA Y, et al. Intra-aortic stent graft in oesophageal carcinoma invading the aorta. Prophylaxis for fatal haemorrhage [J]. Int J Clin Pract, 2006, 60 (12): 1600-1603.

［15］SHIJUBO N, NAKATA H, SUGAYA F, et al. Malignant hemangioendothelioma of the aorta [J]. Intern Med, 1995, 34 (11): 1126-1129.

［16］SHIMIZU H, TANIBUCHI A, AKAISHI M, et al. Stroke due to undifferentiated aortic intimal sarcoma with disseminated metastatic lesions [J]. Circulation, 2009, 120 (25): e290-e292.

［17］POMPILIO G, TARTARA P, VARESI C, et al. Intimal-type primary sarcoma of the thoracic aorta: An unusual case presenting with left arm embolization [J]. Eur J Cardiothorac Surg, 2002, 21 (3): 574-576.

［18］VACIRCA A, FAGGIOLI G, PINI R, et al. Predictors of survival in malignant aortic tumors [J]. J Vasc Surg, 2020, 71 (5): 1771-1780.

［19］BEN-IZHAK O, VLODAVSKY E, OFER A, et al. Epithelioid angiosarcoma associated with a Dacron vascular graft [J]. Am J Surg Pathol, 1999, 23 (11): 1418-1422.

［20］WINTER L, LANGREHR J, HANNINEN E L. Primary angiosarcoma of the abdominal aorta: Multi-row computed tomography [J]. Abdom Imaging, 2010, 35 (4): 485-487.

［21］KATO W, USUI A, OSHIMA H, et al. Primary aortic intimal sarcoma [J]. Gen Thorac Cardiovasc Surg, 2008, 56 (5): 236-238.

［22］DANG D, ROSADO-DE-CHRISTENSON M L, SUSTER S M, et al. Primary aortic myxofibrosarcoma mimicking thrombus: Findings on CT, MRI, and angiography [J]. J Thorac Imaging, 2009, 24 (2): 125-128.

［23］BRYLKA D, DEMOS T C, PIERCE K, et al. Primary angiosarcoma of the abdominal aorta: A case report and literature review (aortic angiosarcoma)[J]. Abdom Imaging, 2009, 34 (2): 239-242.

［24］PERVAIZ N, COLTERJOHN N, FARROKHYAR F, et al. A systematic meta-analysis of randomized controlled trials of adjuvant chemotherapy for localized resectable soft-tissue sarcoma [J]. Cancer, 2008, 113 (3): 573-581.

［25］Adjuvant chemotherapy for localised resectable soft-tissue sarcoma of adults: Meta-analysis of individual data. Sarcoma Meta-analysis Collaboration [J]. Lancet, 1997, 350 (9092): 1647-1654.

［26］ITALIANO A, DELVA F, MATHOULIN-PELISSIER S, et al. Effect of adjuvant chemotherapy on survival in FNCLCC grade 3 soft tissue sarcomas: A multivariate analysis of the French Sarcoma Group Database [J]. Ann Oncol, 2010, 21 (12): 2436-2441.

［27］BUDACH V. Adjuvant chemotherapy in soft tissue sarcoma: Review and meta-analysis of published data of randomized clinical trials [J]. Strahlenther Onkol, 1996, 172 (7): 403-404.

［28］BI S, ZHONG A, YIN X, et al. Management of cutaneous angiosarcoma: An Update Review [J]. Curr Treat Options Oncol, 2022, 23 (2): 137-154.

［29］SPIKER A M, MANGLA A, RAMSEY M L. Angiosarcoma [M]. Treasure Island (FL): StatPearls Publishing, 2022.

［30］CHICHE L, MONGREDIEN B, BROCHERIOU I, et al. Primary tumors of the thoracoabdominal aorta: Surgical treatment of 5 patients and review of the literature [J]. Ann Vasc Surg, 2003, 17 (4): 354-364.

第十六章
主动脉疾病精准诊治的要求与展望

第一节　主动脉疾病精准诊治概述

一、为何需要精准

主动脉疾病是严重危害患者生命安全的血管外科疾病,其治疗难度大、对医生的技术要求高,不仅体现在手术技巧上,还需要在围手术期对患者血压、心率精准控制,同时针对疼痛、腹胀等症状进行精准调控。随着 X 射线的发明,腔内技术应运而生,主动脉疾病随之进入了微创时代。从人工血管到支架球囊、从开胸直视到数字减影血管造影(digital subtraction angiography,DSA)影像,技术的不断进步使得治疗的精准化要求不断提高(图 16-1-1)。

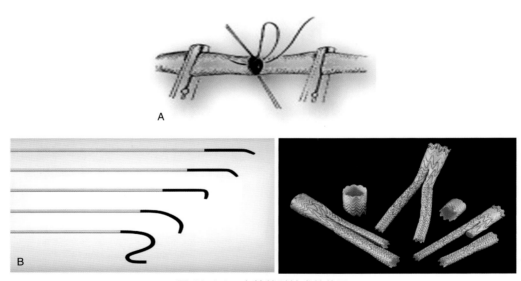

图 16-1-1　血管外科技术的传承
A. 人工血管吻合技术;B. 导丝与支架为代表的腔内技术。

腔内技术是非直视手术,术前依赖 CT、超声等影像学进行诊断和前期评估、制定治疗方案;术中依靠 DSA 成像进行病变部位的判读和治疗器械的使用释放;术后需要结合影像学手段进行复查,以明确治疗效果,因此,对于影像学的精准度要求极高。以主动脉瘤为例,其早期筛查主要依靠 CT 检查实现,而对其更为精准的诊断要依靠 CT 血管造影(computed tomography angiography,CTA)的三维重建。随着精准化治疗的要求不断提高,CT 扫描的层厚从最初的常规 5mm,逐渐精确到 1mm、0.5mm(图 16-1-2)。之所以需要达到如此的精准度,主要是由腔内微创治疗的特点决定的。在开放手术时代,由于手术者对病变"看得见,摸得到",故并不要求术前影像评估需要达到毫米级。而在微创腔内时代,手术是在 X 线透视下进行,支架移植物放置的位置、支架移植物直径及长度的选择等都需要达到毫米级精准,从而避免可能导致的主动脉破裂、堵塞重要的分支动脉、支架移位、脏器坏死等严重后果。

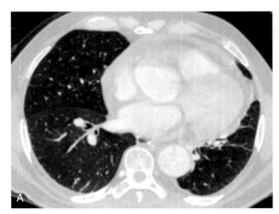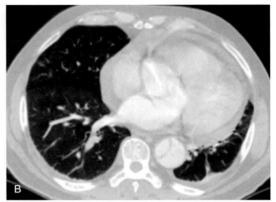

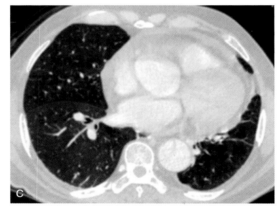

图 16-1-2　不同"精度"的 CT 检查

A. 5mm 层厚显影;B. 1mm 层厚显影;C. 0.5mm 层厚显影。

如前所述,术前、术中和术后对于血压的精准调节,维持血压稳定也是治疗成功的重要保证。术前维持血压稳定在安全范围,能够降低主动脉破裂的风险;术中调控血压,能够使覆膜支架在释放时保持稳定,避免暴风效应;术后持续维持血压稳定,能够稳定瘤腔和血管壁,避免夹层逆撕、稳定瘤腔。另外,除了常规的治疗方法外,还应该将患者看作一个整体,针对其可能存在的糖尿病、冠心病等基础疾病,便秘、失眠、疼痛等影响血压的并存疾病,进行个体化精准治疗,以期达到最佳治疗效果。因此,精准治疗贯穿在主动脉疾病治疗的各个环节,是保证治疗成功的关键。

二、精准的要求是什么

如前文所述,主动脉疾病的治疗难度较大,危险性高,需要精准评估、精准操作、精准调控,降低并发症,提高成功率。精准治疗的目标是在手术过程中将支架移植物精确放置在目标位置,避免堵塞相邻的分支动脉、形成内漏、造成主动脉破裂等严重并发症,同时在围手术期及治疗后期长期维持血压平稳,避免主动脉疾病复发和症状反复,这要求术者对术前评估、术中操作方案及术后随访治疗等整体治疗流程进行精准调控和把握。

1. 术前精准评估　随着技术和理念的不断完善和发展,腔内治疗已经进入到精准智能微创时代,术前精准评估的整体要求是将影像学检查手段的精细度无限增加,排除手术禁忌证,制定手术方案并完整模拟手术过程。不仅要对常规的病变范围、类型、严重程度以及主动脉锚定区直径、与分支动脉的距离等指标的要求更加精准,而且要实现在术前就可以预判支架移植物放置后的牢固度、密封性和潜在并发症等情况,以便更加立体地进行术前评估。因此,对影像学的要求会更加精细,例如 CT 检查层厚的不同对术前评估的价值差异显著(图16-1-3)。此外,不仅是距离的精细,而且对于血管壁的钙化、血栓及弹性等都需要更精准的评估。

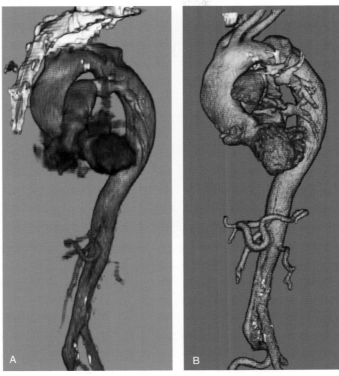

图 16-1-3　使用不同层厚 CT 进行重建后精度差异显著

A. 5mm 层厚重建图像;B. 1mm 层厚重建图像。

除了对影像学的精准要求外,对患者的基础疾病、并存病等影响手术成功率和近远期预后的因素也应进行精准调控,最终实现"减轻术中操作的难度"的目的(图16-1-4)。

2. 术中精准操作　腔内手术治疗完全依赖术中 DSA 结合对比剂成像技术,为术者提供"视野",来评估病变累及范围、钙化程度、血栓情况以及监控导丝、导管、支架、球囊等治疗器具在腔内的位置,并进行调整、释放(图16-1-5)。这些非直视操作需要保证在术中传递给术者的影像学信息足够精准,避免术中主动脉破裂、堵塞重要分支动脉等严重并发症的发生。

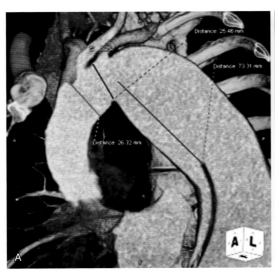
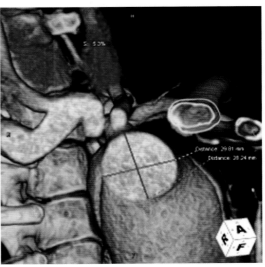

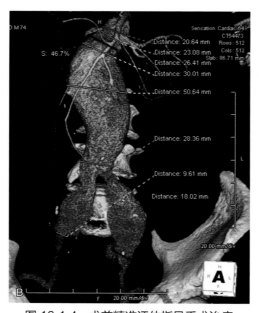

图 16-1-4　术前精准评估指导手术治疗
A. 重建后精准测量；B. 软件绘制中心线后测量主动脉各段直径与距离。

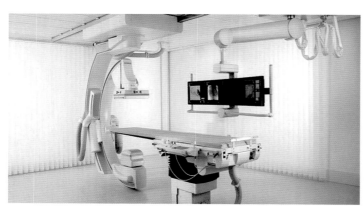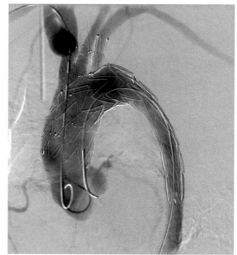

图 16-1-5　DSA 成像技术为腔内微创治疗提供精准"视野"

3. 术后精准治疗　由于主动脉疾病的特点,患者成功完成手术后,还需要进行相当长时间的后续治疗和随诊,以实现保持支架和分支动脉通畅率、稳定瘤腔、避免内漏等目标。这些目标需要进行包括药物受体基因检测等在内的一系列检查,以精准地确定术后用药的种类、服用时长、剂量等。另外,为了实现并发症早诊断、早治疗的目标,术后进行精准复查是十分必要的。

三、如何实现精准诊治

为了达到完整隔绝病变、保证支架及重要分支动脉通畅等即刻目标,以及术后远期支架通畅、血压平稳、主动脉重塑等最终目标,需要在治疗的整个过程灌注精准治疗的理念,并确实执行。

1. 术前影像学及病情评估　术前的精准评估将直接指导手术方案的选择,影响治疗效果,是整个治疗中最重要的环节,其重要性在某种意义上甚至超过手术本身。术前评估包括选择合适的影像学手段,充分、翔实地了解患者病史及有可能影响治疗措施选择和效果的并存病,制定准确的手术及后续治疗随访方案等。

影像学手段是术者在术前侦查病变的重要手段,目前主要包括主动脉CTA、主动脉磁共振等,超声及造影由于治疗理念和精准要求的进展,逐渐退出了主流术前评估措施。为了真正实现精准评估,CT和磁共振检查的层厚应越小越好,即用极度的薄层真实还原病变及周围结构,不漏一处、精准测量。同时,结合各类影像学处理软件,运用各种技术,进行三维甚至四维重建,更加立体、全方位地进行病变情况预估,进而指导移植物的选择、制定手术方案。与其他疾病不同,主动脉疾病的治疗需要涉及移植物在正常血管的锚定和重要分支动脉的保留,因此,术前的精准评估还必须包含病变周围主动脉的钙化、血栓、尺寸、扭曲程度等情况。

除了影像学评估外,术者还应该对患者的发病情况、合并症及基础疾病进行详细评估,排除不适合进行手术的患者,即手术禁忌证,选择其他合适的治疗方式;明确相关风险,以便通过药物治疗使患者的血压、血糖等维持在稳定范围,降低术后并发症。同时,进行CYP基因检测等相关精准检查,以评估患者术后用药选择。

2. 手术操作及相关配合　主动脉疾病的腔内手术操作主要是针对支架移植物、球囊、导丝、导管等腔内器械的使用,其精准操作需要术者熟练、准确地掌握各类器械的使用方法、自身特性、存在的优缺点以及适用的情况等。需要说明的是,这对术前评估的准确性也至关重要,只有熟悉器械的使用,才能有针对性地制订手术方案、选择和判读影像学检查。

另外,在主动脉释放支架移植物之前,需要进行造影,判断和定位锚定范围,避开并保留重要的分支动脉,必要时麻醉医生须暂停患者呼吸,以保证主动脉位置相对固定,避免呼吸过度对支架释放造成的影响。同时,在支架释放以及后期球囊扩张时,麻醉医生须对患者血压进行调节,避免血压过高造成暴风效应而使支架移位,或主动脉球囊阻断导致近端血压过高而影响心、脑功能。同时,患者术中给予肝素等抗凝剂、抗生素等药物,拿取更换器械耗材等,均须护士进行准确配合,在规定的时间节点准确、快速地完成手术。这些手术相关配合,需要麻醉医生、手术室护士以及手术室操作技师对于手术流程和节奏的精准把握,严密落实,提高手术效率和成功率。

3. 术后综合治疗、监测及随访　在完成手术操作后,还需要对患者进行一系列后续治疗,包括抗血小板、抗凝、抗炎等主动脉及血管相关药物治疗,以及降血压、降血糖、稳定斑块、提高脑灌注等针对患者一般情况和基础疾病的药物治疗。选择药品种类、剂量和服用时间,以形成综合治疗体系,使患者真正得到精准治疗。同时,根据患者的病情和术中实际操作情况,制定严密的后期随访计划,明确随访的时间节点、所需检查及随访指标内容,对术后并发症实现早发现、早治疗,同时得到相关疾病的随访数据库,以便完善相关治疗流程。

随着主动脉疾病腔内治疗的发展,目前已经形成一系列包括影像学检查、基因检测、手术操作精细化、药物治疗个体化等精准治疗模式。这些精准化模式已经使腔内治疗取得了巨大突破,但是笔者认为,相比于这些“术”的精准,医疗人员观念的精准化才是最重要的,这要求每一个参与救治的医务人员都能以精准治疗为目标,树立整体治疗意识,时刻紧绷“流程精准化大于操作精准化本身”的思想,避免过度依赖自己的高超技术,而忽略了术前、术后的精准操作对于治疗成功的作用。

四、向精准方向努力及还要解决的关键问题

为了进一步提高主动脉疾病腔内治疗的成功率,当代血管外科医生应该不断推进精准化治疗,从术前诊断与评估开始,直至术后的综合治疗,针对目前已有的治疗模式进行相应的改进,以期实现智能化、精准化、标准化的治疗目标。

1. 努力方向　不断地增强术者对疾病的整体认识,不仅针对现有治疗方法本身进行研究,还对整个疾病的发生、发展、预后进行研究,针对相应环节进行治疗,精准调控,使疾病向着治疗的预期结果发展。同时,不断地加强术前和术后影像学检查的精度,结合智能化软件,在未来实现治疗方案自动化制定及治疗结果预测,根据移植物和病变的自身特点,“计算”出采用该器械及方法后的术后情况,为术者提供强有力的支援。在手术方面,不断提高操作精准度,将现行的“毫米级”定位推进至“微米级”,这需要的不仅

是术者的熟练操作,更需要加入手术机器人、手术导航、术中手术影像拟合等更多的精准化技术手段。

2. 亟待解决的问题　目前,面对日益增长的精准化治疗需求,可能存在一些需要整个行业群策群力解决的问题和难题。

(1)深入人心的治疗观念问题:精准化治疗绝不仅指手术中的支架精准定位、导丝精准超选并通过病变部位、支架和球囊尺寸的精准选择,而是对整个治疗流程的精准化把控。要树立"评估重于手术操作本身"的理念,避免"手术个人英雄主义",在术前即根据影像学检查详细评估病情,制定手术方案,选择合适的手术器械,预测术后情况及用药安排。力争可以在术前评估"睁大眼",术中按照既定方案"闭着眼"完成手术。

(2)解决现存评估及治疗方式的弊端和不足:腔内手术完全依赖术前 CT 等影像学评估和术中 DSA 技术的成像指导,但这些手段目前都存在一定缺陷。无论多么精细的 CT 检查,都存在"层厚"的问题,虽然现有的超薄层厚已经可以让这个误差在主动脉的尺寸评估方面忽略不计,但依旧会对后期处理造成一定影响,尤其是钙化、血栓等因素。同时,在后期处理的阶段,虽然可以通过三维重建将主动脉病变立体地呈现在术者面前,但是并不能精准地将扭曲程度、钙化、血栓等因素以相应"参数"的形式提供给术者,也不能精准地预测支架移植物释放后的主动脉病变情况,在困难、复杂的病变面前,术者仅能依靠自身经验进行判断,这距精准化治疗的要求尚远。

(3)对于患者的远期预后随访及规律治疗尚缺乏精准化的方案:目前,大多数血管外科医生依旧满足于手术即刻的成功,而忽略了主动脉疾病是需要长期规律治疗的一种疾病。在腔内手术后,支架与主动脉管壁的相互作用会引起主动脉重塑,瘤腔或假腔的血栓化也会影响血管的形态,这需要定期进行影像学复查,随访术后的变化情况,对于可能出现的内漏、支架移位等情况早发现、早治疗,避免这些不良事件进一步发展,导致灾难性后果。

第二节　主动脉疾病精准诊断与评估

一、量体裁衣

术前的精准评估对整个治疗过程至关重要。真正成功的术前精准化评估,可以使手术的流程十分顺畅,降低术中的操作难度。此外,一旦手术操作出现失误,无论是导致主动脉破裂,还是堵塞重要的内脏动脉导致脏器坏死,其后果都是灾难性的,因此腔内手术的容错率极低。腔内微创治疗的非直视、容错率低等特点,给术前精准诊断和评估提出了更高的要求。根据术前的影像学检查、移植物性质和尺寸、患者并存病等情况制定精准的手术方案,能够极大地节约手术时间、预判手术风险,其中包括:预设 C 臂的展开角度、选取支架移植物尺寸、手术步骤,甚至事前计划手术操作配合、术者与助手进行演练,均可以极大提高手术成功率。

(一)影像学评估

1. CT 检查　主动脉疾病的早期症状不明显,其筛查目前主要依靠体检 CT 检查。当已经明确存在主动脉疾病,需要进一步明确其诊断,判读主动脉夹层裂口位置、撕裂范围、重要脏器动脉的供血情况、主动脉瘤的瘤腔血栓化情况、血管壁钙化等病变特点,指导支架尺寸和类型选择,制定手术方案时需要进行更加精准的全主动脉 CTA 检查。目前,全主动脉 CT 增强造影的扫描层厚已经能够达到 0.5mm,可以将主动脉及重要的分支进行三维重建,满足术者对绝大多数病变类型主动脉尺寸、形态的评估。术者在得到薄层 CT 及重建结果后,可以评估病变性质,找到准备锚定的目标血管位置,评估测量瘤颈的长度、形态、钙化、血栓及弹性等情况以及该层面主动脉的直径,结合不同性质病变所需要的扩大率(oversize),选择合适的支架类型及尺寸、锚定部位等。

除了常规的测量外,还需要对分支动脉的开口位置、形态、与病变的关系进行评估。如果评估得到遮蔽分支动脉的风险较高,或由于瘤颈较短,需要前移锚定区以获得足够的支撑力、避免内漏,则需要适时地选择开窗技术、烟囱技术或分支支架等保留或重建目标血管,以维持脏器或肢体血供,减少并发症。同时,不能忽略的是对患者导入动脉的评估。如果导入动脉极度狭窄、扭曲、钙化严重,将使支架输送系统进入到病变位置变得十分困难,甚至在输送过程中发生导入动脉夹层、破裂;钙化斑块及血栓脱落形成远端动脉栓塞;输送系统无法退出等严重后果。因此,导入动脉的评估在某种程度上决定着该名患者是否有条件接受腔内治疗。早期发现问题,可以针对导入动脉的缺陷,及时调整手术方案和移植物类型,例如选择更加高位的髂动脉等穿刺点、尺寸更小的支架输送系统等。

2. 超声检查　进入智能化精准治疗时代后,对于影像学的评估要求也不断提高。主动脉疾病的一个与众不同的特点是血液的流动对于主动脉血管壁的作用和影响。对于主动脉疾病的治疗,从本质上讲是治疗血液的流动。因此,精准智能微创时代的诊断与评估已不仅满足于单纯形态学上的精准,而同时要求对血液流动性的精准与智能化判断,这要求影像学检查手段还要对血流动力学进行评估。除了常规的 CT 增强造影外,以血液流动检测为特长的超声,尤其是血管腔内超声,能够在血管腔内进行更加精细、整体及直观的评估,尤其是对腔内血流的流变情况、钙化质地进行判别,可以为手术操作提供重要的帮助,规避可能出现的风险(图 16-2-1)。

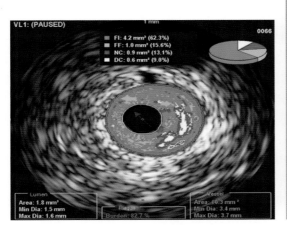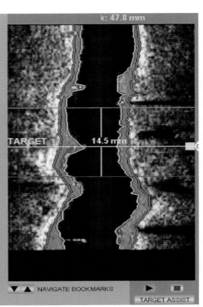

图 16-2-1　血管腔内超声从内部精准探测病变性质及范围

（二）病情评估

术前的精准评估应该是立体、全面的,除了影像学评估手段外,术者还应对患者的发病特点、基础疾病、并存病等情况详尽掌握,以便充分评估患者手术适应证、排除手术禁忌证以及预测患者的转归和预后情况。

术前对患者的血压、血糖的精准调控是手术成功的关键,也决定了患者的预后。血压的波动可能会导致主动脉腔内血流动力学的不稳定,形成剪切力,会对本就脆弱的主动脉夹层或动脉瘤的管壁造成"撕扯",增加主动脉破裂的风险。高血糖会增加术后移植物感染的风险,但低血糖同样会影响患者的手术耐受度和预后,因此,维持患者的血糖稳定,尤其是既往有糖尿病病史的患者,至关重要。此外,行主动脉腔内微创术后,由于支架与血管壁的相互作用、假腔及瘤腔的血栓化反应,会造成患者的全身炎症反应,导致红细胞、血小板消耗性降低,白细胞反应性升高,甚至引起凝血功能障碍。腔内手术的术前及术中均依靠CTA 及 DSA 成像技术,需要注射血管对比剂。对比剂可能会引起过敏反应或肝肾功能损伤,导致过敏性休克和肝肾功能衰竭,严重影响患者预后。因此,术前的肌酐、转氨酶水平需要结合患者基础疾病进行评估。除了上述的基础疾病和观察指标外,还应结合其他具体情况进行精准化、个体化评估。术前对患者血红蛋白和血小板的储备情况、凝血功能、肝肾功能等指标进行精准评估,对患者的手术安全性、预后和转归至关重要。

二、术前模拟

1. 智能化预测 除了三维 CT 以外,四维 CT 能够与血流动力学参数相结合,在不同时相进行扫描,不仅能够精准显示血管壁的运动特点,还可以显示主动脉内血流的脉动情况,真实、立体地反映主动脉的病变情况。同时,由于其能够反映主动脉的搏动情况,故可以更好地反映支架释放后的情况。智能化的评估还应该对如何治疗给予指导。除了对手术方案、支架类型尺寸的指导外,影像学评估还应该具备预测功能,通过对病变影像、移植物特点的计算,得到使用不同支架和手术方式的预后,即是否存在内漏、动脉破裂、动脉闭塞等情况。以主动脉疾病中危害较大的主动脉夹层为例,其病变结构复杂,且随着病程进展真假腔结构变化莫测,治疗难度大,一旦出现支架尺寸过大、锚定区不稳定,会造成夹层逆撕、动脉破裂等严重后果。

最佳的术前精准评估应该综合各类影像学检查,结合各类移植物特点,制作模拟软件。应用软件模拟放入不同种类、品牌、型号的支架移植物,通过四维展示其腔内治疗后的形态学及血流动力学等方面的转归,从而给予最佳支架移植物性能及尺寸选择、最佳放置部位等微创腔内治疗建议。

综合上述影像学手段的特点,可以对技术进行有效融合使不同特点的影像学充分发挥其诊断、评估、指导治疗的作用。这种融合可以是硬件上的融合,即在同一时间、部位,采取不同影像学手段同时检查;更可能是软件上的融合,即针对同一部位,在不同时间、不同影像学设备检查后的动态融合,从而为血管疾病提供更为精准、智能的诊断与评估。

2. 实体化预测 3D 打印技术基于 CT 等精准影像学手段为基础,为腔内手术提供了一种独特的评估方式。它既可以高度还原主动脉的解剖结构,使包括主动脉夹层真假腔、主动脉瘤腔、分支动脉的尺寸、角度和形态等情况一目了然,进行直径、长度的测量,还可以进行体外模拟释放,反映主动脉病变部位、瘤颈和分支动脉和支架移植物的相互作用,为手术方案及移植物的选择提供依据。3D 打印作为传统评估方法的重要补充,可以预测如内漏、堵塞分支动脉、输送系统进入困难等严重并发症的发生情况,实现精准评估。

目前,3D 打印技术是将患者 CT 资料的 DICOM 格式文件通过相关软件进行处理,得到计算机模拟 3D 模型,选择适合的"材料",通过外接的 3D 打印机按照个性化要求将选定的结构"打印"出来。本中心采用 Materialise Mimics 和 3-matic 将目标 CT 的 DICOM 文件转换成可"打印"的标准镶嵌语言(STL),使用 HeartPrint Flex 材料还原主动脉模型,并在模型上进行观察、测量、评估及体外模拟释放。可以按照要求,使用不同的颜色、不同的材料区分不同的组织结构,并对血管壁厚度赋值后进行"打印",模型可以表现主动脉钙化情况、不同血管的顺应性等性质。

3D 打印模型作为传统评估方法的补充,有其重要意义:①作为一种可操作性的无创评估方法,可观察患者主动脉的解剖及模拟释放情况;②创新性地为移植物体外释放提供了机会,可以补充传统方法在预测术后并发症方面的不足。常规影像学评估方式是将患者的 3D 解剖学结构转化为 2D 图像,3D 重建是通过这些转化后的数据创建,但是研究表明这个过程中会有数据信息损失。3D 打印模型可以避免相应的数据丢失,更好地表现出相应解剖学结构和可能的移植物与血管的关系。此外,支架移植物管腔是圆形,而主动脉管腔通常是椭圆形,尤其是主动脉夹层结构更加复杂,支架释放后会改变主动脉管腔形状,造成相关并发症,单纯影像学评估无法针对这一情况进行预测。

3D "打印"模型作为患者的"标本"可以在体外进行模拟释放,应用拟释放尺寸及类型的支架在模型上进行释放,观察支架进入、释放过程及术后"瘤颈、扭曲角度、钙化斑块、主动脉夹层内膜片"等结构的相应变化,从而预估手术中可能遇到的情况,提前规避可能遇到的风险,为术中操作及术后治疗提供依据(图16-2-2)。

精准智能微创时代的诊断与评估不仅能够正确诊断疾病,而且通过数字化、智能化手段给出最佳精准治疗方案。这个最佳的标准随着技术、器具、数据、认知的不断进步而与时俱进。

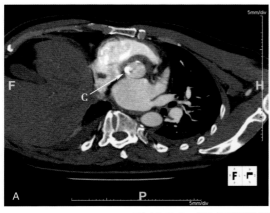

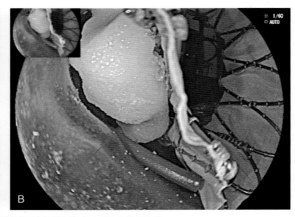

图 16-2-2　3D 打印能够精准评估复杂病变对手术的影响

A. CT 图像显示钙化斑块情况(白色箭头); B. 3D 打印模拟释放显示钙化斑块对支架的影响(红色箭头)。

第三节　主动脉疾病精准治疗

一、手术操作

1. 熟练掌握手术操作技巧　主动脉腔内手术需要极为精细的操作,才能在通过 DSA 成像的反映下,完成“非直视”下支架移植物的“毫米级”精准定位以及一系列的导丝精准超选目标动脉。这要求术者熟练地掌握手术的整个步骤程序、器械的操作和使用方法。

手术操作需要术者和助手精密配合,在进行当下操作时,应能够预判下一个步骤,并提前有心理和行动上的准备。由于腔内手术的“非直视”特点,容易出现图像清晰度不足、叠加误差等,需要术者精准掌握术前评估,去伪存真,精准地发现和分析出病变特点,进而调整手术方案,精准地进行手眼配合,完成手术。

另外,熟练掌握器械的操作技巧也对手术的成功至关重要。每一种腔内器械都有其独特的操作方法和技巧,包括如何进入腔内(切开或穿刺)、如何输送至病变部位、如何释放、如何撤出等。精准掌握每一种器械的操作方法和技巧,能够使术者对手术操作更加得心应手,实现精准治疗的目标。

2. 熟练掌握器械的特性　腔内手术的发展在某种程度上,就是腔内器械的发展。为了完成隔绝、开通、填塞等不同需求,各种腔内器械应运而生,并随着种类的增多各有特性。为了实现精准治疗的目标,除了掌握手术操作和器械使用技巧外,对器械的自身特性也应熟练掌握,以使术者在众多器械中可根据患者术前评估及术中所见选择最适合的器械,并进行更加具有针对性的治疗。

以支架移植物为例,这些特性包括支架的柔顺性、径向支撑力、延展性等,需要术者精准地了解支架移植物的具体结构特点,包括金属丝的粗细、编织抑或雕刻、开环闭环、波头形状数目等细节,才能预测支架释放后是否会出现前跳或后跳、能否通过扭曲的病变部位、放大率是否适合病变特点,真正实现精准治疗。

另外,以笔者的经验,除了全面总结经验以外,还应积极参与器械的研发,从一个研发者的角度看待病变特点和器械操作、考虑器械的需求,能够更好地掌握所使用器械的特性。

二、手术机器人

随着血管腔内手术技术在临床上的广泛应用,已成为血管疾病的主要治疗手段,手术增长趋势明显,但血管腔内手术的相关问题也逐渐暴露,如术者须长期在 X 射线下暴露造成自身损伤、手术操作精细性不足影响手术成功率、术者身穿沉重铅衣增加自身体力消耗和疲劳程度进而影响手术耐受时间和精细程度等。为了解决上述问题,规避相关风险,笔者和一些研究人员在早期即尝试通过远程控制的方式辅助完成手术,腔内手术机器人应运而生。血管腔内手术机器人不仅可以很好解决上述问题,还可以通过5G高速网络摆脱地域限制,实现远程手术操作。

但随着血管腔内手术技术在不同血管疾病领域的普遍应用,血管腔内器具也随之不断发展,商品化的血管腔内器具品牌繁多、尺寸不同、种类多样。目前市场上较为成型的血管手术机器人系统主要在心脏及脑血管领域应用,在主动脉及周围血管疾病领域应用有限,主要面临包括需专门设计配套血管腔内器具或者不能解决多种商品化导丝、导管、球囊、支架的应用,不能同时实现多种血管器具配合操作完成手术,不能完成包括滤器植入、支架释放等复杂操作,以及存在系统成本较高等问题(图16-3-1)。近年来虽然有研究报道,美国Sensi手术机器人系统成功应用于人体冠状动脉介入手术及颈动脉支架手术,但该系统仅可操控特制的配套导管;美国Amigo导管系统应用于人体血管腔内射频消融手术,但可以操控血管腔内器具尺寸较局限,不能广泛适用于不同腔内器具。由于不能适用于复杂、繁多的血管腔内手术器具,血管腔内手术机器人系统的研发也遭遇了瓶颈。美国Corpath系统虽然可以适用较多种类的腔内器具,但仅局限于0.018in及0.014in导丝系统配套的导管与支架,而且仅适用于短行程、小角度的手术操作,因此仅应用于冠状动脉及部分外周血管的手术。目前可同时适用于多种血管腔内器具、可实现多种器具配合操作并且可完成不同血管术式的血管腔内手术机器人系统鲜有报道。

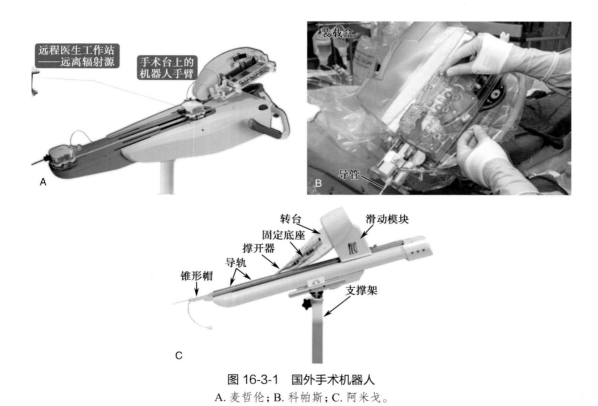

图16-3-1　国外手术机器人
A.麦哲伦;B.科帕斯;C.阿米戈。

但是,笔者通过长期主动脉及外周血管腔内手术治疗经验得到启发,发现腔内手术机器人的研发存在许多独特的优势。与传统外科手术不同,血管腔内手术并非在"三维空间"中进行手术操作,而是凭借天然的血管"轨道式"操作完成手术,即无须在主动脉病变部位进行传统意义上的"立体操作",而是通过器械在血管内的旋转、移动使器械到达相应位置来完成治疗;血管腔内手术的"术野"也并非在直视下实现,而是通过DSA实时影像来确定病变及血管器具位置,并且术者可以通过器具之间及器具和手指之间的触觉信息来确定其在血管中的状态;另外,血管腔内手术的常规操作基本可归纳为推送、旋转、回撤三种操作的组合,配合具体距离和角度,即可实现量化操作,完成精准操作。因此,机器人技术更加适合在血管腔内手术领域中应用。

　　笔者主导研发我国首个专门用于血管外科疾病治疗的腔内手术机器人,该设计将腔内手术器械的"同轴性"应用在产品研发中。4个夹持手臂始终保持其夹持的中心点在同一直线上,即可使其夹持的导丝、导管、支架、球囊等器械在同一条线路上进行移动和操作。该"作业线"与血管通路相连后,即可实现腔内结构与"腔外"同轴,仅需要夹持手执行推送、旋转、回撤三个操作即可完成手术要求(图16-3-2)。

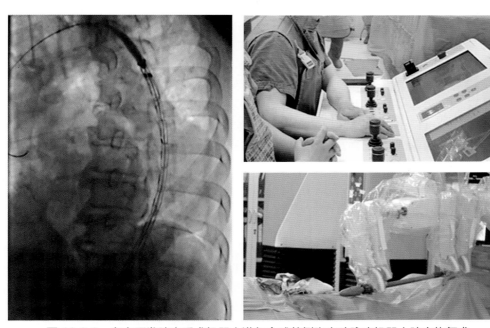

图 16-3-2　自主研发腔内手术机器人进行全球首例胸主动脉瘤机器人腔内修复术

　　同时,机器人的量化操作属性可以实现主动脉疾病的腔内精准治疗操作。通过调节血管腔内手术机器人推进、旋转速率,实现对血管腔内器具的精细性操作,推进精度接近1mm,旋转精度小于5°,可以根据临床上的不同精细性需求实现小角度、小距离的器具操作。推进精度基本可以适应现有1mm层厚增强CT距离要求,旋转精度也可基本满足小分支血管的超选。在早期实验操控机器人进行精细性操作时,可以不同比例缩小人手操作的位移和角度,降低了由人手抖动等因素导致的精细操作的难度。临床上,因对血管腔内手术操作的熟练程度、器具手感反馈经验的差异,不同临床经验的医生进行精细操作的难易程度及操作完成度差异较为明显,通过操控血管腔内手术机器人进行手术操作降低了这种差异。

　　术者通过对血管腔内手术机器人不同执行手的协同操控,实现了对人手血管腔内手术动作的模拟,能够有效地完成器械推进、旋转、回撤等动作,完成包括内脏动脉(肾动脉)、弓上分支动脉(颈动脉、左锁骨下动脉)、外周动脉(对侧髂内动脉)的术中超选、主动脉支架释放等复杂操作,为腔内手术机器人的未来发展提供了宝贵的探索经验。

第四节　主动脉疾病精准后续治疗和随访

一、综合治疗

　　针对主动脉疾病,除了手术以外,还包括后续的药物治疗和整体调控血压、血糖、心率及生活习惯的综合治疗,以保证支架的通畅、减轻移植物对血管壁的不良刺激、稳定瘤腔,避免主动脉疾病相关的不良事件和术后并发症。

1. 药物治疗　虽然主动脉血流速度快、流量大,但如果同时使用了烟囱技术、分支支架等,其分支动脉内的支架存在血栓形成、再狭窄的风险,需要进行抗血小板、抗凝等治疗。这类药物种类较多,随着研究的深入,发现患者对于不同药物的敏感性存在差异,如果选择了患者敏感性较差的药物,无法达到有效的抗血小板或抗凝的作用,导致术后支架内血栓形成,造成远端缺血、坏死。

目前,除了经验总结外,主要通过有针对性的基因检测进行初步筛选,例如 *CYP2C19* 基因检测明确氯吡格雷在不同个体的代谢情况,以决定后续患者是否换成替格瑞洛等替代药物或更改氯吡格雷使用剂量;*CYP2C19* 基因检测可以精准地确定华法林的最佳初始剂量,最快速度建立稳定的药物维持剂量,避免剂量偏差造成出血风险或抗凝作用不足导致血栓形成。

2. 整体调控　精准治疗应该是一个整体理念,而不仅是手术和血管疾病相关药物,还应包括针对患者的共性和个体化情况的整体调控,使患者术后更好地恢复。如前所述,血压和血糖对主动脉疾病的预后影响重大。除此之外,吸烟、作息等生活习惯也会影响患者的血管条件,关乎术后的预后情况。

长期吸烟严重影响血管内皮的结构,是血管发生钙化和血栓的危险因素,在术后应常规劝患者戒烟。主动脉夹层患者除了常见的高血压以外,往往合并脾气较急、爱冲动等不良生活习惯,也将严重影响术后血压的控制及预后。另外,长期合并的便秘、哮喘、慢性阻塞性肺疾病等都会不同程度地增加腹压,影响腔内术后的转归,应给予一定的重视。

二、随访

主动脉疾病的发生、发展极其复杂,其治疗也非一日之功。术后支架移植物和主动脉会有相当长的一段时间相互作用,包括主动脉的重塑、支架形变移位等;同时,由于支架的植入,血流动力学发生变化。在这个过程中,可能造成一系列并发症。支架和血管的相互作用可能会造成内漏、分支动脉堵塞、夹层逆撕、动脉瘤进展等;湍流和层流的交织会增加主动脉及支架内血栓形成或分支动脉闭塞的风险。

另外,主动脉支架术后对血流动力学的影响会增加患者的心脏负担,增加心力衰竭和心肌损伤的风险。这些并发症如果任其发展,将进一步发生主动脉破裂、重要脏器缺血坏死等严重后果,应早发现、早治疗。想要实现真正的"治愈",后续随访及观察至关重要,关乎患者的生命长度及治疗。由于主动脉术后存在重塑、炎症反应、内膜增生等一系列病理生理过程,想要完成精准的后续治疗,需要充分、准确地了解相关病变特点及转归规律,有针对性地进行规律且精准的电话、门诊随访及检查。

想完成精准的随访,除了进行精准的检查外,还应包含精准的经验总结。根据既往的数据库及临床案例,医学中心得到不同类型患者最容易罹患的并发症,并进行有针对性的随访和综合治疗,集中优势"兵力",消灭最具威胁的"敌人",最大限度地做到精准治疗,实现治疗效果。

我中心经过多年腔内微创治疗主动脉疾病得出经验,术后 3 个月患者须复诊,主要是复查症状及体征改善情况,明确有无假性动脉瘤、分支动脉闭塞等并发症,必要时行全主动脉 CT 增强造影检查。如无明显异常,则术后 6 个月、12 个月复查全主动脉 CT 增强造影检查,如始终未见明显异常,则随后每年复查即可。其中,复查内容除了最重要的影像学指标全主动脉 CT 增强造影以外,还包括患者的超声心动图、肝肾功能以及术前存在异常的指标,以明确患者术后恢复情况及手术对患者整体是否造成影响。

(张　昊　陆清声　李　晶)

参考文献

［1］陆清声. 血管疾病诊治的精准智能微创时代 [J]. 中华医学杂志, 2022, 102 (37): 2914-2917.

［2］JUNG J C, SOHN B, CHANG H W, et al. Diameter change in completely remodelled proximal descending aorta after acute type Ⅰ dissection repair: Implications for estimating the pre-dissection size [J]. Eur J Cardiothorac Surg, 2021, 60 (3): 614-621.

［3］DENBY C E, CHATTERJEE K, PULLICINO R, et al. Is four-dimensional CT angiography as effective as digital subtraction angiography in the detection of the underlying causes of intracerebral haemorrhage: A systematic review [J]. Neuroradiology, 2020, 62 (3): 273-281.

［4］CHO I J, LEE J, PARK J, et al. Feasibility and accuracy of a novel automated three-dimensional ultrasonographic analysis system for abdominal aortic aneurysm: Comparison with two-dimensional ultrasonography and computed tomography [J]. Cardiovasc Ultrasound, 2020, 18 (1): 24.

［5］LAREYRE F, ADAM C, CARRIER M, et al. Using digital twins for precision medicine in vascular surgery [J]. Ann Vasc Surg, 2020, 67: e577-e578.

［6］NISHIHARA Y, MITSUI K, AZAMA S, et al. Time-enhancement curve of four-dimensional computed tomography predicts aneurysm enlargement with type-Ⅱ endoleak after endovascular aneurysm repair [J]. Aorta, 2020, 8 (2): 29-34.

［7］陆言巧, 沈兰, 何奔. 人工智能在心血管疾病的辅助诊疗中的应用 [J]. 上海交通大学学报 (医学版), 2020, 40 (2): 259-262.

［8］MAZUMDER O, ROY D, BHATTACHARYA S, et al. Synthetic PPG generation from haemodynamic model with baroreflex autoregulation: A digital twin of cardiovascular system [J]. Annu Int Conf IEEE Eng Med Biol Soc, 2019, 2019: 5024-5029.

［9］IWAKOSHI S, ICHIHASHI S, INOUE T, et al. Measuring the greater curvature length of virtual stent graft can provide accurate prediction of stent graft position for thoracic endovascular aortic repair [J]. J Vas Surg, 2019, 69 (4): 1021-1027.

［10］陈政, 沈毓, 陆清声. 机器人辅助血管介入治疗研究进展 [J]. 介入放射学杂志, 2018, 27 (1): 4.

［11］POURDJABBAR A, ANG L, REEVES R R, et al. The development of robotic technology in cardiac and vascular interventions [J]. Rambam Maimonides Med J, 2017, 8 (3): e0030.

［12］宋宏宁, 郭瑞强. 基于医学影像学的 3D 打印技术在心血管疾病诊疗中的应用现状及研究进展 [J]. 中国医学影像技术, 2017, 33 (3): 375-380.

［13］张昊, 陆清声, 景在平. TAVR 术前评估的介绍与进展 [J]. 中华胸心血管外科杂志, 2017, 33 (10): 5.

［14］MESTRES G, GARCIA M E, YUGUEROS X, et al. Aortic arch and thoracic aorta curvature remodeling after thoracic endovascular aortic repair [J]. Ann Vasc Surg, 2017, 38: 233-241.

［15］SOTONYI P, CSOBAY-NOVAK C, FONTANINI D M, et al. Diastolic diameter measurements on the thoracic aorta can lead to accurate sizing of endografts in young patients [J]. Eur J Vasc Endovasc Surg, 2016, 52 (3): 411-412.

［16］姜林娣. 迎接大动脉炎精准诊治时代到来 [J]. 中华医学杂志, 2016, 96 (27): 2121-2123.

［17］MARESCAUX J, DIANA M. Inventing the future of surgery [J]. World J Surg, 2015, 39 (3): 615-622.

［18］李长军. 面向外科手术的力反馈型遥操作主手研究 [D]. 哈尔滨: 哈尔滨工业大学, 2011.

［19］WALLENTIN L, JAMES S, STOREY R F, et al. Effect of CYP2C19 and ABCB1 single nucleotide polymorphisms on outcomes of treatment with ticagrelor versus clopidogrel for acute coronary syndromes: A genetic substudy of the PLATO trial [J]. Lancet, 2010, 376 (9749): 1320-1328.

［20］MENDRIK A, VONKEN E J, VAN GINNEKEN B, et al. Automatic segmentation of intracranial arteries and veins in four-dimensional cerebral CT perfusion scans [J]. Med Phys, 2010, 37 (6): 2956-2966.

［21］TEUTELINK A, MUHS B E, VINCKEN K L, et al. Use of dynamic computed tomography to evaluate pre-and post-operative aortic changes in AAA patients undergoing endovascular aneurysm repair [J]. J Endovasc Ther, 2007, 14 (1): 44-49.

［22］KARAMESSINI M T, KAGADIS G C, PETSAS T, et al. CT angiography with three-dimensional techniques for the early diagnosis of intracranial aneurysms. Comparison with intra-arterial DSA and the surgical findings [J]. Eur J Radio, 2004, 49 (3): 212-223.

［23］YAMAGUCHI K. The up-to-date vascular imaging technology using CT, MRI and DSA: Introduction [J]. Nippon Hoshasen Gijutsu Gakkai Zasshi, 2003, 59 (3): 319-320.

［24］PEDRO L M, PEDRO M M, GONÇALVES I, et al. Computer-assisted carotid plaque analysis: Characteristics of plaques associated with cerebrovascular symptoms and cerebral infarction [J]. Eur J Vasc Endovasc Surg, 2000, 19 (2): 118-123.

［25］GOLDSTEIN J A, DE MORAIS S M. Biochemistry and molecular biology of the human CYP2C subfamily [J]. Pharmacogenetics, 1994, 4 (6): 285-299.

［26］RUBIN G D, WALKER P J, DAKE M D, et al. Three-dimensional spiral computed tomographic angiography: An alternative imaging modality for the abdominal aorta and its branches [J]. J Vasc Surg, 1993, 18 (4): 656-664.

［27］ROUSSEAU H, PUEL J, JOFFRE F, et al. Self-expanding endovascular prosthesis: An experimental study [J]. Radiology,

1987, 164 (3): 709-714.

[28] WRIGHT K C, WALLACE S, CHARNSANGAVEJ C, et al. Percutaneous endovascular stents: An experimental evaluation [J]. Radiology, 1985, 156 (1): 69-72.

[29] DETERLING R A Jr, BHONSLAY S B. Use of vessel grafts and plastic prostheses for relief of superior vena caval obstruction [J]. Surgery, 1955, 38 (6): 1008-1026.